D1696496

GANZHEITSMEDIZIN

ZWEITER WIENER DIALOG

Herausgegeben von A. Stacher

FACULTAS
UNIVERSITÄTSVERLAG

**Mit freundlicher Unterstützung der
Zentralsparkasse und Kommerzialbank Aktiengesellschaft, Wien**

Diese Publikation wurde auf umweltfreundlichem, chlorfrei-gebleichtem
Papier gedruckt.

1. Auflage

D r u c k: Facultas, Wien IX.
Printed in Austria
ISBN 3-85076-297-1

Inhaltsverzeichnis

Vorwort 1
Grußadressen: 3
  Dr. Hubert Hrabcik, Vizepräsident der Wiener Ärztekammer
  Univ.- Prof. Dr. Karl Wernhart, Rektor der Universität Wien
  Dr. Sepp Rieder, Amtsführender Stadtrat für Gesundheits- und Spitalwesen
  Stadtrat Hans Mayer, Vizebürgermeister der Stadt Wien
  Ing. Harald Ettl, Bundesminister für Gesundheit, Sport und Konsumentenschutz

Deterministisches Chaos und Medizin

Chaos-Ordnungsphänomene in der Medizin (Festvortrag) 9
  F.Cramer (Göttingen)

Deterministisches Chaos und Naturheilkunde 44
  L. Priebe (Marburg)

Biophotonen-Information und Chaostheorie 53
  F. A. Popp und J. Deny (Kaiserslautern)

Die Grundsubstanz - ein determiniertes Chaos 67
  H. Heine (Herdecke)

Forumsdiskussion:
Selbstorganisation - Chaos - Regulation Bedeutung
für die wissenschaftliche und praktische Medizin 70
  O. Bergsmann (Wien), F. Cramer (Göttingen), H. Klima (Wien), W. Kratky (Wien)

Neuraltherapie

Muskuläre Resonanzphänomene bei Regulationstherapie 75
  O. Bergsmann (Wien)

Grundsätzliches zur Neuraltherapie 83
  H. Becke (Ludwigsfelde)

I

Energetische Quantenphysikalische Wirkung der Neural - Therapie auf der Grundlage der ganzheitlichen Theorie des Seins 87
  H. Lamers (Roermond)

Ganglion Cervicale Superius: eine Wiederentdeckung 101
  M. Bottu (Tienen)

Segmentalreflektorik in der Veterinärmedizin 110
  A. Zohmann (Fieberbrunn) 110

Energetische Aspekte und Regulation

Craniale Osteopathie und odontogene Regulationsstörung 115
  J. Lechner (München)

Cranio Sacral Osteopathie 126
  J. A. Jelinek (Wien)

Energetische Aspekte der Lasertherapie 128
  H. Klima, H. Schwabl (Wien)

Klinische Anwendung der Laserreiztherapie 137
  J. Bahn (Mehrnbach)

Komplexität als übergeordnetes Prinzip für die Ganzheitsmedizin 142
  Karl W. Kratky (Wien)

Die Bedeutung physiologischer Rhythmen für die Ganzheitsmedizin 148
  W. Marktl (Wien)

Die Summation von Reizen als Ursache von Abwehrstörungen. 154
  F. Perger (Wien)

Bioresonanztherapie 164
  M. Ehrenberger (Perchtoldsdorf)

Bisherige Erfahrungen mit Bioelektrischer Funktionsdiagnostik (BFD) und Bioelektrischer Medikamententestung (BMT) in der Allgemeinpraxis 166
  F. Badelt (Wien)

Kybernetisch - Energetische - Medizin 170
  E. Töth , H. Bardasch (Baden)

Vibrationsstimulation - eine effektive Methode der Schmerzbehandlung 173
  K. Taubert und S. Minnich (Neubrandenburg)

Behandlung von Regulationsstörungen mit Edelmetallfolien. 176
  G. Feucht (Wien)

II

**Lichtregulation im immunologischen Geschehen
am Beispiel eines tibetischen Pflanzenpräparats** 179
  H. Schwabl , H. Klima (Wien)

**Wechselwirkung von Licht und Gewebe. Ein Versuch zur einheitlichen
Darstellung der Diagnostik und Therapie von Malignomen mittels Licht.** . . . 184
  R. H. Jindra und G. Alth (Wien)

**Radiästhetische Bettstandort-Untersuchungen bei Kindern
mit malignen Erkrankungen** 186
  W. Feichtinger (Wien)

**Forumsdiskussion:
Regulationsthermographie** 189
  Ch. Herz (Kufstein)

**Forumsdiskussion
Grundsystem nach Pischinger Herdgeschehen einschliesslich Therapie** 195
  Leitung: O. Bergsmann, H. Nissel (Wien)

Geistige und psychische Aspekte

Chinesische Medizin und modernes holistisches Weltbild 201
  E. Studer (Basel/Lugano)

Hózhó: Der Navajo Begriff der menschlichen und kosmischen Harmonie . . . 211
  F. Goodman (New Mexico)

Krankheit als Weg 216
  R. Dahlke (Johanniskirchen)

**Die Wahrheit liegt nicht in der Mitte -
Alternativen zum naturwissenschaftlichen Krankheitsbegriff** 222
  H. Pietschmann (Wien)

Kosmogonische Heilung 227
  A. Keyserling (Wien)

Gestalttherapie, ein Wegbereiter einer ganzheitlichen Medizin 234
  H. P. Bilek (Wien)

Geist, Psyche und Ganzheit in der Homöopathie 238
  F. Müller (Wien)

Psychosomatische Aspekte der Akupunktur 245
  J. M. Gleditsch (München)

Formen des Bewußtseins 247
  A. Resch (Innsbruck)

Krebs und seine Heilung über das Gehirn
im veränderten Bewußtseinszustand 250
  C. H. Bick (Dahn)

Geist und Materie vom Gesichtspunkt
anthroposophisch orientierter Geisteswissenschaft 253
  P. Heusser (Dornach)

Empfindliche Kristallisation:
Hinweise auf das Wirken des Geistigen im Materiellen 257
  H. J. M. Knijpenga (Dornach)

Die Calligaris-Technik in der Medizin 261
  W. G. P. Kirsten (Nickenich)

Zur Evaluierung des Simonton - Trainings in der
ambulanten Behandlung von Krebskranken 264
  G. Pohler, H. P. Bilek, E. Merkinger (Wien)

Die zunehmende Bedeutung des körpertherapeutischen
Ansatzes in der Psychotherapie 266
  A. Leitner (St. Pölten)

Die klientenzentrierte Gesprächsführung nach Rogers
in der Allgemeinpraxis 269
  B. Panhofer (Ungenach)

Die noetische Dimension als wesentlicher Aspekt einer
anthropologisch orientierten Ganzheitsmedizin 272
  R. Karazman, E. Denk (Wien)

Analoge Vorstellungen vom Heilungsprozeß
in Homöopathie und Psychoanalyse? 275
  E. Bartosch (Wien)

Wie Erwartung heilt 279
  G. Blasche (Bad Tatzmannsdorf)

"Das Wesen der Krankheit ist so dunkel als das Wesen des Lebens" 282
  K. F. Kastner (Allentsteig)

Forumsdiskussion:
Die Heilkraft der Gedanken 284
  Pietschmann (Wien)

Forumsdiskussion:
Anthroposophische Medizin 287
  H. Siber (Wien)

IV

Molekularbiologische Grundlagen und Ernährung

Zytokine, Signalstoffe des Immunsystems 291
  E. J. Menzel (Wien)

Neurotransmitter - Botenstoffe des Gehirns 296
  K. Jellinger (Wien)

Grundlagen und Therapie eines Spurenelementmangels 303
  F. O. Gruber (Wien)

Nutritional Flat - Earthers 311
  St. Davies (London)

Pathogenetische Überlegungen über
westliche Ernährungsgewohnheiten als Hauptursache der Atherosklerose . . . 315
  A. Hässig, J. Hodler, Liang Wen-Xi, K. Stampfli (Bern)

Ernährung aus der Sicht von F. X. Mayr 321
  E. Kojer (Wien)

Hat die Ernährung Einfluß auf den Verlauf einer Tumorerkrankung? 324
  A. Riedler (Steyr)

Ernährungshinweise bei chronischen Krankheiten
und bei Krebserkrankungen 326
  Karla Hahn (Hildesheim)

Forumsdiskussion:
Spurenelemente in der Praxis 329
  Leitung: F. O. Gruber (Wien)

Ozontherapie

Radikale und Scavenger in Grundlagenforschung und
Klinik der ionisierten Sauerstoff intensiv Therapie (IO₂ITh/Engler) 333
  I. Engler, Ch. Atzmüller, M. Huber, B. Krammer, P. Pohl (Salzburg)

Grundlagenforschung und Klinik der Ozontherapie 343
  O. Rokitansky (Wien)

Ozontherapie im Rahmen des Routinebetriebes einer
zahnärztlichen- chirurgischen Spitalsabteilung 346
  G. Rothbauer (Wien)

Homöopathie

Forschung in der Homöopathie 349
  M. Haidvogl (Graz)

Physiko-chemische Grundlagen der Arzneimittelpotenzierung 355
   V. Gutmann (Wien)

Hochpotenz und Arzneimittelwirkung 360
   G. Resch (Wien)

Einfluß von hochpotenziertem Thyroxin auf die
Metamorphose von Hochland-Kaulquappen 364
   Endler, PC., Pongratz, W. , Haidvogl, M. (Graz)

Zur Praxis der Homöopathie 373
   W. Gawlik (Bad Tölz)

Beeinflussung des Wachstums von Weizen durch hörbare Töne 381
   S. Grivetz, F. Muhry, H. Kovac, M. Moser (Graz)

Die Wirkung von potenziertem Silbernitrat auf das Wachstum von Weizen . . 385
   W. Pongratz, E. Bermardinger und F. Varga (Graz)

Der Einfluß von potenziertem Gold (Aurum met. praep.)
auf Keimung und Wachstum von Getreide 390
   E. Lehner, S. Novic, F. Muhry, H. Kovac, W. Pongratz,
   S. Grivetz, M. Moser, Th. Kenner (Graz)

Dosisabhängige Umkehreffekte -
Ausdruck regulativer und adaptiver Prozesse? 394
   K. Linde, D. Melchart und H. Wagner (München)

Chinesische Medizin

Chinesische Arzneitherapie 397
   F. Friedl (Wasserburg)

Homöosiniatrie - eine Einführung in die komplementäre Anwendung
von Homöopathie u. Akupunktur 404
   H. Ebert (Vachendorf)

Ganzheitsmedizin ohne System oder nach dem System
der traditionellen chinesischen Medizin 406
   G. König (Wien)

Systematization of traditional chinese medicine knowledge
for teaching doctors 409
   M. Rudenko (Taganrog)

Untersuchungen zur Objektivierung der chinesischen Pulsdiagnose 411
   M. Moser, E. Kneffel, L. Yü, D. Rafolt, G. Jernej ,
   E. Gallasch und K. Ansperger (Graz)

Heilung durch Erleben der Akupunkturmeridiane
mittels taoistischer Übungen 416
   G. Klauser (Völs/Bozen)

Forumsdiskussion:
Wertigkeit verschiedener Akupunkturmethoden in Praxis und Theorie 420
  A. Meng (Wien), G. König (Wien), J. Gleditsch (München)

Allgemeine Aspekte

Ordnungstherapie als Grundlage ganzheitlicher Medizin 431
  S. Das (Berlin)

Von der Bio-Medizin zur Info-Medizin 440
  G. J. van Lamoen (Leusden)

"Ganzheitsmedizin
als neuer gesellschaftspolitischer Aspekt zum Lebenswandel" 448
  L.Kalnoky (Graz)

Mögliche Ursachen allergisch bedingter Erkrankungen 451
  R. Treusch (Beilngries)

LIFECARE - Primäre Prävention von Zivilisationskrankheiten
auf ökologischer Basis 453
  M. Vogel (Lugano)

Polypragmasie - Management durch den Hausarzt 458
  Ch. Adensamer (Wien)

Aktiv und gesund mit Kneipp 461
  R. Gieler

Die Analogie Krebs - Wucher-Zins 465
  O. Ausserer (Bozen)

Forumsdiskussion
Ganzheitsmedizinischer Ansatz zur primären Prävention 467
  G. Wögerbauer (Irnfritz)

Forumsdiskussion:
Probleme der Integration anerkannter und noch nicht anerkannter
Methoden der Naturheilkunde in die Medizinerausbildung
am Beispiel des "Münchener Modells" 474
  D. Melchart (München)

Varia

Ganzheitsmedizinisches Behandlungskonzept chronischer Krankheiten
am Beispiel der Neurodermitis 481
  W. Surböck (Mariazell)

Aus der Praxis der Misteltherapie solider Tumoren 486
  G.Salzer und J.Hellan (Wien)

Erhöhung der antitumoralen Wirkung
eines klinisch angewandten Mistelextraktes (Iscador[R])
durch Lektinoptimierung 489
  T. Hajto, K. Hostanska, M. Fornalski, A. Kirsch, (Arlesheim)

Immunbiologische Tumortherapie 492
  W. Köstler (Wien)

Stellenwert der Immuntherapie mit Beeinflußung der Lymphozyten
und der Phagozyten in der ganzheitsmedizinischen Behandlung
chronischer Erkrankungen 496
  P. Schleicher, L. Bannasch (München)

Beeinflussung der Proliferation von Synovialzellen
durch ein Antirheumatikum auf pflanzlicher Basis (Phytodolor[R]) 498
  J. Neumüller, M. Tohidast-Akrad, R. Eberl (Ludwig Boltzmann-Institut
  für Rheumatologie und Balheologie, Wien-Oberlaa)

Yoga, ein ganzheitlicher Weg zur Gesundheit 503
  S. Mushawar (Wien)

Mind Machines 505
  R. Kapellner (Wien)

Der Schmerz im biologischen Geschehen beim Menschen,
einem homoiothermen Organismus. 508
  W. Maurer (Parsberg)

Autorenverzeichnis 511

Vorwort

Aufgrund des erfolgreichen 1. Wiener Dialoges über Ganzheitsmedizin wurde die "Wiener Internationale Akademie für Ganzheitsmedizin" gegründet, die nun bewußt ihre erste internationale Tagung den 2. Wiener Dialog genannt hat, um damit die Notwendigkeit breitbasiger Gespräche zwischen Vertretern der Naturwissenschaft und der Erfahrungsheilkunde zu demonstrieren. Für uns bedeutet "Ganzheitsmedizin" eine offene und tolerante Medizin, die die naturwissenschaftliche Medizin ebenso einschließt wie die Erfahrungsheilkunde und die auch geistige und psychische Aspekte stärker berücksichtigt als es üblicherweise der Fall ist. Für uns bedeutet der Ausdruck "Ganzheitsmedizin" weder ein Dogma, noch eine politische Ideologie, sondern einfach ein Signal, den Menschen als Ganzes wieder in den Mittelpunkt des ärztlichen Denkens und Handelns zu stellen, und ihm sämtliche, für ihn adäquaten medizinischen Möglichkeiten anzubieten. Wir sehen in Österreich keine grundsätzliche Differenz zwischen der universitären und der komplementären Medizin, da beide von universitär ausgebildeten Ärzten ausgeübt werden. Wir wissen, daß sie sich ergänzen können, auch wenn (in beiden Bereichen) manche heute bestehende Ansicht über die Wirkungsweise der angewandten Methoden (noch) nicht beweisbar ist. Das schlechteste aber wäre, darüber nicht ernsthaft zu diskutieren, "weil nicht sein kann, was nicht sein darf".

Von diesem Standpunkt ausgehend haben wir zu dem 2. Wiener Dialog aufgerufen und mit Freude ein großes Bedürfnis zu derartigen interdisziplinären Gesprächen festgestellt. Dementsprechend bietet auch der vorliegende Kongreßbericht eine bunte Palette von hochwissenschaftlichen Grundlagen, praktischen Erfahrungen, nicht erklärbaren Phänomenen und Versuchen ihrer Deutung. Die geistigen und psychischen Dimensionen der Medizin kommen ebenso zur Sprache wie physikalische, chemische und molekularbiologische Erkenntnisse. Fragen der körpereigenen Regulation werden ebenso besprochen wie Grundsätze der Ernährung. Die chinesische Arzneimitteltherapie sowie die Wertigkeit verschiedener Akupunkturmethoden werden ebenso diskutiert wird die Wirkung von Hochpotenzen in der Homöopathie. Nicht zuletzt wird auf den präventiven Charakter der Ganzheitsmedizin eingegangen und auch die Frage der Ausbildung in komplementären Methoden angeschnitten.

Alles in allem enthält dieser Kongreßbericht nicht nur interessante und überraschende Forschungsergebnisse, sondern auch zahlreiche Anregungen für zukünftige interdisziplinäre wissenschaftliche Arbeiten.

Dem wissenschaftlichen Komitee (Univ. Doz. Dr. O. Bergsmann, Prof. Dr. F. Gruber, Prof. Dr. A. Keyserling, Univ. Ass. Dr. Klima, Univ. Prof. Dr. Kratky, Dr. F. Müller, Prim. Dr.

H. Nissel und Univ. Prof. Dr. H. Pietschmann) habe ich für die große Hilfe und viele Arbeit bei der Programmgestaltung zu danken, meiner Sekretärin Felicitas Jelinek und allen anderen Mitarbeitern des Ludwig Boltzmann-Institutes für Leukämieforschung und Hämatologie sowie der Akademie für Ganzheitsmedizin für die organisatorischen Arbeiten. Besonders ist aber den Vortragenden und Diskussionsleitern zu danken, da sie ihre Manuskripte in vorbildlicherweise zeitgerecht zur Verfügung gestellt haben. Ich hoffe, daß auch dieser Bericht dazu beiträgt, die Anliegen der Ganzheitsmedizin besser zu verstehen und weitere Diskussionen und Fortschritte zu initiieren.

Wien, im März 1991

Univ. -Prof. Dr. A. Stacher
Präsident

2. Dialog über Ganzheitsmedizin

Eröffnung 17. 3. 1991

Vizepräsident der Wiener Ärztekammer,
Dr. Hubert Hrabcik

Ich darf Ihnen namens der Ärztekammer für Wien und namens der österreichischen Ärztekammer die besten Grüße zu diesem Kongreß hier übermitteln. Dieser 2. Dialog wird seitens der Standesvertretung mit großem Interesse und auch mit sehr großer Zustimmung verfolgt. Warum sage ich Zustimmung? Ich möchte hier und in meiner Funktion ganz klar zum Ausdruck bringen, daß die Ärztekammer, d. h. die Standesvertretung heute einen offenen Standpunkt einnimmt. Es gilt schließlich um den Mittelpunkt Patient, der im Brennpunkt steht, die Palette ärztlichen Handelns ständig zu erweitern, laufend aber auch zu überprüfen und den Standort neu zu bestimmen. Und ich sage auch deswegen Zustimmung, weil ich einen Großteil meiner Ausbildung in der allgemeinen Poliklinik der Stadt Wien absolviert habe. Aus dieser Zeit weiß ich, daß die Ganzheitsmedizin dort in manchen Bereichen praktiziert und in vielen Bereichen akzeptiert wurde. Es ist auch besonders wichtig, daß im Rahmen dieses Dialoges eine Diskussion über eine qualifizierte Ausbildung stattfinden wird. Es ist richtig und wichtig, daß auch der Bereich der Ausbildung von Anfang an mit eingeschlossen wird, wenn man sich mit dem Miteinander und mit dem Erarbeiten neuer Kooperationsmodelle beschäftigt. Wie dem Programm zu entnehmen ist, wird auch die Frage der Wertigkeit der verschiedenen Methoden einen wichtigen Arbeits- und Diskussionspunkt darstellen - was im Interesse der Qualitätssicherung der Medizin ein sehr wichtiger Moment ist. Damit ist der Ansatz und wahrscheinlich schon mehr als der Ansatz geschaffen, daß Wien aufgrund dieser Leistungen der Internationalen Akademie für Ganzheitsmedizin wieder einmal zum internationalen Zentrum einer breiten Entwicklung der Medizin auf Basis von Forschung, kritischer Diskussion und Toleranz werden kann. Ich darf daher dem Kongreß einen guten Verlauf und zahlreiche und positive Ergebnisse wünschen.

Der Rektor der Universität Wien,
o. Univ. Prof. Dr. Karl R. Wernhart

Ich habe die große Freude und Auszeichnung, mich in dreifacher Funktion an Sie wenden zu dürfen.

– Zum Ersten:

   Als amtierender Rektor der Universität Wien überbringe ich dem Symposion "Zweiter Dialog über Ganzheitsmedizin" die offiziellen Grüße der Alma Mater Rudolfina.

3

Für den Rektor über 8 Fakultäten nimmt gerade die medizinische Fakultät eine besondere Stellung ein, da sie aufgrund der modernen wissenschaftstheoretischen Erkenntnisse und Prozesse sehr interdisziplinär ausgerichtet ist und zu den Natur- und Humanwissenschaften, wie Physik, Chemie oder Psychologie, enge Beziehungen pflegt. Die technisierte Schulmedizin läßt leider zu oft den Menschen, sein Seelenleben und seine geistigen Konzeptionen wie sein Umfeld außer acht. So erscheint er mir notwendig, wieder mehr den Menschen, seine Probleme und Nöte in den Mittelpunkt medizinischer Betrachtung zu stellen.

- Zum Zweiten:

Als Präsident der Anthropologischen Gesellschaft, gegründet 1870, und als Vizepräsident der Ethnomedizinischen Gesellschaft begrüße ich die Gründung der "Akademie für Ganzheitsmedizin" und diese zweite Wiener Dialogveranstaltung. Die Wissenschaften vom Menschen, ob physische Anthropologie, Medizin oder im kulturellen Bereich Ur- und Frühgeschichte, Ethnologie und Volkskunde, müssen in integraler Vorgangsweise die Grundstrukturen menschlichen Verhaltens erarbeiten, die sogenannten "Universalia Humana et Cultura", wie ich sie zu bezeichnen pflege.

Der notwendige transdisziplinäre und transkulturelle Dialog wird in diesen beiden Gesellschaften gepflegt, die sich zur Aufgabe stellen, gerade diese Vernetzungsfragen wie -probleme zu analysieren.

- Dies leitet zu meiner dritten Funktion über: Als Fachprofessor der Ethnologie oder Völkerkunde an der Universität Wien lege ich diese eben genannten theoretischen und methodischen Konzeptionen meiner Forschungs- und Lehrtätigkeit zugrunde und bekenne mich vollinhaltlich zu diesen.

Der Mensch und alle seine kulturellen Leistungen, im weitesten Sinne verstanden, verbunden mit medizinischem wie psychologischem und religiösem Wissen inklusive dem Dialog mit der Transzendenz, müssen in einem kulturanthropologischen und humanwissenschaftlichen holistischen Gesamtbild wissenschaftlicher Erkenntnis dargestellt werden, um wieder den Menschen als Ganzheit ins Zentrum und somit auch in den Kosmos stellen zu können.

Die integrative Sicht bzw. Betrachtung bildet die Voraussetzung, um die durch die Wissenschaftssystematik zu sehr analytisch zerlegten Teilbereiche wieder zum Heil und Wohle des Menschen in eine Einheit bzw. Ganzheit zusammenzuführen. Daher wende ich mich bei den Promotionsreden an die jungen Absolventen der medizinischen Fakultät und an die erschienenen Gäste u. a. mit folgenden Worten:

"Die Promotion zum Doktor der gesamten Heilkunde bedeutet, daß Sie nicht nur das gesamte Wissen der vorklinischen und klinischen Fächer beherrschen sollten, sondern daß Sie auch als künftiger Arzt das gesamte Wissen, die gesamte Medizin zur Heilung bzw. zum Genesungsprozeß des Patienten einsetzen müssen. Trotz großer und wesentlicher Fortschritte der Medizin, ja explosionsartiger Entwicklung in den letzten Jahrzehnten, und der enormen Spezialisierung wie technischen Weiterentwicklung der Schulmedizin, sollten gerade die Mediziner den Patienten in seiner Gesamtheit sehen. Die holistische Sicht stellt eine Grundvoraussetzung dar. Schon der geringste medikamentöse oder chirurgische Eingriff hat wesentliche Auswirkungen auf den Gesamtzustand des Patienten. Man erwartet diese ganzheitliche Sicht sowohl vom Hausarzt, wie dem Facharzt und dem Kliniker. Die ganzheitliche Einstellung zum Fach Medizin wie zum Patienten sind heute Voraussetzung."

4

Neben homöopathischer Betreuung und chinesischer traditioneller Medizin, Akupunktur u. a. m., muß auch der psychischen Betreuung des Patienten wieder mehr Beachtung beigemessen werden, wie etwa durch seelischen Beistand, basierend auf Religion oder philosophischen Konzepten.

In diesem holistischen Sinne wünsche ich allen Referenten und Teilnehmern am "Zweiten Wiener Dialog über Ganzheitsmedizin" aus Übersee, den westlichen und östlichen Nachbarstaaten und aus Österreich einen fruchtbaren und konstruktiven gegenseitigen Erfahrungs- und Gedankenaustausch und schließlich ein herzliches "Glück auf" für die Ganzheitsmedizin!

Amtsführender Stadtrat für das Gesundheits- und Spitalswesen, Dr. Sepp Rieder

Wir sind es gewohnt, uns zu spezialisieren, und sind uns manchmal dabei nicht bewußt, daß wir damit anderes vernachlässigen müssen. Wir sind es gewohnt, uns zu konzentrieren, auf ein Thema festzulegen, und sind uns manchmal zu wenig dabei bewußt, daß wir damit auch abgrenzen, gelegentlich auch ausgrenzen. Dies betrifft Patienten und ihre Bedürfnisse, für die dann manchmal, weil sie eben für diesen oder jenen Spezialisten nicht adäquat sind, kein Platz gefunden wird. Heute vormittag fand in der Wiener Volksoper eine Benefizmatinee für die krebskranken Kinder im St. Anna Kinderspital statt und es wurde das Deutsche Requiem geboten, das in der Tat keine Totenmesse ist, sondern in dessen Klangsprache Brahms sehr viel an Hoffnung für die Menschen gefunden hat. Damit ist ein Punkt angesprochen, dessen wir uns bewußt sein sollen: in vielen Fällen kommt zum medizinischen Kern dieses psychische und soziale Umfeld dazu. Wieviele Patienten müssen mit einem Schicksal fertig werden, ohne sich aufzugeben, und welche Hilfe und Unterstützung bietet die Medizin in dieser Frage? Wir haben längst gelernt, daß Heilen nicht immer echte Heilung bedeutet, daß es schon ein großer Erfolg ist, wenn wir dem Betreffenden helfen, mit seiner Behinderung, mit seinem Leiden bis zu seinem Lebensende fertig zu werden. Wir wissen im Gesundheitswesen um die große Bedeutung der Rehabilitation und wir spüren immer mehr, daß tradionelle Begriffe wie Schulmedizin und Alternativmedizin längst ihre Bedeutung verloren haben. Es ist schon besser, von komplementären Methoden zu sprechen, es ist schon wichtig, sich der gesamten Betrachtung nicht nur aus der Perspektive der Medizin, sondern auch des Gesundheitswesens zu widmen. Das, was sich im Bereich der Medizin zwischen alternativer Medizin und dem traditionellen Begriff Schulmedizin bewegt, diese Aufhebung der Grenzen ist eigentlich ein Modell für das Gesamtverständnis des Gesundheitswesen. Das Gesundheitswesen darf auch nicht abgrenzen und ausgrenzen, sondern ist integrativ als eine Einheit mit sozialer und medizinischer Dimension zu sehen. Es ist kein Zufall, daß im Gesundheitswesen neben dem Mediziner auch andere Gesundheitsberufe immer mehr an Bedeutung gewinnen, und auch hier kann es nicht darum gehen, auszugrenzen, sondern gemeinsam für den Patienten dazusein. Ich sehe in vielen Themen Ihres Kongresses, der mehrfach sowohl in Bezug auf den internationalen Austausch als auch bezüglich der Thematik grenzüberschreitend ist, vieles von grundsätzlicher Bedeutung zu einem besseren Verständnis des gesamten Gesundheitswesens. Um so mehr wünsche ich Ihnen viel Erfolg für Ihre Beratungen, auch im Interesse des gesamten Gesundheitswesens.

5

Vizebürgermeister der Stadt Wien, Hans Mayr

Ihr Kongreß findet in einem Zeitraum statt, in dem in Österreich und in Wien die Diskussion über Gesundheitsfinanzierung, Spitalsfinanzierung einen Höhepunkt zustrebt. Der bisherige Zustand ist mit 31. März, also in wenigen Tagen, beendet und es finden im Augenblick heiße Diskussionen zwischen dem Gesundheitsminister, den Ländern, Gemeinden, Spitalserhaltern und Sozialversicherung statt. Ich glaube, daß es symptomatisch ist, denn es ist unbestreitbar und braucht gar nicht bewiesen zu werden, daß die Medizin noch nie so große Erfolge aufzuweisen gehabt hat wie jetzt. Es ist nicht beweisbar, aber erfühlbar, daß trotzdem das Unbehagen bzw. das Gefühl der Patienten steigt, eigentlich nicht mehr der Mittelpunkt zu sein. Das schlägt sich auch auf die finanzielle Seite durch. Vielleicht ist auch unsere Sozialversicherung so konstruiert, daß es dem Patienten nicht zum Bewußtsein kommt, welches Leistungsvolumen ihm angeboten wird. Es ist daher nicht nur aus der Sicht der Mediziner, es ist auch aus der Sicht der Finanzierung eines Systems, das zu kollabieren droht, notwendig, eine gesamte Schau zu finden. Dies gilt für viele Fragen, vor allem aber im Bereich der Gesundheit. Ich kenne mich in medizinischen Fragen zu wenig aus, aber ich möchte meinen Anspruch als Passiver der Medizin, also als Patient erheben. Und das ist nicht der Anspruch, daß ich unbedingt weiß, was mit mir geschieht, das ist auch nicht der Anspruch, daß ich unbedingt aufgeklärt werde, wie viele Tage, Wochen, Monate oder Jahre ich noch vor mir habe, sondern das ist schlicht der Anspruch darauf zu wissen, wo ich hingehe, wenn mir irgendetwas fehlt, wenn ich mich nicht wohlbefinde. Ich erhoffe von Ihrer Tagung und Ihren Gesprächen, daß Sie einen Schritt weiterkommen für den Patienten, für den Menschen, damit er weiß, wohin er geht, wenn ihm etwas fehlt. Viel Erfolg für Ihre Tagung.

Bundesminister für Gesundheit, Sport und Konsumentenschutz, Ing. Harald Ettl

Ich hätte gerne den Ball aufgenommen und über die momentanen Facetten unserer Gesundheitspolitik gesprochen. Es ist aber gar nicht notwendig, da Herr Vizebürgermeister schon vorweggenommen hat, daß bei allem der Mensch, der Einzelne mit seinem Wohlbefinden oder Nichtwohlbefinden im Mittelpunkt zu stehen hat. Daran hat sich die Politik zu orientieren, daran hat sich letzten Endes die Gesellschaft zu orientieren. Herr Prof. Stacher hat davon gesprochen, daß Ganzheitsmedizin eigentlich ein Signal ist, es ist ein Signal für Arzt und Patient zu gleichen Teilen, auch ein Signal deshalb, weil man sich an Ganzheitsmedizin orientieren und aufrichten kann. Vielleicht ist Ganzheitsmedizin im wesentlichen, von einer philosophischen Seite her gesehen, nichts anderes als die Akzeptanz des "so seins" und nicht mehr. Erfahrungsheilkunde und Methoden der universitären Medizin ergänzen einander zunehmend sowohl in der Prävention - und das ist entscheidend und sehr wesentlich - als auch in der kurativen Medizin. Beides ist untrennbar miteinander verbunden und beides schreibt ja bereits die ganzheitliche Sicht vor. Daß körperliche, seelische und soziale Faktoren die Gesundheit des Menschen beeinflussen, wird heute niemand mehr bestreiten oder in Frage stellen, ebensowenig die Bedeutung einer heilen Umwelt, die wir wirklich bräuchten und nur teilweise haben. Die Zusammenhänge werden derzeit in der Ausbildung der Ärzte noch zu wenig vermittelt, aber nicht nur in der Ausbildung der Ärzte. Auch unsere

Ausbildung, die Ausbildung für Nichtärzte ist auf allen Ebenen zu wenig ganzheitlich und das spielt eine Rolle. Das Schwergewicht liegt noch immer viel zu sehr auf den naturwissenschaftlichen Fächern. Die Reform der Medizinerausbildung ist zur Zeit in Österreich in Diskussion, eine sehr harte und kontroversiell geführte Diskussion und das ist auch gut so. Es sollen neue praxisbezogene Akzente gesetzt werden, es sollen neue Inhalte in die Ausbildung kommen, auch das ist sehr wichtig und wesentlich. Die subjektive Wirkung von alternativen Behandlungsmethoden ist dokumentiert worden, die Erfahrungsmedizin wird immer häufiger angewendet, auch wenn sie nicht dem schulmedizinischen Modell entspricht. Dieser heute zum zweiten Mal abgehaltene Wiener Dialog über Ganzheitsmedizin sowie die vor zwei Jahren erfolgte Gründung der Wiener Internationalen Akademie für Ganzheitsmedizin zeigen, daß von der Ärzteschaft eine Öffnung für ergänzende Methoden aus der Erfahrungsheilkunde gegeben ist. Immer mehr Ärzte interessieren sich immer stärker für komplementäre Heilmethoden und besuchen Fortbildungsveranstaltungen und Seminare. Es gibt bereits auch Umfragen darüber. Je nachdem, in welchen fachlichen Bereichen die Ärzte angesiedelt sind, pendelt der Prozentsatz der Anwendung ganzheitlicher Methoden zwischen 5 und 45%. Die Tendenz in diese Richtung ist steigend. Auch das Interesse der Bevölkerung für solche Angebote ist sehr groß und zeigt eine Änderung im Bewußtsein des Patienten an. Das erfordert aber auch in viel stärkerem Ausmaß als bisher die Erforschung und Wirkung ergänzender Methoden. Das soll und kann nicht den absoluten Wissenschaftsanspruch haben - vieles hat nicht den absoluten Wissenschaftsanspruch, da wir nicht in der Lage sind, so zu verifizieren, wie wir es auf vielen Ebenen aus unserer Ratio tun wollen - aber die Bevölkerung tendiert immer mehr in diese Richtung. Daran haben sich Gesundheitsberufe auch zu orientieren. Darüber hinaus ist es sehr wichtig, daß das Vertrauensverhältnis zwischen Arzt und Patienten immer stärker im Vordergrund steht. Es sollte zunehmend zu einem Dialog der Informierten werden. Der Arzt ist mit einem selbstbewußten Patienten konfrontiert, der mehr wissen und der sich beraten lassen will. Dem ist auch in der Gesundheitspolitik Rechnung zu tragen. Das geht natürlich ein bißchen in die Richtung der Diskussion, die wir momentan bei der Neugestaltung der Gesundheitspolitik haben. Ich hoffe, es wird uns dabei ein Schritt in diese Richtung gelingen. Heute besteht für die Angehörigen der Gesundheitsberufe, und das kann man generell sagen, noch ein ganz großer Nachholbedarf betreffend das Wissen um die Erfahrungsheilkunde. Gerade die in Wien begonnene Initiative mit dem 1. und jetzt mit dem 2. Dialog zeigen, wie groß das Interesse an diesem Thema ist, wie wichtig uns dieses Thema ist und ich wünsche mir als Gesundheitsminister einen sehr fruchtbringenden Dialog, der noch viel mehr in Bewegung setzen soll als bisher. In diesem Sinne wünsche ich dieser Tagung den besten Erfolg und eröffne sie damit.

Deterministisches Chaos und Medizin

Chaos-Ordnungsphänomene in der Medizin
(Festvortrag)

F.Cramer (Göttingen)

Ich darf mich zunächst bedanken , daß sie mich für würdig befunden haben , diesen Eröffnungsvortrag vor Ihnen zu halten. Ich möchte ihn in drei Teile gliedern. Zunächst möchte ich Ihnen nahezubringen versuchen, was man heute unter Chaos versteht , einem Wort , das auch sehr viel mißbraucht wird, das sich aber physikalisch eindeutig fassen läßt. Dann will ich in einem zweiten Teil Ihnen einige Anwendungen im Bereich der Medizin vorstellen , die mehr allgemeiner Art sind. Und schließlich will ich im letzten Drittel einige eigene Arbeiten vorstellen , die mit dem Problem Chaos in der Medizin zu tun haben.

1 .Was ist Chaos?

Chaos ist offenbar und offensichtlich das Gegenteil von Ordnung. Wenn wir uns ein Musterbeispiel für eine perfekte Ordnung vorstellen , dann ist es das Planetensystem , unser Planetensystem, das uns die zeitliche Ordnung gibt. Die Drehung der Erde um ihre eigene Achse gibt die zeitliche Ordnung des Tages , die Drehung der Erde um die Sonne gibt die zeitliche Ordnung des Jahres . Alle Uhren des Planetensystems stimmen. Ja , das Planetensystem ist eigentlich unsere Uhr. Das haben Jahrtausende lang die Menschen geglaubt , und mit gewissem Recht glauben Sie es auch heute noch. Aber die Wissenschaftler sind neugierig und stellen unbequeme Fragen , und so wurde zu einer Zeit , als die perfekte Ordnung des Planetensystems durch Kopernikus und Kepler hergestellt war , die Frage nach der Ordnung und Herkunft dieses Systems erneut aufgeworfen. Und dies geschah , nachdem sogar der Planet Neptun Mitte des vorigen Jahrhunderts aufgrund einer geringen Abweichung des Uranus vorhergesagt und tatsächlich an der vorhergesagten Stelle entdeckt wurde und damit der Glaube an die Ordnung , an die vollständige Berechenbarkeit unserer Welt erhärtet und zum zentralen wissenschaftlichen Dogma des ausgehenden 19. Jahrhunderts geworden war . In diese Zeit fiel ein Ereignis , das im Grunde unerhört war und gegen die damals herrschende wissenschaftliche Meinung verstieß , indem nämlich der sehr weitsichtige schwedische König Oskar II . ein Preisausschreiben ausschrieb - ich weiß nicht , ob er dabei beraten wurde oder ob er sich das selber ausgedacht hatte - , jedenfalls schrieb er durch die schwedische Akademie der Wissenschaften ein Preisausschreiben aus , das lautete : Wie stabil ist unser Planetensystem? Eine damals wirklich unzeitgemäße Frage , der sich eine ganze Zeit lang auch niemand annahm, bis dann etwa 10 Jahre später , Mitte der 90er Jahre des vorigen Jahrhunderts , der große französische Mathematiker Poincaré einige Berechnungen und vor allem einige Überlegungen anstellte und eine ganz neue Mathematik schuf, die von dieser Frage ausging : Wie stabil ist unser Planetensystem?

Und er kam zu der niederschmetternden Beantwortung: Unser Planetensystem ist nicht stabil. Es läßt sich auf längere Zukunft nicht berechnen.

Die Beantwortung dieser Frage möchte ich Ihnen heute näherbringen und zu zeigen versuchen, auf welchen Prinzipien sie beruht. Dazu habe ich Ihnen ein Modell mitgebracht, ein Modell eines Pendels. Ein Pendel ist, wie Sie wissen, der Inbegriff der physikalischen Gesetzmäßigkeit. Ein Pendel ist, genau wie das Planetensystem, die Grundlage unserer Zeitmessung. Ein 1-m-Pendel schwingt etwa 1 Sekunde, und auf diese Weise funktionieren alle Penduluhren. Es ist ein höchst berechenbares System. Wenn man das Pendel schwingen läßt, dann ist es nach Galilei und den Pendelgesetzen und nach den Newtonschen Bewegungsgesetzen berechenbar. Unser Pendel ist aber nicht ein einfaches Pendel, sondern ein sogenanntes Doppelpendel, d.h. ein Pendel mit einem Gelenk, mit einem Knie. Zwei Pendel, die miteinander gekoppelt sind, ein rückgekoppeltes System. Ich will es jetzt anstoßen, und Sie werden sehen, daß die beiden Pendel zwar gekoppelt sind, sich aber doch unabhängig voneinander bewegen. Plötzlich macht das System ganz unerwartete Bewegungen, die sich nicht physikalisch vorherberechnen lassen. Es ist ein rückgekoppeltes System mit "Kipp-Punkten", wo immer wieder die Bewegung "auf des Messers Schneide" steht. Etwa in diesem Zustand, wo ein oder beide Arme nach oben zeigen, steht das System auf des Messers Schneide und weiß nicht: Soll es rechts oder links kippen, und wie soll sich diese Bewegung dem zweiten Pendel mitteilen? Jedesmal, wenn einer der beiden Arme durch einen solchen Kippunkt geht, werden neue Entwicklungsmöglichkeiten eingeleitet. Es ist nicht berechenbar, was aus dieser Bewegung wird, diese Bewegung führt ins Chaos. Kleinste Abweichungen können das in der einen oder anderen Weise bestimmen. Die Bewegung ist - in diesem Falle sogar auf kurze Entwicklung hin - eine chaotische Bewegung. Sie sehen daraus, daß wir auch bei ganz einfachen Systemen - hier ist es das sogenannte Drei-Körper-Problem - und ganz einfachen Bewegungsvorgängen in chaotische Situationen geraten können (Abb. 1).

Ein System mit Kippunkten, wo immer nach rechts oder links "entschieden" werden kann, ist ein verzweigtes System. Poincaré spricht von Bifurkationen, also von Zwei-Wege-Systemen, Gabelungen (furca, lat. Gabel). Solche Bifurkationen sind in der Biologie ein ganz häufiges Phänomen. Ich will Ihnen zunächst eine Reihe von solchen Bifurkationen vorführen. Eines der bekanntesten verzweigten Systeme ist der Stammbaum der Arten, den ich Ihnen hier an einem Beispiel wiedergebe, wo an einem Ende links Homo sapiens steht (Abb. 2).

Diesen Stammbaum der Arten kann man heute sogar quantifizieren, indem man mit molekularbiologischen Methoden die Abstände in Zahlen mißt. Diese Zahlen sind hier eingetragen (Abb. 3). Daraus kann man z.B. entnehmen, daß zwischen Mensch und Affe genau der gleiche Abstand besteht wie zwischen Pferd und Esel - nur eine kleine Nebenbemerkung.

Solche verzweigten Systeme begleiten uns ständig in unserem Leben und sind ihrer prinzipiellen Natur nach ähnliche Systeme wie unser Doppelpendel. Viele solcher Systeme haben Sie mit eigenen Augen gesehen: Zum Beispiel einen Blitz, hier ein Blitz über Seattle (Abb. 4).

10

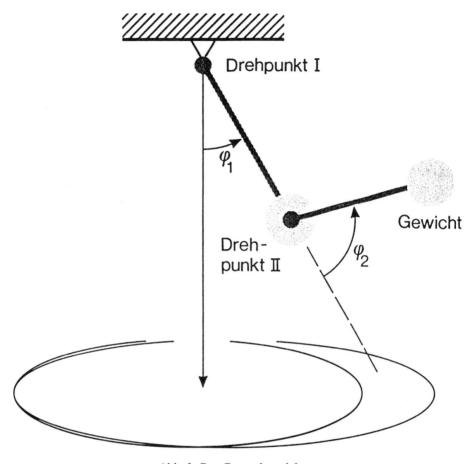

Abb. 1: Das Doppelpendel

Der Verlauf eines Blitzweges ist grundsätzlich nicht berechenbar, selbst wenn man alle physikalischen Einzelheiten und Spannungen vorher wüßte, weil sich in dem Wege eines Blitzes Turbulenzen befinden, und Turbulenzen sind Zustände, in denen Verzweigungen auftreten. Und so ist die optisch sichtbare Verzweigung des Blitzes ein Niederschlag des grundsätzlichen Nicht-Berechenbarkeits-Charakters dieser Struktur. Es handelt sich also auch hier sozusagen um einen Stammbaum, wo von einer Millisekunde zur nächsten "entschieden" werden muß, welchen Verlauf der Zweig des Blitzes nehmen wird. Einen etwas langsameren Verlauf eines "verzweigten Baumes" bietet der verzweigte Baum selbst. Der verzweigte Baum ist ebenfalls ein sich entwickelndes System, bei dem an den Sprossungspunkten jeweils entschieden wird: Kommt hier ein Zweig heraus oder kommt er nicht heraus. Demnach ist es auch in der Botanik so, daß es keine zwei gleichen Bäume gibt. Es ist zwar eine Tanne immer eine Tanne, weil sie ein bestimmtes genetisches Programm hat, aber zwischen zwei Tannen kann man in dem Sinne nicht vergleichen, daß man sagt: 10 cm vom Erdboden kommt der erste Zweig links und dann gegenüber der nächste Zweig. Solche Überlegungen kann man in diesen verzweigten Systemen nicht anstellen (Abb. 5).

11

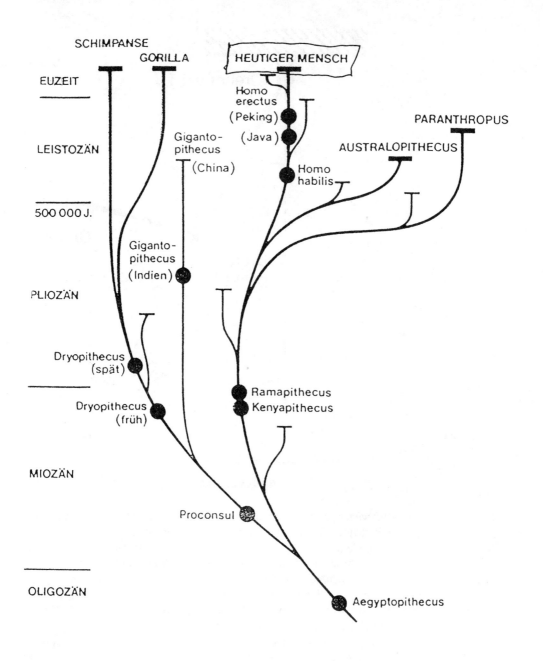

SCHIMPANSE
GORILLA
HEUTIGER MENSCH

EUZEIT

Homo
erectus
(Peking)

(Java)

PARANTHROPUS

LEISTOZÄN

Giganto-
pithecus
(China)

AUSTRALOPITHECUS

Homo
habilis

500 000 J.

PLIOZÄN

Giganto-
pithecus
(Indien)

Dryopithecus
(spät)

Dryopithecus
(früh)

Ramapithecus
Kenyapithecus

MIOZÄN

Proconsul

OLIGOZÄN

Aegyptopithecus

Abb. 2: Stammbaum von homo sapiens

12

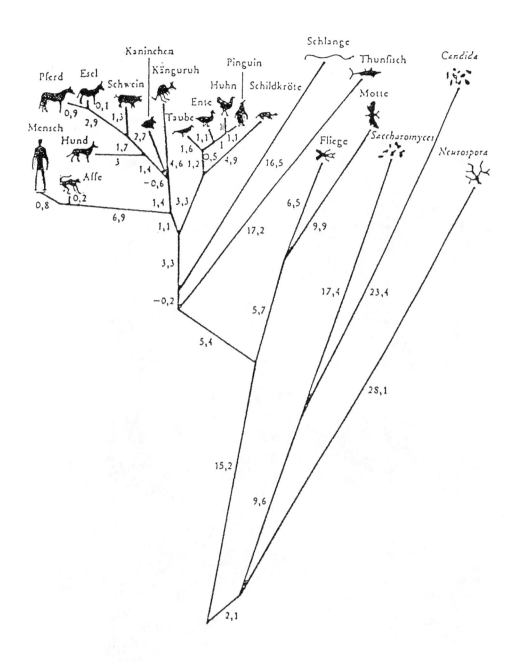

Abb. 3: Stammbaum des Lebendigen, gemessen an der Sequenz von Cytochrom C

13

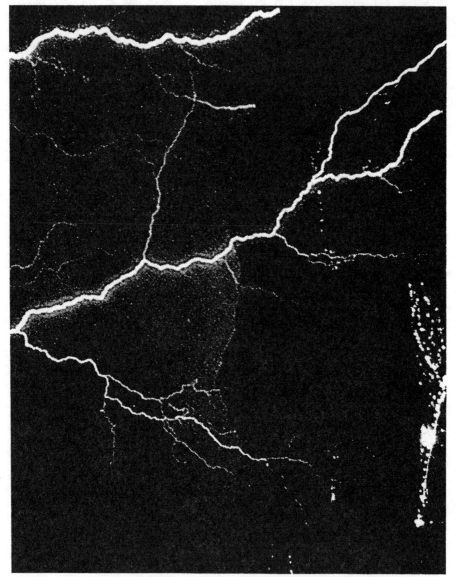

Abb. 4: Blitz

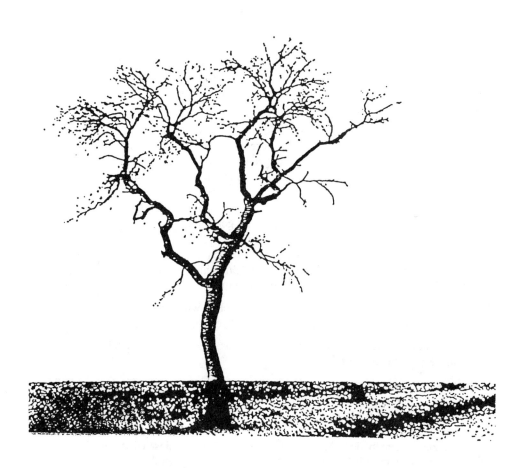

Abb. 5: Baum

Oder ein anderer Baum, den Sie wahrscheinlich nicht erraten können, der aber auch nach den gleichen Prinzipien aufgebaut ist: Es ist das Mündungsdelta des Colorado-River, der in den Golf von Mexiko fließt (Abb. 6).

Es ist eine Baumstruktur, bei der in jedem Moment entschieden wird, ob z.B. durch ein Sandkorn, das im Wege liegt, sich ein neuer Arm bildet oder z.B. durch ein Pflänzchen, das gerade in dem Delta wächst, ob jetzt ein vorhandener Arm abstirbt, ob er nach links oder rechts an diesem Pflänzchen vorbeigeht. Schließlich noch - die Natur ist voll von solchen verzweigten Systemen - ein System von Bäumchen, die für uns von allergrößter Wichtigkeit sind: Das sind Neuronen in der Cortex, in der Hirnrinde, Neuronen, die in der Mitte ihre Nervenzellkörper haben und mit vielen Dendriten zu anderen Nerven hin sich verzweigen (Abb. 7).

Ohne daß ich jetzt im einzelnen diese Funktionen der Nervenzellen erklären will, ist es klar, daß die äußerlich sichtbare Verzweigung dieses Systems eine Voraussetzung ist für Entscheidungen, für Entscheidungsstrukturen. Jedes Zentral-Nervensystem muß ja ständig - nicht nur sekündlich, sondern millisekündlich - unglaublich viele Entscheidungen fällen. Und das kann man an dieser Struktur bereits ablesen. Ent-Scheidungen fällen, d.h. zwischen etwas scheiden, ob man rechts oder links gehen will. Alle solche Baumstrukturen in der Natur sind Ent-Scheidungsstrukturen, wo es nicht geradlinig geradeaus geht im berechenbaren linearen Kurs einer Bewegungsbahn im newtonschen Sinne, sondern wo Verzweigungen möglich sind. Und es ist klar, daß ein System, wenn es mehrere solcher Verzweigungen durchlaufen hat, dann irgendwo ankommt, wo man sich überhaupt nicht vorgestellt hatte, daß es vielleicht hinkommen könnte.

Das ist das Begriffssystem, das ich Ihnen hier vorstellen will. Dieses Begriffssystem kann man natürlich, wie das Poincaré getan hat, physikalisch-mathematisch fassen.

Eine Darstellungsweise eines solchen Systems, das mehrere Möglichkeiten hat, ist der sogenannte Seltsame Attraktor (Abb. 8).

Ein Seltsamer Attraktor ist im Grunde ein Planetensystem, das von einer zweiten Sonne gestört wird. Kommt eine zweite Sonne in die Nähe der ersten Sonne, dann kann die Situation eintreten. saß der Planet nicht mehr "weiß", ob die stärkere Anziehungskraft von der ursprünglichen zentralen Sonne ausgeht oder von der neuen. Und dann fängt der Planet an, hinüberzuspringen in die Bahn der anderen Sonne. Da aber diese wiederum direkt neben der ersten Sonne steht, wird er auch wieder in "Versuchung sein", zurückzuspringen, im ganzen wird er - auf der Kippe stehend - in nicht vorsehbarer Weise hin- und herspringen. Damit entstehen die sogenannten Seltsamen Attraktoren - das sind die physikalischen Bilder solcher Zustände.

Charakteristischerweise ist der Wissenschaftler, der solche Seltsamen Attraktoren zum ersten Male mathematisch konstruiert hat, ein Meteorologe, Lorenz mit Namen, der sich Gedanken über die Berechenbarkeit des Wetters gemacht hat und der dann zu dem heute allgemein anerkannten Ergebnis kam, daß überall dort, wo Turbulenzen vorhanden sind, wie bei Luftströmungen, die Berechenbarkeit nicht gegeben ist. Man kann wirklich im absoluten Sinne des Wortes sagen: Das Wetter macht einen Strich durch die Rechnung. Lorenz spricht von dem sogenannten Schmetterlingseffekt. D.h., ein Schmetterling in Neuseeland könnte durch seinen Flügelschlag - könnte, es muß nicht so sein, aber es könnte sein - eine Turbulenz über den Wäldern von Neuseeland erzeugen, die zu einer Thermik

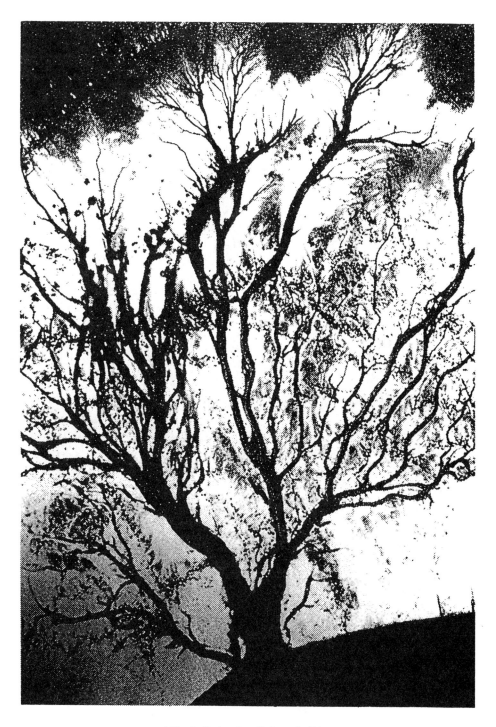

Abb. 6: Delta des Colorado-River

17

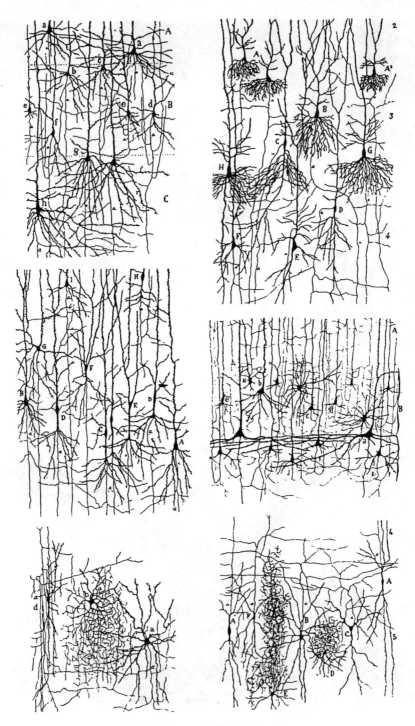

Abb. 7: Nervenzellen im Cortex

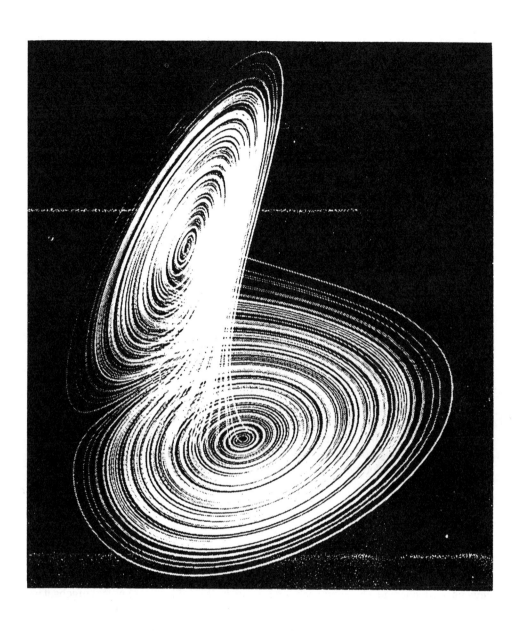

Abb. 8: Seltsamer Attraktor

führt, einer aufsteigenden Luftmasse, und einem riesigen Gewitter. Dieses Gewitter könnte sich über die Tropenzone hinweg bis in die nördliche Hemisphäre fortpflanzen und könnte in Österreich einen Dauerregen verursachen, der alle Urlauber aus den Ferienorten vertreibt. Das kann ein Schmetterling im Prinzip bewirken, das muß, wie gesagt, nicht so sein. Aber das Wesentliche ist, daß eben heute die Physik erkannt hat, daß kleinste Ursachen, die man gar nicht erfassen kann, die also als vernachlässigbar schienen – jedenfalls in früheren klassischen Betrachtungsweisen -, solche ungeheuren verstärkten Wirkungen haben können. Und das ist immer der Fall in rückgekoppelten Systemen.

Was heißt rückgekoppelte Systeme? Unser Pendel ist ein solches rückgekoppeltes System, weil die beiden Arme miteinander gekoppelt sind. Ich will Ihnen ganz kurz eine kleine mathematische Gleichung zumuten: Das ist die mathematische Darstellung eines rückgekoppelten Systems (Abb. 9).

Die Gleichung besagt einfach nur, daß irgendeine Größe x eine Rechenoperation in dem Kästchen durchlaufen kann: dann kommt ein Resultat heraus, xn + 1. Dieses Resultat wird wieder in die Rechnung eingeführt, es ist also das Endprodukt und gleichzeitig das Ausgangsprodukt der Rechnung. So wird an diesem System immer weiter herumgerechnet. Man nennt das eine Iteration, eine Wiederholung. Durch diese Iteration kann - je nach Art der Größe c, die jedesmal für die Rechnung verwendet wird - etwas ganz Merkwürdiges herauskommen. Solche Iterationsrechnungen kannte man zwar schon früher. Aber wenn man wissen will, was da bei sehr häufiger Wiederholung herauskommt, sagen wir bei tausendfacher oder hunderttausendfacher oder millionenfacher Wiederholung, wo kleinste Fehler in den Ausgangsbedingungen schließlich eine Rolle spielen können, dann war das früher eine äußerst mühselige Sache. Denn man kann keinem Menschen zumuten - auch, wenn er ein hochbezahltes Gehalt bekommt -, daß er ein und dieselbe Rechnung hunderttausendmal oder millionenmal per Hand wiederholt. Das ist im Zeitalter der Computer besser geworden und einfacher, und es ergab sich eine sehr erstaunliche Entwicklung. Wenn man solche Rechnung von der eben gezeigten Art sehr oft wiederholt, dann sieht man auf dem Bildschirm des Computers nach etwa 100. 000 oder 1, 000. 000 Iterationen Figuren (Abb. 10), das sind die sogenannten Mandelbrot-Figuren, genannt nach dem Mathematiker Mandelbrot, der sie zuerst gefunden hat, oder auch "Apfelmännchen", genannt nach ihrem Aussehen. Dies ist eine mathematisch getreue Abbildung von Ordnungs-Chaos-Grenzen. Innerhalb des Apfelmännchens sind die Ordnungsbereiche, da herrscht sozusagen Ordnung. Der Rand zwischen Ordnung und Chaos liegt nach außen hin, das ist dieser zerfranste Rand, der sich ohne jede Vorgabe auf diese Weise ergibt. Man kann dieses Muster auf verschiedene Weise mathematisch analysieren. Es ergibt sich u.a., daß diese wirklich ohne jede Vorgabe gewonnene mathematische Figur nach den Prinzipien des Goldenen Schnittes aufgebaut ist.

Ich möchte hier nicht in Einzelheiten dieser Mathematik gehen, vielleicht nur noch ein weiteres Bild, das zeigt, wie schön die Grenze zwischen Ordnung und Chaos sein kann (Abb. 11).

Das ist ein vergrößerter Ausschnitt aus dem Rand einer Mandelbrotfigur, und ich finde, daß dieses Muster einen Aspekt von Schönheit hat. Diese Struktur nennt man auch eine fraktale Struktur, d.d. eine Struktur mit gebrochener Dimension. Und daß dieser Aspekt mit Schönheit zusammenhängt, könnte man vielleicht ermessen, wenn ich Ihnen jetzt ein menschliches Kunstwerk dem gegenüberstelle. Das ist der berühmte Holzschnitt von Hokusai, angefertigt um 1800: "Die Welle", 100 Ansichten des Fudschijama. Hokusai hat

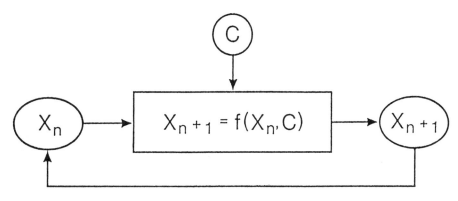

Abb. 9: Rückgekoppeltes System einer Iterationsgleichung

die fraktale Struktur der zerstiebenden Wege in meisterhaft abstrakter Form wiedergegeben, es ist ihm gelungen, das höchst dynamische System des bewegten Meeres für einen künstlerischen Augenblick gerinnen zu lassen, er hat die Grenze zwischen Chaos und Ordnung eingefangen (Abb. 12).

So viel zu dem, was man heute mathematisch und physikalisch unter Chaos und Ordnung versteht. Sie können immer wieder das Doppelpendel als eine Metapher dafür benutzen, daß bei einer immer wiederholten Wiederholung, einer Iteration, schließlich das Chaos herauskommt.

2. Chaos-Ordnung-Phänomene in der Medizin

In Abb.13 ist der Abbau des Traubenzuckers in unserem Organismus formelmäßig dargestellt, also der Vorgang bei Atmung und Muskelbewegung, der Kreislauf des Traubenzuckers im Zitronensäure-Zyklus (Abb. 13).

Es interessieren hier keine Einzelheiten. In diesen Verbrennungsprozeß geht Traubenzucker hinein, und heraus kommt Muskelenergie, Bewegungsenergie, Nervenströme, Körperwärme, Metabolismus im allgemeinen oder auch, wie die Biochemiker sagen, ATP, Adenosintriphosphat wird erzeugt. Wie häufig dieser wichtigste aller Stoffwechsel-Prozesse iteriert wird, können Sie daraus entnehmen, daß jeder Mensch am Tage sein eigenes Körpergewicht, also 70 - 80 kg, an Adenosintriphosphat umsetzt. So oft findet dieser zyklische Prozeß statt. Es ist also ein hochgradig iterierter Prozeß. Diesen Prozeß haben die Biochemiker in allen Einzelheiten studiert. Man kann diesen Metabolismus zum Schwingen bringen, d.h., er ist ja eigentlich ein schwingendes zyklisches System. Und man kann die Frequenz dieser Schwingung, dieses Schwingungskreises durch Änderung der Konzentrationen der Komponenten ändern oder beeinflussen. Das hat Benno Hess vom Max-Planck-Institut für Ernährungsforschung in Dortmund getan (Abb. 14).

Ursprünglich schwingt dieser Schwingkreis mit einer bestimmten Frequenz. Wenn man dann die Konzentration einer Ausgangskomponente ändert, schwingt er mit einer anderen Frequenz. Dann kann man wieder zurückkommen auf die alte Frequenz und so fort. Wenn man aber eine bestimmte Konzentration der Komponenten, d.h. der Traubenzuckerderivate, einstellt, dann gerät dieser Schwingungskreis ins Chaos, genauso wie das Doppelpendel ins

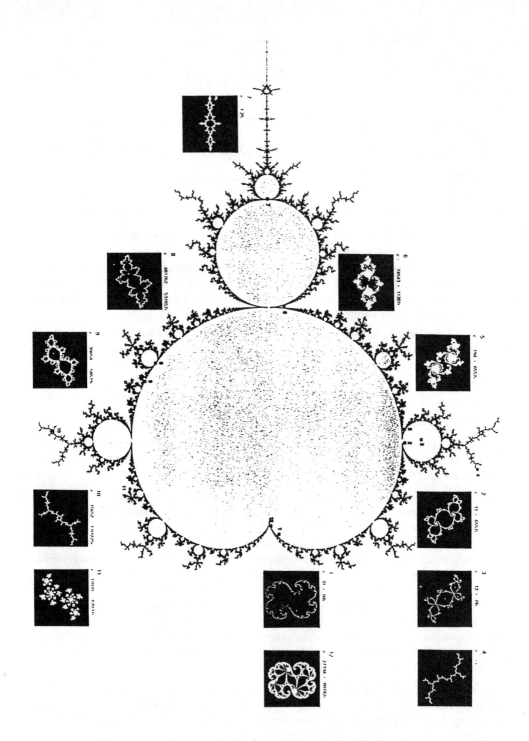

Abb. 10: Mandelbrot-Figur oder "Apfelmännchen"

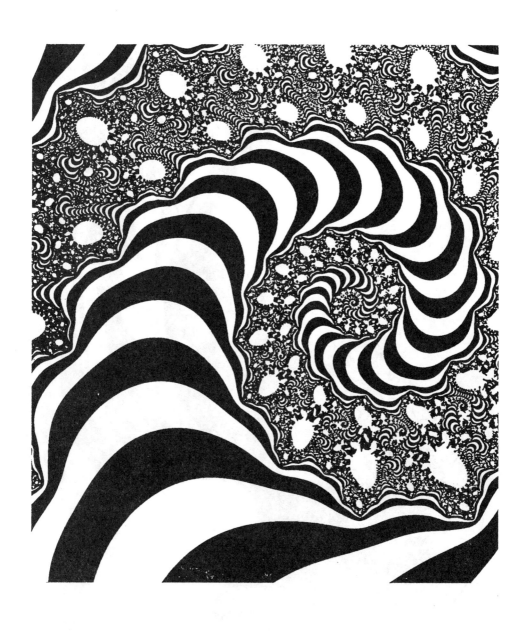

Abb. 11: Ausschnitt aus dem fraktalen Rand der Madelbrot-Figur

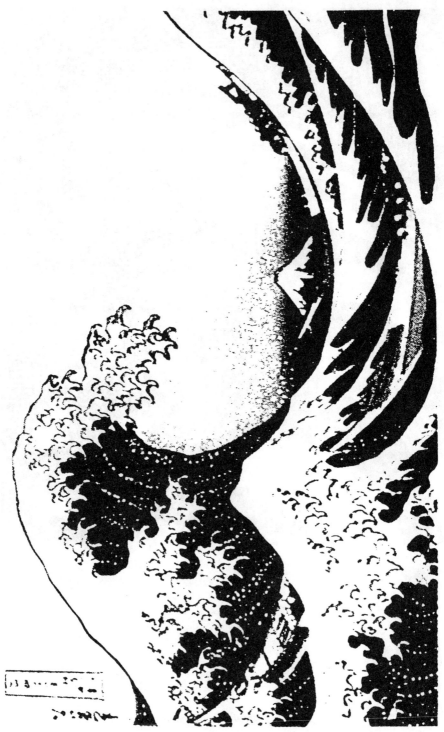

Abb. 12: Die Woge von Hukusai

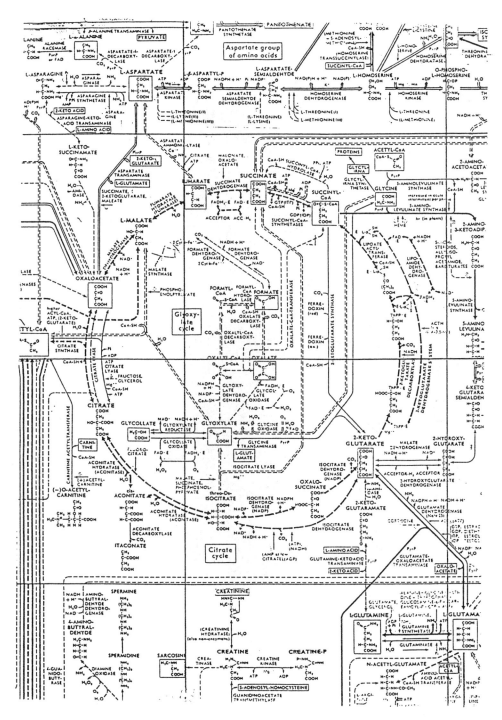

Abb. 13: Zitronensäure-Zyklus zur Verbrennung von Glucose

25

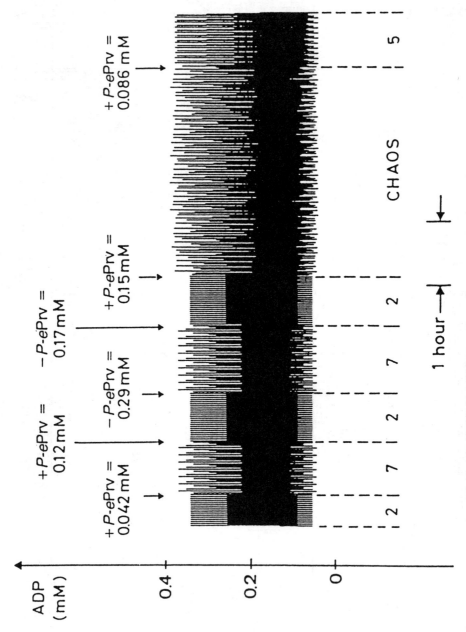

Abb. 14: Oszillation und Ordnung-Chaos-Übergang im Zitratzyklus (nach B. Hess)

Chaos gerät, er zeigt aperiodisches Verhalten. Das Chaos kann man dann wieder einfangen dadurch, daß man wieder zu den ursprünglichen Konzentrationen zurückgeht, aber immerhin ist zwischendurch die Traubenzuckerverbrennung chaotisch geworden. Was das für unseren Organismus bedeutet, wissen wir überhaupt noch gar nicht. Man muß vermuten, daß ein so prinzipieller Prozeß, wie die Traubenzuckerverbrennung, so kontrolliert und so gut gesteuert ist, daß dieses Chaos in vivo nicht eintritt, aber in vitro kann man es erzeugen.

Dieses Beispiel ist ein vielleicht von der medizinischen Realität noch etwas entfernter Einbruch von Chaos in unseren Metabolismus. Aber die Herzfrequenz ist ja auch etwas Periodisches, und ein regelmäßig schlagendes Herz ist die Voraussetzung für unsere Existenz. Nun haben einige Physiologen unter dem Gesichtspunkt von Chaos und Ordnung die Herzfrequenz angeschaut (Abb. 15).

Dabei haben sie ermittelt, daß die normale Herzfrequenz keineswegs 100%ig geordnet ist. Die Herzfrequenz hält im großen und ganzen natürlich 60 oder 80 Schläge pro Minute ein, aber es gibt auch gewisse Abweichungen von der Normalität. Das ist hier bei a. der Fall. In c. ist die Herzfrequenz eines Patienten wiedergegeben, der infarktgefährdet war und tatsächlich auch einen Infarkt bekam. Da ist die Herzfrequenz vollkommen gleichmäßig, zeigt keine Unregelmäßigkeiten, sie ist sozusagen ganz stur gleichmäßig. Auch das Spektrum der Abweichungen von der Normalität zeigt das gleiche: beim normalen Herzen gibt es da ein relativ breites Spektrum, fast wie eine Gaußsche Kurve, während beim kranken Herzen auch wieder diese vollkommene Monotonität beobachtet wird (Abb. 16).

Das heißt doch aber, daß die Nähe zum Chaos, die Abweichung von der Normalität, offenbar auch etwas Gesundes ist. Wie wir nachher noch hören werden, ermöglicht die Nähe zum Chaos eine bessere Regulierbarkeit. Wenn das System so eingefahren, so stur gesteuert wäre, daß es sich niemals aus seiner Frequenz entfernen kann, dann wäre es nicht steuerbar, dann wäre es nicht adaptierfähig. Leben heißt ja, sich der jeweiligen Situation adaptieren können. Und das ist mit Sicherheit besser möglich, wenn man mit dem jeweiligen System - in diesem Falle mit der Herzfrequenz - in der Nähe zum Chaos ist. Das zeigt sich auch bei einer ganz anderen Frequenz, beim EEG (Abb. 17).

Das normale Enzephalogramm ist ziemlich unregelmäßig. Bei einem epileptischen Anfall wird es total regelmäßig und zeigt nicht die Adaptierbarkeit, die Beweglichkeit, die das normale EEG hat. Totale Ordnung, sture, starre Ordnung ist für das Leben offenbar gar nicht das, was das Leben lebensfähig macht, lebendige Systeme müssen sich adaptieren können. Ein hochgesteuertes, rückgekoppeltes System, wie es das Leben ist, braucht und sucht die Grenze zum Chaos.

3. Proteinbiosynthese, Rückkopplung und Fehlerkatastrophe

Ich komme nun zu einigen eigenen Arbeiten. Gehen wir zurück auf unsere rückgekoppelte Gleichung. Wir können sagen: Unser Organismus ist in hohem Maße rückgekoppelt. Ein Beispiel für diese Rückkopplung ist die Proteinbiosynthese, die Eiweißsynthese in unserem Organismus. In der Zelle werden die Proteine synthetisiert, gesteuert unter Kontrolle des genetischen Apparates. Dabei entstehen die verschiedenen Enzyme, u.a. aber auch die Enzyme, die die Proteine machen. Man kann das vergleichen mit einer vollkommen automatisierten Automobilfabrik, in der nicht nur die Automobile von Robotern nach einem bestimmten Programm gemacht werden, sondern auch die Werkzeugmaschinen, d.h., die Pressen, die Bohrmaschinen, die die Motorblöcke ausbohren, usw. Auch sämtliche Werk-

28

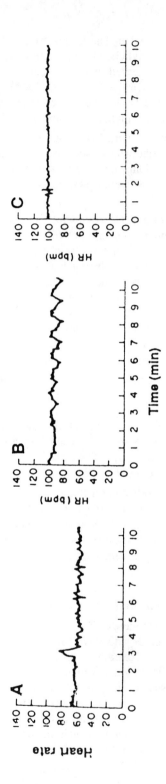

Abb. 15: Herzfrequenz einer gesunden Person (a.) und bei einem infarktgefährdeten Patienten (c.)

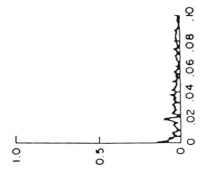
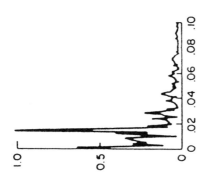
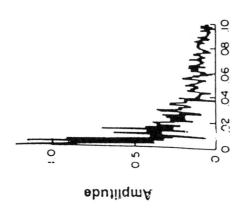

Amplitude

Frequency (Hz)

Abb. 16: Frequenzspektrum des gesunden und kranken Herzens

29

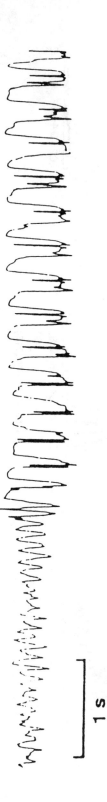

Abb. 17: Elektro-Enzephalogramm einer gesunden Person und einer Person während eines epileptischen Anfalls

zeugmaschinen werden in dieser automatischen Fabrik hergestellt. Wenn nun eine Unge-
nauigkeit oder ein Fehler passiert - und das ist in der Realität unvermeidlich -, dann würde
z.B. in der nächsten Runde eine Bohrmaschine produziert werden, die die Motoren mit einer
etwas größeren Toleranz, statt mit 10 μm vielleicht mit 15 μm, ausbohrt. Diese Produktions-
maschine geht wieder in die Produktion hinein, bohrt jetzt natürlich noch schlechtere
Motoren und Maschinen, und diese noch schlechteren machen dann wieder noch Schlech-
teres, so daß die Produktion immer minderwertiger wird, der Ausschuß immer zahlreicher,
und schließlich wird das ganze System durch eine Rückkopplungskatastrophe zusammenbrechen. Das war das Beispiel der Automobilfabrik. Unsere Proteinbiosynthese ist aber
genauso aufgebaut. Wir haben in unserer Zelle eine Proteinsynthesemaschine, die nach dem
Fließbandsystem arbeitet. Diese Maschine macht die Proteine, die wiederum Proteine
macht, und diese Rückkopplung könnte fatal werden.

Zum Studium der Fehlermöglichkeiten in der Proteinbiosynthese haben wir uns ein Beispiel
ausgesucht, nämlich den Einbau der Aminosäure Isoleucin (Abb. 18).

Die Aminosäure Isoleucin, eine der natürlich vorkommenden 20 Aminosäuren, muß vom
Proteinbiosynthesesystem irgendwie erkannt werden. Das geschieht nach der Art eines
Schlüssel-Schloß-Prinzips. Es gibt einen quasimechanischen Erkennungsmechanismus, mit
dessen Hilfe die Struktur der Aminosäure abgegriffen und das Isoleucin eingebaut wird. So
weit, so gut. Nun gibt es aber sehr ähnliche Aminosäuren, die auch an der richtigen Stelle
in die Proteine eingepaßt werden müssen, u.a. die Aminosäure Valin. Die Aminosäure Valin
ist dem Isoleucin ziemlich ähnlich, sie unterscheidet sich um eine - wie wir das nennen -
Methylengruppe. Um beim Schlüssel-Schloß-Modell zu bleiben: Es ist ein kleiner Zacken
weniger am Bart dieses Schlüssels. Daher paßt die falsche Aminosäure Valin auch noch in
das Schloß, vielleicht nicht ganz so gut, aber sie paßt doch hinein, kann so erkannt werden,
könnte an falscher Stelle eingebaut werden und dann ein falsches Produkt erzeugen, das
schließlich zu dieser eben angedeuteten Rückkopplungskatastrophe führen würde. Deswegen ist es wichtig zu wissen: Wie groß ist der Fehler, der dabei gemacht wird?

Genau diese Frage haben wir uns vorgelegt. Aus der Kenntnis der physikalischen Prinzipien
muß man sagen: Bei so ähnlichen Molekülen, wie Isoleucin und Valin, muß der Fehler sehr
groß sein. Man kann ihn abschätzen: 20 Prozent ungefähr, das heißt, 20 Prozent aller
Positionen in diesem Eiweiß wären falsch, und das würde eine Katastrophe nach wenigen
Iterationen und einen Zusammenbruch des Proteinsynthesesystems bedeuten. Mit dieser
ziemlich niederschmetternden Vorinformation haben wir das System näher untersucht und
sind darauf gestoßen, daß die Natur sich eine ganz raffinierte Fehlervermeidungsstrategie
ausgedacht hat, indem nämlich die jeweils falsch eingebaute Aminosäure wieder durch ein
Korrekturlesen herausgeworfen wird, und zwar durch zweifaches Korrekturlesen (wie beim
Buchsatz eine Fahnen- und eine Umbruchkorrektur), so daß der Fehler, der eigentlich nach
den physikalischen Prinzipien etwa 20 Prozent betragen müßte, reduziert wird auf 1 Fehler
in 38.000 - eine phantastische Präzisionsleistung. 1 Fehler in 38.000: eines falsch, 38.000
richtig. Aber dafür hat man einen hohen Preis zu zahlen, der aber der Zelle das offenbar
wert ist. Es werden nämlich von den 210.000 richtigen Isoleucinen, die in den Prozeß
hineingehen, über 80 Prozent verworfen, weil beim Korrekturlesen zwar die falschen
hinausgeworfen werden, aber aus Gründen der Zuverlässigkeit des Systems ein Teil der
richtigen auch mit eliminiert wird, um ganz sicher zu gehen. Dann kommt man schließlich
auf diese Zahl von 1 in 38.000 um den Preis, daß sehr viel Energie verbraucht wird, sehr

32

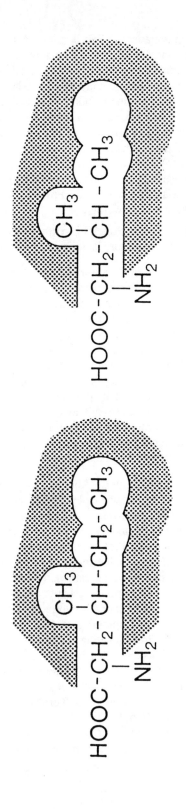

Abb. 18: Strukturformel der Aminosäuren Isoleucin (ILE) und Valin (VAL)

viel weggeworfen wird, was man mühselig synthetisiert oder was die Zelle sich mühselig zusammengebaut hat. Das ist eine echte Chaos-Vermeidungsstrategie in der Zelle (Abb. 19).

Aber auf die Dauer wird sich das Chaos bei einer so hoch iterierten Reaktion, wie sie im Organismus stattfindet, einem so oft wiederholten Prozeß nicht vermeiden lassen. Es gibt eine wohlbegründete und sogar sehr wahrscheinliche, wenn auch noch nicht bewiesene, Theorie, daß das Altern der Zellen auf einer solchen Anhäufung von Fehlern beruht, indem sich nämlich allmählich immer schlechtere Proteine ansammeln und schließlich den ganzen Metabolismus so verstopfen, daß die Zelle ihre Aufgabe nicht mehr leisten kann und zusammenbricht. Das ist nach dem heutigen Wissensstand die plausibelste Theorie des Alterns, und zwar des Alterns ohne das Hinzukommen von Krankheiten oder pathologischen Krankheitserscheinungen.

4. Zell-Zell-Erkennung

Ich komme schließlich zu einem weiteren Arbeitsgebiet, das wir erst kürzlich aufgenommen haben, es betrifft die Zelloberflächen. Zelloberflächen sind, wie Sie wissen, keine glatten Oberflächen im Sinne eines mit der Zelle vergleichbaren Luftballons, der außen glatt ist. Sondern die Zellen sind über und über bedeckt mit allen möglichen chemischen Molekülen, u.a. auch mit sehr vielen Zuckerresten. Das bekannteste Beispiel für solche Zuckerreste, die auf Zelloberflächen haften, sind die blutgruppenspezifischen Substanzen A, B und 0, aber es gibt noch sehr viele andere Unter-Blutgruppen. Jede dieser Blutgruppen kommt dadurch zustande, daß an der Zelloberfläche, z.B. der A-Erythrozyten, ein bestimmter Zucker sitzt, bei den B-Erythrozyten ein anderer Zucker: Fucose-Neuraminsäure usw. Die Zelloberfläche ist bestückt mit solchen Zuckern, die offenbar Signalmoleküle sind. Aber wofür sind diese Signale da? In einem der neueren Lehrbücher der Moleuklarbiologie steht geschrieben: "Die Funktion der Oligosaccharid-Seitenketten von Membran-Glycoproteinen ist unbekannt." Das ist der Stand noch vor wenigen Jahren. Man weiß nicht, wozu diese Zucker auf den Zelloberflächen sitzen. Es kann doch unmöglich so sein, daß die Evolution sich ausgedacht hat, diese Zucker an die Oberflächen zu plazieren, damit die klinischen Chemiker durch Blutgruppenbestimmungen beschäftigt werden. Warum also sind - und das war die Frage, die wir uns vorgelegt haben - solche Zucker auf den Zelloberflächen? Ich will jetzt nicht den Gang unserer Untersuchungen in allen Einzelheiten erläutern. Tatsächlich zeigte es sich, daß auf fast allen Zellen, auf den Nachbarzellen z.B., Erkennungsmoleküle existieren, Zuckererkennungsmoleküle. Das funktioniert wiederum nach dem Schlüssel-Schloß-Prinzip (Abb. 20).

Es gibt mindestens 1000 verschiedene Zucker, die sogenannten komplexen Kohlenhydrate, sie bilden Möglichkeiten für die "Schlüssel". Ihnen gegenüber stehen die Zucker-Erkennungsmoleküle, die Schlösser, die die "Zuckerschlüssel" erkennen. Diese Schlösser nennen wir Lectine. Es gibt ungefähr 1000 verschiedene Zucker; wir haben noch nicht alle entsprechenden 1000 Lectine gefunden, aber doch einige Hundert. Diese bewirken offensichtlich, daß Zellen sich gegenseitig erkennen können. Wir konnten zeigen, daß dies ein neuartiges Zell-Erkennungssystem darstellt.

Das ergibt nun einige neuere medizinische, diagnostische und auch therapeutische, Möglichkeiten. U.a. kann man mit Hilfe dieses Prinzips Zellen spezifisch anfärben. Wenn wir z.B. wissen, daß eine bestimmte Zellsorte an ihrer Oberfläche ein mannosespezifisches Lectin besitzt, wie das etwa bei Teratocarcinom-Zellen der Fall ist, dann können wir den

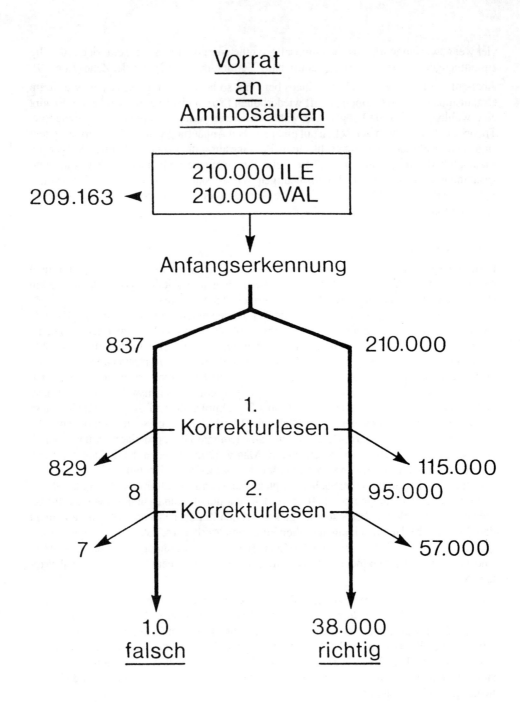

Abb. 19: Schema des Einbaus von Isoleucin mit Korrekturlesen

34

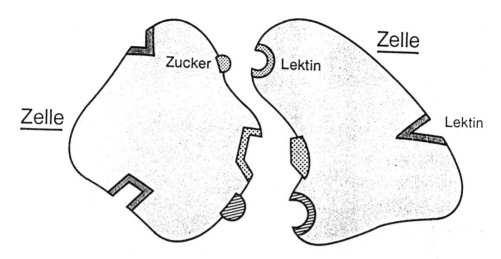

Abb. 20: *Zell-Zell-Erkennung über Zucker-Lectin-Wechselwirkung*

Zucker Mannose an diese Zellen binden. Und wenn wir nun an die Mannose einen Farbstoff ankoppeln, können wir diese Tumorzellen spezifisch anfärben. Das ist in der Tumordiagnose eine sich mehr und mehr als wichtig erweisende Methode, die die Göttinger Pathologen mit uns zusammen ausarbeiten.

Abb. 21 zeigt die Anfärbung von Mamma-Carcinom-Zellen, die sich sehr distinkt vom übrigen Gewebe abheben. Man kann mit Hilfe dieses Prinzips auch ein sogenanntes drug targeting machen, d.h. die Arzneimittel an die Stelle adressieren, wo sie ihre Wirkung entfalten sollen. Wenn man ein Arzneimittel, sei es ein Cytostatikum oder etwas anderes, an eine bestimmte Stelle dirigieren will, dann hängt man an dieses Arzneimittel einen auf das Lectin der Ziel-Zelle passenden Zucker (Abb. 22 und 23).

Das ist klinisch natürlich noch nicht ausgearbeitet, wir haben das Verfahren bisher nur in Zellkulturen mit einem Cytostatikum ausprobiert, und zwar mit 5-Fluorouridin, einem Cytostatikum, das in 10^{-6} molarer Konzentration eine Inhibierung von 60 Prozent des Wachstums von transformierten Fibroblasten bewirkt. Wenn wir diesen Wirkstoff auf einen Träger setzen, dann zeigt sich, daß zunächst einmal die Wirkung auf 5 Prozent herabgesetzt wird. Wenn wir dann aber den richtigen Zucker finden, der das FUdR-Konjugat an diese Ziel-Zelle bindet, dann kommen wir wieder zurück auf die ursprünglichen 60 Prozent Inhibierung, nun aber in gezielter, durch den Zucker vermittelter Treffsicherheit und Spezifität. Wenn wir den 5-%-Wert als den Bezugswert auffassen, haben wir den therapeutischen Index auf das 12fache dadurch gesteigert, daß wir dieses Mittel spezifisch an Zellen heranbringen können.

5. Mistel-Lectine

Ich möchte schließlich noch eine Arbeit erwähnen, die im letzten Jahr bei uns von Herrn Dr. Gabius durchgeführt wurde, eine Arbeit, die auch etwas zu tun hat mit der Thematik dieser Tagung. Sie wissen, daß seit Urzeiten, seit den Zeiten der alten Gallier, seit Asterix, Obelix und Miraculix, die Mistel eine wichtige Rolle in der Volksmedizin spielt. Sie wissen

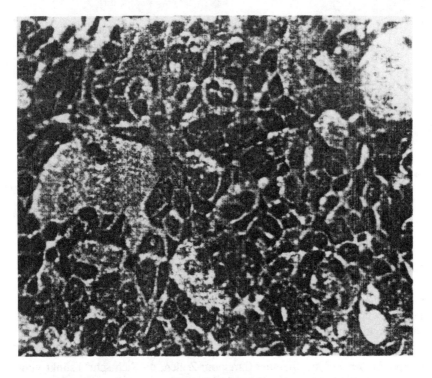

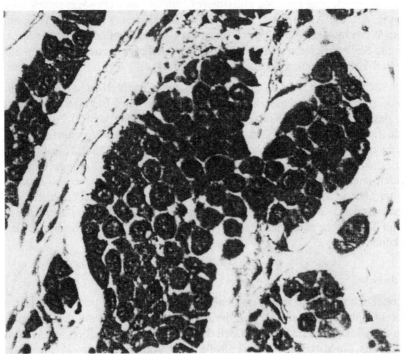

Abb. 21: Anfärbung von Mamma-Karcinom-Zellen mit einem ß-Lactose-Farbstoff-Konjugat

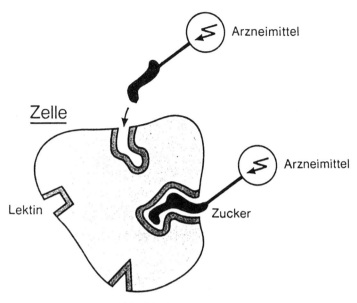

Abb. 22: Drug-targeting

sicher auch, daß es in der anthroposophischen Medizin Präparate gibt, die den Mistelextrakt zur Tumorbekämpfung verwenden. Herr Gabius hat sich - weil wir ja die Zusammenhänge zwischen diesen zuckererkennenden Molekülen (=Lectine) aufgedeckt hatten - solche Mistelextrakte einmal näher angesehen und festgestellt, daß in diesen Mistelextrakten solche zuckererkennenden Moleküle vorhanden sind, ja, daß sie den wesentlichen und auch den wirksamen Bestandteil dieser Mistelextrakte bilden, insbesondere ein galactosespezifisches Lectin, das tatsächlich eine cytostatische Wirkung entfalten kann. Das will ich Ihnen erläutern. Zuvor aber ein Wort über das Auftreten von Tumoren im allgemeinen. Das Auftreten von Tumoren ist ja keine isolierte Einzelerscheinung, sondern das Nichtauftreten von Krebs beruht sozusagen auf einem Gleichgewicht des Schreckens. Ständig entstehen in unserem Organismus bösartige Zellen - überschlagsmäßig mindestens eine Tumorzelle pro Tag - , die der Ausgangspunkt für ein bösartiges Geschwulst sein könnten. Ob dann tatsächlich eine Krebserkrankung manifest wird, hängt von vielen, zum großen Teil noch unbekannten Faktoren ab, nicht zuletzt von der psychischen Situation des Menschen (Calogeras und Berti, 1991). Bei sich rasch vermehrenden Zellen ist die Gefahr der Entartung besonders groß, etwa im Immunsystem (Leukämie). Sie können sich ausrechnen, wie gefährdet unser Leben im Prinzip ist. Dennoch werden zum Glück bei weitem nicht alle, sondern nur etwa 15 bis 20 Prozent der Menschen von Krebs befallen. Der Grund dafür ist, daß es ein körpereigenes Frühwarn- und Polizeisystem gibt in Gestalt des Immunsystems, welches aufpaßt, ob solche bösartigen Zellen entstehen. Diese werden dann außer Gefecht gesetzt, und zwar mit Hilfe der sogenannten natural killer cells, also der Killerzellen, die die Krebszellen angreifen und abtöten. Es dürfte kaum ein Zweifel darüber bestehen, daß das Immunsystem in besonderem Maße psychisch gesteuert ist.

Herr Gabius hat nun gefunden, daß Mistelextrakte und insbesondere das spezifische Lectin die Zahl der Killerzellen bzw. in diesem Falle des Tumor-Necrosis-Faktors α drastisch

Neoglycoprotein	SW 480	SW 620
FuDr	62%	90%
BSA	4%	26%
α-glc-BSA	30%	63%
α-man-BSA	15%	6%
α-L-fuc-BSA	20%	30%
ß-lac-BSA	19%	20%
α-gal-BSA	62%	57%
ß-glcNAc-BSA	40%	51%

Abb. 23: Wirkung von FuDr-Konjugaten auf Tumorzellen

erhöhen, und zwar in ganz definierten Konzentrationen. Wenn man den Mistelextrakt auf die Menge an enthaltenen Lectinen standardisiert, dann ist es so, daß ein Nanogramm pro Milliliter vom Wirkstoff des Mistelextraktes die optimale Wirkung zeigt. Weniger bringt nichts, aber mehr bringt auch überhaupt nichts. Es ist ein typisches Charakteristikum eines hochrückgekoppelten Systems, daß es genau reguliert sein muß. Man kennt viele Erscheinungen des Immunsystems, bei denen der Konzentrationsbereich, z.B. des Antigens, genau definiert sein muß. Wenn es zu viel ist, wirkt es nicht; wenn es zu wenig ist, wirkt es auch nicht (Abb. 24). Die Menge an Lectin im Mistelextrakt muß stimmen, und man kann sie jetzt nach unserem Verfahren standardisieren.

In den meisten handelsüblichen Präparaten dürfte eigentlich zu viel von diesem Lectin darin sein. Bei richtiger Konzentration von Mistel-Lectin ergibt sich, daß die Zahl der Killerzellen, hier N.K., z.B., am ersten Tag stark erhöht ist, auch am zweiten Tag noch. Der Tumor-Nekrosis-Faktor (Abb. 25), auf etwa das Vier- bis Fünffache erhöht, ist ein Indiz dafür, daß dieser Mistelextrakt tatsächlich im Tumorgeschehen, d.h. in der Abtötung von Tumorzellen, eine Wirkung entfaltet. So ist also auf diesem Wege eine alte Volksmedizin auf die Füße gestellt worden, und ich glaube, man sollte diesen Schritt weiterverfolgen.

Man kann natürlich - diese Argumente habe ich von anthroposophischer Seite sogar als Vorwurf gehört - argumentieren: Ein ganzheitliches Medikament, wie es der Mistelextrakt ist, dürfe man nicht in die Komponenten zerlegen. Es gehöre zur Wirkung eines solchen Extraktes, daß das Ganze des Extraktes verabreicht wird. Man dürfe nicht in analytischer Weise vorgehen und einzelne Komponenten herausholen.

Um zu zeigen, daß wirklich an der Methode etwas daran ist, muß man zunächst einmal analytisch vorgehen. Man kann dann den Extrakt später wieder im Ganzen lassen, man muß ihn in jedem Falle auf den primären und Hauptwirkstoff standardisieren, was man mit Hilfe unserer Methode kann.

6. Zusammenfassung und Schluß

Ich möchte zum Schluß noch einmal zusammenfassen. Ich versuchte, Ihnen zu zeigen, daß die physikalischen Wissenschaften und natürlich, ihnen nachfolgend, die biochemischen und wohl auch die medizinischen Wissenschaften an einen Punkt gekommen sind, wo das streng deterministische Weltbild nicht mehr gültig ist, jedenfalls nicht für hochkomplexe Systeme. Die Naturwissenschaft hat sich seit Newton dazu durchgerungen, durch Vereinfachung Gesetze zu finden. Sie hat sich dabei von der Realität entfernt. Das war notwendig und ist ein wichtiger und richtiger Schritt auf dem Wege der Entwicklung der Naturwissenschaften. Um Gesetze finden zu können, um Sicherheit haben zu können, muß man zunächst vereinfachen. Man kann nicht die ganze komplexe Wirklichkeit auf einmal lösen. Wenn man aber dann an wirklich komplexe Phänomene gerät, wie z.B. das Leben, wie z.B. die Medizin, dann sieht man, daß die Dinge eben nicht so einfach sind, sondern daß in rückgekoppelten Systemen andere Gesetze gelten, die zwar die alten Gesetze keineswegs aufheben, deren Geltungsbereich aber nicht ausreicht, um die ganze Wirklichkeit zu beschreiben, mit der wir täglich konfrontiert werden. Diese Wirklichkeit z.B. der Krankheit, des Alterns und des Sterbens ist eine Wirklichkeit, die dadurch zustande kommt, daß alles miteinander vernetzt, daß alles miteinander rückgekoppelt ist, und da versagt eben die herkömmliche Prognose. Da kann man gewisse Szenarios konstruieren, da gibt es gewisse Felder, in denen sich etwas abspielt, aber es gibt nicht die absolute Gewißheit. Und so wird

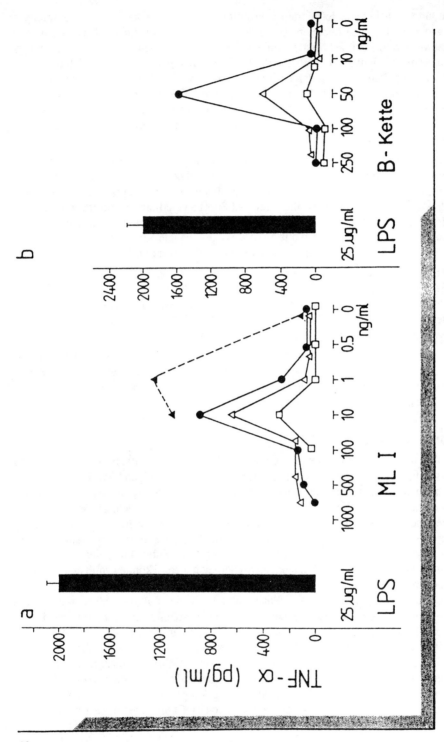

Abb. 24: Optimale Konzentration von Mistel-Lectin Tumornekrosefaktor in Überständen von Kulturen mononucleärer Zellen bei 3 Spendern. Inkubation mit a) reinem Lectin, b) zuckerbindender Lectinuntereinheit

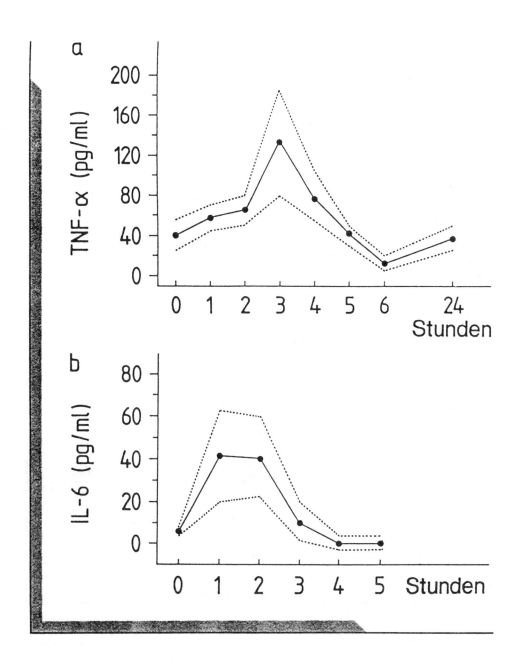

Abb. 25: Vermehrung der NK-Zellen durch Mistel-Lectin (Tumornekrosefaktor (TNFα) und Interleukin 6 (IL-6) nach Infusion von Mistellectin)

"Weltformel"

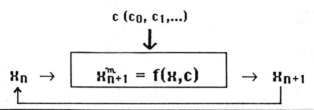

$$c\ (c_0,\ c_1,...)$$

$$x_n \rightarrow \boxed{x^m_{n+1} = f(x,c)} \rightarrow x_{n+1}$$

System	x_0	$c_0\ c_1,\ c_2,...$	Resultat
'Apfelmännchen'	Ausgangswert	imaginäre Zahl	Fraktale
Proteinsynthese	einz. Protein	Fehlerrate, Faltung	Fehlerkatastrophe
Altern, Tod	Organ. Netzwerk	Störglieder	Tod
Belusow-Z.-Reaktion	Mischung der Komponenten	chem. Rückkopplung	Oszillation
Enzym-Cyclus	Grundzustand	Konz. v. Substr.	Regulation
Gewebe	Einzelzelle	Glycoprotein-Lectin-Kontakt	Organe, Gewebe
Evolution	Gen-Pool	Umfeldfaktoren	Neue Arten
Blutgerinnung	Verletzung der Arterie	Gerinnungsfakt.	Kontrollierte Gerinnung
Ontogenese	Eizelle, Keim	Wachstums- und Hemmfaktoren	Organismus
Immunsystem	Immunglobuline	Antigenaktivierg. somat. Mutation	Antikörper
Zentrales Nervensystem	Neuronen	Transmitter Potentiale	Reagieren Denken
Gesellschaft	Individuen	soziale Interaktionen	Geschichte
Wirtschaft	Verbraucher Betriebe	Rückkopplungen Erfindungen	Wachstum oder Kollaps
Verkehr	Auto, Bahn, etc.	Verk.teilnehmer	-fluß, -stau

Abb. 26: Schema "Weltformel"

es niemals möglich sein - ich glaube, das kann man als wissenschaftlich fundierte Aussage feststellen -, den Zeitpunkt oder auch überhaupt nur das Auftreten einer Krankheit mit Sicherheit vorherzusagen oder den Zeitpunkt des Gesundwerdens. Und es wird auch niemals möglich sein, den Zeitpunkt des Todes vorherzubestimmen und über den Tod zu verfügen.

Ich habe versucht, Ihnen in einem letzten Schema (Abb. 26) etwas aufzuzeigen, was ich einmal etwas anspruchsvoll genannt habe: eine Weltformel. Eine Weltformel, die auf eben jener rückgekoppelten Gleichung beruht, mit der man wirklich sehr, sehr viele Systeme in dieser Weise behandeln kann. Es ist die rückgekoppelte Gleichung, in der das Resultat immer wieder iteriert wird. Es scheint mir ein sehr fruchtbarer Ansatz zu sein, diese Gleichung auf viele Systeme anzuwenden, die wir heute zur Lösung oder zur Bearbeitung vor uns haben: Wir haben angefangen bei der Mathematik und dem Doppelpendel, haben das "Apfelmännchen" kennengelernt, dann die Proteinbiosynthese, die Eiweißsynthese als rückgekoppeltes System. Altern und der Tod sind ein solches rückgekoppeltes System. Enzymzyklen können ins Chaos geraten. Aber auch das Zentralnervensystem mit seinen Neuronen, mit seinen Verzweigungen läßt sich unter dieses Schema subsumieren, wo die Faktoren, die jeweils zugeführt werden, die Transmitter oder die elektrischen Potentiale sind und das Resultat dann die Denkfähigkeit des Zentralnervensystems. Auch in gesellschaftlichen Systemen, die ja auch hochrückgekoppelt sind, oder in Wirtschaftssystemen, glaube ich, wird man solche Ansätze machen können. Oder etwas mehr Triviales: der Verkehr, der in einem völlig unerwarteten Moment völlig zusammenbrechen kann durch ein kleinstes Ereignis. Durch einen "unbedeutenden" Auffahrunfall - etwa hier auf dem Opernring - kann plötzlich das Verkehrssystem in ganz Wien zusammenbrechen. Kleine Ursache große Wirkung. Alle diese Systeme können wir heute als Ordnungs-Chaos-System auffassen. Wir können sie im Prinzip verstehen, aber wir haben auch gelernt, daß wir alle diese Systeme eben grundsätzlich nicht in Einzelheiten voraussagen können. Und ich glaube, das muß uns alle ein wenig bescheidener machen.

Literatur:

Cramer, F.: Chaos und Ordnung - die komplexe Struktur des Lebendigen. Stuttgart (1990)

Gabius, H.J.: Angew. Chemie. 00, 1321-1330 (1988)

Cramer, F.: "Death - from Microscopie to Macroscopie Disorder", in: Frehland, E. (Hrsg.): "Synergetics - from Microscopic to Macroscopic Order", Heidelberg 1984, 220-228

Cramer, F. u. Freist, W.: Accounts of Chem. Res. 20, 79-84 (1987)

Hajto, T., Hostanska, K., Gabius, H. J.: Therapeutikon 4, 136-145 (1990)

Markus, M., Hess, B.: Transitions between Oscillators Modes in a Glyolytic Model System. PNAS 81, 4394-4398 (1984)

Cramer, F. u. Kaempfer, W.: "Der Zeitbaum", in: 'Komet'-Almanach der anderen Bibliothek, Enzensberger, H.M. (Hrsg.), Frankfurt 1990

Calogeras, R. C. u. Berti, L. A.: Psychoanalyse und Krebs, Psyche 45, 228 - 264 (1991)

Pool, R.: Is it a healthy to be chaotic? Science 243, 604-607 (1989)

Deterministisches Chaos und Naturheilkunde

L. Priebe (Marburg)

Das deterministische Chaos ist ein Wissenschaftsbegriff, der aus neuesten Erkenntnissen der exakten Naturwissenschaften abgeleitet werden kann. Er ist auf das engste mit Rhythmus und mit periodischen Prozeßabläufen im Bereich der toten als auch in dem der lebendigen Materie verknüpft. Der neue Chaos-Begriff kann bei der fortschrittlichen Entwicklung der Medizin als ein Faktor von großer Bedeutung gewertet werden. Dabei erscheint eine im ursächlichen Sinne zu rechtfertigende Differenzierung zwischen Schulmedizin und Naturheilkunde nicht zwingend. Dennoch wird im folgenden eine thematische Verknüpfung des neuen Chaos-Begriffes mit der Naturheilkunde vorgenommen. Das hat Gründe. In der Schulmedizin wird zwar viel über Rhythmus und vom Wert einer zeitlichen Ordnung im Organismus und von den pathogenetischen Wirkungen einer zeitlichen Unordnung gesprochen. Die schulmedizinische Praxis in Diagnose und Therapie spiegelt das aber nicht wider. Diese Praxis wird aus einer Reihe von Gründen, auf die hier nicht näher eingegangen werden soll, durch eine stofflich-materielle Dimension festgelegt. Das Medikament bestimmt eindeutig als hauptsächliches oder begleitendes Instrumentarium das therapeutische Geschehen.

Die Naturheilkunde zeigt sich im Vergleich gegenüber dem Gedanken des Rhythmus und dem der zeitlichen Ordnung im Organismus aufgeschlossener. Diese Ansicht wird m. E. auch durch den Umstand nicht wesentlich beeinträchtigt, daß es in der Vergangenheit Scharlatanerien der mannigfaltigsten Art gegeben hat, bei denen der Rhythmusgedanke im Mittelpunkt der Aktivitäten stand. Das muß überwunden werden, wie es auch notwendig ist, die humanitäre Kraft, welche die exakten Naturwissenschaften auszeichnet, anzuerkennen. Den Vertretern der alternativen Medizin fällt das nicht immer leicht. Diese Schwierigkeiten treten auch bei der Vorstellung und der Beurteilung einer überbordenden Apparatemedizin in Erscheinung. Die hier zu beklagenden Entwicklungen sind nämlich keineswegs mit den besonderen Existenzstrukturen der exakten Naturwissenschaften verbunden. Will man das Wesen der Apparatemedizin verstehen, so muß man auf die besonderen Randbedingungen der Medizin in unserer Gesellschaft hinweisen und diese im Kontext deuten. In der Schulmedizin und bei ihren Vertretern ist letztendlich auch die Verantwortung für die besondere Entwicklung der Apparatemedizin zu suchen.

In diesem Jahrhundert hat es bisher zwei Paradigmenwechsel gegeben. Ein dritter ist im Gange und beginnt allmählich bekannt zu werden. Der erste Paradigmenwechsel erfolgte, als der deutsche Physiker Max Planck im Jahre 1900 seine Quantentheorie der wissenschaftlichen Welt vorstellte. Der zweite fand im Jahre 1905 statt. Albert Einstein überraschte die

Welt mit der speziellen Relativitätstheorie. Diese Theorie wurde ca. 10 Jahre später durch die allgemeine Relativitätstheorie vervollständigt.

Beide Theorien, Quanten- und Relativitätstheorie, durch welche die wissenschaftliche Welt und das Naturverständnis der Menschen stark verändert wurden, haben in der Welt der Medizin nur wenig bewegt. Es gibt eine Reihe von Gründen für diese besondere Erfahrung. Nur ein Grund, der zunächst oberflächlich erscheinen mag, sei hier genannt. Die Quantentheorie entfaltet ihre große Verifikationskraft in Systemen mit atomaren und subatomaren Dimensionen. Das gleiche gilt für die Relativitätstheorien in Systemen mit kosmologischen Dimensionen, also in den Sternenhaufen des Weltalls. In beiden Theorien ist für Systeme in der Größe einer Giraffe oder in der einer biologischen Zelle kein Raum.

Der Zustand der relativen Ferne der Medizinwelt von den neuesten Erkenntnissen der exakten Naturwissenschaften hat sich seit 30-40 Jahren wesentlich verändert. Die entscheidende Disziplin, durch welche die Medizin in der jüngeren Vergangenheit stark befruchtet wurde, ist die Thermodynamik irreversibler Prozesse. Im Zusammenhang damit sind die folgenden Wissenschaftsbegriffe zu nennen (1):

Dissipative Strukturen
Biochemische Oszillationen
Deterministisches Chaos.

Es mag merkwürdig erscheinen, wenn man sich daran erinnert, daß es die Thermodynamik war, die in der zweiten Hälfte des vergangenen Jahrhunderts in der Geburtsstunde der Schulmedizin auch eine entscheidende Rolle spielte. Es war der 1. Hauptsatz der Thermodynamik, der die ersten Schritte der theoretischen Medizin ermöglichte und damit die Schulmedizin dorthin führte, wo die moderne Medizin heute steht.

Eine Säuberung der Definitionen scheint in diesem Zusammenhang angebracht. Die erwähnte Thermodynamik als helfende Disziplin im vergangenen Jahrhundert sollte korrekterweise als Thermostatik bezeichnet werden. Sie beschäftigt sich nämlich nur mit den Gleichgewichtszuständen eines thermodynamischen Systems. Übergänge zwischen den Gleichgewichtszuständen sind erlaubt, aber nur in extrem langsamer Zeitfolge. Die Übergänge werden dann als eine quasistationäre und reversible Prozeßführung, die natürlich irreal ist und nur als eine theoretische Hilfsvorstellung zu werten ist, bezeichnet.

Die Thermodynamik lehrt, daß ein irreversibler Prozeß, z. B. die Wärmeleitung oder eine chemische Reaktion im Inneren eines Systems, am Ende zum Gleichgewicht und damit zur Strukturlosigkeit hinführt. In der Physik und in der Philosophie wurde damit die Vorstellung des Wärmetodes verknüpft, womit dem Leben auf der Erde ein absolutes Ende gesetzt wird. Ausgangspunkt für derartige Überlegungen ist z. B. ein Metallstab, an dessen Enden unterschiedliche Temperaturen vorherrschen. Überläßt man diesen Metallstab sich selber oder anders ausgedrückt, stellt der Metallstab ein abgeschlossenes System dar, so passiert folgendes: Wärmeleitung, ein irreversibler Prozeß, findet statt und endet, wenn überall im Metallstab die gleiche Temperatur vorhanden ist. Ähnliches ereignet sich im System Sonne - Erde, wenn die Sonne allmählich ihre Energie verliert bzw. diese nicht nachgeliefert werden kann. In diesem Falle wären die bekannten Voraussetzungen für die Existenz irdischen Lebens nicht mehr vorhanden. Statt Wärmetod ist die Darstellung eines Kältetodes für die denkbare Situation vielleicht kennzeichnender.

Unter bestimmten Bedingungen kann das Gegenteil von dem entstehen, was oben beschrieben wurde. Nicht Strukturlosigkeit, sondern die Bildung von dissipativen Strukturen ist das Ergebnis eines irreversiblen Prozesses, wobei im folgenden immer an eine biochemische Reaktion gedacht wird. Die Strukturen werden dissipative Strukturen genannt, weil für ihre Existenz im Gegensatz zu konservativen Strukturen (z. B. Kristalle) der fortlaufende Verbrauch (Dissipation) von Energie und Materie notwendig ist (2).

Die strukturfördernden Bedingungen lauten:

1. Das System muß offen sein

2. Der Zustand des Systems muß sich fern von dem des thermodynamischen Gleichgewichtes befinden

3. Die kinetischen Gleichungen, welche den zeitlichen Konzentrationsverlauf der am biochemischen Prozeß teilnehmenden Reaktionspartner beschreiben, sind durch Nichtlinearitäten gekennzeichnet

4. Ein bestimmter Zustandsparameter muß einen Schwellenwert überschreiten.

Am Beispiel des sogenannten Brüsselators, einem theoretischen Reaktionsmodell, sollen die Wirkungen der genannten Existenzbedingungen für dissipative Zeitstrukturen demonstriert werden.

Das Schema der biochemischen Reaktionen, an denen die Moleküle A und B als Edukte, die Moleküle D und E als Produkte, und schließlich die Moleküle X und Y als Intermediate, welche den Reaktionsraum nicht verlassen dürfen, teilnehmen, ist von der Form:

$$
\begin{array}{rcl}
A & \longrightarrow & X \\
2\,X + Y & \longrightarrow & 3\,X \\
B + X & \longrightarrow & Y + D \\
X & \longrightarrow & E \\
\hline
A + B & & D + E
\end{array}
$$

Rückreaktionen finden nicht statt. Damit wird die Distanz des Systemzustandes von dem des thermodynamischen Gleichgewichtes erzwungen. Die kinetischen Gleichungen lauten:

$$\frac{dX}{dt} = A - B\,X + X^2 Y - X$$

$$\frac{dY}{dt} = B\,X - X^2 Y$$

Bei der Aufstellung der kinetischen Gleichungen wurden passende Substitutionen vorgenommen. Die Größen A, B, X und Y stellen hier Konzentrationen bzw. proportionale Konzentrationsgrößen dar (2, 3).

Die Lösung der kinetischen Gleichungen wird in Abb. 1 dargestellt. Der Systempunkt X, Y bewegt sich in der Phasenebene, welche durch die Konzentrationen X und Y aufgespannt wird, auf einem Grenzzyklus. Wo auch immer der Systempunkt startet (Anfangsbedingungen der Konzentrationen X und Y), er bewegt sich auf den jeweiligen Anlaufwegen 1, 2 und

3, oder er geht vom instabilen Fixpunkt S aus und landet schließlich in jedem Falle auf dem Grenzzyklus (s. Abb. 1).

Die Projektion des rotierenden Systempunktes X, Y auf die Koordinatenachsen liefert unmittelbar die Konzentration X bzw. Y als Funktionen der Zeit t,

$$X = X(t) \qquad und \qquad Y = Y(t).$$

Ferner gilt

$$X(t) = X(t + T) \qquad und \qquad Y(t) = Y(t) = Y(t + T).$$

Das ist die Darstellung der biochemischen Oszillationen der Reaktanden X und Y. T bedeutet die Periodendauer dieser Oszillationen.

Die Konzentrationen A und B im Reaktionsraum werden beim Brüsselator durch äußere Steuerung konstant gehalten. Dann muß, wenn Grenzzyklusverhalten des Systems auftreten soll, die Ungleichung

$$B > 1 + A^2$$

gelten. Das ist Punkt 4 der Existenzbedingungen für dissipative Zeitstrukturen.

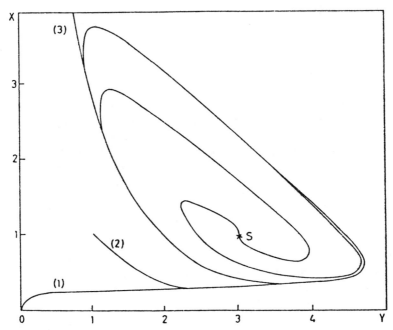

Abb. 1: *Grenzzyklus beim Brüsselator. Die Parameter sind: A = 1 und B = 3. S ist der instabile Fixpunkt und 1, 2, 3 stehen für die instationären Anlaufwege (s. Text).*

In Abb. 2a ist das gleiche Grenzzyklusverhalten beim Brüsselator mit anderen Parametern dargestellt. Außerdem wird durch Projektion des Systempunktes auf die X-Koordinate das Zeitverhalten der Konzentration X angezeigt (2b).

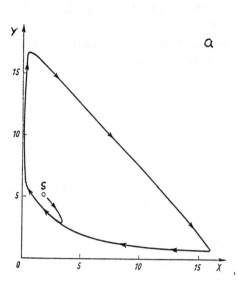

Abb. 2a. Grenzzyklus beim Brüsselator,
    A = 3, B = 10. S ist der instabile
    Fixpunkt (X = const. Y = const),
    der als ein möglicher Startpunkt
    angesehen werden kann.

Abb. 2b. Oszillationen der Konzentration X
    als Funktion der Zeit.

In Hefezellkulturen und in solchen von Säugetierzellen können glykolytische und mitochondriale Oszillationen beobachtet werden. Diese Schwingungen der Intermediat- Konzentrationen sind vom Grenzzyklus-Typ. Dabei zeichnen sich die Oszillationen aller Intermediat-Konzentrationen durch die gleiche Frequenz aus. Die Periodendauer liegt im Minutenbereich. Dagegen fallen die Amplituden der einzelnen Schwingungskomponenten sehr unterschiedlich aus. Die Phasenlagen gehorchen einer dualen Ordnung.

Die glykolytischen und mitochondrialen Oszillationen können sowohl photometrisch als auch fluorometrisch registriert werden. Hier ist besonders das Zwischenprodukt NADH zu nennen, das in beiden Reaktionsklassen eine wichtige Rolle spielt und als ein relativ leicht zu registrierender Rhythmuszeiger in Erscheinung tritt.

Das deterministische Chaos kann auf verschiedene Weisen beschrieben und definiert werden. Im folgenden soll der neue Chaos-Begriff auf zwei Weisen dargestellt werden (1):

a. Schmetterlings-Effekt
    Höchste Empfindlichkeit eines Systems in Abhängigkeit von den Anfangsbedingungen

b. Chaotische Entartung einer periodischen Zeitserie durch "falsche" Mitnahme.

Im ersten Falle hat man sich vorzustellen, daß Meteorologen durch Messung einer Vielzahl von wetterbestimmenden Daten versuchen, den Wetterverlauf in der Zukunft vorauszuberechnen. Im allgemeinen gelingt das auch bis zu einem Zeitpunkt. In diesem Zeitpunkt soll nun ein kleiner Schmetterling auf einem Marktplatz in einer kleinen Stadt drei Minuten lang seine leichtgewichtigen Flügel schlagen. Es treten dadurch kleine lokale Fluktuationen auf.

48

Eine Reihe von Parametern, Lufttemperatur, Luftdruck u. a., sind am Ende der drei Minuten Schmetterlingsbewegung ein wenig verändert. Sie weichen von den Werten ab, die man als die vorausberechneten bezeichnen kann.

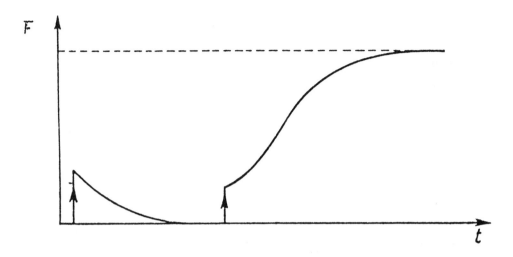

Abb. 3. Schematische Darstellung des Zeitverlaufes von Fluktuationen F, die in jedem System auftreten (s. Text).

Früher nahm man an, daß Fluktuationen dieser Art nach kurzer Zeit verschwinden würden und somit auf den vorausberechneten Prozeßverlauf keinen Einfluß nehmen könnten. In Abb. 3 sind in schematischer Form die beiden Zeitverläufe der Fluktuationen dargestellt. Links verschwindet die Störung nach einiger Zeit infolge Dämpfung. Auf der rechten Seite der Abbildung wird die Störung verstärkt und verändert damit in unberechenbarer Weise das makroskopische Prozeßgeschehen.

Im meteorologischen Beispiel nimmt man an, daß das System, nachdem der Flug des Schmetterlings beendet ist, mit neuen Anfangsbedingungen, die sich nur wenig von den "vorausberechneten" unterscheiden, startet. Nach einigen Tagen oder Wochen kann dann das Wetter durch Blitz und Donner gekennzeichnet sein, während die Vorhersage ohne die verstärkten Fluktuationen einen schönen Sommertag im Programm hatten (1).

Die zweite Chaos-Definition sei am Beispiel des bereits bekannten Brüsselators, der mitgenommen wird, demonstriert.

Die kinetischen Gleichungen beim Brüsselator lauten:

$$\frac{dX}{dt} = A-BX+X^2Y-X$$

$$\frac{dX}{dt} = BX - X^2Y$$

$$A = const \qquad B = const \qquad B > 1 + A^2$$

Mit A = const ist eine Mitnahme des Systems abwesend. Wenn die äußere Konstantsteuerung der Konzentration A versagt oder eine rhythmische Steuerung aus irgendwelchen Gründen erwünscht ist, so gilt anstelle von A = const

$$A_{(t)} = A_0 + A_1 \cos \omega t \qquad\qquad A_1 < A_0$$

A_0 und A_1 sind Konzentrationswerte des Stoffes A und ω steht für die Frequenz des rhythmischen Mitnahmefaktors.

Nach Einführung einer neuen "Konzentration" Z erhält man ein autonomes System von 3 Differentialgleichungen 1. Ordnung von der folgenden Form

$$\frac{dX}{dt} = A_0 - BX + X^2 Y - X + A_1 \cos Z$$

$$\frac{dY}{dt} = BX - X^2 Y$$

$$\frac{dZ}{dt} = \omega$$

Die Analyse dieses Gleichungssystems zeigt, daß die beiden Parameter A1 und ω das Oszillationsverhalten der Größen X und Y entscheidend beeinflussen können. Bei bestimmten A1, ω-Wertepaaren findet eine normale Synchronisation statt. Die Konzentrationen X(t) und Y(t) oszillieren mit der Frequenz ω des Mitnahmefaktors. Sind dagegen die Werte A1 und ω "falsch" eingestellt, so resultiert ein Chaoszustand: die Periodik der mitgenommenen Zeitserie geht verloren. Die Periodendauer wird unendlich groß, was einer chaotischen Entartung der vorher periodischen Zeitserie entspricht (4).

In den beiden dargestellten Chaos-Situationen spricht man von deterministischem Chaos, weil die mathematisch-physikalischen Strukturen der das Systemverhalten beschreibenden Differentialgleichungen deterministischer Natur sind (5). Für die Beschreibung des meteorologischen Chaos-Beispiels dient übrigens ein System von 3 Differentialgleichungen, welches dem des Brüsselators sehr ähnlich ist.

Im Kreislauf treten eine Reihe von Pulsationen auf, durch welche das Zeitmuster der hämodynamischen Parameter geprägt wird. So spiegeln die sogenannten Kreislaufwellen 1. und 2. Ordnung, die man z. B. im zeitlichen Verlauf des arteriellen Blutdruckes beobachten kann, das rhythmische Aktivitätsmuster von Herz und Atmung wider. Die Kreislaufwellen 3. Ordnung, welche die hämodynamischen Parameter mit einer Periodendauer im Bereich von 10-30 Sekunden beaufschlagen, stehen nicht mit der Rhythmik eines Organs in Verbindung. Man weiß noch nicht genau, ob ein rhythmischer Wechsel des peripheren Widerstandes oder entsprechende Modulationen der Herzparameter Frequenz und/oder Schlagvolumen die Existenz dieser Kreislaufwellen bestimmen. Anders ist es bei den sogenannten Minutenrhythmen, die im allgemeinen durch eine Periodendauer von ca. 90 Sekunden gekennzeichnet sind. Hier besteht kein Zweifel daran, daß sie in der Peripherie des Kreislaufes entstehen.

Das Zusammenwirken von myogenem und neurogenem Wechseltonus ist hier bestimmend. Der myogene Wechseltonus kommt durch eine minutenrhythmische ATP-Synthese, welche bei der Glykolyse und den mitochondrialen Prozessen in den glatten Gefäßmuskeleinheiten eine wichtige Rolle spielt, zustande. Der neurogene Wechseltonus präsentiert sich als eine minutenrhythmische Frequenzmodulation der Aktionspotentialfolgen, welche via sympathische Nervenfaser die glatte Gefäßmuskulatur treiben. Der neurogene Wechseltonus hat hier die Funktion eines Mitnahmefaktors für den myogenen Wechseltonus. Bei "falschen" Parameterwerten des neurogenen Wechseltonus, was als eine Fehlleistung des vegetativen Nervensystems zu interpretieren ist, kann im Kreislauf ein Chaos auftreten: der Minuten-Rhythmus der peripheren Durchblutung und der anderer Parameter im Kreislauf geht verloren.

Im anderen Falle wird am Orte aller Körperzellen ein minutenrhythmischer Einstrom von Sauerstoff und Nährstoffen stattfinden. Die intrazelluläre Zeitordnung ist u. a. auch dadurch festgelegt, daß die relativ einfach strukturierte metabolische Reaktionsebene, Glykolyse und mitochrondriale Prozesse finden hier statt, durch Oszillationen im Minutenrhythmus geprägt wird. Auch hier ist also die überall die zeitliche Ordnung bestimmende Mitnahme tätig. Es ist die ganzheitliche Wechselwirkung zwischen Vegetativum und den Körperzellen, die entweder zur stabilisierenden Synchronisation oder zum Chaos führt. Die rhythmischen Kräfte, welche für die Stabilisierung der Zeitordnung im Organismus sorgen, werden bei einer Chaotisierung periodischer Zeitserien entscheidend geschwächt. Die Chaotisierung ist als ein ganzheitlicher Prozeß zu sehen. Es ist daher sinnvoll und zwingend, bei einer Rhythmustherapie nach Strategien zu suchen, die sich auch durch eine ganzheitliche Ordnung auszeichnen.

Für die Therapie gilt es, den originären vegetativen Rhythmus zu fördern, zu stabilisieren und nötigenfalls zu regenerieren. Dafür ist jede Reizqualität geeignet, welche die homöostatische Ordnung stört und damit das vegetative Nervensystem zu einer Reaktion zwingt. Dieser neuronale Rhythmus ist dann in der Lage, den myogenen Rhythmus in passender Form mitzunehmen. Somit kann ein stabiler und ganzheitlicher Rhythmus der peripheren Durchblutung entstehen bzw. wiederhergestellt werden, der mit einer Vielzahl positiver therapeutischer Wirkungen verbunden ist.

Im folgenden werden einige Reizqualitäten aufgeführt, die mit elektronischen Geräten aber auch in einfacher und naturheilkundlich üblicher Form dem Organismus zugeführt werden können. Der Reizeingang erfolgt im allgemeinen an reizadäquaten Rezeptoren. Im Prinzip ist aber jede Nervenendigung in der Lage, mit mehr oder weniger ausgeprägter Empfindlichkeit die Reiztransformation vorzunehmen und die transformierte Information an die vegetativen Zentren weiterzuleiten.

Diese Reizqualitäten sind:

1. Kalt-Warm-Wechselreize
2. Elektrische Felder im Körperinneren
   Elektroden ohne Hautkontakt
   Niedrig- und Mittelfrequenzen
3. Elektrische Ströme
   Elektroden mit Hautkontakt
   Niedrig- und Mittelfrequenzen
   Gleichstrom
4. Stangerbad
5. Magnetische Felder im Körperinneren
   Niedrig- und Mittelfrequenzen

6. Farbreize verschiedener Farbqualität
   a. Mit visueller Reizaufnahme
   b. Ohne visuelle Reizaufnahme, Hautreizung
7. Bürstenmassage an der Haut u. a.

Literatur:

1. Gleick, J., Chaos - Die Ordnung des Universums. München, Droemer Knaur 1988.
2. Nicolis, G., I. Prigogine, Die Erforschung des Komplexen. München, Piper 1988.
3. Nicolis, G., I. Prigogine, Self-Organisation in Non-Equilibrium Systems. New York, Wiley 1977.
4. Prigogine, I., Sein und Werden. München, Zürich, Piper 1979.
5. Schuster, H. G., Deterministic Chaos, Weinheim, Basel, Cambridge, New York, VCH 1988.

Biophotonen-Information und Chaostheorie

F. A. Popp und J. Deny (Kaiserslautern)

Einleitung

Vor einigen Jahren war die Reproduzierbarkeit wissenschaftlicher Ergebnisse noch eine notwendige, wenngleich nicht immer hinreichende Voraussetzung für ihre Anerkennung. Heute, mit der in Mode gekommenen Chaostheorie scheint eher die Nichtreproduzierbarkeit der Ergebnisse obligat zu werden, um die Aufmerksamkeit der Wissenschaftler auf sich zu ziehen.

Da es in der Realität vermutlich mehr nichtreproduzierbare als reproduzierbare Ereignisse gibt, hat sich die Chaostheorie über die Naturwissenschaften ausgebreitet, beginnend mit der Mathematik, über Physik, Chemie, Biologie, Medizin, Soziologie, Ökonomie und Ökologie, Meterologie bis hin zur Astronomie (1-7). Es erhebt sich sogar die Frage, ob jedes nichtreproduzierbare Phänomen auf die Chaostheorie zurückgeführt werden muß, oder ob es noch nichtreproduzierbare Ergebnisse gibt, die weder durch die Chaostheorie noch durch die übrigen Modelle der Wissenschaft deutbar sind. Der konventionelle Wissenschaftler wird in diese Lücke sicher auch in Zukunft die Naturheilmedizin einordnen. Und so erhalten wir spontan die Aufgabe, herauszufinden, ob die Naturheilkunde in der Chaostheorie eine Heimat findet oder weiterhin auf die Wertschätzung der „Wissenschaftlichkeit" verzichten muß.

Eines ist von vornherein sicher: In allen wesentlichen Merkmalen stellt man eine Übereinstimmung zwischen der Phänomenologie der Naturmedizin und der Chaostheorie fest, wie Tabelle 1 zeigt.

Tabelle 1

	Det. Chaos	Naturheilkunde	Übereinstimmung
Sensitivität	X	X	ja
Synergetik	X	X	ja
Strukturierung	X	X	ja
Chaos	X	X	ja
Instabilitäten	X	X	ja
Stabilitätsbereiche	X	X	ja
Delokalisierung	X	X	ja

Problemstellung

Die Übereinstimmungen der Tabelle 1 sind aber nicht hinreichend für die Deutbarkeit der Phänomene der „Ganzheitsmedizin" im Rahmen des deterministischen Chaos. So kann man beispielsweise aus einer graftalen Pflanze nach Abb. 1, wie sie im Rahmen der Chaostheorie darstellbar wird, nicht zwingend den Schluß ableiten, daß in der Natur das Pflanzenwachstum exakt nach eben diesen Gleichungen abläuft. Diese Übereinstimmung, so eindrucksvoll sie auch sein mag, dürfte eher auf unserem beschränkten Auflösungsvermögen von Strukturen beruhen als auf einem wirklichen Zusammenhang. Am Anfang der wissenschaftlichen Untersuchung muß vielmehr die Frage stehen: Was bedeutet es, wenn sich die Naturmedizin in die Chaostheorie einordnen läßt?

GRAFTALE PFLANZE

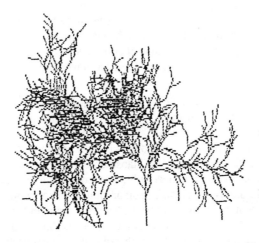

Abb. 1:   Natürliche Strukturen, wie hier einePflanze, können mit Iterationsgleichungen des „deterministischen Chaos" dargestellt werden. Beispiel nach Programmen aus (6) berechnet. Winkelparameter: -40, 40, -30, 30.

Es bedeutet nicht mehr und nicht weniger, als daß die Phänomene der Naturmedizin auf nichtlinearen Gleichungen beruhen, mit solchen Lösungsbereichen, in denen infinitesimale Abweichungen von Ausgangswerten sich zu makroskopischen Abweichungen in den Endwerten aufschaukeln können. Da unendlich viele Gleichungen dieser Art existieren, ist eigentlich nicht viel damit gesagt. Entsprechend dürftig sind auch die praktischen Konsequenzen, die man aus einer solchen Erkenntnis ziehen kann.

Für unbedeutend darf man eine derartige Einordnung freilich auch nicht halten, liefert sie doch nicht nur Hilfestellung in der Auseinandersetzung mit den Gegnern der Naturheilverfahren, sondern wertvolle grundsätzliche Hinweise zum Verständnis der Phänomenologie und möglicherweise auch Ansätze zu ihrer Quantifizierung. Man muß dabei natürlich von konkreten Modellen ausgehen, die einen eindeutigen Satz von Observablen liefern. Ohne die Falsifizierbarkeit bleiben Modelle sonst auch im Rahmen der Chaostheorie wertlos.

Im folgenden wird beispielhaft ein Phänomen behandelt, das

1. von den meßbaren Signalen der Biophotonenemission (8-14) ausgeht,

2. im Gegensatz zu den rein mathematischen Modellen eine physikalische Basis hat, der man einen quantifizierbaren Mechanismus zuordnen kann,

3. eine Grundlage zum Verständnis ganzheitsmedizinischer Probleme liefert.

Das Modell beruht auf der Exciplex-Bildung der DNA, die von Li und Popp als molekularer Prozeß für die Kommunikation innerhalb und zwischen den Zellen eines Organismus vorgeschlagen wurde (10) (Abb. 2). Wir wiederholen hier nicht die Ergebnisse, die das Modell im Rahmen der Nichtgleichgewichtsthermodynamik liefert. Sie sind publiziert (12) und erlauben zum Beispiel die Interpretation der Temperaturabhängigkeit physiologischer Funktionen (12,15) und auch das Verständnis für Kohärenzeigenschaften biologischer Kommunikation. In den letzten Jahren hat überdies Gu dieses Modell im Rahmen der Dicke-Theorie (16) als Drei-Niveau-System quantifiziert und eine Reihe höchst bemerkenswerter Resultate erzielen können, von denen wir glauben, daß sie ein festes Fundament der Biologie bilden. Seine Ergebnisse werden noch im Laufe dieses und des nächsten Jahres publiziert.

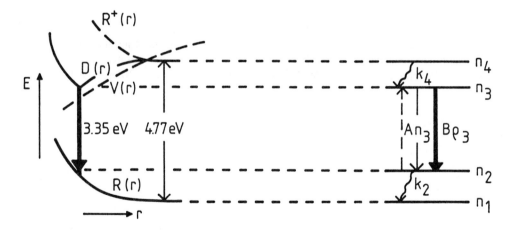

Abb. 2: *Exciplex-Modell der Basenpaare (nach (10)). Bekanntlich bilden die Nukleinbasen Exciplexe, die in Abhängigkeit vom Abstand r metastabile Niveaus im Anregungszustand ausbilden. Die Potentiale (links) ergeben ein Termschema, das einem Vier-Niveau-System entspricht (rechts). Die Exciplex-Anregung ist nach unserer Auffassung eine der wesentlichen Mechanismen biologischer Kommunikation.*

Da sich die Resultate in den Bereichen Thermodynamik und Quantentheorie teilweise gleichen, teilweise aber auch ergänzen, halten wir es für reizvoll und notwendig, das Modell auch im Rahmen der Chaostheorie zu behandeln.

Im Gegensatz zur Thermodynamik und Quantentheorie erlaubt die Chaostheorie, die Gleichungen zu dynamisieren und neue Erkenntnisse über den zeitlichen Verlauf der Kommunikation zu erhalten. Wir werden im folgenden das Gleichungssystem spezifizieren, den Wertebereich eingrenzen und anhand einiger Beispiele die Phänomenologie der Zellkommunikation auf der Basis des Exciplex-Modells dokumentieren.

Das Gleichungssystem

Im einfachsten Modell vereinigen sich je zwei Nukleinbasen zu einem Exciplex. Bezeichnet man mit N_1 die Zahl der Basen im Grundzustand, mit N_2 die Zahl der angeregten Exciplexe, so gilt die Bilanzgleichung

$$N_1 + 2N_2 = N_0, \tag{1}$$

wobei N_0 die Gesamtzahl der DNA-Basenpaare darstellt.

Wir gehen zur Vereinfachung auch davon aus, daß die Basen im Grundzustand näherungsweise mit der mittleren thermischen Energie kT angeregt sind. Dagegen haben die angeregten Exciplexe eine weit höhere Energie, die durch Dissipationsprozesse mit der Umgebung verändert werden kann. Dies soll durch einen Energieterm C_1 beschrieben werden. Bezeichnen wir mit C_0 die mittlere Energie pro Basenpaar, dann erhalten wir konsequenterweise die Bilanzgleichung

$$kT\,N_1 + (\mu + C_1)N_2 = C_0 N_0 \tag{2}$$

Da die Exciplexe als optisch angeregte Moleküle Strahlung emittieren, wird sich im quasistationären Zustand eine Strahlungsenergiedichte ρ in einem begrenzten Volumen des Exciplex-Systems stabilisieren. Für ρ gilt die bekannte Einstein'sche Bilanzgleichung

$$\dot{\rho} = h\nu\,(AN_2 - (N_1 - N_2)\,\rho B) \tag{3}$$

$h\nu$ ist die spektrale Energie der Photonen, die dem Anregungszustand der Exciplexe entspricht. A und B sind die Einstein'schen Koeffizienten für spontane und respektive induzierte Emission. Der Zusammenhang zwischen ρ und μ ist gegeben durch

$$\rho = \frac{A}{B}\left\{\exp\left(\frac{C_2 - \mu}{kT}\right) - 1\right\}^{-1} \tag{4}$$

wobei der Parameter C_2 im thermischen Gleichgewicht ($\mu = 0$) gerade gleich $h\nu$ wäre. Es genügt, sich im Modell auf eine Wellenlänge zu beschränken. Setzen wir zur Abkürzung

$$x = \frac{B}{A}\,\rho = \left\{\exp\left(\frac{C_2 - \mu}{kT}\right) - 1\right\}^{-1} \tag{5}$$

$$y = \frac{N_1}{N_2} = \frac{C_1 + \mu - 2C_0}{C_0 - kT} \tag{6}$$

so erhält man schließlich nach einigen Umformungen die beiden Iterationsgleichungen

$$x_{i+1} = x_i + \frac{\beta}{2 + y_i}\,(1 + x_i(1 - y_i)) \tag{7}$$

56

$$y_{i+1} = y_i + \frac{1}{\alpha - 1} \; \frac{\frac{x_i + 1}{x_i} - 1}{1 + x_i}, \tag{8}$$

mit den Abkürzungen $\alpha = \frac{C_0}{kT}$ und $\beta = h\nu\Delta t A N_0$, wobei Δt ein vorzugebendes, genügend kleines Zeitintervall darstellt. Die zentralen Gleichungen (7) und (8), die "dynamisierte" Iterationsgleichungen der Wechselwirkung zwischen Strahlung und dem Exciplex-System darstellen, beschreiben den zeitlichen Verlauf der Strahlungsemission $\dot{\rho} = \frac{x_{i+1} - x_i}{\Delta t}$ aus dem System.

Aus experimentellen Erfahrungen (12) ziehen wir den Schluß, daß C_0 nicht die eigentliche Regelgröße des Exciplexsystems darstellt, sondern das photochemische Potential den wesentlichen biologischen Parameter beschreibt. Aus den Gleichungen (1) und (2) erhält man nach Umformung die Beziehung

$$\frac{1}{\alpha - 1} = (y + 2)\left(\frac{1}{\frac{\mu + C_1}{kT} - 2}\right) \tag{9}$$

Anstelle der Gleichung (8) gehen wir deshalb im folgenden von der formal identischen Beziehung (10) aus.

$$y_{i+1} = y_i + \frac{y_i + 2}{\left(\frac{\mu + C_1}{kT} - 2\right)} \; \frac{\frac{x_i + 1}{x_i} - 1}{1 + x_1} \tag{10}$$

Die Gleichungen (7) und (8) bzw. (7) und (10) sind nichtlineare Systeme, die ins Chaos führen. Bekanntlich genügt eine einzige Nichtlinearität in mehrdimensionalen Differentialgleichungen mit mindestens drei unabhängigen Variablen, von denen auch eine die Zeit sein kann, um Chaos zu erzeugen. In unserem Fall handelt es sich um x, y und Δt.

Der Lösungsbereich

Wir können grundsätzlich zwei Lösungsbereiche unterscheiden, nämlich das Regime $\mu + C_1 > 2kT$, in dem sich die Lösungen unabhängig von den Anfangsbedingungen stabilisieren, und das Regime $\mu + C_1 < 2kT$, in dem abhängig von den Anfangsbedingungen (($y_0 > 1 + \frac{1}{x_0}$ oder $y_0 < + \frac{1}{x_0}$) die Wege entweder ins thermische Gleichgewicht oder in eine Lichtkatastrophe ($x \to \infty$) führen.

Tabelle 2 zeigt eine Übersicht der Lösungsbereiche. In jedem Fall läuft die Lösung auf einen Attraktor $y \to 1 + \frac{1}{x}$ hinaus, der für $\mu + C_1 > 2kT$ exakt nicht vorherbestimmbar ist, für $\mu + C_1 < 2kT$ aber je nach einer der möglichen Anfangsbedingungen $y_0 > 1 + \frac{1}{x_0}$ oder $y_0 < 1 + \frac{1}{x_0}$ entweder als thermisches Gleichgewicht $y \to \infty$, $x \to 0$ oder als "Lichtbombe" (worauf schon R. H. Dicke hingewiesen hat) $y \to 0$, $x \to \infty$ aufzufassen ist. Während das Aussterben des Systems ins thermische Gleichgewicht physikalisch verständlich erscheint, bedarf das Regime der Lichtbombe einer Erklärung.

Da das Gleichungssystem wegen $N_1 \geq 0$ und $N_2 \geq 0$ die Bedingung $\overline{\mu + C_1} \geq 2C_0 \geq 2kT$ erfordert, ist die Lichtbombe unter normalen Bedingungen nur denkbar, wenn $\mu + C_1$ nur zeitweise, im zeitlichen Mittel aber unter keinen Umständen kleiner als $2kT$ wird. Das bedeutet, daß die "Lichtbombe" kein stationärer Zustand des Systems sein kann. Sobald nämlich im Fall $y_{i+1} < y_i$ $\mu + C_1$ wieder über $2kT$ ansteigt, vermindert sich x_i, so daß sich der Attraktor $y \to 1$ einstellt. In diesem Fall bleibt 1/3 der Basenpaare unangeregt. Allerdings ermöglicht das System im Prinzip die "Lichtbombe" dann, wenn $C_0 < kT$ wird. Das Gitter des Exciplex-Systems ist in diesem Fall unterkühlt. Der Fall hat vermutlich biologische Relevanz. Es würde den Rahmen dieser Ausführungen überschreiten, auf dieses Phänomen einzugehen.

Im allgemeinen wird sich ein biologisches System um den Wert $x = 1$ und $y = 2$ mit $\overline{\mu + C_1}$ $> 2kT$ einpendeln (12). Es befindet sich dann an einer Phasengrenze zwischen einem chaotischen und einem geordneten Regime, entsprechend der Laserschwelle in der Optik. Darauf wurde vielfach eingegangen.

Tabelle 2: Lösungsbereiche der Systemgleichungen

$\mu + C_1 > 2kT$		
	$y_0 > 1 + \dfrac{1}{x_0} \to x_{i+1} < x_i \to y_{i+1} < y_i$	$y = 1 + \dfrac{1}{x}$
	$y_0 < 1 + \dfrac{1}{x_0} \to x_{i+1} < x_i \to y_{i+1} > y_i$	$y = 1 + \dfrac{1}{x}$
$\mu + C_1 < 2kT$		
	$y_0 > 1 + \dfrac{1}{x_0} \to x_{i+1} < x_i \to y_{i+1} > y_i$	$y_i \to \infty, x_i \to 0$
	$y_0 < 1 + \dfrac{1}{x_0} \to x_{i+1} > x_i \to y_{i+1} < y_i$	$y_i \to 0, x_i \to \infty$

Biologische Relevanz

Nach allen Modellen, die wir bisher untersuchten, erscheint es sinnvoll, das biologische System um $x \approx 1$, $y \approx 2$ und $\mu + C_1 \approx 2kT$ anzusiedeln. Das chemische Potential wird durch seine empfindliche Abhängigkeit von allen Wechselwirkungen zum Steuerorgan der Kommunikation. Seine physikalische Relevanz beruht auf einem Effekt, der in der technischen Physik bisher nicht auffiel, nicht genutzt wurde und demzufolge auch keine Beachtung fand: dem Zusammenhang zwischen Kohärenz und Energienutzung (18).

Zum Verständnis möge ein einfaches Beispiel dienen. Zwei Systeme senden sich gegenseitig monochromatische Wellen gleicher Frequenz und gleicher Intensität zu. Im Zwischenraum der Systeme, der sich im Kohärenzvolumen befinden soll, können sich die Wellen je nach Phasenbeziehung vorwiegend gegenseitig auslöschen oder auch verstärken. Falls sie sich im Zwischengebiet vorwiegend auslöschen, muß sich wegen des Energieerhaltungssatzes an den Randzonen der Systeme Energie anreichern. Andernfalls, wenn sie sich im Zwischengebiet vorwiegend verstärken, muß in den Randzonen umgekehrt eine Energieverarmung stattfinden. Die Abbn. 3a + b zeigen diese Fälle.

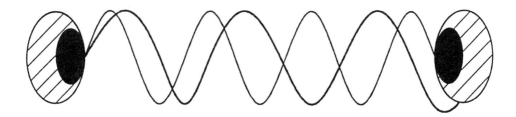

Abb. 3a: Überlagern sich die interferierenden Wellen zweier Systeme im Zwischenbereich vorwiegend destruktiv, so wird wegen des Energieerhaltungssatzes Energie in den Systemen gespeichert (schwarze Bereiche). Die Systeme ziehen sich an.

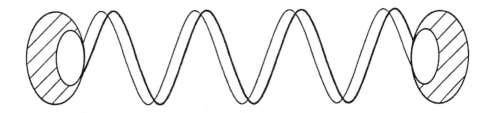

Abb. 3b: Überlagern sich die interferierenden Wellen zweier Systeme im Zwischenbereich vorwiegend konstruktiv, so verarmen die Systeme selbst an Energie (weiße Bereiche). Sie stoßen sich gegenseitig ab.

Daß dieses Phänomen zu beobachten ist und sich auch im Rahmen der Chaostheorie beschreiben läßt, möchten wir abschließend an einigen Beispielen demonstrieren.

Wir koppeln die Gleichungssysteme (7) und (10) von zwei Exciplex-Systemen (Organismen) I und II, indem die x_i-Werte des Systems I in das chemische Potential des Systems II eingehen und umgekehrt. Beispielsweise läßt sich

$$\mu_I + C_I = 2kT + \delta_1 x_i^I {}_1 coswt + \delta_2 x_i^{II} \cos(\omega t + \cos(\omega t + \varphi)) + \delta_3 cosk(t)t \qquad (11)$$

formulieren, wobei I und II sich auf die Werte der Systeme I und II beziehen. Wegen der Symmetrie der Gleichungen durchlaufen die Systeme in diesem einfachen Fall das gleiche Schicksal, sobald man die gleichen Anfangsbedingungen wählt.

Abb. 4a zeigt die berechnete Strahlungsintensität (x_{i+1} - x_i) als Funktion der Zeit t im Fall der angegebenen Ausgangsparameter. Für ω wurde $\frac{2\pi}{N}$ mit $N = 9$ gewählt, φ wurde 0 gesetzt und k(t) wurde durch einen Zufallsgenerator bestimmt. Abb. 4b zeigt demgegenüber die gemessene Strahlungsintensität (Biophotonenintensität) einer Daphnienpopulation in Abhängigkeit von der Zeit unter relativ gestörten Verhältnissen (17). Die Ähnlichkeit der Abstrahlungsmuster läßt sich durchaus erkennen.

In den Abbn. 5a und 5b wurden demgegenüber die Rauschterme eliminiert, entsprechend einem relativ ungestörten Zustand der Population. Schon geringe Änderungen in den Phasenbeziehungen (Abb. 5a entspricht $\varphi = 0$, Abb. 5b zeigt die Photonenemission für $\varphi \approx \frac{\pi}{2}$) verändern wesentlich die Emissionsintensität ($x_{i+1} - x_i$) der Systeme. In jedem Fall stellt sich aber nach einiger Zeit ein Gleichgewichtszustand ohne weitere Emission ein (s. Abb. 5c). Es ist evident, daß es in der Natur diesen idealisierten Gleichgewichtszustand nicht geben kann.

Das Modell soll hier auch nur starke Intensitätsschwankungen in Abhängigkeit von der Phasenlage der Systeme, die zeitlich oder auch räumlich bedingt sein können, erklären. Abb. 6 demonstriert, daß solche Intensitätsschwankungen in Abhängigkeit von den mittleren Abständen der Tierchen auch tatsächlich auftreten. Diese Effekte, die zum ersten Mal in unserem Institut nachgewiesen wurden (17), lassen sich nicht biochemisch erklären. Sie sind mit großer Wahrscheinlichkeit die Ursache für die Gestaltbildung in Organismen, die Regulation von Größe, dynamischer Entwicklung und dem Verhalten von Populationen.

Auf den physikalischen Effekt des Zusammenhangs zwischen Kohärenz und Energie zurückgeführt (18) läßt sich dieses Verhalten im Rahmen der Chaostheorie erklären. Vermutlich gehört es zu den elementaren biologischen Prozessen, ohne die die Naturmedizin nicht verstanden werden kann.

Literatur

[1] Hao, B. L.: Chaos. World Scientific, Singapore 1984.

[2] Olsen, L. F., H. Degn: Quart. Rev. Biophysics 18 (1985), 165-222.

[3] Peitgen, H. O., D. Saupe (eds.): The Science of Fractal Images. Springer, Heidelberg 1988.

[4] Jürgens, H., H. O. Peitgen, D. Saupe (eds.): Chaos und Fractale. Spektrum der Wissenschaft, Heidelberg 1989.

[5] Davis, P.: Prinzip Chaos. C. Bertelmann, München 1988.

[6] Becker, K. H., M. Dörfer: Dynamische Systeme und Fractale. Vieweg, Braunschweig 1989.

[7] Haaf, G. (ed.): Chaos+Kreativität. Geo-Wissen, C 9021F, Nr. 2, 1990.

[8] Slawinska, D., J. Slawinski: Photochem. Photobiol. 37 (1983), 709.

[9] Popp, F. A.: Biologie des Lichts. Paul Parey, Berlin 1984.

[10] Li, K. H., F. A. Popp, W. Nagl, H. Klima: In: Fröhlich, H., F. Kremers (eds.): Coherent Excitations in Biological Systems. Springer, Heidelberg 1983.

[11] Popp, F. A., B. Ruth, W. Bahr, J. Böhm, P. Graß, G. Grolig, M. Rattemeyer, H. G. Schmidt, P. Wulle: Collect. Phenomena 3 (1981), 187.

[12] Popp, F. A., G. Cilento, B. Chwirot, A. Gurwitsch, H. Inaba, K. H. Li, W. P. Mei, W. Nagl, D. Schamhart, R. van Wijk: Biophoton Emission. Multiauthor Review. Experientia 44 (1988).

[13] Popp, F. A.: In: Popp, F. A., U. Warnke, H. L. König, W. Peschka (eds.): Electromagnetic Bio-Information. Urban + Schwarzenberg, München 1989.

[14] Nagl, W., F. A. Popp: Cytobios 37 (1983), 45; 71.

[15] Slawinski, J., F. A. Popp: J. Plant. Physiol. <u>130</u> (1987), 111.

[16] Dicke, R. H.: Phys. Rev. <u>93</u> (1954), 99.

[17] Galle, M., R. Neurohr, G. Altmann, F. A. Popp, W. Nagel: Experienta **47** (1991), 457

[18] Popp, F. A., K. H. Li, Q. Gu: in Vorbereitung.

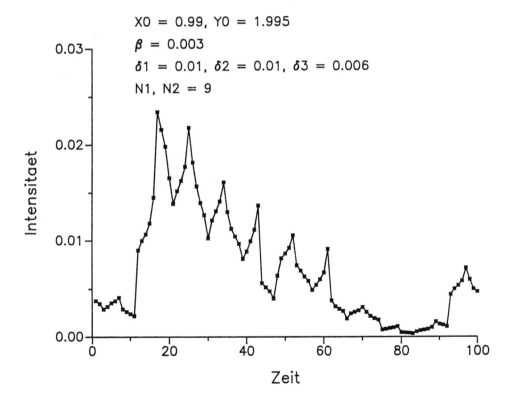

*Abb. 4a: Verlauf der Strahlungsintensität des Exciplex-Systems nach den Gleichungen (7)
und (10) für die angegebenen Anfangswerte.*

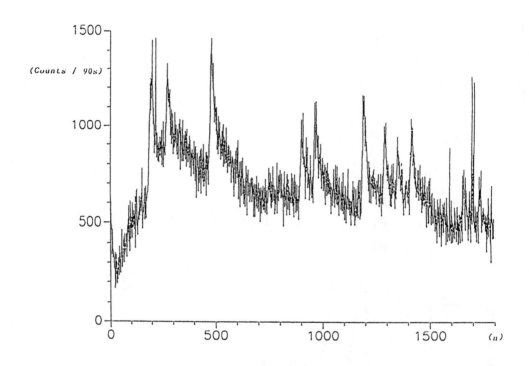

Abb. 4b: Gemessene Photonenemission aus einer noch unruhigen Daphnienpopulation (nach M Galle (17)).

62

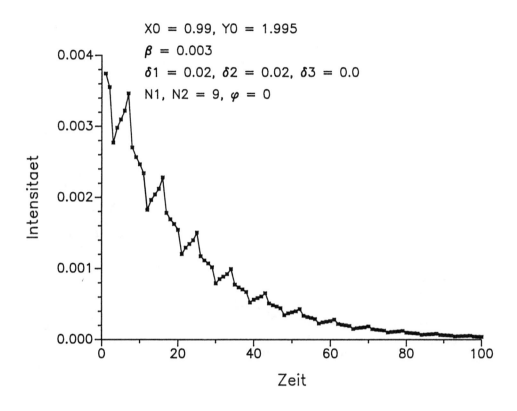

XO = 0.99, YO = 1.995
β = 0.003
$\delta 1$ = 0.02, $\delta 2$ = 0.02, $\delta 3$ = 0.0
N1, N2 = 9, φ = 0

Abb. 5a: Verlauf der Strahlungsintensität des Exciplex-Systems nach den Gleichungen (7) und (10) im Fall, daß der Störterm δ_3 ausgeschaltet ist und die Systeme phasengleich schwingen.

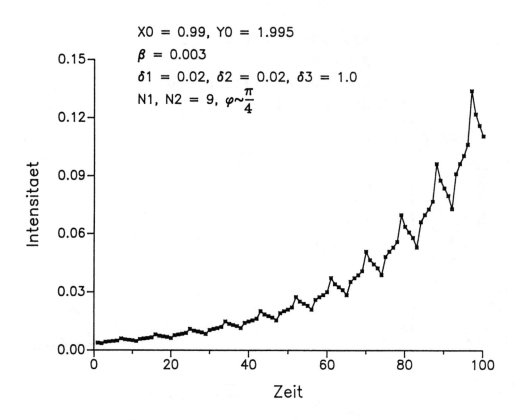

X0 = 0.99, Y0 = 1.995
β = 0.003
$\delta1$ = 0.02, $\delta2$ = 0.02, $\delta3$ = 1.0
N1, N2 = 9, $\varphi\sim\dfrac{\pi}{4}$

Abb. 5b: *Wie Abb. 4a, hier nur mit Phasenwechsel ($\varphi_I = 0$, $\varphi_{II} \approx \frac{\pi}{4}$). Man erkennt, daß anstelle des Intensitätsabfalls (s. Abb. 4a) nun ein Intensitätsanstieg erfolgt. Nach einiger Zeit stabilisiert sich das System jedoch auch hier (s. Abb. 5c).*

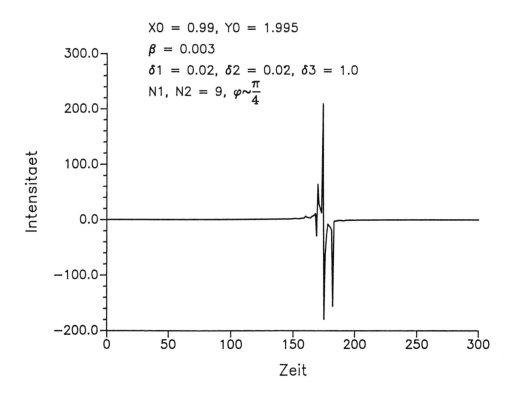

XO = 0.99, YO = 1.995
β = 0.003
$\delta1$ = 0.02, $\delta2$ = 0.02, $\delta3$ = 1.0
N1, N2 = 9, $\varphi \sim \dfrac{\pi}{4}$

Abb. 5c: Wie Abb. 5b, nun aber über längere Zeit.

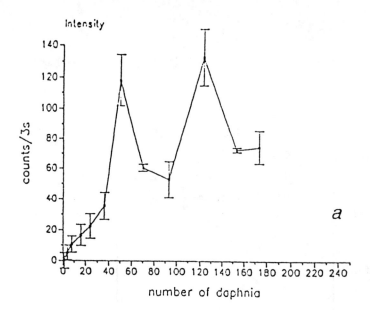

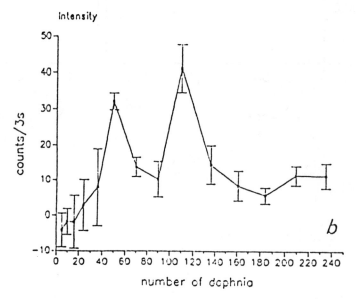

Abb. 6: *Gemessene Photonenemission aus einer Daphnien-Population mit verschiedener Zahl n von Tierchen (nach (17)). Es ergeben sich Maxima und Minima der mittleren Intensität in Abhängigkeit von den mittleren Abständen der Tierchen. Der Effekt ist nach dem Exciplex-Modell (s. auch Abbn. 5) zu erwarten.*

Die Grundsubstanz - ein determiniertes Chaos

H. Heine

Histophysiologie der Grundsubstanz

Die Grundsubstanz stellt ein allen Zellen oder Zellverbänden vorgeschaltetes Molekularsieb dar. Zwischen den Zellen epithelialer Zellverbände wird sie zur Interzellulärsubstanz eingeengt. Die Grundsubstanz geht unmittelbar in den Zellzuckeroberflächenfilm (Glykokalyx) über, der mit seinen membranständigen Glykoproteinen und -lipiden die funktionelle Vermittlung zwischen Zelle und Extrazellulärraum in beiden Richtungen darstellt.

Die Grundsubstanz wird aus hochpolymeren Proteoglykanen und Glykosaminoglykanen (PG/GAGs), Strukturglykoproteinen (Kollagen, Elastin) und Vernetzungsglykoproteinen (Fibronectin, Laminin u. a. m.) aufgebaut. Von besonderer qualitativer Bedeutung sind die PG/GAGs, die aufgrund ihrer Negativladung zur Wasserbindung und Ionenaustausch befähigt sind. Sie sind die Garanten für Isoosmie, Isotonie und Isoionie im Organismus. PG/GAGs werden situationsgerecht im wesentlichen von Fibroblasten synthetisiert. Die Steuerung erfolgt dabei vor Ort durch Gewebshormone (Lymphokine, Zytokine, Leukotriene, Prostaglandine, Kinine, Radikalionen u. a. m.) sowie Neuropeptide und Neurotransmittersubstanzen aus den blind in der Grundsubstanz endigenden vegetativen Nervenfasern. Über diese erfolgt auch der Anschluß an das ZNS, wodurch über das Zwischenhirn (Hypothalamus) auch das System der endokrinen Drüsen in die Regelung der Grundsubstanz eingreift.

Determiniertes Chaos und dynamische Systeme

Das ganze System Organismus ist energetisch offen, denn es tauscht mit seiner Umgebung Energie und Materie aus, d. h. es unterliegt einer irreversiblen Thermodynamik. In energetisch offenen Systemen wie der Grundsubstanz gibt es keine Linearität, d. h. es läßt sich bei Kenntnis eines Anfangs- und Endzustandes kein zukünftiges Verhalten des Systems voraussagen. Es ist kennzeichnend für das determinierte Chaos, daß es keine Abkürzung in der Vorhersage eines dynamischen Systems gibt und einmal auftretende Ungenauigkeiten nicht eliminiert, sondern bestehenden Fehlern zugeschlagen werden (Entwicklung chronischer Krankheiten und Tumoren) (Crutchfield et al. 1987, Übersicht bei Heine 1989, 1991a). Daher müssen die dynamischen Ordnungszustände, die fernab von einem thermischen Gleichgewicht erreicht werden auch immer wieder neu strukturiert werden. Auf autokatalytischem Weg kommt es dabei spontan und schneller als durch enzymatische Reaktionen zur Entstehung neuer Strukturen, die sich zu höherer Ordnung weiter entfalten können. Diese Spontaneität dynamischer Systeme determiniert ein Chaos im Unterschied zu rein zufälligen Verteilungen in energetisch abgeschlossenen Systemen. Das determinierte Chaos erlaubt flexible Reaktionen auf kleinste Störungen und macht dadurch Anpassungsprozesse und Entwicklungen überhaupt erst möglich.

Um labile Ordnungszustände aufrecht erhalten zu können, müssen die energieliefernde Substrate rhythmisch bereitgestellt werden. Denn Rhythmus bietet die Möglichkeit der Selbstsynchronisation, wodurch die zeitliche Koordination verschiedener biologischer Prozesse, insbesondere auch die zeitliche Trennung von inkompatiblen Prozessen garantiert wird. Biologische Oszillatoren tragen auf diese Weise zur räumlichen Organisation bei.

Der Grenzzyklus Attraktor als Ausdruck des determinierten Chaos der Biologie

Ein wichtiges Mittel bei der Beschreibung chaotischer Systeme ist der Zustandsraum oder Attraktor, der das Langzeitverhalten des Systems charakterisiert. Für Systeme, die langfristig nicht zur Ruhe kommen, sondern periodische Zustände durchlaufen wie die Grundsubstanz, wurde der Terminus Grenzzyklus - Attraktor eingeführt (Crutchfield et al. 1987, Übersicht bei Heine 1991a). Dieser ist für die Grundsubstanz z. B. als Hysteresisschleife bei mechanischer Belastung erkennbar. Die Strukturkomponenten der Grundsubstanz reagieren dabei unter Aufnahme von Energie mit Übergang in ein viskoelastisches System. Bei Verschwinden der äußeren Kräfte geht die "Verzerrung" nur z. T. momentan zurück, während sich der Rest langsam zurückbildet. Diese elastische Nachwirkung wird als Hysteresis ("Verspätung") bezeichnet. Der Inhalt der Schleife stellt einen Arbeitsbetrag dar, der während des elastischen Zyklus in Wärme umgewandelt wird.

Attraktoren können als Muster ("Typen", "Profile") bezeichnet werden, die im Bereich komplexer Phänomene, wie einem Organismus, in bestimmter Art auftreten und vorhersagbar sind. Sie sind für Ganzheiten charakteristisch, wodurch man auf allgemeine Bedingungen schließen kann, ohne daß man etwas von den Einzelheiten zu wissen braucht, die das auftretende Muster bestimmen. Der Grenzzyklus Attraktor ist typisch für biologische Systeme (Heine 1991).

Determiniertes Chaos der PG/GAG-Polymeren der Grundsubstanz

Im zweidimensionalen elektronenoptischen Bild erscheinen die PG/GAGs als monotones Netzwerk selbstähnlicher Rhomboide mit einem Durchmesser von jeweils ca. 80nm-100nm, wobei kein Rhombus mit einem anderen übereinstimmt. Dies zeigt, daß die Grundsubstanz an keiner Stelle gleich aufgebaut ist. In allen Bereichen sich wiederholende selbstähnliche Merkmale sind ebenfalls ein Indiz für ein determiniertes Chaos (Crutchfield et al. 1987, Übersicht bei Heine 1991a). Räumlich handelt es sich bei den Rhombenmustern um sich gegenseitig durchdringende Hyperboloide (Heine 1991a, b). Diese Grundsubstanztunnel können nur dann dynamische Stabilität erhalten, wenn ihre Wände ein Minimum an potentieller Energie aufweisen, d. h. wenn sie nach dem Prinzip von Minimalflächen gestaltet sind (die einfachste derartige Fläche ist eine Seifenlamelle in einer Drahtschlinge). Unter natürlichen Bedingungen interessieren besonders die dreifach periodischen Minimalflächen, da sie so in einen dreidimensionalen Körper eingebaut sind, daß sich mit ihnen der Raum lückenlos füllen läßt. In den vom Tunnellabyrinth ausgesparten Löchern liegen Zellen und andere Grundsubstanzkomponenten (Kollagen, Elastin, Fibronectin, Komplementfaktoren usw.).

68

Diese hyperboloiden räumlichen Strukturen haben die Fähigkeit zur "guest-host" Komplexierung, d. h. sie können unter Wasserabgabe aus dem Tunnellumen in dieses ein oder mehrere hydrophobe (lipophile) Moleküle ("Gäste", z. B. Lipide, Hormone) aufnehmen, bei gleichzeitiger Bindung hydrophiler Substanzen an ihre Außenwand (Heine 1991a, b). Auf diese Weise ist eine gleichzeitige Ver- und Entsorgung der nachgeschalteten Zellen sowohl mit hydrophilen wie hydrophoben Substanzen möglich. Es liegt auf der Hand, daß jede unphysiologische Veränderung der "guest-host" Komplexierung der PG/GAGs zu schweren Beeinträchtigungen der Zellver- und Entsorgung und damit aller Zellfunktionen führen muß. Eine entscheidende Stabilisierung und funktionelle Erweiterung erfahren die Minimalflächen der PG/GAG Tunnel durch die lebensnotwendige Kieselsäure. Diese ist als hydrophiles Kolloid unter Wasserausscheidung zur Bildung von Raumnetzstrukturen befähigt, die ebenfalls Minimalflächen bilden und u. a. eine auffällige Übereinstimmung mit der Raumstruktur von Stärke, einem zu Ringbildungen befähigten pflanzlichen Polysaccharid, aufweisen (Andersson et al. 1988). Analog darf angenommen werden, daß die PG/GAG Tunnel über Wasserstoffbrücken (v. d. Waalssche Kräfte) mit den Raumnetzen der Kieselsäure kopolymerisieren. Dadurch scheint eine optimale Viskoelastizität der Grundsubstanz gewährleistet zu werden, wodurch wiederum alle Transportprozesse in der Grundsubstanz optimiert werden können (Übersicht bei Heine 1991a).

Zusammenfassend ergibt sich, daß das determinierte Chaos ein Strukturprinzip der Grundsubstanz darstellt, durch das überhaupt erst eine normale Ver- und Entsorgung aller Zellen eines Organismus gewährleistet wird. Entsprechend schwerwiegende Folgen treten auf, wenn die Dynamik dieses Geschehens dauerhaft gestört wird.

Literatur

Andersson, St. et al.: Minimal surfaces and structures: From inorganic and metal crystals to cell membranes and biopolymeres. Chem. Rev. 88 (221-242) 1988

Crutchfield et al.: Chaos. Spektrum Wissensch. 1987/2 (78-90) 1987

Heine, H.: Gibt es ein Strukturprinzip des Myokards? Morph. Jahrb. 135 (463-474) 1989 - Lehrbuch der biologischen Medizin. Hippokrates Verlag, Stuttgart 1991 - Biorhythmus und Struktur der Grundsubstanz (Matrix) unter normalen und pathologischen Verhältnissen, 2. Int. Congress 1990, Society for Matrix Research Fischer Verlag, Stuttgart 1990b (im Druck)

Selbstorganisation - Chaos - Regulation Bedeutung für die wissenschaftliche und praktische Medizin

Forumsdiskussion

O. Bergsmann, F. Cramer, H. Klima, W. Kratky (Göttingen/Wien)

Kratky: Deterministisches Chaos ist etwas, was zwischen Ordnung und Zufall liegt.

Klima: Deterministisches Chaos handelt von Zuständen, die eine neue Form von Ordnung haben. Diese neue Form kann man am Beispiel von Wasser illustrieren und erläutern: Betrachten wir normales Leitungswasser in einer Schale bei einer bestimmten Temperatur (das Wasser ist damit im thermodynamischen Gleichgewicht). Wird es erwärmt (durch Anlegen einer Temperaturdifferenz zwischen Boden der Schale und der Wasseroberfläche), so führt dies ab einer gewissen Temperaturdifferenz zum Auftreten neuer Wasserstrukturen (sogenannter Benardrollen) mit kooperativen, kohärenten Rotationen der Wassermoleküle. Dieser Vorgang, der auch Selbstorganisation genannt wird, ist mit dem Auftauchen einer ganz bestimmten Umlauffrequenz (Eigenrhythmus) der Wassermoleküle verbunden. Erhöht man die Temperaturdifferenz, so treten komplexere Muster und mehrere einander überlagernde Umlauffrequenzen (Eigenrhythmen) auf, schließlich scheint das Frequenzspektrum keine Ordnung mehr aufzuweisen. Betrachtet man jedoch die Entwicklung im Phasenraum, dem zentralen Begriffsraum der Physik, so erkennt man, da mit zunehmender Entartung des Frequenzspektrums vom einfachen Rhythmus hin zu einem arhythmischen, breitbandigen Spektrum mit einem 1/f-Rauschen, die Dynamik des Systems einer merkwürdigen Form von Ordnung und Stabilität zustrebt: dem seltsamen Attraktor, den man in diesem Fall Lorenzattraktor nennt. Unglücklicherweise hat man diesen Zustand den Namen deterministisches Chaos gegeben. In Wirklichkeit liegt hier weit vom thermodynamischen Gleichgewicht entfernt eine neue Form dynamischer Ordnung mit hoher regulierfähiger Stabilität vor. Die Beschreibung dieser Attraktoren mit Hilfe der fraktalen Geometrie, einer Weiterentwicklung der mathematischen Topologie, verstärkt den neuartigen Ordnungscharakter von Systemen mit deterministischem Chaos. Um ber deterministisches Chaos in der Biologie und Medizin zu diskutieren, empfiehlt es sich, die obige Terminologie zu studieren und einschlägige Fachliteratur heranzuziehen, die vor allem über Experimente berichtet. Eines davon ist das Buch Chaos in Biological systems von H. Degn, A.V. Holden und L. F. Olsen, Plenum Press, 1986. Darin nimmt der Beitrag Chaos in Physiology: Health or Disease? von A. L. Goldberger und B. J. West einen experimentell begründeten Standndpunkt ein: Deterministisches Chaos scheint eher ein Zustand der Gesundheit als der Krankheit zu sein.

Begründet wird dies folgendermaßen:

1. Viele Frequenzspektren, die bei gesunder Dynamik auftreten, zeigen ein breitbandiges Profil mit einem 1/f-Rauschen, das typisch für chaotische (fraktale) Prozesse ist. Beispiele dafür sind Herzschlag, Fluktuationen weißer Blutzellen, neuronale Antwort, etc)

2. Viele anatomische Strukturen (Bronchien, Nieren, Blutgefäsystem, etc) weisen fraktale Struktur auf. Dies weist darauf hin, da deren Morphogenese über seltsame Attraktoren lief. Wie die fraktale Geometrie zeigt, werden derartige selbstähnliche Strukturen über iterative Algorithmen codiert.

3. Eine weite Klasse von pathologischen Zuständen ist durch den Verlust der breitbandigen regulierfähigen Stabilitt und das Auftauchen hochperiodischen Verhaltens gekennzeichnet. Bei EEG-Attraktoren sank die fraktale Dimension während der Epilepsie verglichen mit der normalen Gehirnfunktion. Den Vertretern der Annahme, wonach ein seltsamer (chaotischer, fraktaler) Attraktoren mit einer pathologischen Funktion verbunden sei, ist insbesondere entgegenzuhalten, daß rein periodisches (biorhythmisches) Verhalten näher zum thermodmodynamischen Gleichgewicht, dem Tod, liegt als das regulierfähige Verhalten seltsamer Attraktoren, die weit vom thermodynamischen Gleichgewicht angesiedelt sind. Darüber hinaus ist in der biologischen Kybernetik besonders das bipolare Verhalten vorherrschend, das Regelkreise auf nichtlineare Weise rückkoppelt; gerade dieses führt aber zu fraktalen Strukturen. Das Studium nichtlinearer Kopplungen im Organismus ist daher der wissenschaftlichen Medizin zu empfehlen.

Publikum: Wieso braucht man so komplizierte Untersuchungen mit Wasser? schauen wir doch in die Natur, so finden wir Turbulenzen im Gebirgsbach, Schäfchenwolken am Himmel, etc. Wasser will nicht linear laufen, sonden hyperbolisch.

Cramer: Am Wasser kann man alles sehen: Gleichförmigkeit, Sinusschwingung, Übergang zu fraktalen Strukturen. Linear, schwingend und chaotisch sind Grundformen jeglicher Bewegung. Biologisch wichtig sind vor allem Schwingungszustände, werden sie chaotisch, dann brechen sie zusammen.

Publikum: Gibt es analog zum Hilbertraum und den unitären Transformationen der Quantentheorie einen Begriffsraum und ein entsprechendes Transformationsverhalten für deterministisches Chaos?

Klima: Der Begriffsraum für deterministisches Chaos ist der Phasenraum der Physik, das Transformationsverhalten ist nach einem Entwurf des Nobelpreisträgers I. Prigogine und dessen Mitarbeiter Mishra nicht uniätr: dies beschreibt vor allem die nichtlineare dissipative Entwicklung des Systems hin zu seltsamen Attraktoren, nimmt damit aber auch Bezug auf das irreversible Verhalten biologischer Systeme.

Publikum (Priebe): Wasser und Benardzellen sind zu modellhaft für deterministisches Chaos in der Medizin. Es empfiehlt sich daher für die weitere Diskussion, das sinnvoll Machbare mit dem sinnvoll Denkbaren zu koppeln. Gibt es außer dem deterministischen Chaos noch ein anderes Chaos? Ja, dies sind vor allem stochastische Zeitserien, beispielsweise ist das elektronische Rauschen ein nichtdeterminiertes Chaos. Aber lassen wir das deterministische Chaos in seiner räumlichen Dimension beiseite und konzentrieren wir uns auf seine zeitliche Dimension in der Medizin: auf circadiane Rhythmen, etc. Was ist hinter dem Ziffernblatt der biologischen Uhr, das uns in Diagnose und Therapie weiterhilft?

Publikum (Gutmann): Ordnung in der Physik ist auf statische Ordnung reduziert: auf Sinneswahrnehmungen und ihr technisches Korrelat, die Messung. Die wahre Ordnung aber ist dynamisch. Diese neue Weltsicht vom Chaos: was fangen wir damit an? Der Quanten-physiker D. Bohm weist uns in seinem Buch Wholeness and the implicate order hier einen anderen Weg: die Ganzheit ist quantitativ nicht erfaßbar, sondern nur als implicate order. Dies stimmt, denn die erkenntnistheoretische Hierarchie nennt Substanz - Qualitt - Quantitt. Die Physik beschreibt nur die unterste Ebene und kann damit nicht die Ganzheit beschreiben.

Kratky: Physik beschäftigt sich mit Quantität. Die Medizin orientiert sich an der Physik und beschreibt daher auch nur das Quantitative. In der neuen Wissenschaft vom deterministi-schen Chaos geht es vor allem um die Dynamik des Systems, wie uns I. Prigogine lehrt. Eine statische Sicht ist nicht mehr typisch für die Physik.

Klima: ohne Raum und Zeit zu denken, ist - wie uns Kant lehrt - niemandem möglich: der Vorwurf mangelnder Dynamik von chaotischen Systemen daher unzutreffend. Im Gegen-teil: dissipative Systeme mit chaotischer Dynamik tragen implizite Ordnung in sich, weisen Ganzheit, vernetztes, kooperatives, nichtlineares Verhalten auf, das von geringsten Reizen beeinflußbar ist. David Bohm ist theoretischer Physiker, der der Quanten und der Zahlen für seine Wissenschaft bedarf. Noch ein Wort zum Qualitätsbegriff: die moderne Physik ist weniger aristotelisch als platonisch, d.h. weniger auf Qualitt, als auf Ideen hin orientiert. Das, was hinter den meßbaren Erscheinungen, den Quantitäten eines Ereignisses, eines Gegenstandes, einer Qualität steht, nämlich die Idee, ist es, was die Physiker bewegt, wenn sie nach einer Beschreibung der Natur suchen. Beim Sprung in die Welt der Ideen sind die Physiker aber frei von der Welt der Quantitäten - jedenfalls ist das die Auffassung Albert Einsteins.

Stacher: Die Diskussion entgleitet in einen abstrakten, für die meisten Nichtphysiker wahrscheinlich unverstnädlichen Diskurs. Wenden wir uns daher wieder dem Medizini-schen zu: Was können wir als Mediziner a) gedanklich und b) untersuchungsmäßig mit dem deterministischen Chaos anfangen?

Publikum: Halten sie es für möglich, daß von einem Medikament Schwingungen ausgehen? Kann ein solche Schwingung von außen wirken?

Cramer: Das gesamte biologische Geschehen ist Schwingung, Sinusschwingung, gekoppel-te Schwingung, überlagerte Schwingung. Die Hauptanwendung muß sich auf Biorhythmen beziehen; diese greifen ineinander, hängen voneinander ab. Wie genau, weiß man noch nicht. Aber man kann annehmen, da Medikamente in die Biorhythmen eingreifen.

Bergsmann: In der Elektroakupunktur sind solche Ankopplungsphänomene an Medikamen-te bekannt. sie sollen biologisch wirksam sein.

Klima: Ein Medikament ist außerhalb des Organismus im thermodynamischen Zustand und sendet Plancksche Temperaturstrahlung aus. Als offenes, nichtthermisches System kann es nichtthermische Schwingungen aussenden. Wie aber Ankoppelungsphänomene zustande kommen, weiß ich nicht. Als verabreichtes Medikament kann es nicht nur biochemisch wirken, sondern es wird im Organismus zu einem offenen System, das mit Teilen des Organismus elektromagnetische Quanten austauscht, also mit schwingungen in Resonanz tritt.

Publikum (Priebe): Mir ist kein Medikament bekannt, das von außen über Schwingungen auf das (organische) Gleichgewicht wirkt. Jedoch kann man mit Medikamenten Biorhyth-men unterstützen. Am besten wäre es jedoch, eine biologische Rhythmustherapie ohne Medikamente durchzuführen.

Bergsmann: Pischinger und die Wiener Schule der Grundregulation sind bekannt. Frage an die Chaosforscher: Wie kommt es zur Störung der Regulation? Ist es der Butterfly-Effekt eines Störfeldes bzw. Herdes (d.i. eine kleine Änderung in den Anfangsbedingungen), der an einem System mit chaotischer Dynamik zu einer nichtvorhersagbaren Entwicklung wie beim Lorenzattraktor führt? Kann dies die Ursache für chronische Krankheiten sein?

Publikum (Draczinsky): Gibt eine Darstellung des Grundsystems und der Grundregulation. Die Störungen der Grundregulation bzw. die Regulationsstarre werden als Zustand des deterministischen Chaos bezeichnet.

Klima: Nach der Darstellung von Heine befindet sich das Grundsystem in einem Zustand des determinierten Chaos. Die Grundregulation muß daher eine Regulation des chaotischen Zustandes sein. Dies sollte in erster Linie experimentell überprüft werden, etwa indem man Zeitserien des Hautwiderstandes an Akupunkturpunkten, den Mündungen des Grundsystems, erstellt und im Phasenraum den zugehörigen seltsamen Attraktor sucht. Vermutlich ist es aber nicht nur ein Attraktor, sondern es sind möglicherweise je nach Entwicklungsstand des Organismus verschiedene chaotische Attraktoren. Jeder kleine Reiz, als Butterfly-Reiz gesetzt, führt zwar zu einem Attraktor, der genaue Zustand am Attraktor ist aber unvorhersagbar. Ein Störfeld kann den Wechsel des Grundsystems von einem chaotischen Attraktor zu einem nichtchaotischen Attraktor bewirken. Regulationsstarre bzw. Dysregulation ist ja, wie einleitend ausgeführt, meist mit dem Auftreten von nichtchaotischen Attraktoren mit wenigen periodischen Frequenzen verbunden. Dies müßte man im Rahmen der wissenschaftlichen Ganzheitsmedizin erforschen.

Kratky: Im Rahmen eines Symposiums über Selbstorganisation wurden nichtlineare Modelle über Depressionen aufgestellt. Dabei zeigte es sich, da der Einfluß des Vaters, falls er einen gewissen Schwellwert überschreitet, nach 15 Jahren zu Depressionen führte. Lag der Einfluß unter dem Schwellwert, so traten im Modell keine Depressionen auf. Dies kann man mit Hilfe nichtlinearer, gekoppelter Differentialgleichungen zeigen.

Bergsmann: Die Regulationsmedizin hat ein großes Anliegen an die Theorie: Wir haben keine wissenschaftlichen Grundlagen für die Regulationsmedizin. Was wir brauchen, ist der wissenschaftliche Background der chaotischen Dynamik mit fraktaler Dimension, um unsere an der Empirie gefundenen Ergebnisse zu untermauern.

Publikum (Priebe): Bei chronischen Krankheiten tritt pathophysiologische Regulation auf. Das Interstitium, vor allem aber das lymphatische System kann dann seiner Transportfunktion nicht voll nachkommen. Diese Transportfunktion operiert im Normalfall an einem Schwellwert, gesteuert vom vegetativen System. Störungen in diesem System führen in das deterministische Chaos und zu chronischen Krankheiten.

Cramer: Rhythmen, insbesondere circadiane Rhythmen, machen unser Leben aus. Frauen, also 50 % der Menschen, unterliegen dem Monatszyklus. In Anbetracht dieser biorhythmischen Tatsache ist zu untersuchen, wann man ein Medikament nimmt. Bei manchen Medikamenten wurde festgestellt, daß sie nachts in nur halber Dosis besser wirken als bei Tag. Rhythmusforschung ist zugleich Forschung des determinierten Chaos, weil ein Rhythmus dorthin entgleiten kann.

Neuraltherapie

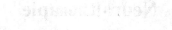

Muskuläre Resonanzphänomene bei Regulationstherapie

O. Bergsmann (Wien)

Zusammenfassung

Mit EDV unterstützter Oberflächenmyografie können einerseits biometrisch relevante Differenzen zwischen verspannten und regulatorisch unangesprochenen Muskeln festgestellt werden. Andererseits wurden durch Fourieranalyse ganzzahlige Beziehungen in den Muskelfrequenzen festgestellt. Letztere gehen bei Spannungssymptomen verloren oder sie werden verdeckt. Therapie mit Laser und Akupunktur läßt sie wieder in Erscheinung treten.

Zur Untersuchung muskulärer Spannungs- und Spannungsschmerzsyndrome ist die Elektromyografie mit Nadelelektroden ungeeignet, da der Reiz des Nadelstiches das muskulären Erregungsmusters verändert. Andererseits zeigen Myogramme mit Oberflächenelektroden ein Impulsgewirr, das kaum beurteilbar ist. Veränderungen durch Reize oder durch Therapie können nur an Veränderung der Amplitudenhöhe grob abgeschätzt werden. Veränderungen der Frequenz entziehen sich meist der Beurteilung.

1. EDV Programm

Um eine zielführende und biometrisch verwertbare Untersuchung durchführen zu können wurde ein Analyseprogramm entwickelt, das aus einem mittleren Abschnitt des Myogramms

* **die durchschnittliche Amplitude,**
* **die durchschnittliche Frequenz und**
* **das Frequenz-Amplituden-Produkt**

errechnet und mit den Nativpotentialen ausdruckt.

* **Ausserdem kann auf Abruf eine Fourieranalyse (FFT) von 1 - 33 Hz erstellt und als Säulengrafik ausgedruckt werden.**

Die Fourieranalyse (FFT) zeigt über unbelasteten Muskeln im unteren Frequenzbereich (cca 1-12 Hz) unregelmäßige Verteilung der Amplituden, wobei höhere Säulen in ganzzahligen, meist 5 - 7 Hz umfassenden, Abständen auftreten. Infolge der eher zufälligen Verteilung der Säulenhöhe, fällt dieses Phänomen oft erst bei gezieltem Suchen auf.

2. Ruheuntersuchungen - isometrische Belastung

Bei Ruheuntersuchungen nach längerem Liegen ist die Aktivität in gesunder und verspannter Muskulatur so gering, daß eine diagnostisch haltbare Aussage oft nicht möglich ist. Bei hohen Verstärkungen wird das EMG verrauscht. Es war daher naheliegend die Untersuchungen bei standardisierter isometrischer Belastung durchzuführen.

3. Befunde bei einseitigen Schulter- Armsyndromen

Die Untersuchungen wurden an symmetrischen Stellen über beiden Mm. extens. carpi radialis vorgenommen. Bei bequemer Lagerung war der pronierte Unterarm bis zum Handgelenk gut unterstützt. Unmittelbar vor der Untersuchung wurde ein 1 Kp Gewicht mit einer Schlaufe über die Fingergrundgelenke 2 - 4 gehängt, das der Patient bewegungslos halten mußte. Die Dauer der Belastung betrug cc 20 s.

Tabelle

Isometrische Belastung (1 Kp) bei einseitiger Spannungssymptomatik der OE. FxA der Handgelenksextensoren N = 21			+
	Symptomseite	freie Seite	Differenz
vor Therapie	135,8	112,5	- 23,3 hhs.

Ergebnis:

Die isometrische Belastung erfordert signifkant höhere Arbeit im regulatorisch verspannten Muskel.

4. Regulationstherapeutische Versuche - Resonanzphänomene

Die Möglichkeit Spannungsschmerzsymptome mit Neuraltherapie, Laser oder Akupunktur regulationstherapeutisch zu behandeln ist allgemein bekanntes Erfahrungsgut der Rehabilitationsmedizin.

* **Wir stellten die Frage ob die therapeutischen Informationen (Signale) im Myogramm nachweisbar sind. Bei positivem Nachweis war weiters die Frage zu beantworten von welchen Stellen die deutlichste Wirkung zu erzielen war.**

Als therapeutische Information diente die Punktur bestimmter Punkte mit Stahlnadeln oder die Bestrahlung der Punkte mit HeNe-Laser 3,5 mW.

4.1. Behandlung durch Nahpunkte

Bei der Behandlung im Bereich der Funktionsstörung konnten wir die folgenden Phänomene registrieren:

* HeNe-Laser mit 10 Hz gepulst, während der Myografie zwischen die Elektroden gestrahlt, gibt außer einer Amplitudenverminderung im FFT des bestrahlten Muskels (M. ext. carpi rad.) eine deutlich überhöhte Säule bei 17 Hz, die mitunter aus erhöhten Nachbarfrequenzen herausragt. Der FFT der Volarseite bleibt unbeeinflußt.

Cervico-brachial Symptom
rechts dorsal

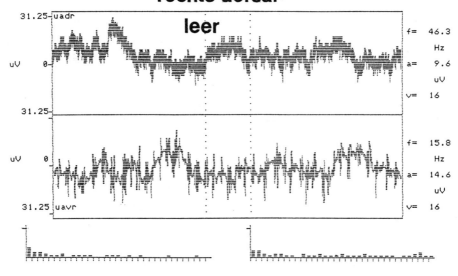

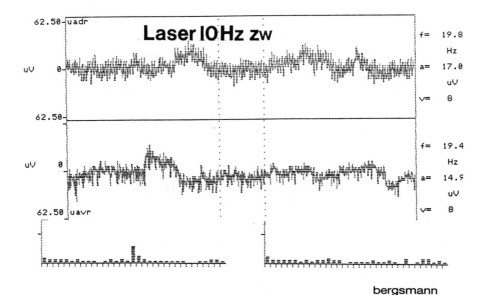

bergsmann

Abb. 1:   *EMG M. Extensor carpi rad. und volar isometrische Belastung. Oben: Leerauf-*
nahme , Unten: HeNe Laser mit 10 Hz gepulst zwischen Elektroden. Die Nativ-
potentiale lassen nicht interpretierbare Veränderung erkennen. Der FFT zeigt
unter Laserwirkung einen Gipfel bei 17 Hz

Zust.n. Umstellungsosteotomie Li
Hartspann Li. O Sch. ventr.

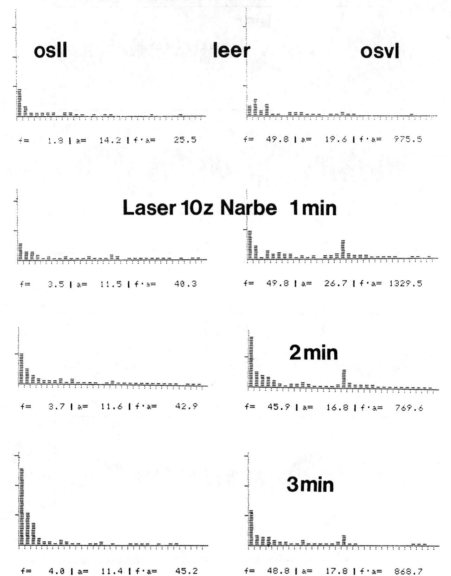

Abb. 2: *EMG- FFT ventraler und lateraler Oberschenkel bei Spannungsschmerzsympto-*
matik im ventralen Oberschenkel bei St. p. Umstellungsosteotomie. Oben: Leer-
aufnahme. Darunter nach 1, 2, und 3 Minuten HeNeLaser mit 10 Hz gepulst auf
herdwertige Operationsnarbe. Nach 1 Minute deutlicher Gipfel bei 17 Hz. Nach
3 Minuten tritt auch ein kleinerer peak bei 8 Hz auf.

* HeNe-Laser mit 10 Hz gepulst auf Punkte im gleichen Quadranten ergeben die gleichen Phänomen.
* HeNe-Laser mit 10 Hz gepulst auf Narbenstörfelder löst ebenfalls im FFT die Säulen bei 17 Hz aus.
* Die mechanisch stimulierte Akupunktur von Nahpunkten ist hier eine Ausnahme. Unter ihrem Einfluß erscheint im FFT eine wellenförmige Gliederung in individuell stereotypen Abständen mit Abnahme der Gipfelhöhe in den höheren Frequenzen. Es scheint durch Niveauangleichung überschießender oder zu niederer Frequenzsäulen ein verborgenes Muster freigelegt zu werden.

4.2 Behandlung von Fernpunkten.

* In verspannten Muskeln des Schultergürtels treten nach Laserpunktur und mechanisch stimulierter Akupunktur von Fernpunkten deutliche wellenförmige Strukturen auf deren Gipfel bzw Täler in ganzzahliger Beziehung stehen. Zum größeren Teil werden schon vorgegebene Perioden durch Angleichung irregulärer Säulen an das Wellenniveau deutlicher. Manchmal entstehen dabei aber auch neue Phasenlängen.

Auch die Punktur und mechanische Stimulation eines Fernpunktes führt zur Ausbildung wellenförmiger Strukturen im FFT. Hier wurde einige Male der IR- Laser mit 10 Hz Sinus moduliert eingesetzt, der die gleichen Phänomene auslöste. Dabei entstand der Eindruck, daß er intensiver wirkte und die Periodengänge betrugen 10 Hz.

Diese Phänomene konnten nur beobachtet werden wenn:

* * die therapeutische Information über einen Punkt eingespeist wird der nach den Regeln der Akupunktur mit dem Untersuchungsgebiet in Beziehung steht.
* * Wenn Punkt und Untersuchungsgebiet im gleichen Quadranten liegen.
* * Wenn die im Untersuchungsgebiet liegende Muskulatur reflektorisch verspannt ist.

5. Diskussion

Die Muskelpotentiale werden nach diesen Ergebnissen nicht nur alphamotorisch und gammamotorisch evoziert. Es ist darüber hinaus auch eine rhythmische Ordnung in ganzzahligen Beziehungen zu erkennen. Diese Amplitudenmodulation wird sicher durch langsame vaskuläre und/oder atmungsbedingte Schwingungen ausgelöst. Im Sinne der topologischen Dynamik handelt es sich dabei um die Wirkung eines Attraktors im Sinne eines Grenzzyklus. Dafür sprechen auch die abnehmenden Maxima der Wellenstrukturen. Im physiologischen Sinne handelt es sich um ein regulatorisch - qualitatives Phänomen mit arbeitsökonomischer Bedeutung das, wie jedes gedämpfte Regelphänomen dem Prinzip der Ökonomie dient.

Pathologische Regulationsstörungen betreffen nicht nur das Quant der Amplitudenhöhe und der durchschnittlichen Frequenz. Auch das Qual der ganzzahligen Beziehungen wird davon betroffen, wobei die Durchsicht unserer Befunde zeigt, daß die rhythmische Ordnung, also das Qual, vor dem Quant betroffen wird.

Es ist bisher nicht klar ob der milde Reiz der Akupunktur und des Lasers über Fernpunkte unmittelbar die Muskelaktivität beeinflußt und so die Rhythmisierung begünstigt. Der

Lumbalsyndrom
Hartspann erektor lumb. dext.
Nadel B 21 bds. mech. stim.

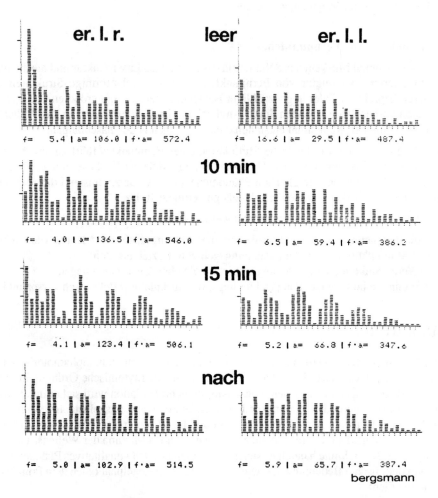

Abb. 3:   *EMG- FFT Erektor lumborum bds bei lumbalem Hartspann rechts mehr als links.*
Oben: Due Leeraufnahme zeigt über angedeuteter wellenförmiger Struktur un-
regelmäßig verteilte peaks, die jeweils nur einen Hz-Wert betreffen. Darunter:
Punktur und mechanische Stimulation der Nadel auf B 21 bds. Im FFT formieren
sich die Aktivitäten zu peaks in 6 Hz Schritten, die in Richtung höherer Frequenz
kleiner werden (Grenzzyklus)

CBS re

G39 mech.stim.

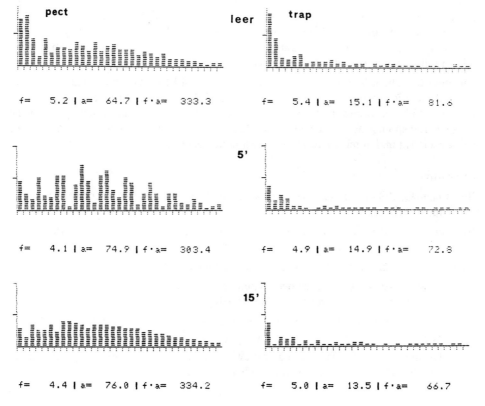

	pect		**leer**	**trap**	
f=	5.2	a= 64.7	f·a= 333.3	f= 5.4	a= 15.1	f·a= 81.6
			5'		
f=	4.1	a= 74.9	f·a= 303.4	f= 4.9	a= 14.9	f·a= 72.8
			15'		
f=	4.4	a= 76.0	f·a= 334.2	f= 5.0	a= 13.5	f·a= 66.7

*Abb. 4:   EMG FFT M. pectoralis und M. Trapezius bei Cervicobrachialsyndrom.
Oben: Leerausnahme, unregelmäßige Struktur Unten: Punktur und mechanische
Stimulation G 39 homolateral. Es bilden sich peaks in 5 Hz Schritten aus, die in
Richtung höhere Frequenzen kleiner werden.*

Einfluß auf die Amplituden bei hier nicht erwähnten De Qi - Versuchen würde dafür sprechen.

Die zweite Möglichkeit wäre, daß durch die therapeutischen Informationen die vegetativen Rhythmen verstärkt werden und so intensiveren Einfluß auf die muskuläre Rhythmik nehmen können. Die allgemeine Beruhigung und der Abbau der irregulär erhöhten Frequenzen spräche dafür. In diesem Falle wäre die bekannte höhere Sensitivität der indizierten Hautstellen bzw. Punkte eine der Ursachen für die Auslösung der beschriebenen Phänomene.

Last not least ist aber an primäre Wirkung auf die Matrix zu denken. Die therapeutische Normalisierung ihrer Integrationsfunktion kann gestörte Interaktion der Detailsysteme wieder herstellen und so die Voraussetzung für ungestörte Amplitudenmodulation schaffen. Für diese letzte Möglichkeit spricht das von Heine dargestellte Organ "Punkt", das nach seinem Aufbau als interface zwischen Haut, Vegetativum und Muskulatur geeignet erscheint.

Die durch den ungepulsten Laser ausgelösten Maxima bei 26 Hz müssen vorerst zur Kenntnis genommen werden. Die durch den 10 Hz gepulsten Laser ausgelösten Maxima bei 17 Hz sind ein ganzzahlig Vielfaches des vegetativen Minutenrhythmus, der Gefäßgrundschwingung und von Schumannfrequenzen. Unter dem Aspekt der topologischen Dynamik entsprechen sie der Wirkung eines Attraktors, der sich in einer Schleife stetig wiederholt, also der Aktion des 10 Hz Pulses.

Die unterschiedliche Wirkung von verschiedenen Reizstärken auf die muskulären Frequenzen muß nach dem von Winfree. mit einem Wortspiel als "timing of the screw" vorgestellten Prinzip des Phasensprungs betrachtet werden, demzufolge bei schwingenden Systemen die Reize Phasensprünge auslösen. Die Art des Phasensprungs wird dabei durch die Phasenlage bei Reizeintritt und durch die Reizstärke bestimmt (Winfree).

Literatur

Bergsmann O. 1985 Über muskuläre Resonanz- und Dämpfungsphänomene bei Akupunktur und Lasertherapie. DZA 3/1985

Bergsmann O. 1988 Elektromyografische Verifizierung der postisometrischen Relaxation bei peripheren Spannungssymptomen Manuelle Medizin 26, 3, 52.

Heine H. 1987 Zur Morphologie der Akupunkturpunkte. DZA 30, 77

Hildebrandt G. 1971 Meßkriterien der rhythmischen Funktionsordnung des Menschen. in: Therapie über das Nervensystem Bd 10, Hippokrates, Stuttgart.

Rohracher H. Inanaga K. 1969 Die Mikrovibration, H. Huber Verlag Bern.

Winfree A. T. 1977 Some Principles and Paradoxes about the Phase Control of Biological Oscillations or "The Timing of the Screw" in Lassmann G. und Seitelberger F. (Hrsg.) Rhythmische Funktionen in biologischen Systemen, Facultas Verlag, Wien

Grundsätzliches zur Neuraltherapie

H. Becke

Neuraltherapie ist nach gegenwärtigem Verständnis als diagnostisch - therapeutischer Einsatz von Lokalanästhetika ohne Vasokonstriktionsmittel als Methode afferenter Stimulationstherapie zu verstehen, um reversible, funktionelle Störungen mit und ohne Schmerzen durch Einsatz im Segment oder im Bereich eines Störfeldes bzw. einer peripheren neurovegetativen Irritationszone behandeln zu können.

Um neuraltherapeutisch voll wirksam zu werden, sind einige Voraussetzungen notwendig wie:

* korrekte Diagnostik und Indikation
* gute anatomische und physiologische Kenntnisse
* methodisch-technische Beherrschung der Injektionstechniken einschließlich Beachtung der Sorgfaltspflicht.

Da durch Neuraltherapie analgetische, antientzündliche, vasoaktive, immunstimulierende und damit die Homöostase regulierende Wirkungen auszulösen sind, können sowohl akute als auch chronische Krankheitsprozesse damit behandelt werden (4).

Die schmerzlindernde oder schmerzlöschende Wirkung ist vordergründig. Die Mechanismen der Schmerzlöschung durch Neuraltherapie sind noch nicht alle erkannt, so daß die Empirie der Theorie noch ein Stück voraus ist.

Wahrscheinlich wird der nozizeptive Input durch Neuraltherapie bereits in der Peripherie, der spinalen, den supraspinalen und kortikalen Ebenen mit entsprechenden humoralen Regulationen über die Grundsubstanz (10, 11) gelöscht.

Das erste und wichtigste Relais liegt in den Projektionsneuronen des Hinterhornes, deren Aktivität aus erregenden nozizeptiven Afferenzen (Substanz P) und inhibitorischen Einflüssen von segmentalen und suprasegmentalen Bereichen resultiert.

Nach STRUPPLER (16) ist Schmerz das Ergebnis einer gestörten Balance von schmerzerzeugenden und schmerzhemmenden Impulsen. Er kann deshalb durch ein Zuviel an nozizeptivem Einstrom oder durch ein Zuwenig an zentraler Kontrolle (Antinozizeption) entstehen. Häufig liegt eine Kombination beider Faktoren vor. Bekanntermaßen erzeugt alles Depolarisierende Schmerzen.

Aus der Depolarisierung eines Rezeptors entsteht eine rhythmische Serie von Aktionspotentialen "die in einer Art Frequenzkodierung die Informationen über die afferenten Nozizeptoren zum Zentralen- Nervensystem weiterleiten (15) ".

Von Interesse sind besonders die A-Delta Fasern mit ihrer epikritischen Sensibilität als eigentliche Nozizeptoren und die marklosen C-Fasern - gleichzeitig auch postganglionäre Fasern des Sympathikus - mit ihrem tiefen, quälendem prothopatischen Zweitschmerz.

Die C-Faser-Informationen gelangen über spino-thalamische Vorderseitenstrangbahnen mit spinoretikulären Fasern zur retikulären Formation und den Thalamuskernen.

Die A-Delta Impulse laufen sowohl über die spinalen Alpha-Motoneurone (Skelettmuskulatur) oder die Gamma-Motoneurone (intrafusale Muskelspindeln) der Vorderseite mit Spinalreflex im gereizten und gestörten Areal.

Sie laufen auch homolateral über den Tractus spino-bulbaris direkt zum Thalamus mit Weiterleitung auf kortikale Bereiche der hinteren Zentralwindung.

Auf diesem Wege werden subkortikale, deszendierende, antinozizeptive Systeme - vorwiegend das periaquäduktale Grau, der Nucleus reticularis gigantocellularis und vor allem der Nucleus raphe magnus mit seiner wichtigen Serotoninproduktion aktiviert. Ferner können sich nozizeptive Afferenzen multisegmental über propiospinale Bahnen verteilen. Infolge von Konvergenz und Summationseffekten visceraler und somatomotorischer Afferenzen als auch synaptischer Verschaltungen mit den vegetativen präganglionären Zellen der Columna intermediolateralis zu den motorischen Vorderhornzellen können vegetative und somatische Schmerzreflexe mit entsprechenden Krankheitszeichen - auch als Störfeldreaktionen - ausgelöst werden (4).

Beim chronischen Schmerz, z. B. durch positive Rückkopplung im Sinn einer efferenten Sympathalgie spielen die sympathischen Fasern eine sehr wichtige Rolle.

Aus diesen Gedankengängen leiten sich speziell Ansätze zur neuraltherapeutischen Schmerzbehandlung ab.

So kann durch Neuraltherapie über sympathisch/parasympathische Ganglien an jeder Stelle beim chronischen Schmerzgeschehen vergleichsweise dem Circulus vitiosus, eingegriffen werden. Deshalb kann durch neuraltherapeutische Injektionen auf verschiedenen Ebenen der Peripherie, einschließlich entsprechender Ganglien durch sympathikolytische Wirkung oft schlagartig Schmerzfreiheit erzielt oder eine Regulierung des Tonus und der Vasomotorik erzielt werden.

Nach Untersuchungen von BERGSMANN und MENG (5) gehen nach Akupunktur-Behandlungen, was ich voll für die Neuraltherapie bestätigen kann, stets die Entspannung der Muskulatur der Besserung des vegetativen Gesamtstatus voraus.

Neuraltherapie ist unter zwei Gesichtspunkten anwendbar (1, 2, 3, 8, 9):

Erstens: Im Segment, symptomatisch zur Unterbrechung nozizeptiver Afferenzen im Bereich segmentaler Strukturen wie:

* Quaddeln mit ihrer effizienten Segment- und Tiefenwirkung über kuti - viscerale Wege an und in Triggerpunkte, Maximal- bzw. Akupunkturpunkte,
* an und in Gelenkstrukturen
* an und in Gefäße (in Arterien nur zentrifugal)
* in Muskel- und Sehnenansätze, da nozizeptive Reizbeantwortung bei langer Bahnung zu Muskelspasmen mit Gelosen und Insertionstendinopathien sowie ligamentären Irritationen mit myofaszialen Triggerpunkten führt (BERGSMANN)
* an Nerven und Nervenaustrittswurzeln

* unter schmerzhafte Narben oder Narben, die Störherdcharakter haben
* an sympathisch/parasympathischen Ganglien zur Unterbrechung nozizeptiver Afferenzen und zur Erzielung einer Sympathikolyse oder zur Beruhigung efferenter, sympathischer Reflexe, um damit eine positive Rückkopplung aufzuheben und chronische Schmerzzustände im Sinn der sympathischen Reflexdystrophie zu löschen.
* als kontralaterale Neuraltherapie (9) in Anlehnung an die Erfahrungen der Akupunktur (14) akute Schmerzzustände kontralateral zu behandeln. Als Wirkmechanismus werden inhibitorische Einflüsse der kontralateralen Seite auf spinal-segmentale, thalamische Regionen mit deszendierender Wirkung auf die Schmerzseite als auch neuroanatomische Asymmetrien diskutiert (14).

Zweitens: Kausal am Störfeld oder peripheren Irritationszentrum. Nach BERGSMANN (6, 7) stellt der Störherd einen oligo- oder asymptomatisch durch Adaptation und regulative Kompensation gekennzeichneten, chemisch veränderten Gewebebezirk um nicht abbaufähiges organisches und anorganisches Material dar. Biokybernetisch-regulatorisch ist das Störfeld als Reizquelle mit Abgabe von Dauerreizen wechselnder Intensität und Belastung von zellulären, humoralen und neuralen Regelkreisen mit Fremdenergien in der näheren und weiteren Umgebung mit nachfolgender Belastung des Gesamtorganismus anzusehen (11, 13).

Die pathogenen Reizinformationen sprengen die segmentale Ordnung und können unterschiedliche Regelkreise labilisieren, da lebende Organismen biokybernetisch betrachtet energetisch offene Systeme darstellen.

Der Störherd ist für den Patienten in der Regel stumm.

Neben den zahlreichen bekannten physiologischen Wirkungen der Lokalanästhetika (1) ist gerade bei der Störherdbehandlung die membranstabilisierende, weil membrandotrope Wirkung zur Inaktivation des Natrium-Systems entscheidend. Das bedeutet Unterbrechung der Reiz-Depolarisation. Gelingt es nicht, einen Störherd durch Neuraltherapie zu beruhigen, ist chirurgische Intervention nötig, vor allem bei odontogenen Herden durch den Zahnarzt.

70% aller Störherde sind im Kopfbereich und sind wesentlich über die ADLER-LANGER'schen (12) Druckpunkte erkennbar oder induzieren Blockierungsmuster (17) in der Hals-Wirbelsäule mit entsprechenden Sekundärbeschwerden.

Am intensivsten induzieren die chronisch störenden Tonsillen Kopfgelenkblockierungen.

Diese ziehen nicht selten Blockierungen des Ileosakralgelenkes nach sich mit entsprechenden Unterleibsbeschwerden und/oder sekundären Störungen der Fazettenbereiche der kleinen Wirbelgelenke.

Akute, aber ganz besonders chronische Schmerzen müssen nach diesen kombinierenden Gesichtspunkten untersucht und behandelt werden.

Beim akuten Krankheitsbild sollte deshalb die gesamte Kette möglicher Funktionsstörungen eruiert werden, um chronische Prozesse primär zu verhindern.

Die Neuraltherapie als gezielte Regulationstherapie wird über die zur Diskussion gestellten Wirkmechanismen und über die der Grundsubstanz im Sinne der Aktivierung auch des Immun-Systems überschaubar und verständlich.

Literaturverzeichnis

1. Becke, H.: Möglichkeiten der Neuraltherapie in der inneren Medizin Z. gesamte inn. Med. 43 (1988) 643-645

2. Becke, H.: Neuraltherapie in der Gynäkologie und Geburtshilfe Erfahrungsheilkunde Heft 9, Band 39 (1990) 512-514

3. Becke, H.: Das Problem der Nichtansprechbarkeit durch Akupunktur oder verwandter Techniken - komplementärer Einsatz der Neuraltherapie Ärztezeitschrift für Naturheilverfahren 31 (1990) Heft 12, 918-925

4. Becke, H.: Die Neuraltherapie und ihre Einsatzmöglichkeiten in der medizinischen Grundbetreuung - dargestellt an der Behandlung des lumbosakralen Schmerzes und der Migräne - Dissertation B (Habilitationsschrift) Akademie für Ärztliche Fortbildung Berlin 1991

5. Bergsmann, 0. und A. Meng: Akupunktur und Bewegungs-System, Versuch einer Synopsis Karl F. Haug Verlag Heidelberg 1984

6. Bergsmann, O. und R. Bergsmann: Projektionssymptome Facultas-Universitäts Verlag 1. Auflage Wien 1988

7. Bergsmann, 0.: Grundsystem, Regulation und Regulationsstörungen in der Praxis der Rehabilitation
in: Das System der Grundregulation Hrsg. A. Pischinger, Karl F. Haug Verlag Heidelberg 1989, 89-115

8. Dosch, P.: Lehrbuch der Neuraltherapie nach Huneke 13. Auflage Karl F. Haug Verlag Heidelberg 1989

9. Gross, D.: Therapeutische Lokalanästhesie 3. Auflage Hippokraten Verlag Stuttgart 1989

10. Heine, H.: Weitreichende Wechselwirkungen als Grundlage der Homöostase - Funktionelle Aspekte der Neuraltherapie Ärztezeitschrift für Naturheilverfahren 12 (1987), 915-919

11. Heine, H.: Regulation und Lokalisation in der Grundsubstanz Ganzheitsmedizin 2/(1989), 11-13

12. Langer, H.: Störfeldsuche mittels ADLER-LANGER'schen Druckpunkten Dtsch. Zschr. Akup. 32/(1989), 31-33

13. Pischinger, A.: Das System der Grundregulation Neubearbeitet von Heine, H., Bergsmann, O. u. Perger, P. 6. überarbeitete Auflage Karl F. Haug Verlag, Heidelberg 1988

14. Richter, K. und H. Becke: Akupunktur - Tradition, Theorie, Praxis 2. Auflage, Verlag Gesundheit Berlin 1990

15. Rotthaler, I.: Neurophysiologische und neuroanatomische Grundlagen der Akupunktur In: siehe Nr. 16

16. Struppler, A.: Neurophysiologische Grundlagen des Schmerzes Mediscript Verlag München (1983), 129-137

17. Wander, R.: Blockierungsmuster bei Störfeldern im Nasen-Rachen-Raum Ärztezeitschrift für Naturheilverfahren 32/(1991), 145-147

Energetische Quantenphysikalische Wirkung der Neural - Therapie auf der Grundlage der ganzheitlichen Theorie des Seins

Gewidmet Ferdinand Huneke zum 100-jährigen Geburtstag

H. Lamers (Roermond)

Einführung

Als Beitrag der holländischen CGG (Centrum für Integrierte Medizin) in Winterswijk/NL möchte ich im folgenden eine Theorie anreißen, auf deren Grundlage Ganzheitsmedizin aus quantenphysikalischer Sicht für jeden verstandesmäßig erfaßbar wird.

Nach vierjähriger intensiver Vorbereitungszeit hat das CGG nunmehr seit dem 1. September 1990 seine Pforten geöffnet. Als Mitpionier kann ich sagen, daß dieses Zentrum wirklich unique ist. Regierung, Gesundheitsrat, die Vereine der regulären Ärzte und die der Spezialisten sowie der Dachverband der niederländischen alternativen/additiven Medizin (AAG) haben hier in diesem Zentrum die Zentrale eines neuen Netzwerkes errichtet.

Das CGG versteht sich als erstes Institut zur wissenschaftlichen Auswertung der Kooperation zwischen der Regulär-Medizin und der alternativen medizinischen Praxis. Der Auftrag des Zentrums besteht darin, einen wissenschaftlich akzeptablen Weg zu finden, eine Brücke zwischen den beiden Behandlungsformen zu schlagen, um damit eine Verbesserung der Versorgung des Patienten zu erreichen.

Integrale Medizin ist in den Niederlanden im Vormarsch.

Der Begriff integrale Medizin beinhaltet aber nicht nur Ganzheitsmedizin im Sinne der Integration der somatischen, psychischen und geistigen Funktionsebenen des Patienten, sondern er beinhaltet auch, daß die Konfrontation, die jetzt noch zwischen der regulären Heilkunde nach den Gesichtspunkten des VIRCHOWschen Konzeptes und der sogenannten alternativen Heilkunde nach den Gesichtspunkten des HIPPOKRATISCHEN humoralen, biologischen Konzeptes besteht, aufhört zu bestehen.

Letzteres bedeutet, daß die praktizierte Heilkunde bei akuten Krankheiten und bei Krankheiten, bei denen vorwiegend und offenbar eine monokausale Problematik vorliegt, natürlich weiter ihren unübertroffenen Wert behält.

Aber es will auch sagen, daß Ärzte und Wissenschaftler einsehen müssen, daß die antike humorale Lehre, die, in eine moderne Jacke gekleidet, deutlich die Lehre des Lebensstromes im Menschen beinhaltet, wieder definitiv in den Prozeß medizinischen Denkens und Handelns aufzunehmen ist.

Wie Sie wissen, ist es die Lehre, die bis zuletzt durch von ROKITANSKY aus Wien, dem Gegenspieler der VIROCHWschen Denkungsweise, vertreten wurde. Im Grunde genommen ist es gerade die Lehre von ROKITANKSY, über die man erst Einsicht erhalten kann in das Funktionieren der Basis-Bio-Regulations-Prozesse des Lebens.

So wird man auch verstehen, wie F. PERGER in einem seiner Vorträge formulierte, daß die Idee der Humoralpathologie und der zahlreichen Regelsysteme des Einzelindividuums, die hierbei mitspielen, gerade in der alten österreichisch-ungarischen Monarchie nie ganz verloren gegangen sind. Dafür ist typisch, daß von BERTALANNFY mit seiner System-theorie, EPPINGER mit der Lehre vom Krankheitsbeginn, SELYE mit seinem Stresskonzept und letztlich PISCHINGER mit der Definition des Grundsystems gerade aus diesem Raume stammen, in dem Wien der Mittelpunkt ist.

Die Erforschung des Herdgeschehens hat immer im Mittelpunkt gestanden seit der Entwicklung des ersten Grundsystem-Modells und der Erforschung der primären Grundfunktionen des mehrzelligen Lebens.

Seit die Neural-Therapie nach dem 2. Weltkrieg definitiv in die Erforschung und Lehre des Herdgeschehens aufgenommen wurde, war klar, daß die überwiegend wichtigsten Funktionsmechanismen dieser Therapie aus der Sicht der vegetativen Biologie sowie der vegetativen Pathologie, also der Ganzheitsmedizin, noch nicht vollständig erklärbar waren.

Diese letzendlich realen Funktionsabläufe zu entdecken, war nach der Aussage von Ferdinand HUNEKE nicht möglich. Er sagte, "Das wird uns immer verborgen bleiben." Er war wohl aber der Meinung, daß die Heilung durch das Lokalanästhetikum in Verbindung mit dem Stichphänomen durch energetische Regulation der Elektropotentiale bewirkt wird.

Schon zu der damaligen Zeit war seiner Meinung nach das Entscheidende bei diesem Vorgang, daß durch die Behandlung eine autonom gewordene Strukturveränderung bzw. eine veränderte Dynamik im vegetativen Bereich reguliert wurde. In seinen letzten Lebensjahren fügte er hinzu, daß seiner Meinung nach dieser Vorgang eine Fehlsteuerung im Bereich der Energiequanten ist.

Daß seine intuititve Ahnung stimmt und wie dieses wissenschaftlich beschrieben werden kann, habe ich in den vergangenen Jahren publiziert. Ich verweise auf die Ausgabe März 1991 der Zeitschrift "Erfahrungsheilkunde", in der ich mit meinem Vortrag "Grundlagen der kombinierten Neraltherpaie und Ozontherapie" meine quantenphysikalische Hypothese der Wirkung der Neural-Therapie nochmals vorstelle.

Heute aber möchte ich einen entscheidenden Schritt weitergehen und versuchen, Ihnen den Begriff "energetisch bzw. quantenenergetisch" als reales Wirkungsprinzip aus neuer Sicht zu erklären.

Es muß uns klar sein, daß neue Erkenntnisse nur dann gefunden werden können, wenn wir nicht nur über Vorgedachtes nachdenken, sondern darüber hinaus nachdenken, damit wir eine Grundlage finden, auf deren Basis auch die bis heute noch nicht beherrschbaren chronischen Krankheiten zu heilen sind.

Daß eine neue Grundlagen-Theorie nur auf quantenphysikalischen Erkenntnissen aufbauen kann, steht außer Frage, da die biobchemischen, molekularen Erkenntnisse uns in diesem Bereich nicht weitergebracht haben. Die Neural-Therapie mit ihrer therapeutischen Umstimmung bei ernsthaften chronischen und therapeutisch-resistenten Krankheiten ist eine Therapie, die im quanten- und elementarphysischen Bereich regulierend Heilung bewirkt.

Meiner Meinung nach, und das möchte ich Ihnen im nachfolgenden beweisführend an unserer neuen ganzheitlichen Grundlagen-Theorie aufzeigen, sind alle anderen biologischen Regelvorgänge und auch alle anderen biologisch-medizinischen Therapieformen auf denselben Prozeßablauf zurückzuführen.

Akzeptieren wir, daß die Ursache der Zustände im biologischen System des Menschen, die wir mit dem Begriff Krankheit umschreiben, ein Prozeß ist, der im quantenphysikalischen Bereich abläuft, so wird es verstandesmäßig für uns auch begreifbar, daß die neusten wissenschaftlichen Theorien der Chaosforschung in den Bereich des Basis-Bio-Regulations-Geschehens mit einbezogen werden müssen.

Professor PRIEBE aus Marburg, der seit einigen Jahren im Bereich der Körperrythmen forscht und lehrt, hat diese Erkenntnis in sein Denkmodell zukunftsweisend mit einbezogen. In der Zukunft werde ich zusammen mit diesem exzellenten Forscher einen gemeinsamen erkennenden Weg beschreiten.

Dr.med.Dr.sc.nat. Paul Gerhard SEEGER

Mein persönlicher wissenschaftlicher Weg auf der Suche nach einem tieferen Sinn der biologischen Zusammenhänge begann bei den biochemischen Forschungen von Dr. P. G. SEEGER, mit dem ich schon viele Jahre eine tiefe persönliche Freundschaft unterhalte.

Paul Gerhard SEEGER setzte schon 1938 eine Grenze des Erkennens. Als Krebsforscher entdeckte er, daß nicht nur Krebs, sondern jede Krankheit im makroskopischen Bereich der Zelle immer nur dann entstehen kann, wenn sich das energetische Potential der Cytochromoxydase, und da speziell die molekulare Struktur des Cytochrom a a/3 in der Mitochondrie, dem Energie- und Chemiewerk der Zelle, verändert oder zusammenbricht. Das ideale Redoxpotential des Cytochrom a a/3 besitzt + 290 mV. Durch unsere Forschung konnten wir nachweisen, daß das Redoxpotential des Procains auch + 290 mV besitzt. Dieser Fakt hat mich dazu veranlaßt, auch die Redoxpotentiale aller anderen Lokalanästhetika, auch des Elpimeds, zu überprüfen. Alle Lokalanästhetika liegen annähernd in dem Bereich von + 290 mV.

Auf biochemischem Wege vielfärberisch experimentell bewies P.G. SEEGER, daß der Zusammenbruch der Cytochromoxydase einhergeht mit der Utilisationsunfähigkeit des Sauerstoffs und daß dieser relative und nicht absolute Sauerstoffmangel verantwortlich dafür ist, daß die Zelle auf Glykolyse, also auf relikten Gärungsstoffwechsel umschaltet, was gleichbedeutend ist mit der Erkrankung der Zelle.

Damals ahnte er schon, daß jedoch die Ursache des Zusammenbruchs des energetischen Potentials der Cytochromoxydase wahrscheinlich nur im Energiebereich der Atome zu suchen und zu finden ist.

Auf der Grundlage dieser Erkenntnis von Paul Gerhard SEEGER stellte mein Freund, der Krebsforscher L.W.GÖRING aus Deutschland, eine biophysikalische Theorie über die Ursache der Entstehung einer jeden Krankheit aus quantenphysikalischer Sicht auf, die für die damalige Zeit (1978) noch utopisch klang.

Nachdem er mir diese Theorie offenlegte, begannen wir zusammen mit Paul Gerhard SEEGER und vielen anderen Medizinern und Wissenschaftlern, diese Theorie gemeinsam Schritt für Schritt theoretisch und experimentell zu überprüfen.

Die neue Atmungskette

Der erste Schritt war, eine neue Atmungskette aufzustellen, um begreifbar zu machen, wie die Energieproduktion in der Mitochondrie durch die Utilisation des (O) Sauerstoffs der Atemluft quantenphysikalisch abläuft.

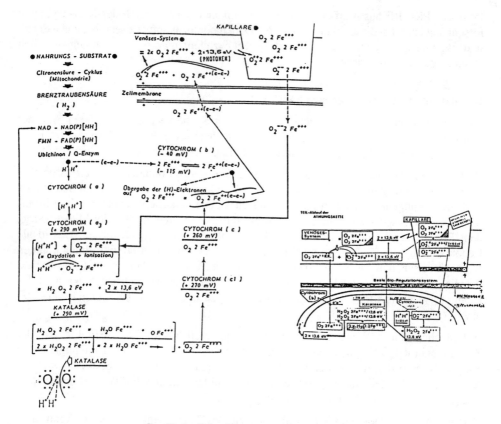

Grafik 1: Ablauf der neuen Atmungskette

Wie Sie an dieser Grafik sehen, kann mit Hilfe dieser Atmungskette erstmals verstanden werden, wie die entsprechenden Energiequanten für die Energieproduktion in der Zelle erzeugt werden.

Das primäre an dieser Atmungskette ist die Energiequanten-Schlüsselzahl 13,6 eV. Es ist die Menge an Energie, die für die Ionisation eines (O) Sauerstoffatoms erforderlich ist.

Es ist außerdem die gleiche Ionisationsenergie, die für die Aufspaltung von (H) Wasserstoff aufgebracht werden muß.

Nr.	Sym-bol	1.	2.	3.	4.	5.	6.	7.	8.	9.	10.	Elektronenzahl
		\multicolumn{10}{c}{abgespaltenes Elektron}										
1	H	13,6										= 1
2	He	24,6	54,4									= 2
3	Li	5,4	75,6	122,4								1 + 2 = 3
4	Be	9,3	18,2	153,9	217,7							2 + 2 = 4
5	B	8,3	25,1	37,9	259,3	340,1						3 + 2 = 5
6	C	11,3	24,4	47,9	64,5	391,9	489,8					4 + 2 = 6
7	N	14,5	29,6	47,4	77,5	97,9	551,9	666,8				5 + 2 = 7
8	O	13,6	35,2	54,9	77,4	113,9	138,1	739,1	871,1			6 + 2 = 8
9	F	17,4	35,0	62,6	87,2	114,2	157,1	185,1	953,6	1100,0		7 + 2 = 9
10	Ne	21,6	41,0	64,0	97,1	126,4	157,9	207,0	238,0	1190,0	1350,0	8 + 2 = 10
11	Na	5,1	47,3	71,6	98,9	138,6	172,4	208,4	264,1	299,9	1460,0	1 + 8 + 2 = 11
12	Mg	7,6	15,0	80,1	109,3	141,2	186,7	225,3	266,0	328,2	367,0	2 + 8 + 2 = 12
13	Al	6,0	18,8	28,4	120,0	153,8	190,4	241,9	285,1	331,6	399,2	3 + 8 + 2 = 13
14	Si	8,1	16,3	33,5	45,1	166,7	205,1	246,4	303,2	349,0	407,0	4 + 8 + 2 = 14
15	P	11,0	19,7	30,1	51,4	65,0	220,4	263,3	309,2	380,0	433,0	5 + 8 + 2 = 15
16	S	10,4	23,4	35,0	47,5	72,5	88,0	281,0	328,8	379,1	459,0	6 + 8 + 2 = 16
17	Cl	13,0	23,8	39,9	53,5	67,8	96,7	114,3	348,3	398,8	453,0	7 + 8 + 2 = 17
18	Ar	15,8	27,6	40,9	59,8	75,0	91,3	124,0	143,5	434,0	494,0	8 + 8 + 2 = 18
19	K	4,3	31,8	46,0	60,9	83,0	101,0	120,0	155,0	176,0	501,4	1 + 8 + 8 + 2 = 19
20	Ca	6,1	11,9	51,2	67,0	84,0	111,0	127,0	151,0	189,0	211,4	2 + 8 + 8 + 2 = 20

Grafik 2: Die nachfolgend aufgeführten Ionisierungsenergien sind nötig, um ein Elektron abzuspalten. Die Werte sind immer verschieden, ausgenommen bei H und bei dem ersten Elektron des O.

Anhand des Schemas dieser Atmungskette können wir begreifen, wo primär der wichtigste Wirkungsmechanismus einer energetischen Therapie letztendlich einsetzt. Begreifbar wird aber dadurch auch, warum speziell die Neural-Therapie in diesem Bereich so ausgezeichnet regulierend eingreift. Sie reguliert quantenphysikalisch an der Drehscheibe des Lebens, in der Mitochondrie am Cytochrom a/3, dadurch, daß das Procain energiequantenmäßig das zusammengebrochene Redoxpotential des Cytochrom a/3 wieder energetisch aufbaut.

Unter diesem Aspekt müssen wir auch das Stichphänomen einordnen. Durch die Zerstörung beim Vorgang des Einstechens werden Energiequanten freigesetzt, die über das Gehirn zentral regulierend im Umfeld des Einstiches das Repairsystem veranlassen, regulierend einzugreifen. Auch dieser Vorgang wird bewirkt an der Drehscheibe des Lebens, in der Mitochondrie, am Cytochrom a/3. Alle Repairvorgänge beginnen grundsätzlich mit der Stabilisierung des Redoxpotentials des Cytochrom a/3. Erst wenn das Cytochrom a/3 sein naturgegebenes Redoxpotential von +290 mV besitzt, kann die Energie erzeugt werden, die benötigt wird, um andere energetisch zusammengebrochene Molekularstrukturen im zullulären Raum wieder auf ihre normalen Energiegrößen aufzubauen.

Die Mitochondrie ist also die wichtigste Stelle für die Energie- und Informationsverarbeitung im lebendigen biologischen System des Menschen.

Die regulatorischen Wechselbeziehungen der neurogenen und muskulären Zonen, die mein Freund und Kollege Dr. Otto BERGSMANN schon jahrelang theoretisch und praktisch akzentuiert, waren für meine Erkenntnisse weitgehend richtungsweisend. Speziell die Einbeziehung seiner Erkenntnisse in meine Denkabläufe half mir, meine regulationstherapeutischen Einsichten voranzubringen, und hat maßgebend meine Arbeit an Patienten in der Praxis beeinflußt.

Dasselbe gilt für meine Kollegen und Freunde, Felix PERGER, Peter DOSCH, Hartmut HEINE, Gisela DRACZYNSKI, Mark BOTTU, Gerhard OHLENSCHLÄGER, Ralf TÜRK, Joachim VARRO, Iwan ENGLER und nicht zu vergessen meine niederländischen Kollegen aus der Universität Utrecht, Abteilung Molekularbiologie, Roel van WIJK, Wilbert LINNEMANNS, Dennisch SCHAMHART und Fred WIEGANT. Ihren tiefgehenden Erkenntnissen speziell auf dem Gebiet der Grundlagenforschung im Bereich der Medizin sowie in vielen anderen Bereichen des Seins habe ich es zu verdanken, daß ich heute die Ehre habe, den Vortrag hier halten zu dürfen.

Durch ihre Erkenntnisse wurde ich immer wieder neu angeregt, mir neue Gedanken, das heißt neue theoretische Vorstellungen über die Wirkung der Neural-Therapie zu machen. Durch die daraus resultierende neue therapeutische Praxis bin ich zur tieferen biologischen und medizinischen Regulationsheilkunde im allgemeinen gekommen.

Energiequanten des Lebens

Bevor ich Ihnen in einer Kurzfassung unsere neue ganzheitliche Grundlagen-Theorie vorstelle, möchte ich auf einen meiner früheren Artikel zurückkommen. In diesem Artikel stellte ich die Frage: "Was bewirken die ultravioletten Strahlen der Sonne im lebendigen biologischen System Mensch?"

Wir wir nachweisen konnten, entsteht das Belebende dadurch, daß die Photonen im ultravioletten Strahlungsbereich zwischen 200 und 240 nm in den Kapillaren der Hautschicht den Sauerstoff im Blut zu Singulett-Sauerstoff anregen.

Das heißt, die Energiequanten der Sonne werden im biologischen System des Menschen für energiequantenphysikalische Prozesse verwendet.

Wir wissen aus medizinischer Erfahrung, wie diese Energiequanten therapeutisch bei chronischen therapie-resistenten Krankheiten noch Heilung bewirken können, wo pharmakologische Methoden versagen. Als Beispiel möchte ich hier die Psoriasis nennen, die, mit Puva (ultraviolette Quanten des Lichts) bestrahlt, noch wirkliche Heilungen erkennen läßt. In meinem damaligen Artikel habe ich anhand des RUTHERFORD/BOHRschen Atommodells erklärt, was bei diesem Prozeß abläuft. Nämlich, daß Photonen in diesem Nanometerbereich Elektronen des Sauerstoffmoleküls (02) in eine höhere Schale versetzen. Mit einer Geschwindigkeit von 10^{-8} bis 10^{-9} sec. fällt danach dieses Elektron wieder in seine Schale zurück, gibt dieselbe Energiemenge, die es extern erhalten hat, intern im lebendigen biologischen System (Mensch) wieder frei und erzeugt so eine energetische Kettenreaktion, da freiwerdende Photonen wiederum Elektronen in eine höhere Schale bringen können usw.

Das RUTHERFORD/BOHRsche Atommodell hat ausgereicht, um die biochemischen Erkenntnisse im atomaren und molekularen Bereich der Zelle zu finden und zu erklären.

Jetzt, nachdem die Hochenergiephysik das Ur-Teilchen der Materie, das "Quark", experimentell nachgewiesen hat und man wirklich vom "Geist im Atom" sprechen kann, ist es nötig, ein neues Atommodell zu erstellen, woran nicht nur wir Mediziner wirklich die elementaren Lebensprozesse der Schöpfung und des Lebens erkennen können. Der Körper des Menschen besteht aus nichts anderem als aus den Elementen, aus denen auch alle nicht lebendige Materie aufgebaut ist. Erst wenn wir die energetische quantenphysikalische Regulation wirklich verstehen, können wir das biologische System des Menschen beginnen zu begreifen.

Um die Erfahrungsmedizin zu einer wissenschaftlich nachvollziehbaren Medizin werden zu lassen, benötigen wir beweisführend eine neue Grundlagen-Theorie, auf der aus ganzheitlicher Sicht die Ursache der Erkrankungen erkennbar wird und auf der auch die reguläre wissenschaftliche Medizin ihre Basis findet bzw. ihr Fundament besitzt.

Nur eine solche Grundlage kann unser Denken verändern und führt uns zu einer wirklich neuen integralen Heilkunde.

Die Ablichtung eines Atoms im Raster-Tunnel-Mikroskop

Mit der folgenden Ablichtung möchte ich vorab Beweis führen, daß die von uns neu erstellte einheitliche Theorie der gesamten Materie einschließlich aller lebendigen biologischen Systeme Hand und Fuß besitzt und uns zu einer neuen integralen Heilkunde führen kann.

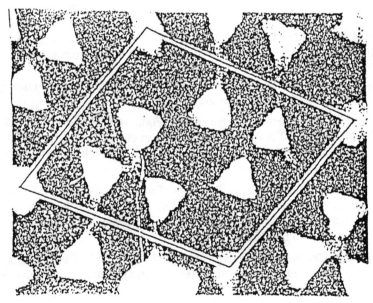

Grafik 3: Die Ablichtung eines Atoms in Raster-Tunnel-Mikroskoop.

Diese Ablichtung eines Atoms bzw. von Elementareinheiten von Atomen in einem Raster-Tunnel-Mikroskop offenbart eine Entdeckung, die beweisführend ist für unsere neue Theorie.

Bemerkt sei, daß diese Ablichtung nur eine zerrissene Atomstruktur zeigt. Bedingt durch die Energieeinwirkung des Ablichtungsprozesses (Energie besteht aus Ur-Teilchen, worüber auch noch weiter gesprochen wird) wurde die Struktur des Atoms auseinandergerissen. Dieses Foto zeigt also nicht die Struktur eines Atoms, sondern die Struktur von Elementareinheiten. Das heißt, jede Pyramide, die Sie zweidimensional als dynamische Form auf der Ablichtung erkennen, besteht aus Ur-Teilchen (Quarks), die sich dynamisch nach einer bestimmten Gesetzmäßigkeit innerhalb dieser Elementareinheiten bewegen.

Die Fragen, wie diese Ur-Teilchen, die von den Elementarteilchenphysikern als "Quarks" bezeichnet werden, entstanden sind und nur so entstehen konnten, wie sie wirken und was sie bewirken, haben wir im 2. Teil dieses Vortrages aus Zeitmangel nur kurz zusammenfassen und teilweise beschreiben können.

Eine EINHEITLICHE Theorie der GESAMTEN MATERIE
einschließlich ALLER BIOLOGISCHEN SYSTEME
Autoren: L. W. Göring / H. J. Lamers

Postulat

Alle Materie, die uns umgibt, einschließlich aller biologischen Systeme, sowie die Kraft, durch die die biologischen Systeme bewirkt werden, existiert nur " DURCH und IN strukturierten UR-TEILCHEN", den sogenannten "QUARKS", die aus "UR-PLASMA" bestehen.

Das UR-PLASMA wurde, am Anfang der Zeit existierend in würfelförmigen Kraftfeldern, die den Raum unseres Universums vom Mikro- bis in den Makro-Bereich füllen, durch eine eingestrahlte Kraft (Schöpfungs-Kraft) in einen bestimmten gesetzmäßigen dynamischen Bewegungsablauf gebracht, in dem sich das Ur-Plasma selbst bewirkt und in Bewegung hält und die Form des UR-TEILCHENS entstehen ließ.

Dieses UR-TEILCHEN besitzt die dynamische Form von "ZWEI AUF DER SPITZE STEHENDEN KUBISCHEN PYRAMIDEN", die an den Spitzen aufgrund des dynamischen Bewegungsablaufes miteinander verbunden sind, wodurch sie sich gegenseitig bewirken.

Alle Elemente, die im Periodensystem der Atome klassifiziert sind, sowie alle experimentell im Labor nachgewiesenen sub-atomaren Teilchen, aus denen die Elementarteilchen der Atome (Elektron, Proton, Neutron und Positron) aufgebraut sind, bestehen aus diesen dynamisch strukturierten UR-TEILCHEN.

Das im UR-TEILCHEN in Bewegung befindliche UR-PLASMA bewirkt durch seinen gesetzmäßigen dynamischen Bewegungsablauf Rotationswellen, durch deren Spin Bindungskräfte erzeugt werden.

Alle im Periodensystem der Atome festgelegten Elemente bestehen aus Energieeinheiten, die die gleiche Form besitzen wie die UR-TEILCHEN selbst. Sie entstanden und entstehen nach demselben gesetzmäßigen Bewegungsablauf wiederum durch Einstrahlung einer größeren Kraft in größeren würfelförmigen Kraftfeldern in unserem Universum.

Die nachgewiesenen Phänomene, die als Elektron, Proton und Neutron sowie als Photon bezeichnet werden, sind jeweils Verdichtungen von Massen von UR-TEILCHEN in den Energieeinheiten, die, gleich wie im UR-TEILCHEN selbst, durch den gesetzmäßigen Bewegungsablauf in diesen Energieeinheiten entstehen.

94

Alle "SCHWACHEN BINDUNGSKRÄFTE" sowie die "STARKEN BINDUNGSKRÄF-TE", die sogenannten "KERNKRÄFTE" im Bereich der Atome, entstehen durch die verschiedenen Rotationsrichtungen der Wellen der UR-TEILCHEN.

Die Phänomene die als "ENERGIELADUNG" beschrieben und die mit den Begriffen (+) positiv, (-) negativ und (o) neutral umschrieben werden, durch die die Phänomene der Anziehung und Abstoßung bewirkt werden, entstehen wiederum nur durch die verschiedenen Spinrichtungen der rotierenden Wellen, in denen sich die UR-TEILCHEN bewegen.

Die Energieladung selbst kann im Endeffekt vollständig mit den Begriffen "SOG" und "DRUCK" beschrieben werden.

Des weiteren postulieren wir, daß die heutige Form unseres Universums sowie alle Formen und alles Sein, das der Mensch mit seinen 5 Sinnen wahrnimmt, entstanden sind durch 5 unbekannte Kräftearten, die in den Raum unseres Universums eingestrahlt wurden.

"So hoch der Himmel über der Erde ist, so hoch erhaben sind meine Wege über eure Wege und meine Gedanken über eure Gedanken." (Jes.55,9). Während der Entstehung des Universums entstand am Anfang des Evolutionsweges ein System aus den kubischen pyramidenförmigen an den Spitzen miteinander verbundenen Ur-Teilchen, das die Expansion des Universums bewirkte und das die Grundlage der Entstehung aller lebendigen biologischen Systeme sowie aller existierenden Formen ist.

Dieses System entstand durch die Bindungskräfte der UR-TEILCHEN, der Teilchen, die der Physiker als Neutrinos bezeichnet.

Dieses System ist gleichzeitig verantwortlich für die Form-Stabilität aller materiellen Formen, die durch die Gedanken der Menschen erschaffen und aus den Elementen geschaffen wurden und werden.

Wenn Sie einmal die Wirklichkeit der kleinsten "Form-Kraft-Einheit" des Seins, das Ur-Teilchen, verstanden haben, werden Sie auch verstehen, daß eine neue wissenschaftliche Einsicht in das Wirken und Bewirken der sogenannten toten Materie eine Lebensnotwendigkeit ist, um Krankheiten zu heilen.

Erst diese ganzheitliche Grundlagentheorie erklärt die Voraussetzungen, die gegeben sein müssen, damit lebendige biologische Systeme in den Formen, wie sie zur Zeit existieren, entstehen konnten und können und die letztendlich erst die Funktionen des Lebendigen möglich machen. Jedes Ur-Teilchen gleich Energiequant ist und war ein Neutrino. Erst beeinflußt durch eine größere Kraft erhielt es die veränderte eigendynamische Form gleich veränderte Frequenz und Amplitude der rotierenden Wellen des Ur-Plasmas, das es zu dem Quark macht, aus dem alle Elemente aufgebaut sind.

So wie das Lebenspotential optimal ist bei + 290 mV, so gehört zu dem Potential, das das Leben erst ermöglicht, der Energiequantenbereich von 13,6 eV.

Damit für Sie ein Einstieg in die Welt der allerkleinsten "Form-Kraft-Einheiten" des Seins möglich wird, möchte ich Ihnen im folgenden Bewegungsablauf von abgestrahlten Energiequanten im Kubus eines Würfels sowie in der geometrischen Form einer Pyramide kurz beschreiben. Die geometrischen Formen des Würfels und der Pyramide sind die Formen, in denen alles Sein abläuft.

Eine Beschreibung der gesamten Theorie, angefangen bei der Entstehung des Universums bis hin zum biologischen System des Menschen, werden wir in der nächsten Zeit offenlegen.

Gesetzmäßiger Bewegungsablauf im Kubus eines Würfels

Jede Molekularstruktur, gleich ob aus sogenannter toter oder lebendiger Materie, strahlt ununterbrochen aufgrund der Einstrahlungen von Ur-Teilchen, die sie aus Molekularstrukturen aus ihrem Umfeld erhält, Ur-Teilchen gleich Energiequanten ab.

Treffen die abgestrahlten Ur-Teilchen auf die Molekulardichte eines Stoffes, sagen wir zum Beispiel einer Wand (Stahlbeton ist darum krankmachend), entsteht an der Wand ein hohes Aufkommen an Ur-Teilchen. Da ununterbrochen weiterhin Ur-Teilchen abgestrahlt werden, werden die aufprallenden Ur-Teilchen nach den Seiten in die vorhandenen Kanten gedrückt.

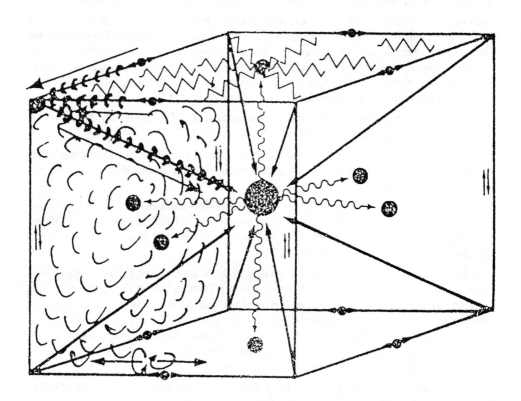

Grafik 4: Bewegungsablauf der Energiequanten im Kubus eines Würfels.

Nehmen wir zum Beispiel einen Raum, der würfelförmig und nach allen Seiten geschlossen ist. Legt man genau in die Mitte dieses Raumes eine Apfelsine gleich lebendige Materie, so strahlt diese Apfelsine ununterbrochen ihre Ur-Teilchen gleich Energiequanten an die Wände des Würfels ab. Der Grund der Abstrahlung ist einfach zu erklären.

96

Die Apfelsine, die als Molekularstruktur nicht mehr angeschlossen ist an die Regelkreise des Baumes, löst sich gleich einem sterbenden Körper in ihre Ur-Teilchen auf.

Die Substanzen, die durch den Auflösungsprozeß abgestrahlt werden, sind keine Atome, also Elemente, sondern es sind die Ur-Teilchen, aus denen die Atome gleich Elemente bestehen. Diese abgestrahlten Ur-Teilchen treffen auf die Wände auf und werden in alle zwölf vorhandenen Kanten abgeleitet. Stoßen die Ur-Teilchen in den Kanten aufeinander, bilden sie jeweils mit entgegengesetztem Spin eine rotierende Welle.

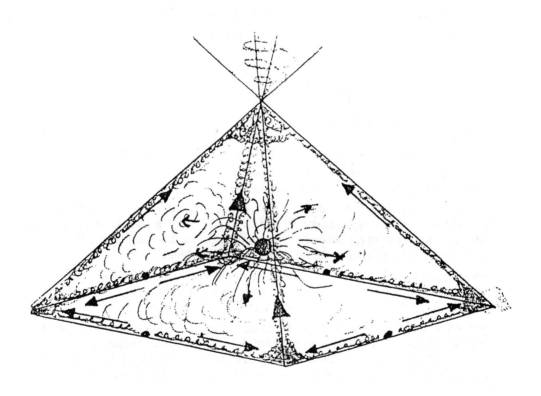

Grafik 5: Bewegungsablauf der Energiequanten in der geometrischen Form der Pyramide.

Der in den Kanten entstehende starke Andrang von Ur-Teilchen führt dazu, daß diese Ur-Teilchen nunmehr versuchen, innerhalb der Kanten, eine Möglichkeit zu finden, sich weiter auszudehnen. Das geht jedoch nur bis zu dem Punkt, an dem die senkrechte Kante zweier Wände und die zwei waagrechten Kanten der Decke bzw. des Bodens zusammentreffen.

An diesen Eckpunkten ist das Aufkommen an Ur-Teilchen so groß und sie haben sich so stark multipliziert, daß die Ur-Teilchen aufgrund ihrer Rotation gleich einem Energiestrahl diagonal wieder in den Raum genau in den Mittelpunkt, also in die Apfelsine eingestrahlt werden.

Dieser in der Grafik erkennbare so multiplizierte Energiestrahl, der aus allen 8 Eckpunkten diagonal in die Apfelsine einstrahlt, bewirkt durch seinen mechanischen Druck, daß die Molekularstrukturen und Elemente wesentlich schneller aufgespaltet werden, als das sonst im normalen Auflösungsprozeß der Fall ist. Es tritt also viel schneller der Zustand ein, den wir im normalen Ablauf als "Faulungsprozeß" bezeichnen. Wie Sie an der Grafik erkennen können, entstehen gleichzeitig durch die diagonale Einstrahlung 6 kubische Pyramidenfelder.

Gesetzmäßiger Bewegungsablauf in der geometrischen Form der Pyramide

In einer Pyramide läuft, bedingt durch ihre geometrische Form, dieser Vorgang wesentlich anders ab.

Die Ur-Teilchen, die von der Apfelsine kugelförmig abgestrahlt werden, treffen auf die 4 Seitenwände und auf den Boden und werden von da jeweils in die 4 Bodenkanten und in die 4 Diagonalen eingestrahlt.

Der Unterschied zwischen dem würfelförmigen Raum und dem Pyramidenraum ist der, daß sich die waagrechten und senkrechten Kanten in der Pyramide nur viermal an einem Punkt treffen, an dem jeweils 3 Kanten zusammenstoßen und einen Eckpunkt bilden.

Im Wüfel sind die Kräfte, die in den Kanten wirken, absolut gleich, so daß die Ur-Teilchen nur noch die Möglichkeit haben, wieder diagonal in den Raum zurückzustrahlen.

In der Form der kubischen Pyramide ist die Kraftverteilung anders. Bedingt dadurch, daß die Seitenkanten gleich Diagonalen kürzer sind als jeweils 2 Hälften der Bodenkanten, deren rotierende Massewelle in die Ecke einstrahlt, wird die Masse durch das höhere Druckaufkommen über die Diagonalen in die Spitze der Pyramide geleitet.

Da weiterhin Ur-Teilchen von der Apfelsine abgestrahlt werden, haben die Ur-Teilchen, die in der Spitze eine hohe Verdichtung gleich hohes Druckaufkommenh erzeugen, dort nur noch eine einzige Möglichkeit: Aus der Pyramide auszustrahlen.

Diese Abstrahlung aus der Spitze der Pyramide erfolgt dann, wenn die Amplitude der rotierenden Welle der Ur-Teilchen in der Spitze, die einen einheitlichen Spin aufweist, eine gewisse Größenordnung erreicht hat. Maßgebend dafür ist die Amplitude der Bodenwelle, die die gleiche Spinrichtung besitzt wie die Welle in der Spitze und die an den 4 Ecken jeweils abreißt.

In den Energieeinheiten der Atome ist die Bodenwelle das Elementarteilchen, das von der Physik als Positron bezeichnet wird.

Hat die Amplitude ihren Maximalpunkt erreicht, werden die Ur-Teilchen spiralförmig aus der Spitze abgestrahlt.

An diesem geschilderten Vorgang erkennen Sie, daß in dem Raum der Pyramide die Apfelsine nur Ur-Teilchen abgibt, aber keine Ur-Teilchen multipliziert in die Apfelsine zurückgestrahlt werden. Die Apfelsine verfault nicht, sondern es wird eine Art Kristallisation erzeugt, das heißt, die Apfelsine mumifiziert.

Das große Rätsel, warum - diese Experimente wurden schon millionenfach von Forschern auf der ganzen Welt durchgeführt - in einer Pyramide Mumifizierungen von sogenannter lebender Materie eintreten, hat, für uns als Nebeneffekt, damit seine Lösung gefunden.

Zusammenfassung

Mit dieser Arbeit habe ich mir erstens, wie in früheren Arbeiten, das Ziel gesetzt, die Grundlage eines neuen erweiterten Modells der Wirkung der Neural-Therapie anzureißen und Ihnen vorzustellen.

Gleichzeitig soll es ein Hinweis sein, daß auf der Grundlage unserer Erkenntnis das Grundregulationsgeschehen definitiv erklärbar wird.

Die Erkenntnis des "Form-Kraft-Geschehens" der Ur-Masse im Ur-Teilchen und der Ur-Teilchen in den Atomen ist unseres Erachtens ein außerordentlich wichtiges "missing link" für die Theorie und Praxis von Leben und Tod, Krankheit und Heilung vor allem in der heutigen Zeit.

Anhand eines Raster-Tunnel-Elektronenmikroskopischen Fotos habe ich dazu in diesem Vortrag ein von uns entdecktes und postuliertes Atommodell, das im Grunde genommen, eine einheitliche Theorie der gesamten Materie sowie aller biologischen Systeme erklärbar macht, als ersten Anfang postuliert und offengelegt.

Dieses Atommodell ist jetzt seit mehr als 10 Jahren die eigentliche Grundlage unseres Denkens in der Medizin und vor allem in der biologischen Medizin.

Wenn das quantenphysikalische Denken einmal Eingang findet in das wissenschaftlich medizinische Denken, möchten wir Ihnen beweisführend noch weitere Erkenntnisse vorlegen, die natürlich vor einigen Jahren auch für unser damaliges medizinisches Denken revolutionierend waren.

Literatur

1. Bergsmann, O., Bergmann R., Kellner, M: Grundsystem und Regulationsstörungen. Haug-Verlag, 1984.

2. Bergsmann, O., Bergsmann R.: Projektionssymptome - Reflektorische Krankheitszeichen als Grundlage für holistische Diagnose und Therapie. Facultas Universitätsverlag Wien, 1988.

3. Bottu, M.: Stoorveld-Neurohumoraal gebeuren. 5e Open-Deur-Dag. Syllabus, 1985. Belg. Ver. voor Neuraaltherapie.

4. Dosch, P.: Manual of Neural Therapie according to Huneke. 10. erweiterte Auflage, Haug-Verlag, 1981.

5. Dosch, P.: Manual of Neural Therapie, Eleventh (revised) Edition, First English Edition, Haug Publishers, 1984.

6. Göring, L.W.: Die 3 Wege zur Krebsentstehung, Eigenverlag, 1984.

7. Göring, L.W., Lamers, H.J.: Die Atmungskette und ihr Zusammenhang mit dem Krebsgeschehen. Gesundes Leben 3/4/5/6 (1985).

8. Göring, L.W., Lamers, H.J.: Ursache und Entstehung einer jeden Krankheit, dokumentiert am Beispiel Krebs und Aids. VESTA Eigenverlag, 1987.

9. Göring, L.W., Lamers, H.J.: Die heilende Wirkungsweise der homöopathischen Heilmittel entschlüsselt. Eigenverlag Stichting Patmos, 1990.

10. Huneke, F.: Das Sekundenphänomen. Krankheit und Heilung anders gesehen. 5. verbesserte Auflage, Haug-Verlag, 1983.

11. Lamers, H.J.: Die Heilwirkung des Lokalanästhetikums Procain in der Neuraltherapie nach Huneke liegt in der Repolarisierung u. Stabilisierung der Cytochromoxydase. In: P. Dosch: Neuraltherapie nach Huneke, Freudenstädter Vorträge, 21. Band, 1986.

12. Lamers, H.J.: Grundlage der kombinierten Neural- und Ozontherapie. Erfahrungsheilkunde 3 (1991).

13. Ohlenschläger, G.: Biochemische Grundlagen der HOT. Vortrag Ärztl. Fortbildungskongreß des Zentralverbandes für Naturheilverfahren, Freudenstadt 3 (1986).

14. Perger, F.: Kompendium der Regulationspathologie und -Therapie. Sonntag Verlag München, 1990.

15. Pischinger, A.: Das System der Grundregulation. Haug-Verlag, 1975.

16. Popp, F.A.: Biologie des Lichts. Paul Parey Verlag, Berlin-Hamburg, 1984.

17. Popp, F.A.: Molekulare und biophysikalische Aspekte der Malignität, Verlag Grundlagen und Praxis, 1984/85.

18. Popp, F.A.: Biophotonen: Ein Weg zur Lösung des Krebsproblems. 2. erweiterte Auflage. Verlag Dr. E. Fischer

19. Seeger, P.G.: Krebs-Problem ohne Ausweg? Dr. E. Fischer Verlag, 1974.

20. Seeger, P.G.: Krebs, wie er entsteht, wie er frühzeitig erkannt und wie er biologisch bekämpft werden kann. Verlag Mehr Wissen, Düsseldorf.

21. Varro, J.: Ergebnisse und Beobachtungen in der Geschwulstbehandlung. Zeitschrift: Internationale Medizinische Gesellschaft für Blut- und Geschwulsterkrankungen 13 (1966).

22. Warburg, O.: Über den Stoffwechsel der Tumoren. Berlin 1926. Springer-Verlag, 1947.,

Ganglion Cervicale Superius: eine Wiederentdeckung

Seine Rolle in der Biomodulation

M. Bottu (Tienen)

Das Ganglion Cervicale Superius, auch Ganglion Supremum genannt, ist wahrscheinlich das am meisten vernachlässigte und vergessene Ganglion, sowohl in der klassischen Schmerzphysiologie als auch in der Anästhesie und sogar in der Neuraltherapie. Diese Feststellung kann auf zwei Ursachen zurückgeführt werden: einerseits wurde der sehr breite Tätigkeitsbereich unzureichend untersucht, andererseits findet man unter den früher beschriebenen Techniken einige, die zu riskant sind, um tagtäglich in der Praxis angewandt zu werden.

Seit langem weiss man, dass es das G. C. S. gibt. Claude Bernard und später René Leriche entfernten es bei Versuchstieren um die Reaktionen zu testen. Die Resultate Ihrer Untersuchungen wurden gründlich durch Orsini (1938) nachgeprüft, der uns übrigens auch die erste Injektionstechnik lieferte. Die Technik wird seit 1943 angewandt durch Descomps. Er veränderte sie leicht und nannte sie dann die retrostyloidäre Infiltration. Er wandte sie, übrigens mit grossem Erfolg, an bei Lungenblutungen durch TBC und bei Astma sowie anderen Allergien. Zwischen 1962 und 1966 behandelte er 4. 564 Fälle mit Serien von Infiltrationen und notierte 92 % erfolgreiche Behandlungen. Zwischenzeitlich wurden ebenfalls Resultate der bekannten russischen Forscher Wichnevski, Boulatov und Anathasieva bekannt. Das bedeutendste Werk wurde in Frankreich durch Regner, Legrand und Thébaut, vorgelegt 1948 veröffentlichten sie Resultate von Ganglion-Infiltrationen in der Knochenpathologie, u. a. bei verlangsamter Kallusbildung. Auch der Einfluss auf Knochenmark, Mesenchym, neurologische Erkrankungen und auf das endokrine System wurden erforscht. Letztendlich wurden die Resultate von nicht weniger als 30. 000 Infiltrationen veröffentlicht.

Obwohl sowohl Gross als auch Dosch die veränderten Infiltrationstechniken von Orsini in ihren jeweiligen Handbüchern über Neuraltherapie besprechen und Schmid 1960 sogar eine stark abweichende Technik beschreibt, ist auch in die neuraltherapeutischen Wirkungskreise wenig von diesen Infiltrationen durchgedrungen. In 1984 beschreibt Göbel[1] eine neue transbukale Technik, die meines Erachtens dadurch bedeutender ist, dass sie die Aufmerksamkeit zieht auf die direkte Verbindung zwischen Ganglion Supremum und der Tonsilleninjektion statt durch seine praktische Anwendungsfähigkeit. Trotzdem dauert es bis 1985 ehe die Aufmerksamkeit der neuraltherapeutischen Gemeinschaft auf die grosse Wichtigkeit der Supremuminjektion gezogen wurde. Zu diesem Zeitpunkt bildet sich in Belgien unter der Leitung von F. Mertens[2] eine Studiengruppe, die sich intensiv mit dem Ganglion

Supremum beschäftigt. Die ersten Resultate dieser Studiengruppe wurden erstmals anlässlich des, Neunten Tages der Offenen Tür der Neuraltherapie, veröffentlicht. (Maastricht, NL, 1989).

Anatomie, Physiologie und Pathophysiologie[3]

Die zervikalen sympathischen Ketten, die bilateral ungefähr 2 cm. unter der Schädelbasis beginnen, umfassen das Ganglion Cervicale Superius (C1-C3), das Medium, das oft fehlt (C4) und das Ganglion Zervicothoracium (Stellatum; C5-Th1).

Das Ganglion Cervicale Superius misst bei einem Erwachsenen ungefähr 4 cm, ist 8 mm breit und 3 mm dick. Es hat eine grau-rote Farbe und geht von lateral-oben bis medial-unten. Dadurch findet man den oberen Pol hinter der Vena Jugularis Interna und den unteren Pol hinter der Arteria Carotis Interna. Der grösste Teil liegt hinter dem Ganglion Inferior des Nervus Vagus X. Via dem Nervus Jugularis ist es mit dem Ganglion Inferior des Nervus Glossopharingeus und mit dem Ganglion Superius des Nervus Vagus IX verbunden. Das G. C. S. empfängt weisse Rami Spinales aus dem vordersten Horn des T4-T7.

Ausgehend vom G. C. S. versorgen nicht myelinisierte postsynaptische Fasern via den Plexus um die Arteria Carotis Communis, Externa und Interna das sympatische Nervensystem des Kopfes.

Vom Ganglion aus gehen ebenfalls Rami Laryngo-Pharyngei nach dem Plexus Pharyngeus.

Mit der Arteria Maxilaris externa laufen Fasern nach dem Ganglion Submaxilare und den Speicheldrüsen. Vom Plexus Oticus Internus aus geht der Nervus Petrosus Profundus und laufen Fasern nach dem Ganglion Oticum, dem Mittelohr und der Parotis, nach dem Ganglion Pterygopalatinum und der nasopalatale mucosa, sowie nach dem Ganglion Ziliare und den Orbita (Nervus II, IV, V, Pupillenmuskeln und Tränendrüsen). Von hieraus gehen auch die sympathischen Fasern nach der Epiphyse (nervi coronarii) sowie nach dem Hypothalamus und der Hypophyse.

Aus der Beschreibung dieser ausgebreiteten anatomischen Zusammenhänge wird deutlich, dass eine Infiltration auf Höhe des Ganglion Supremum notwendigerweise zu einen Hornersyndrom (Ptose, Myose, Anhydrose oder Enophtalmie), hauptsächlich ipsolateral, danach eventuell bilateral, leiten muss. Zurückzuführen auf die periphere Erweiterung entsteht ebenfalls ein Hitzegefühl.

Obwohl unter normalen Umständen der Ruhetonus der zerebralen Blutgefässe gering ist und die Sympatikusinnervation die zerebrale Zirkulation wenig beeinflusst, dürfen wir doch annehmen, dass sie einen Schutz bildet gegen eine plötzliche Steigerung des arteriellen Blutdrucks, sogar wenn der eigene Sicherheitsregelmechanismus durchbrochen wird. Sie bildet ebenfalls einen Schutz gegen die Blut-Nerven-Barriere während eines akuten Überdrucks und formt die Produktion des Liquor Cerebrospinalis. Bei chronisch arteriellem Hochdruck ist sie verantwortlich für die Hypertrophie der Blutgefässe. Der Cerebrale Sympaticus wird aktiviert durch Hyperkapnie, wodurch CO_2-induzierte Vasodilatie gemässsigt wird.

Die Melatonin-Produktion in der Epiphyse wird über das G. C. S. durch Belichtung des Auges gebremst. Darauf kommen wir später zurück.

Ich möchte hier nicht näher eingehen auf die technischen Aspekte der Ganglion Supremum-Infiltration. Das kann man nur in der Praxis erlernen.

102

Umstimmung oder Bio-modulation

Kommen wird jetzt zu dem Begriff, Umstimmung'. Der Begriff 'Umstimmung' beinhaltet die Idee des wieder genauen Abstimmens der Organismus, wodurch er reagieren kann auf die spezifischen Reize wie sie z. B. in der Akupunktur und der Neuraltherapie gesetzt werden. Sowie man ein Klavierkonzert nur auf einem einwandfrei gestimmten Klavier geniessen kann, kann eine nach den Regeln der Kunst ausgeführte homöopathische, aku-punkturistische oder neuraltherapeutische Behandlung nur Effekt liefern in einem Körper, der darauf vorbereitet ist, diese adaequaten Reize zu empfangen. In der Literatur wird neuerdings auch der Begriff Biomodulation gebraucht. Dies ist zurückzuführen auf den Trend, der in der biologischen Medizin entsteht, nämlich ein Trend vom chemischen Denken zum physischen Denken.

Biomodulation ist letztendlich nichts anderes als eine biologische Frequenzmodulation. Durch eine ganzheitliche Behandlung mit sachtem, natürlichem Stimulans wird das Basis-Bio-Regulationssystem beeinflusst, wodurch es wieder auf mehr spezifische Reize reagie-ren kann. Dies ändert jedoch nichts an der Tatsache, dass hier auch eine Anzahl chemischer und enzymatischer Veränderungen stattfinden. Sollten wir auf dem synoptischen Schema die intrazellulären Veränderungen einkreisen, die in Zusammenhang mit einer Störfeldak-tivität stehen, werden wir sehen, dass bei einer Störung des BBRS Abfallstoffe entstehen, die entweder in der Zelle angehäuft oder ausgeschieden werden. Ich habe als Hypothese[4] aufgestellt, dass, wenn man das Störfeld ausschaltet, die enzymatischen Prozesse wieder-hergestellt werden und dass so die aufgehäuften Abfallstoffe enzymatisch abgebaut werden. Eine bestimmte Zahl der Abfallstoffe ist aber bereits ins BBRS gelangt. Dadurch und durch die exogene toxische Umweltbelastung wird das BBRS immer mehr zerstört. Deshalb müssen die Regulationstherapien dann hier zu allererst anknüpfen.

Ich habe dann auch versucht, dies in meiner Totalvision der biologischen Heilweisen[5] deutlich zu machen durch das Einführen des Begriffs 'Biomodulation - Störfeld-Komplex. Man kann den Menschen als ein Wesen betrachten, welches mit seinen (am besten) blossen Füssen in einer mit Tau bedeckten Wiese steht, senkrecht, seine Hände zum Himmlischen Schöpfer gestreckt. Er bildet ein wirkliches Oktaeder. Wie ein Sog, wie aus einem innerli-chen Zwang heraus entspringt aus der Erde eine Spirale, wobei diese sich um das inneren und äusserliche Milieu schlängelt, um auf einem höheren energetischen Niveau überzuge-hen in das Psychische. Von dort aus wird sie sodann durchstossen nach dem Transzendenten. Diese Spirale entsteht aus dem innerlichen Wachstum nach Freiheit. Damit dieses innerliche Wachstum erreicht werden kann, muss man mit dem -Biomodulations-Störfeld-Komplex' zurechtkommen. In dieser Spirale erkennen wir deutlich, dass das 'Biomodulations-Stör-feld-Komplex, einen Wendepunkt formt zwischen den tieferen Angriffspunkten, nament-lich dem Bewegungsapparat und dem Aussenmilieu, und den höheren, namentlich den energetischen und den psychischen. Zwischen diesen beiden letzten klafft eine weite Lücke. Ungefähr der ganze biotherapeutische Apparat beschäftigt sich ausschliesslich mit den tieferen Niveaus.

Die chronischen Erkrankungen nehmen in einem viel stärkeren Masse zu als die akuten Krankheitsfälle, und unter den chronischen Erkrankungen finden wir immer mehr Fälle, in denen der psychische Faktor überhand nimmt. Der Naturarzt wird dann auch immer mehr mit der Tatsache konfrontiert, dass er diese Lücke füllen muss, mit anderen Worten: er muss auch die Blokkaden die auf diesem Niveau entstehen, erkennen und behandeln. Mit einigem

Vorstellungsvermögen könnten wir sagen, dass diese Verbindung zwischen dem Psychischen und dem Körperlichen, dieses Gebiet der hauptsächlichen Blokkaden, rund um den Hals liegt. Dies ist das Gebiet des Ganglion Cervicale und des Übergangs des Ganglion Cervico-thorakale (erste Rippe), aber auch das Gebiet der Tonsillen, des Thymus und der Schilddrüse. Nogier[6] bemerkte denn auch als erster, dass das Erste-Rippe-Syndrom eine unüberwindbare Blokkade bildet bei jeder integralen Behandlung des Menschen. Solange man diese Blokkade nicht auslöschen kann, ist jeder Versuch einer zentralen Behandlung von peripheren Klagen von Beginn an zum Scheitern verdammt. Dies kann man denn auch als Ursache dafür ansehen, weshalb in der Neuraltherapie so viel Aufmerksamkeit dieser Zone gewidmet wird durch Injektionen an der Schilddrüse, dem Waldeyer'schen Ring[7] und dem Ganglion Stellatum.

Zentrale Neuraltherapie

In der Neuraltherapie ist man sich stets dessen bewusst gewesen, dass man mit Injektionen an dem obengenannten Übergangsniveau keine Erkrankungen heilen konnte, die ihren Ursprung auf dem höheren Niveau des zentralen Nervensystems fanden. Man hat immer wieder nach Methoden gesucht um das zentrale Nervensystem zugänglich zu machen für eine neuraltherapeutische Behandlung.

Die Neuraltherapie ist entstanden aus der intravenösen Injektion eines Procain-Derivates. In diesem Sinne hat man die Neuraltherapie dann auch in all den Jahren angewandt, insbesondere als zusätzlichen Therapie. Vor einigen Jahren hat eine Arbeitsgruppe der Belgisch-Niederländischen Vereinigung für Neuraltherapie-Regulationstherapie sich intensiv mit diesem Problem beschäftigt. Paesmans berichtete über die Ergebnisse anlässlich des 3. und 4. Tages der Offenen Tür der Neuraltherapie (1983 und 1984). Mertens[8] fasste während seines Vortrages 'Neues von der Neuraltherapie in Belgien' auf dem Internationalen Neuraltherapie-Kongress in Freudenstadt (September 1985) die wichtigsten Indikationen für die intravenöse Procaine-Injektion als folgt zusammen:

* Schmerzklagen im allgemeinen
* Krebsschmerzen
* Kopfschmerzen
* Migräne
* Phantomschmerzen
* Kausalgieen
* postcomotionelles und postconvulsionelles Syndrom
* Vertigo
* Vegetative Dystonie
* Psychische Labilität und Verabreichung von Beruhigungsmitteln.
* Zerebrale Arteriosklerose

Wie Sie sicher schon bemerkt haben, geht es hier immer wieder um Erkrankungen, wo eine wichtige zentrale Komponente mit im Spiel ist. Bei unbedeutenden Nebenwirkungen (vorausgesetzt, dass vorher auf Procaineallergie getestet wurde) fasst Mertens die Resultate wie folgt zusammen:

* Ohne Resultat: 5 %
* Gutes Resultat: 50 %
* Sehr gutes Resultat: 35 %

104

*   Unerwartet gutes Resultat: 10 %

Hieraus kann man schliessen, dass die intravenöse Procaininjecktion als Mittel bei der zentralen Umstimmungs- und Störfeldausschaltung nicht unterschätzt werden darf. Trotzdem suchte man in der Neuraltherapie noch nach anderen Möglichkeiten um Störfelder zu beeinflussen.

Reid[9] (1958-1960) beschrieb in einigen Artikeln die sogenannte zisternale Punktion wobei 1 cc. Impletol in den vierten Ventrikel gespritzt wurde.

Diese Methode wandte man aber nur an bei Verdacht auf schwere neurologische Abweichungen wie z. B. Encephalites, Encephalomyelitis und atrophischen Nervenprozessen. Obwohl man sie in der neurologischen Diagnostik wiederholt gebraucht um an Liquorflüssigkeit zu gelangen, weist Dosch darauf hin, dass diese Methode nur unter guten Bedingungen stationär angewendet werden kann. Dadurch dass stets die Möglichkeit einer Punktion der Marks besteht ist sie in der Neuraltherapie - auch bei Krankenhausaufenthalt - zwecklos. Wir müssen also weitersuchen.

Bereits vor 7-8 Jahren fiel mir auf, dass man bei Injektionen in der oberen Hälfte der Tonsille manchmal das Horner'sche Syndrom erhielt. Daraus schloss ich, dass man, indem man die Injektion etwas tiefer ansetzte, das Ganglion Cervicale Superius beeinflussen konnte. Diese Auffassung wurde durch Göbel[10] bestätigt während seines anlässlich des neuraltherapeutischen Kongresses zu Freudenstadt in 1983 gehaltenen Vortrages mit dem Thema: 'Ein günstiger Weg für die Injektion zum Ganglion Cervicale Superius".

Darin beschreibt er einen medialen Zugangsweg zum G. C. S. längs der Mundhöhle auf Höhe der oberen Hälfte der Tonsillen. Da ich zu dem Zeitpunkt bereits einen grossen Widerstand zu brechen hatte, wenn ich nur eine einfache Injektion in der Nähe der Mandeln setzen wollte, schien diese Methode mir noch weniger anziehend.

Die Injektion als Möglichkeit zur Beeinflussung der zentralen Regulationsstarre und der zentralen Störfelder erschien mir erst interessant, als Mertens[11] und seine Mitarbeiter einen Weg entdeckten, durch den man von aussen einen Zugang findet, und damit das Risiko einer Carotis-Punktion stark reduzierte.

Biomodulation und Störfeldausschaltung

Ein Störfeld ist niemals eine isoliertes Geschehen. Es ist immer in das Basis-Bio-Regulationssystem eingebettet, das Grundsystem wie es bereits von Pischinger vor 40 Jahren beschrieben wurde.

In diesem BBRS haben wir es stets mit drei Pole zu tun: dem neuralen, dem humoralen und dem zellulären Pol. In den vergangenen Jahren wurde die Feinstruktur dieses BBRS, auch Matrix genannt, hauptsächlich durch Prof. H. Heine[12] weiter aufgeklärt. Das Präsent sein des Rete Terminale und der Proteoglycanenstruktur der basalen Membranen sind in diesem Zusammenhang von grosser Bedeutung. Indem wir nun versuchen, mittels einer Procaininjektion oder eines einfachen Stichphänomens ein Störfeld auszuschalten, müssen wir stets damit rechnen, dass Veränderungen auf zellulärer, neuraler und auch humoraler Ebene auftreten können. Physico-chemische Änderungen eines Störfeldes, die keine Auswirkungen auf das unterliegende Nervengewebe haben sollten, würden wenig am Gesamtzustand des Patienten ändern.

Wenn ich diese Grundsätze in Zusammenhang bringe mit der anatomischen Gegebenheit, dass die Tonsillen in der Nähe des G. C. S. liegen, und ausserdem die zahlreichen Sekunden- und Sofortphänomene in Betracht ziehe bei der Behandlung der oberen und gegebenenfalls der unteren Hälfte, dann tritt bei mir spontan die Frage auf, ob es nicht gerade diese wichtigen unterliegenden Strukturen sind, die die Behandlung der Tonsillen so erfolgreich machen in der neuraltherapeutischen Praxis. Man kann sich natürlich umgekehrt auch die Frage stellen, ob das Spritzen eines ansehnlichen Depots von 5 cc Procaine auf Höhe des G. C. S. nicht teilweise diffundiert nach dem peritonsilären Gewebe hin und dadurch einen Einfluss auf den Waldeyerschen Ring ausübt. Bei diesem Gedankengang muss natürlich wohl bedacht werden damit, dass die Injektionen am G. C. S. nur unilateral gesetzt werden.

Aus Sicht der Biomodulation und der Störfeldausschaltung sind die zentralen Verbindungen des G. C. S. noch wichtiger. Es ist nämlich verantwortlich für die sympatische Versorgung des Halses, der oberen Körperteile, des O. R. L. -Gebietes und eines grossen Teils des Encephalons.

Darüberhinaus hat es direkte Nervenverbindungen mit dem Ganglion Ophtalmicum, dem Ganglion Oticum und dem Ganglion Sphenopalatinum. Am wichtigsten ist jedoch wohl die direkte Verbindung mit der Epiphyse über den Nervi Conarii und dem Plexus Caroticus Internus, wodurch es einen direkten Einfluss auf die Hypophyse und den Hypothalamus nimmt. Die Pynealozyten, die 90 % des Volumens der Hypophyse ausmachen, stehen also deutlich unter der orthosymatischen Kontrolle des G. C. S. Sie scheiden Serotonin, Noradrenalin und Melatonin aus. Die wichtige Rolle von Noradrenalin und Serotonin auf den ganzen Körper und insbesondere für die Vasomotorik ist ausreichend bekannt. Die Melatonin-Produktion wird durch das Enzym Hydroxy-Indol-0-Methyl-Transferase geregelt. Hier findet man einen wichtigen kybernetischen Kreislauf, welcher vom Tractus Opticus Inferior zum Ganglion Supremum und so zur Epiphyse läuft. Im Feed-Back-Mechanismus unterdrückt Melotonin die Thyroid-Hormone, das Wachstumshormon sowie die Wirkung der Ovaria und der Samenbläschen. Andererseits stimulieren sie die Parathyroidea. Es ist dann auch nicht verwunderlich, dass der therapeutische Effekt der G. C. S. -Infiltration sich sowohl bei endocrinologischen als auch neurologischen und Durchblutungsstörungen geltend macht. Dies brauchen wir nicht im Detail zu wiederholen.

Aus dem spezifischen Standpunkt der Umstimmung möchte ich doch noch eben verweilen bei dem Werk von Regner[13]. Regner veröffentlichte bereits in 1955 die therapeutischen Resultate von 30. 000 Infiltrationen des G. C. S. in der Knochenpathologie. Ich zitiere aus seinem Artikel: "

"Die Infiltration, oder besser noch die Wiederholung von Infiltrationen während einer relativ beschränkten Periode kann einen bleibenden Effekt erreichen, sie kann den normalen Mechanismus einer gestörten Zone wieder herstellen, gleich welcher Art diese Störung war. Wir erreichen dadurch keine funktionelle hypothalamo-hypophysiäre Anregung, wohl jedoch eine Regulierung. Die Erfahrung lehrt, dass die Infiltration angewandt werden kann sowohl bei einer Hyper- als auch bei einer Hypo-Funktion der Drüse, was jedoch gar nicht so verwunderlich ist. "

Ohne das Wort Neuraltherapie in den Mund zu nehmen, umschreibt Regner die typisch neuraltherapeutische Wirkung der Injektion am Ganglion Cervicale: sie ist nicht stimulierend oder inhibierend, nein, sie ist regulierend. Aber bei der Besprechung der 'Mesenchymatose Osseuse' geht er noch einen Schritt weiter. Ich zitiere wiederum:

*"Das Knochengewebe und das Mark können also nicht getrennt werden. Viele Knochener-
krankungen weisen haematische Veränderungen auf. Umgekehrt ist dies ebenso der Fall.
Der Knochen ist ein Bindegewebe, ein Gewebe mesenchymatösen Ursprungs. Man muss
das Knochengewebe also im Rahmen der Physiologie und der Pathologie des mesenchymatösen Gewebes studieren. Der hypothalamo-hypophysiäre Komplex wirkt auf das Mesenchym in seiner Totalität, wobei die stark variierten und ungleichen Störungen pathologische
Darlegungen auf jeden der folgenden Komponenten mit sich führen.: Knochen, Blut,
Retikulo-endotheliales System. "*

Und weiter:

*"Bereits früher wiesen wir auf die entscheidenen Veränderungen des Myelograms beim
Individuum nach einer Infiltration des G. C. S. hin: Entwicklung von jungen Formen der
roten Serie; Auftauchen von Lymphozyten und monozytärer Hyperplasie. Vor allem die
Veränderung letzterer Zellen, der Monozyten, erscheint uns von grosser Bedeutung. Sein
Wachstum im Haemogramm nach der Infiltration spiegelt eine Stimulierung des retikulo-
endothelialen Systems wieder, welches wiederum das embryonnäre Potential des Mesen-
chyms wiedergibt. "*

Regner bringt hier also zum Ausdruck, dass eine Regulation des G. C. S. über den
hypothalamo-hypophysären Komplex einen direkten Einfluss ausübt auf das retikulo-endo-
theliale System. Dadurch erreicht man hauptsächlich eine monozytäre Hyperplasie. Gerade
aus diesen Monozyten wurde, durch Pischinger, der Faktor M isoliert. Er wurde kommer-
zialisiert unter dem Namen 'Elpimed'. Die umstimmende Wirkung dieses Mittels ist zur
Genüge bekannt. Durch das wichtige Werk Regners wurde ausserdem deutlich gemacht,
dass die Infiltration des G. C. S. nicht allein über den neuralen Pol, sondern auch über den
humoralen und den zellulären Pol des Basis-Bio-Regulationssystems läuft.

Klinik

Illustrieren wir diese biomodulierende Wirkung des G. C. S. anhand eines klinischen Falles.
Frau V., 64 Jahre, besucht uns zum ersten Mal am 28. 04. 1988. Seit einigen Monaten hat
sie Meniere-artige Beschwerden. Dadurch ist sie bereits gefallen und hat eine Commotio
erlitten. Als Mittel gebraucht sie Sibelium, Agyrax und Limbitrol. Sie klagt über allgemeine
Müdigkeit und eine depressive Stimmung. Sie zittert. Als Folge der Menopause klagt sie
über trockene Schleimhäute. Dafür nimmt sie Aacefemine, ein Östrogenpräparat. Ausserdem hat sie noch Darmprobleme. Aus der medizinischen Anamnese erfahren wir, dass sie
1970 eine Gebärmutteroperation über sich ergehen lassen musste wegen einer Gebärmutt-
ersenkung. In 1984 entdeckte man ein duktuläres Karzinom, woraufhin man eine Brustope-
ration und einer Drüsenevidimentierung durchführte. Nachbehandelt wurde sie mit
Novaldex und Provera.

Während der ersten Konsultation wurden eine peri-aurikuläre Behandlung durchgeführt von
folgenden Punkten: 'Tor des Ohres', 'Gallenblase 8', und eine Injektion an das Mastoid,
beiderseits.

Dadurch verschwinden die Schwindelanfälle und dieser Zustand dauert an. Danach erhielt
sie Injektionen von Vaselastica und Coliacron und nebenbei nimmt sie Ortosil, Glechoma
Hederacea und Naudicelle F. Ebenfalls erhielt sie eine Anzahl Eigenblutbehandlungen. Das
Zittern jedoch blieb bestehen. Am 2. 6. 1988 erhielt sie zum ersten Mal eine G. C. S.
-Infiltration. Dies wurde nun wöchentlich wiederholt. Das Zittern hörte vollständig auf. Am

27. 09. klagte sie nochmals über einen leichten Schwindelanfall, woraufhin man noch einmal die Ohrpunkte behandelte. Danach verschwanden die Klagen vollständig.

Schlussfolgerung

Nach dieser Übersicht dürfen wir dann auch die Resultate von F. Mertens[14] unterstreichen:

*   Das Ganglion Supremum ist die letzte Modulationsstation der Körperinformation vor dem Gehirn.
*   Es ist der alles umfassende Normalisator für Störfelder im Kopfgebiet und darf sicher nicht vernachlässigt werden, wenn nach der Sanierung keine Besserung auftritt.
*   Bei der Infiltration des Ganglion Supremum beziehen wir eine wichtige Umgebung neben und um das Ganglion mit ein.

Ich darf dann auch feststellen, dass die Infiltration des G. C. S. in der Zukunft die Injektion am Plexus Coeliacus und die Stelatum-Injektion immer mehr verdrängen wird als DER Höhepunkt der Neuraltherapie.

Literatur

1. GÖBEL, H., *Ein günstiger Weg für die Injektion zum Ganglion cetvicale superius,* in, Neuraltherapie nach Hunele-Freudenstädter Vorträge 1983/4 (9. Band), Ulm/Donau, Haug V., 1985.

2. MERTENS, F., *Ganglion Cervicale Superius Injektie,* AIG-Nieuwsbrief, 1989 (15), p. 3.

3. MOELAERT, I'.; *Physiologie en pathofysiologie; Onderscheid tussen ganglion stellatum e ganglion cervicale superius;* Wezemaal-Roermond, Belg. Ned. Ver. Neuraalth. (NEGENDE Opendeurdag der Neuraaltherapie), 1989, p. 11-16.

4. BOTTU, M.; *Ozon en kakanker; in:* 'Jaarboek Ozontherapie 1989-1990', Wezemaal (Belg. Ver. Ozontherapie), 1990, p. 112

5. BOTTU, M., *Integrale kijk op kanker: diagnose en behandeling van het basis-bio-regulatiesysteem,* Deventer, Hank-Hermes, 1989

6. NOGIER; *De l' Auriculothérapie l' Auriculomédecine. I' aris,* Maisonneuve, 1981, p. 219.

7. LAMERS, H.; *Neuraaltherapeutische regulatie aan de ring van Waldeyer;* in 'Negende Opendeurdag der Neuraaltherapie' (Maastricht 1989), wezemaal-Roermond, Belg. Ned. Ver. Neuraalth., 1989, p. 34-55. S. auch: LAMERS, H. (u. Mitarb. BOTTU, M.): *Neuraaltherapie en het Basisbioregulatiesysteem, Deventer,* Hank-Hermes, 1988.

8. MERTENS, F., *Neues von der Neuraltherapie in Belgi¥n* 'Neuraltherapie nach Huneke-Freudenstädter Vorträge 1985 (10. Band), Ulm/Donau, Haug V., 1986.

9. REID, G., *Zysternale Therapie zentralbedingter Störungen des Nervensystems bei enzephalen und peri-enzephalen Erkrangkungen* (Hyppokrates 29/1958, 723-727) - *Zysternale Inpletoltherapie zentraler Störungen des Nervensystems* (Therapiewoche 3/1958) - *Zysternale Therapie bei Störungen des Zentralnervensystems* (Ärztliche Praxis 9/1960)

10. GÖBEL, H.; o. c. s. 1.

11. MERTENS, F.; o. c. s. 2.

12. HEINE, H., *Basalmembranen als Regulationssysteme zwischen epithelialen Zellverbänden und Bindegewebe,* Gegenbaurs morph. Jahrb., Leipzich 132 (1986)3, p. 325-32.

13. REGNER, J. e. a.; *Résultats thérapeutiques de 30. 000 infiltrations du ganglion cervical supérieur en pathologie osseuse,* Sem. Hôp. Paris, 31/1955 (48).

14. MERTENS, F.; o. c. s. 2.

Mit Dank an Dr. P. MOELAERT für dem Teil über Anatomie, Physiologie und Pathophysiologie und an Dr. F. PERGER für die Korektur des Textes.

M. B.

Segmentalreflektorik in der Veterinärmedizin

A. Zohmann (Fieberbrunn)

Vorsitzender der Sektion Akupunktur, Neuraltherapie, Homöopathie in der Österreichischen Gesellschaft der Tierärzte

Segmentale Zusammenhänge aufgrund einer engen Verknüpfung der einzelnen Anteile eines Metamers über den medullär lokalisierten segmentalregulatorischen Komplex nach BERGSMANN und EDER spielen in der veterinärmedizinischen Diagnostik und Therapie eine wesentliche Rolle.

Dabei macht man sich reflektorische Mechanismen zunutze, die sowohl im physiologischen Verhalten begründet, wie auch bei pathologischen Vorgängen durch bestimmte Verhaltensformen charakterisiert sind. Weiters beruhen auch diagnostische Provokationsformen auf segmentalreflektorischen Prinzipien. Auf dem Gebiet der Veterinärethologie sind es vor allem die Arbeiten von PORZIG und SAMBRAUS, die Hinweise auf bestimmte Verhaltensmuster liefern und welche von KOTHBAUER mit Punkten der Akupunktur verglichen wurden.

1. Leckverhalten und Suchkontakte

1.1. Neugeborenenpflege

Sofort nach der Geburt beleckt das Muttertier ihr Neugeborenes intensiv, wodurch eine allgemein vitalisierende Stimulation ausgeübt wird; die rauhe Rinderzunge regt vor allem vegetative Nervenfasern im Bereich vaskulärer Strukturen an (z. B. die Plexus periarteriales). Ziel dieser durchblutungsfördernden Maßnahme sind vor allem die Akren - kein Zufall, daß sich gerade an diesen Stellen auch die sogenannten "Notfallpunkte" der Akupunktur befinden, die besonders bei asphyktischen Kälbern mit Erfolg eingesetzt werden.

Auffällig erscheint die enge Beziehung zu Blutgefäßen: Da diese Punkte bei der Verwendung als Notfallpunkte bluten sollen, dürfte dieser Mikroaderlaß eine reaktive Durchblutungssteigerung in der Peripherie bewirken (Asphyxie - Herz- und Kreislaufinsuffizienz!).

Auch in asiatischen Darstellungen zum Aderlaß bei Pferden finden diese Punkte große Beachtung.

1.2. Suchkontakte des Neugeborenen

Von neugeborenen Kälbern wird nach einem vorgegebenen Schema der Rumpf der Mutter auf der Suche nach dem Euter durch Nasenstöße kontaktiert: Beginn an Halsansatz und Vorderbrust, über den unteren Teil der seitlichen Brustwand und den seitlichen Unterbauch, Euterbasis bis zu den Zitzen.

Durch diese Stöße wird eine größere Zahl von Akupunkturpunkten stimuliert, die speziell bei Euterödemen, Schwermelkbarkeit oder Widersetzlichkeit beim Melken eingesetzt werden.

Auch hier fällt auf, daß es sich bei den in Frage kommenden Punkten nicht nur um faszienperforierende Rami cutanei laterales und ventrales von Segmentalnerven handelt, sondern ebenfalls wieder eine enge Beziehung zu venösen Gebilden zu bestehen scheint: Ma 18 am Milchnäpfchen - die Durchtrittsstelle der V. epigastrica cran. supf. durch die Bauchwand und Übergang in die V. thoracica interna. Da an dieser Stelle bei spastisch verengter "Milchader" nicht nur der alleinige Einsatz der Nadel (Akupunktur) mit Mikroaderlaß, sondern vor allem auch die Applikation von Lokalanästhetika (Neuraltherapie) an die Gefäßwand empfohlen wird, und innerhalb kurzer Zeit bereits eine Dilatation des Gefäßes beobachtet werden kann, wäre folgender Mechanismus denkbar:

Die Milchader ist eine größere Vene und daher als solche von sympathischen Nervenfasern versorgt. Die Symptomatik "spastisch verengte Vene, Milchretention und Widersetzlichkeit von Kalbinnen beim ersten Saug- und/oder Melkakt" deutet auf einen Zustand der Sympathikotonie bei diesen Tieren hin, der offensichtlich durch den Streß - Erstgeburt, erster Saug- bzw. Melkakt - bedingt ist.

Werden nunmehr durch das lokalanästhetisch wirksame Pharmakon die vasokonstriktorisch wirksamen sympathischen Fasern blockiert, erfolgt eine mechanische Erweiterung des Gefäßes und das angestaute venöse Blut kann ungehindert weiterfließen.

1.3. Leckverhalten mit gastrointestinaler Wirkung

1.3. a) Belecken des Neugeborenen

Unter Punkt 1.1. wurde die durchblutungsfördernde Wirkung durch Belecken der Akren beschrieben; kurz vor dem ersten Saugakt sowie während des Saugens beleckt die Mutter aber auch sehr sorgfältig die Analregion des Neugeborenen.

Dieses Verhalten wird auch bei Gazellen beschrieben. Es soll der Aufnahme des Geruches dienen, an dem das Junge vom Muttertier immer erkannt werden kann. Auffällig erscheint jedoch in diesem Zusammenhang, daß sich median, in der Einbuchtung zwischen Anus und Schwanzansatz der Punkt Lg 1 befindet, der bei Indikationen wie Durchfall, Kälberdysenterie, gastrointestinalen Störungen etc. mit Erfolg eingesetzt wird. Das ließe auch den Schluß zu, daß neben der Geruchsaufnahme zusätzlich noch eine Stimulation dieses Punktes erfolgt mit dem Ziel einer Peristaltikregulation beim Erstkontakt des Magen-Darm-Traktes von Neugeborenen mit der Muttermilch.

1.3. b) Leckverhalten von Adulten

Nach PORZIG und SAMBRAUS werden bei Rindern im Weidegang, abhängig von der Tageszeit und der damit gekoppelten Nahrungsaufnahme, zu bestimmten Zeitpunkten von den Weidepartnern bestimmte Zonen, die für das Einzeltier nur schwer oder gar nicht erreichbar sind, intensiv beleckt. Diese Leckzonen umfassen mehrere Akupunkturpunkte, die einen positiven Einfluß auf die Rumination ausüben. Die Stimulation dieser Punkte ist z. B. bei Pansenatonie oder Ruminationsstörungen indiziert. Hierbei ergibt sich schon aus der Lage der betreffenden Punkte der segmentale Zusammenhang mit den für das Wiederkäuen relevanten Organen.

2. Sexualverhalten von Wiederkäuern

2.1. Paarungsvorspiel

Präkopulativ ist v. a. bei Hirschartigen und Gazellinen aber auch bei Schaf und Ziege der sogenannte "Laufschlag" zu beobachten. Dabei stößt oder reibt das männliche Tier mit seinem Vorderlauf eine bestimmte Stelle knapp oberhalb des Tarsalgelenkes des weiblichen Partners. An dieser Stelle befindet sich bei den genannten Tierarten das Tarsalorgan, ein modifiziertes Hautdrüsenorgan, das vermehrt Schweiß- und Talgdrüsen aufweist. Ein Effekt liegt hierbei sicher in der Aufnahme pheromonartiger Stoffe.

KOTHBAUER stellt die Überlegung an, daß es sich bei bestimmten Akupunkturpunkten z. B. auch um solche Modifikationen der Epidermis handeln könnte, da nahezu jedes Hautorgan von Haussäugetieren mit Akupunkturpunkten korreliert.

Vergleicht man nunmehr die kontaktierte Stelle des "Laufschlages" mit der Akupunkturkarte des Rindes, so fällt eine Übereinstimmung des Organum tarsale von Hirsch- und Gazellenartigen mit dem Punkt MP 6 des Rindes auf. Dieser Punkt soll speziell uterusaktiv wirksam sein. Demzufolge sei an dieser Stelle folgende Überlegung erlaubt: KOTHBAUER stellt zur Diskussion, ob nicht unter Umständen gewisse Akupunkturpunkte Rudimente früher einmal angelegter Hautdrüsenorgane repräsentieren könnten. Wenn dies der Fall sein sollte, könnte der Laufschlag auch eine reflektorische Wirkung auf den Genitaltrakt zur Folge haben.

Ob und welche Reaktionen des Genitaltraktes durch eine Stimulation des oben erwähnten Punktes hervorgerufen werden (z. B. Steigerung der Uterusmotilität - Spermientransport, Portioerweiterung o. ä.) ist sicher von der Zyklusphase abhängig und soll Gegenstand entsprechender Untersuchungen sein.

2.2. Deckakt

Bei sämtlichen Säugetieren besteht eine enge Beziehung zwischen den bei der Kopulation kontaktierten Körperstellen und urogenitalspezifischen Akupunkturpunkten. KOTHBAUER untersuchte und interpretierte diese Thematik weitestgehend. Ergänzend sei noch auf experimentelle Untersuchungen von SCHÜPBACH hingewiesen, die beim Schwein nach einer Provokation der Uterusschleimhaut im Thermogramm speziell eine Erwärmung im Bereich der Lumbosakralregion sowie entlang der Darmbeinschaufeln zeigt - in dieser Zone umklammert der Eber während des Deckaktes die Sau. Ein Vergleich mit den urogenitalspezifischen Akupunkturpunkten veranschaulicht diese Zonen. Auch beim Stier spielen die Kontaktstellen eine wichtige Rolle, wobei hier aber im Sinne der gürtelähnlich angeordneten Segmentierung nicht nur Punkte im Bauchbereich (z. B. Lg 6), sondern besonders auch solche im Lumbosakralbereich von Bedeutung sind (z. T. ähnliche oder gleiche Lokalisationen wie beim weiblichen Tier). Weiters weisen genitalwirksame Punkte auch Nierenak-

112

tivität auf. Beides erklärt sich u. a. aus der Tatsache, daß sich sowohl die Geschlechtsorgane wie auch die Harnorgane aus der gleichen indifferenten Anlage der Urniere entwickeln und damit die gleiche segmentale Zuordnung aufweisen. Schließlich sollte auch nicht unerwähnt bleiben, daß im Anschluß an künstliche Inseminationen durch eine kräftige manuelle Massage mit Jodtinktur im Bereich der genitalkorrespondierenden Akupunkturpunkte im Lumbalbereich ein Ansteigen der Konzeptionsrate beobachtet werden konnte.

3. HEAD'sche Zonen

KALCHSCHMIDT beobachtete bei Rindern, die einen Fremdkörper (z. B. Nagel) mit dem Futter aufgenommen und ein traumatisches Geschehen im Bereich Vormagen-Zwerchfell-Herz entwickelten, daß je nach Intensität des Geschehens verschieden große Regionen von Hyperästhesie, Piloarrektion und Exsudation festzustellen sind. Vergleicht man nun diese Dermatomgrenzen mit einer Akupunkturkarte, so bestätigt sich das SHERRINGTON'sche Gesetz, daß sich speziell im Bereich dieser Grenzen hochsensible Zonen oder Punktareale befinden. Alle diese Punkte weisen intensive Beziehungen zu Magen, Herz und Lunge (emphysematöse Entartung aufgrund entlastender Fehlatmung) auf.

4. Segmentalreflektorik in der Geschichte

Abschließend sei noch darauf hingewiesen, daß der therapeutische Zutritt zu inneren Organen über die Segmentalreflektorik auf verschiedenste Weise auch in der Veterinärmedizin praktiziert wurde oder wird: Beispielsweise die Anwendung von Wärme in Form der Moxibustion, die Praxis des Aderlasses (Korrelation mit Akupunkturpunkten) sowie nicht zuletzt auch der Versuch, mittels PRIESSNITZ-Umschlägen Einfluß auf das Körperinnere auszuüben.

Energetische Aspekte und Regulation

Craniale Osteopathie und odontogene Regulationsstörung

J. Lechner (München)

1. Gibt es Leben ohne Rhythmus?

Leben heißt reparieren; reagieren und agieren in bestimmten Rhythmen. In letzter Zeit ist die durch gängige Bedeutung rhythmischer Prozesse im Bereich der Biologie und Medizin immer stärker erkannt worden: Fluggesellschaften lassen ihre Piloten nach dem Biorhythmus fliegen, Medikamente werden entsprechend dem zirkadianen Rhythmus eingenommen, weil ihre Wirksamkeit signifikant von der tageszeitabhängigen Organaktivität beeinflußt wird. Herzrhythmus, Atemrhythmus und Verdauungsrhythmus sind uns in der Medizin schon allzu selbstverständlich geworden, als daß wir noch viel darüber nachdenken würden.

Kurz: Jedes System in unserem Körper, das wir als "gesund" und wohlfunktionierend empfinden, arbeitet in dem ihm angemessenen Rhythmus. Liegt eine "Rhythmus-Störung" vor, können wir behaupten, daß eine Funktionsstörung, bzw. Krankheit vorliegt.

Die nachfolgende Arbeit soll ein weiteres rhythmisches System vorstellen, das als schwingungsfähiges Element des Organismus bislang weitgehend abseits gestanden hat, im Bewußtsein auch ganzheitlich denkender Ärzte: Es ist dies das KNÖCHERNE CRANIUM. Die therapeutische und diagnostische Beschäftigung mit den knöchernen Strukturen des Schädels wird als CRANIALE OSTEOPATHIE bezeichnet.

2. 1. Was ist craniale - Osteopathie ?

Im weitesten Sinne ist darunter die Feststellung zu verstehen, - die in den letzten Jahren von amerikanischen Osteopathen und Chiropraktikern gemacht wurde -, daß sich der knöcherne Schädel rhythmisch in seiner anterio-posterioren Ausdehnung verkürzt und gleichzeitig in seiner lateralen Dimension sich ausdehnt, um sich anschließend in seiner anterio posterioren Dimension zu verlängern und gleichzeitig lateral wieder schmäler zu werden. Diese wechselweise ablaufende Bewegung findet 8-14 mal pro Minute statt, bei normaler Gesundheit. Das heißt bildhaft: Der knöcherne Schädel führt eine Art Atembewegung aus, allerdings ohne sein Volumen quantitativ zu verändern. Lediglich die Dimensionen des Craniums ändern sich rhythmisch.

Der craniale Bewegungsrhythmus kann also pathologisch erhöht (14/pmin) oder vermindert (8/pmin) sein. Genauso wie der GESAMT-Rhythmus des Craniums eingeschränkt sein kann, können auch EINZELNE Schädelknochen in ihrer Beweglichkeit eingeschränkt sein. Es ist leicht vorstellbar, daß innerhalb des komplexen Gefüges der Schädelknochen einer oder mehrere "verklemmt" oder "verschoben" sind. In diesem Fall wird sich die Störung im

Bewegungsmuster des betroffenen Knochens auf die Harmonie der Gesamtbewegung des Craniums auswirken.

An einem Sagittalschnitt durch das Cranium wird sichtbar gemacht, wie man sich die Bewegung z. B. des Occiput und des Sphenoid innerhalb eines cranialen Rhythmus vorzustellen hat: Pfeile zeigen die wechselnde Bewegungsrichtung von Os occipitale und Os sphenoidale an; im Sinne der Flexions- und Extensionsbewegungen der beiden Schädelknochen verändert sich die Gestalt der sog. sphenobasilaren Synchondrose.

Ein weiterer Sagittalschnitt zeigt, wie z. B. die Bewegung des Occiput und des Sphenoids innerhalb eines cranialen Rhythmus und in nur EINER Ebene dargestellt, abläuft: Beide Knochen gehen an der spheno-basilaren Sychondrosis zangenförmig auseinander (= Flexion) und wieder zusammen (= Extension). Zu beachten ist die sella turcica - in der die Hypophyse liegt - die selbstverständlich die Bewegungen des Corpus des Keilbeins mitmacht, im Sinn einer leicht vorstellbaren Auf- und Abbewegung. Diese, mit dem cranialen Rhythmus korrespondierende Lageänderung der Hypophyse, ist besonders beachtens-wert; sie wird in unseren folgenden Überlegungen noch eine wichtige Rolle spielen.

2. 2. Worin besteht eine craniale Therapie?

Zunächst wird über palpatorische und sensorische manuelle Feinarbeit des Therapeuten untersucht, ob der craniale Rhythmus abnorm erhöht oder erniedrigt ist in seiner Frequenz. Danach werden die Schädelknochen, die aus dem normalen Bewegungsrhythmus in Frequenz und Amplitude besonders herausfallen, mittels palpatorischer und sensorischer Fingertechnik festgestellt.

Die Therapie selbst besteht aus sanfter Manipulation und Stellungskorrektur der betroffenen Schädelknochen. Nichts wird zu sehr forciert oder erzwungen. Das Gefühl für den Patienten ist in der Regel sehr angenehm und trotz der geringen spürbaren therapeutischen Einflußnahme von überraschend tiefgreifender Wirkung auf Physis und Psyche gleichermaßen.

Wir müssen also unsere bisherigen Vorstellungen mehr oder weniger korrigieren: Der Schädel ist nicht eine Art knöcherner Stahlhelm, der ausschließlich Schutz-und Haltefunktion für die darunterliegenden Hirnanteile hat und, die Suturen sind nicht festverwachsene Schweißnähte in der adulten Entwicklungsphase. Sondern: Die Suturen haben echte Gelenksfuntionen und sind die anatomisch-funktionelle Grundlage für die craniale Bewegungsrhythmik. Die unterschiedliche Ausbildung der Suturen läßt den Rückschluß auf spezifische Aufgaben innerhalb der cranialen Bewegungsrhythmik zu, in Form von Gleitflächen, Scharniergelenken u. ä..

An der cranialen Rhythmik nehmen das Sakrum und 22 Schädelknochen teil. Verschiedene Schädelknochen sind als ineinandergreifendes Räderwerk in nur EINER EBENE dargestellt. Man kann sich dann leicht ein Bild von der Kompliziertheit und Komplexheit der Bewegungen ALLER Schädelknochen in DREI Dimensionen machen.

2. 3. Welche Bedeutung hat ein funktionierender cranialer Rhythmus?

Der Aspekt der cranialen Osteopathie zwingt uns wegen dieser Zusammenhänge innerhalb des zentralen Nervensystems geradezu zu einer ganzheitlichen Annäherung an das Problem.

Betrachten wir zunächst das OS SPHENOIDALE mit der SELLA TURCICA. Die Bewegung des Keilbeins wird zunächst nur in einer Ebene, um die HORIZONTALE ROTATIONSACHSE vorgestellt.

Es macht die Vorstellung nicht leichter, aber in Wirklichkeit bewegt sich jeder Schädelknochen in sechs Richtungen, nämlich in drei Ebenen jeweils hin und her, vor und zurück und von medial nach lateral. Hier ist nur die Kippbewegung in sagittaler Ebene und die Funktion der Spheno- basilaren Sutur dargestellt. Das rhythmische Auf und Ab des Keilbeins bewirkt aber auch eine rhythmische Bewegung der HYPOPHYSE. Damit wird aber ganz wesentlich das ENDOKRINE FUNKTIONSMUSTER dieser zentralen Drüse bestimmt, denn der craniale Rhythmus kann als ein notwendiger funktioneller Stimulus für die Hypophyse angesehen werden. Zusätzlich dehnt sich ein Ausläufer des dritten Ventrikels in die Fissur der Hypophyse aus, so daß ein weiterer funktioneller Stimulus auf die Hypophyse vom intakten Ventrikelrhythmus vorstellbar ist. Dieser wiederum ist seinerseits abhängig vom intakten cranialen Rhythmus.

Es ist nach unseren anatomisch-physiologischen Vorüberlegungen leicht vorstellbar, daß eine normal stimulierte Hypophyse im harmonischen, voll ausgelebten Rhythmus ihre endokrinen Funktionen ganz anders bewerkstelligt, als innerhalb einer eingeengten und stark beschleunigten cranialen Amplitude.

Die generelle Wichtigkeit der Hypophysenfunktion auf das endokrine Gleichgewicht und die hormonelle Steuerung des Gesamtorganismus soll hier nicht extra betont werden. Daß diese aber SEKUNDÄR ABHÄNGIG ist von der primären Intaktheit des cranialen Rhythmus, ist - glaube ich - eine neue Erkenntnis der cranialen Osteopathie, die sich lohnt, herausgestellt zu werden. Denn wie der Herd im Mesenchym als Blockade, als Therapiebremse wirkt bei Neuraltherapie, Akupunktur, Homöopathie etc., so muß die primäre Läsion des cranialen Rhythmus als Blockade so wichtiger zentraler Regelstationen wie der Hypophyse wirken. Aus den bisherigen Überlegungen stellen wir eine Hypothese auf:

*   HYPOTHESE Nr. 1: Wenn die Funktion der Hypophyse vom intakten CRANIALEN RHYTHMUS abhängt, dann muß nach Therapie eines blockierten Craniums der Funktionszustand der Hypophyse sich gegenüber dem Ausgangswert verbessert haben.

3. Läßt sich der Einfluß CRANIALER Therapie auf die Hypophyse beweisen?
(Untersuchungen vor und nach cranialer Therapie)

3. 1. Methodik der Untersuchung

Wir haben versucht, mit bioenergetischen Meßmethoden, die Wirksamkeit einer cranialen Therapie nachzuweisen, und die Richtigkeit unserer theoretischen Überlegungen in der Praxis zu überprüfen: Ist es möglich über Korrektur eines eingeschränkten cranialen Bewegungsmusters, den Funktionszustand der Hypophyse positiv zu beeinflußen? Angewendet wurden zur Bestimmung des Funktionszustandes der Hypophyse sog. BIOFUNKTIONELLE MESSMETHODEN, wie z. B. die Elektroakupunktur nach Voll. Bei dieser Meßmethode wird die elektrische Ladungsdichtverteilung auf der Hautoberfläche abgetastet und zwar bevorzugt im Bereich sog. MERIDIAN-Endpunkte an den Fingerkuppen. Es wird also hierbei zunächst der Hautwiderstand an definierten Punkten des Meridian-Systems gemeßen.

Der elektrische Hautwiderstand wurde mit dem DERMATRON-Gerät der Firma Pitterling an den entsprechenden Punkten des Drei-Erwärmer-Meridians gemeßen. Diese Messungen wurden an den Patienten jeweils VOR bzw. NACH cranialer Therapie durchgeführt.

Der Funktionszustand der untersuchten Organe wurde mit den Organpräparaten der Fa. WALA, Bad Boll gemessen, und zwar HYPOPHYSIS in der homöopathischen Verdünnung von D3 bis D30, desgleichen PIA MATER D3 bis D30, DURA MATER und HYPOTHA-LAMUS. Hierbei entspricht ein Meßwert von D6 einem normalen Funktionszustand des Organs. Nach klassischer EAV-Definition sind Werte unterhalb D6 bis D3 einer degenera-tiven Tendenz und Werte oberhalb D6 bis D30 einer zunehmend entzündlichen Tendenz zuzuordnen.

Bei den untersuchten Organen ist es allerdings wohl besser, statt von Entzündung von ÜBERFUNKTION und statt Degeneration von UNTERFUNKTION im Sinn einer einge-schränkten Funktionsamplitude zu sprechen. Es wird dann auch verständlich, daß wir in unseren Messungen erhöhte (D6) und erniedrigte (D6) Meßwerte nebeneinander gefunden haben; denn im Sinne der Aufrechterhaltung des funktionellen Gleichgewichts versucht der Organismus offenbar, die Einschränkung der Funktions-AMPLITUDE einerseits mit einer überlagerten Erhöhung der Funktions-FREQUENZ zu kompensieren und umgekehrt.

Bei zwei der vorgestellten Patienten verändern sich nach nur drei bzw. einer cranialen Therapie - die von einer englischen, ausgebildeten Therapeutin ausgeführt wurden - die Meßwerte dramatisch. Sowohl extreme Werte der Über- als auch der Unterfunktion nähern sich dem funktionellen Normwert von D6 signifikant an.

Bei einer dritten Patientin wurde zur eigenen Gegenkontrolle eine craniale Therapie durch-geführt, obwohl weder die kinesiologische/physioenergetische Vortestung, noch der palpa-torische Befund der Cranialen- Therapeutin auf eine craniale Läsion hindeuteten. Die Ausgangwerte ändern sich nach cranialer Therapie praktisch nicht, werden z. T. eher noch schlechter. Die Beeinträchtigung von Hypophyse und anderen Teilen des ZNS ist in diesem Fall nicht primär einer cranialen Bewegungseinschränkung zuzuordnen. Denn selbstver-ständlich muß nicht JEDE Funktionseinschränkung der Hypophyse einer cranialen Läsion primär anzulasten sein.

Unsere Untersuchung kann zweierlei verdeutlichen:

1) Das craniale Bewegungsmuster nimmt tatsächlich einen wichtigen funktionellen Stellen-wert ein, wie von unseren anatomischphysiologischen Vorüberlegungen her anzunehmen war.

2) Mit den Untersuchungsergebnissen liegt dem Therapeuten auch eine greifbarere Vorstel-lung vor, von dem, was CRANIALE RHYTHMIK bedeutet, als nur von dem schwer feststellbaren und nicht sichtbaren Phänomen an sich.

Wir können somit über eine Einschränkung oder Irritation des cranialen Bewegungsrhyth-mus EINE BEDINGUNG MEHR annehmen für zentrale Störungen wichtiger peripherer Organfunktionen. Da der Organismus in erster Linie ein FUNKTIONELL GESTEUERTES System darstellt und die Hypophyse, wie das gesamte Zentralnervensystem, für eine intakte Steuerung zuständig ist, steht die Bedeutung des Cranialen Rhythmus medizinisch an vorrangiger Stelle.

4. Welche Bedeutung hat CRANIALE OSTEOPATHIE für den Zahnarzt?

Das knöcherne Cranium besteht auch aus Teilen, für deren Zustand sich der Zahnarzt verantwortlich fühlen sollte: Das Zusammenwirken von Oberkiefer-und Unterkiefer-Zahnreihe - die sog. "Okklusion" - bestimmt wesentlich über den intakten Zustand beider Kiefergelenke. Hat man als Zahnarzt aber die Existenz und die funktionelle Bedeutung des cranialen Rhythmus erkannt, ensteht sofort eine neue Frage: Wieweit können die funktionellen Voraussetzungen eines intakten cranialen Rhythmus durch die okklusale Situation und die Beziehung Kiefergelenk - Os temporale - Cranium beeinflußt werden und sich wechselweise stören?

4. 1. Cranium und Kiefergelenk (TMG)

Zur Beantwortung der vorhergeenden Frage wollen wir als zweites die Aufmerksamkeit auf das OS TEMPORALE lenken. In der englischsprachigen Literatur wird das Bewegungsmuster des Schläfenbeins als "wobbely wheel", d. h. als wackeliges Rad - es "eiert" sozusagen - umschrieben. Wenn man sich als Zahnarzt dieses Bild des wobbely wheel vor Augen führt, dann bleibt ein Konflikt mit festgefügter Lehrmeinung nicht aus. Denn: Der archimedische Punkt des modernen Zahnarztes bei allen Zahnersatz -arbeiten ist die Kiefergelenksachse, die stabil durch die Gelenksfortsätze des Unterkieferastes läuft, sofern nur der Gelenkkopf stabil in der Gelenkspfanne sitzt.

Doch die Gelenkspfanne selbst ist Teil des Os Temporale: daher ändert sie nicht nur ihre Position 8-14 mal in der Minute - entsprechend dem cranialen Bewegungsmuster wie ein wobbely wheel -, sondern sie ist in ihrer Gesamtposition innerhalb des Schädels genauso verschieblich, wie auch das Os Temporale als Ganzes verschieblich ist.

Findet z. B eine ABSCHERUNG des linken Os temporale über die Gleitfläche zum zugehörigen Os parietale statt, wird eine gleichzeitige Verschiebung der virtuellen Kiefergelenksachse LINKS gegenüber der Drehachse des RECHTEN Kiefergelenks um einige Grad die Folge sein.

Wenn - beispielsweise - das linke Os Temporale nach außen geschert ist, nimmt selbstverständlich die Fossa Mandibulae, also die Gelenksgrube des linken Kiefergelenks einen anderen Neigungswinkel in allen drei Dimensionen ein. Die Gelenksbahnen von rechtem und linkem Gelenk müssen demzufolge verschieden sein. Wir können also eine zweite Hypothese aufstellen:

* HYPOTHESE Nr. 2: Wenn durch Fehlstellung des Os temporale innerhalb des Craniums die Gelenksbahnneigungen des Kiefergelenks beeinflußt sein können, dann müßten durch Reposition des Os temporale mittels cranialer Therapie, die Winkel der Gelenkbahnen sich gegenüber dem Ausgangswert verändert haben.

Wir haben versucht, durch entsprechende Messungen unsere Hypothese zu untersuchen.

4. 2. Das CRANIUM, der vernachlässigte Faktor in der GNATHOLOGIE:

Bislang wurde im klinischen zahnärztlichen Schrifttum bei Beschwerden oder funktionellen Problemen im mastokatorischen System drei Punkte als wesentlich in Diagnostik und Therapie betrachtet:

a) das okklusale Profil b) das Kiefergelenk als solches, insbesondere der Zustand bzw. die Position des interkondylären Weichgwebes(Diskus)

c) der Tonus der Kaumuskulatur

Ableitend aus der Betrachtung des cranialen Systems und seiner anatomisch-morphologischen Verbindung zum Kiefergelenk, sehen wir uns gezwungen, einen vierten Punkt hinzuzufügen: die Stellung des Os temporale zum Kondylus.

Wir können wiederholt feststellen, daß das knöcherne Cranium weder in der Aufzählung der anatomischen Bestandteile des Kiefergelenks zu finden ist, noch in der funktionellen Betrachtung des TMG eine wesentliche Rolle spielt. So ist die Fehlstellung des Os temporale als Ursache für Dys-Koordination im Bewegungsablauf des Kiefergelenkes durchweg in der bisherigen ZAHNÄRZTLICHEN Literatur zu vermissen.

Epidemiologische Untersuchungen haben ergeben, daß bis zu 50% der Allgemeinbevölkerung dysfunktionelle Befunde, wie Kiefergelenkgeräusche, reduzierte Mundöffnung oder myogene Schmerzen, zeigen, nur die Hälfte ist sich dessen aber bewußt. Dabei sind beide Geschlechter gleich stark vertreten.

Auch aus dieser Zusammenstellung des aktuellen Wissensstandes wird deutlich, wie unbefriedigend das funktionelle Verständnis des Kiefergelenks bisher geblieben ist. Die Beachtung des CRANIALEN FAKTORS in Diagnostik und Therapie der Kiefergelenksdysfunktionen könnte daher einen Schritt weiter führen zur Klärung bislang unbefriedigender Sachverhalte.

4. 3. Die Pantographie

Wichtige Parameter, die jede moderne Kiefergelenksdiagnostik liefern sollte, sind:
* Horizontale Kondylenbahnneigung (HCN) und ihr Verlauf,
* Bennettwinkel und immediate sideshift (ISS),
* Interkondylarabstand (IKA).

Um diese Parameter zu bestimmen, wurden verschiedene Methoden entwickelt die Gelenkbahnen aufzuzeichnen.

Bei der Pantographie werden mit Hilfe eines speziellen Instrumentariums - am Ober- und Unterkiefer befestigt - die Kiefergelenkgrenzbewegungen extraoral auf kleine Schreibplatten aufgezeichnet. Anschließend wird der Artikulator nach diesen Bewegungsspuren ausgerichtet und programmiert (Stuart Pantograph, Masticator System).

Die pantographischen Aufzeichungsverfahren wurden in den 60er Jahren vor allem in Amerika entwickelt und führten zu einer streng geometrisch-mechanischen Denkweise bei der Betrachtung von Funktionsabläufen im stomatognathen System.

Bei funktionsgestörten Patienten wurde die RKP angestrebt, und es wurde versucht, die Kondylenposition auf Bruchteile von Millimetern genau zu erfassen und im Artikulator zu reproduzieren, um so umfangreiche Restaurationen zu fertigen. Dabei wurde z. B. die immediate sideshift (ISS) (initiales Seitwärtsversetzen der Kondylen bei der Laterotrusion) genau übernommen. Nach heutiger Erkenntnis ist aber die ISS beim Jugendlichen ein Zeichen von beginnender oder manifester Pathofunktion, beim älteren Menschen ein Zeichen funktioneller Anpassung.

Die Pantographie bietet aber als diagnostisches Instrument neue Einsatzmöglichkeiten. Grobe Dysfunktionen lassen sich sehr gut pantographisch erfassen.

Vielerlei Geräte wurden entwickelt, um die Bewegungen im stomatognathen System zu erfassen.

Für unsere eigen dreidimemsionalen Messungen der Kiefergelenksbahnen verwendeten wir den:

* String-Recorder.

Der String-Recorder besitzt nach allgemeiner Beurteilung eine genügende Auflösung und entsprechende Computerprogramme, um eine sinnvolle Kiefergelenk-/Funktionsdiagnostik zu betreiben.

Die elektronische Erfassung der Kiefergelenkbewegung erlaubt eine Vergrößerung der Bewegungsbahnen, und damit eine bessere Auflösung für die Diagnostik von dysfunktionellen Veränderungen am Gelenk.

Die optoelektronische Aufzeichungsmethode des String-Recorders arbeitet außerdem berührungsfrei und somit reibungslos. Sie bietet zusätzlich den Vorzug, die Daten über die Kiefergelenkbewegungen mit Hilfe eines Computers digital manipulieren zu können. So kann die geometrische Verzeichnung mathematisch korrigiert und die "reelle" Bewegung der Kiefergelenke dargestellt werden.

Der String-Recorder arbeitet nach dem Prinzip der Pantographie. Die würfelförmigen Meßwertaufnehmer werden in der Scharnierachse starr am Unterkiefer angebracht und arbeiten berührungslos nach einem Lichtreflexionsverfahren. In jedem Meßkopf sind für die drei Raumrichtungen (sagittal, horizontal, frontal) je ein Infrarotlichtsender und -Empfänger angeordnet. Dem Meßkopf steht eine starr am Oberkiefer befestigte Reflexionsvorrichtung gegenüber. Das vom Sender ausgestrahlte und vom Reflektor zurückgeworfene Licht wird vom Empfänger aufgenommen. Die empfangene Lichtintensität ist dabei ein Maß für die Entfernung zwischen dem Meßkopf und dem Reflektor, und aus den drei Meßwerten kann die räumliche Position der Meßköpfe zur Scharnierachsorbitalebene bestimmt werden.

Das Zentralgerät linearisiert die Signale und nimmt mittels analoger Elektronik eine Projektionsfehlerkorrektur vor, errechnet also die räumliche Lage der Kiefergelenke aus denen der Meßköpfe. Dann werden die Signale über eine V-24 Leitung direkt an einen analogen, projektionsfehlerkorrigierten XY-Schreiber geleitet.

Beim String-Recorder werden vorgefertigte Schienen aus einer Aluminiumlegierung verwendet, Die Schienen werden im Labor mit Kunststoff an die Patientenmodelle angepaßt und im Mund mittels Friktion (Spannvorrichtung), Zinkpolycarboxylatzement oder Cyanoacrylatkleber bukkal an den Zahnreihen befestigt, oder alternativ ohne Laborarbeit direkt an die Zahnreihen zementiert.

Die Kondylenbahnneigungen sowie die Bennetwinkel beider Kiefergelenke werden durch protrusive und mediotrusive Bewegungen des Unterkiefers mittels des XY-Schreibers aufgezeichnet.

4. 4. Nochmals: HYPOTHESE Nr. 2:

Ein logischer Schluß drängt sich auf: Wenn es möglich ist, durch craniale Therapie die Fehlstellung des Os temporale zu beseitigen, müssen sich auch die Winkel der Kiefergelenksbahnneigungen in sagittaler und horizontaler Ebene vor und nach der cranialen Therapie voneinander unterscheiden.

Zwischen den Untersuchungen wurden keine Schienen getragen und die okklusale Situation wurde auch nicht anderweitig verändert.

4. 5. Ergebnisse

Fall 1: Im Bildern ist die Condylenbahnneigung rechts und links dokumentiert; zwischen rechter und linker Bahn besteht ein Unterschied von 13 Grad. Im rechten Bildabschnitt sind die sagittalen Neigungswinkel nach drei cranialen Therapien aufgezeichnet: Differenz 3 Grad.

Neben der bilateralen Angleichung der sagittalen Gelenksbahnneigungen ist im Diagramm A interessant daß die Bewegungsbahnen wesentlich gleichmäßiger sich darstellen nach cranialer Therapie.

In der horizontalen Bewegungs-Aufzeichnung des rechten Kiefergelenks des gleichen Falles ist eine deutliche immediate side-shift zu erkennen, von ca. 0,5 mm. Nach der cranialen Therapie verschwindet diese side-shift völlig.

Fall 2: Wieder stellen die beiden linken Kurven die Situation vor der cranialen Behandlung dar und die rechten die Neigungswinkel danach. Vor der cranialen Therapie ist die erhebliche Differenz von 14 Grad festzustellen. Nach cranialer Therapie vermindert sich diese auf 7 Grad.

Fall 3: Isolierte Darstellung einer linken Condylenbahn. Deutlich ist die pathologische Veränderung in der Endphase der Schließbewegung zu erkennen. Nach nur einer cranialen Behandlung gelingt es, die Gelenkbahn zu harmonisieren, der "click" in der Schlußbißbewegung ist verschwunden.

Wir erkennen, daß eine manuelle Manipulation des Craniums in der Lage ist, überraschend schnell über eine Stellungsänderung des Os Temporale die Kiefergelenkssituation zu harmonisieren und pathologische Zustandsbilder zu beseitigen. Ob eine Schienentherapie in so kurzer Zeit und mit so geringem Aufwand ähnlich gute Erfolge gezeigt hätte, ist fraglich. Ebenso fraglich muß aber bleiben, wie lange ohne nachfolgende okklusale Korrektur der Erfolg der cranialen Therapie anhält.

Es scheint uns damit gelungen zu sein, mittels sog. wissenschaftlicher Methoden nachzuweisen, daß das Gedankengut der cranialen Osteopathie kein bloßes Hirngespinst ist. Im Gegenteil: Mit Erstaunen müssen wir feststellen, welch tiefgreifende Veränderungen im knöchernen Cranium möglich sind, durch fachgerechte craniale Therapie. Und gerade für die Funktion des Kiefergelenks scheint die harmonische und symmetrische Ausrichtung der Schädelknochen und insbesondere des Os Temporale von elementarer Bedeutung zu sein.

Der Stellenwert des Cranialen Belastungsfaktors in der Kiefergelenkstherapie ist somit ein beachtlicher: Den zahnärztlichen Kollegen muß es ganz klar sein, wie wichtig die Beachtung des cranialen Faktors bei unseren Problempatienten ist, bei Knirschern, den Kiefergelenkspatienten, den stark parodontal geschädigten.

Was kann dadurch angeregt werden? Ein Umdenken in der Zahnheilkunde: Daß eine Problematik innerhalb des Kausystems - sei es Parodontose, muskuläre Verspannung oder Kiefergelenksbeschwerden - nicht nur über das Kausystem als solches zu therapieren sind, sondern daß häufig als übergeordnetes Problem eine Störung der cranialen Bewegungs-rhythmik zu sehen ist, die PRIMÄR beachtet und beseitigt werden muß.

5. Zahnärztliche Maßnahmen und ihr Einfluß auf das craniale System

Die bisherige Fragestellung kann natürlich auch umgedreht werden:

* HYPOTHESE Nr. 3:

Wenn mittels cranialer Therapie Hypophysenfunktion, sowie Kiefergelenkswinkel offen-sichtlich massiv beeinflußt werden können, dann läßt sich umgekehrt folgende Kausalkette leicht vorstellen: Bestimmte zahnärztliche Eingriffe und Maßnahmen belasten das Kiefer-gelenk. Diese mechanische Irritation des Gelenks wird auf das Os Temporale weitergeleitet - und schon ist der craniale Rhythmus gestört. Damit ist aber die Belastungskette nicht beendet: Wie wir in Abschnitt 2 zeigen konnten, ist der intakte craniale Rhythmus von eminenter Bedeutung für die funktionelle Stimulation der Hypophyse. Parallel zu jeder cranialen Läsion läuft eine Irritation zentraler Funktionen, wie wir es vorher sehen konnten. Denn nicht immer muß die CRANIALE Läsion die PRIMÄRE sein.

Wenn wir unter Beachtung unserer Hypothese Nr. 3 kritisch einige gängigen Maßnahmen zahnärztlicher Therapie betrachten, werden wir einen erweiterten Verantwortungsbereich zahnärztlichen Tuns akzeptieren müssen. Mit den nachfolgenden Beispielen möchten wir zeigen, daß unter Beachtung der oben vorgelegten Ergebnisse und Überlegungen eine ganze Reihe von zahnärztlichen Maßnahmen geeignet ist, Probleme unter cranialem Aspekt zu erzeugen. Wir möchten nur einige herausstellen.

a) Bißprobleme (Krone zu hoch!)

Ein Okklusionshindernis im Bereich des Zahnes 37 wied gezeigt, im Sinne einer "zu hohen Krone". Bei der Schlußbißbewegung wird bei dieser Situation über eine Kippbewegung der Mandibula das Os Temporale nach caudal gezogen. Die Folge ist -neben den bekannten Folgeproblemen im myofunktionellen Gefüge und im Kiefergelenk direkt - eine Bewe-gungseinschränkung des Os Temporale innerhalb des cranialen Rhythmus; diese Bewe-gungshemmung bleibt aber nicht nur auf das Schläfenbein beschränkt, sondern wirkt sich auch auf andere Bestandteile des knöchernen Craniums aus. Über verschiedene Knochen, wie beispielsweise das Occiput und den Maxillarknochen, besitzt das Schläfenbein Verbin-dung zum Keilbein. Jede Irritation des freien cranialen Rhythmus im Schläfenbein, wird auch im Sphenoid eine Bewegungseinschränkung stattfinden.

In Fortsetzung unserer Hypophysenfunktionsuntersuchung ist auch in diesem Fall der Schluß naheliegend, daß Hindernisse in der vertikalen Dimension der Okklusion durch eine Über-Extension des Os temporale das ZNS in seiner Funktionsfähigkeit einschränken können.

b) Extraktion eines unteren Molaren

Die bei der Extraktion eines unteren Molaren auftretenden Kräfte verursachen über eine KOMPRESSION des Kiefergelenks eine Scherbewegung des Os Temporale nach lateral und gleichzeitig eine craniale Innenrotation des Scheitelbeins; ein Druck auf Falx cerebri und andere intracraniale Strukturen ist die Folge. Ist der Druck zu stark, oder besteht bereits eine craniale Vorschädigung, dann sind die körpereigenen Repositionsmechanismen überfordert und Deformation der intracranialen Strukturen bleibt bestehen, was auf Dauer nicht ohne störenden Einfluß auf die funktionelle Leistungsfähigkeit des ZNS bleiben kann.

c) Ungeteilte, 14-gliedrige Brücke im OK

Eine Brücken-Konstruktion über zwei Kieferquadranten, mag aus statisch-prothetischen Gründen notwendig sein. Ihre mechanische Starre über mehrere Knochen-Suturen des Craniums hinweg, wird aber den freien cranialen Schwingungsrhythmus hemmen. Die Praxis einer "Verblockung" ganzer Kieferquadranten untereinander, ist aus der Sicht der cranialen Osteopathie sehr kritisch zu bewerten. Mehrspanniger Brückenzahnersatz ist aber oft unumgänglich. Eine Lösung bietet die Verwendung von frei beweglichen Geschieben, die die mechanisch starre Verbindung von Brückenteilen vermindern können. Es sei aber nicht verschwiegen, daß auch herausnehmbare Prothesen, insbesondere im Oberkiefer über eine mechanische Belastung des Gaumendaches, die craniale Bewegungsrhythmik einschränken können.

d) kieferorthopädische Maßnahmen mit festsitzenden Apparaturen

Wenn wir uns durch die vorausgegangenen Überlegungen für das grazile Schwingungsgefüge des Craniums sensibilisiert haben, können wir die Vorstellung festsitzender Apparaturen in der KIEFERORTHOPÄDIE gerade im sich entwickelnden kindlichen Gebiß nicht mehr ohne innere Widerstände hinnehmen. Wieweit solche Apparaturen die Schwingungsfähigkeit und den cranialen Bewegungsrhythmus über die mediane bzw. intermaxillare Sutur einschränken, ist leicht vorstellbar und mit Methoden der Kinesiologie/- Physioenergetik auch individuell zu messen.

Als alternative Behandlungsmethode sei an dieser Stelle der BIONATOR nach Balters zitiert.

6. Zusammenfassung

Zusammenfassend bleibt nochmals festzustellen: Über nichtadäquate okklusale Manipulationen können nicht nur Zahnschmerzen und Kiefergelenksprobleme oder reflektorische Muskelverspannungen provoziert werden, sondern: Die enge Beziehung Okklusion - Kiefergelenk - Os temporale ist in der Lage, bei entsprechender Störung über eine Irritation des cranialen Rhythmus ohne weiters eine Störung der Hypophysenfunktion und der Funktionen weiterer zentraler Strukturen hervorzurufen.

Die Komplexheit des cranialen Knochengefüges läßt auch prothetische und kieferorthopädische Maßnahmen problematisch erscheinen, die heute noch zur selbstverständlichen Standardtheorie der zahnärztlichen Praxis gehören.

Wir sind uns dessen bewußt, daß selbstverständlich nicht in jedem Fall massive Störungen von oben genannten zahnärztlichen Maßnahmen ausgehen müssen. Wo aber die Selbstregulationsmechanismen des Organismus schon vorbelastet sind - und dies ist leider häufiger der Fall, als wir glauben möchten - da sind fatale Folgen denkbar und anzunehmen. Der Zahnarzt kann damit eine Grundbedingung für Dysregulationen in untergeordneten Organfunktionskreisen schaffen, die dann ihrerseits massive Einbuße an Eigenregulationsfähigkeit erleiden: die spezifische Organerkrankung ist gebahnt. Und niemand wird dann aus der lokalen Symptomatik einer Erkrankung die Kausalkette aufrollen bis zur primären Läsion der CRANIALEN Bewegungsrhythmik.

Wir wissen: Das Ganze ist mehr als die SUMME seiner Teile. Aber es ist auch die BEWEGUNG seiner Teile im Pulsieren des individuellen Lebensrhythmus. Daß dies auch und in besonders wichtigem Maße für den Schädel gilt, haben wir aus der Sicht ganzheitlicher Zahnheilkunde dargestellt und mit Meßmethoden reproduzierbar nachgewiesen. Stellt die biofunktionelle Messung der Hypophysen-Funktion unter strengen wissenschaftlichen Aspekten eine kritisch zu bewertende Methode dar, so ist die Messung der Kondylenbahnen über den String-Recorder doch ein anerkanntes Verfahren. Darüberhinaus ist für jeden Zahnarzt, der weder den einzelnen Zahn noch das Kausystem als solches als isolierte Systeme betrachtet, der dargestellte Zusammenhang anatomisch-funktionell nachvollziehbar.

Der craniale Aspekt einer ganzheitlichen Heilkunde ist somit in der Lage, den Verantwortungsbereich gerade zahnärztlicher Maßnahmen erheblich zu erweitern. Es wird dadurch nicht leichter; aber der Ausblick auf die Möglichkeit zu heilen und funktionelle Prozesse im Organismus positiv zu beeinflussen, anstatt oberflächlich Symptome zu beseitigen und mechanistische Reparaturarbeit zu verrichten, sollte jeden Zahnarzt motivieren, dem CRANIALEN ASPEKT in der Medizin zu einer weiteren Verbreitung zu verhelfen.

Cranio Sacral Osteopathie

J. A. Jelinek (Wien)

Die Cranio Sacral Osteopathie ist eine manuelle Therapie, die ihr Hauptaugenmerk auf den Schädel, das Becken und die Wirbelsäule richtet. Indirekt bewirkt sie somit eine Behandlung des Zentralnervensystems.

Die Hände des Therapeuten lernen den primären cranialen Impuls des Patienten wahrzunehmen, erkennen eventuelle Störungen, Abweichungen oder Blockaden im Ablauf dieser rhythmischen Bewegungen und sind fähig, eine Unterstützung, eine Begleitung oder eine Herausforderung zu erwirken, um eine harmonischere Ausbreitung des primären cranialen Impulses zu gewährleisten.

G. W. Sutherland gründete sein Konzept auf zwei grundsätzlich neue Hypothesen:

1. Die Knochen des Schädels sind zu einer Mikrobewegung befähigt. Die Form und Lagerung der einzelnen Knochen, die vorhandenen Verbindungen der Knochen untereinander durch Nähte und intercraniale Membrane, ergeben ein bestimmtes Bewegungsmuster der einzelnen Knochen und des gesamten Schädels.

2. Das Gehirn ist der Ausgangspunkt einer rhythmischen Pulsation, die über die Gehirnflüssigkeiten und die Gehirnhäute an die Knochenplatten weitergeleitet wird.

Diese Pulsation wurde von Sutherland mit der Atmung verglichen, so nannte er sie die "Primär-Atmung", und sprach von einem Primär "Respiratory Movement".

Wir sprechen aber lieber von einem "Primär Cranial Impuls", um die Verwechslung mit der Atmung zu meiden.

Dieser Impuls ist unabhängig vom Herz-Kreislauf-System und unabhängig von der Atmung der Lunge, obwohl ihr sehr ähnlich und nahe, vor allem, wenn der Patient entspannt und ruhig liegt.

Wenn diese Ideen angenommen werden, ergibt sich folgendes:

Die rhythmische Pulsation des Gehirnes und der Membrane bewirkt eine Form- und Volumenveränderung des Schädels, die wir mit den Händen wahrnehmen können. Wir benützen dabei die Bahnen der Proprioception.

Die Hände des Therapeuten sind das Meßinstrument des Primär Cranial Impulses. Wir können die Frequenz feststellen: im Durchschnitt ist sie von 10 bis 12 Zyklen pro Minute. Wir können die Amplitude und die Kraft des Impulses registrieren und vergleichen. Wir können aber vor allem eine Störung in der Ausbreitung des Impulses feststellen.

126

Die Lehre der Cranio Sacral Osteopathie ist die Lehre der einzelnen Bewegungsmuster der jeweiligen Knochen und der daraus resultierenden Bewegungsmuster des gesamten Systems.

Dieses Lernprogramm ist stark strukturiert, basiert auf sehr soliden Anatomiekenntnissen und auf biomechanischen Lehrsätzen.

Wenn dieses theorethische, fundamentale Wissen erworben ist, muß der Therapeut seine Wahrnehmungsfähigkeit trainieren, bis er imstande ist, eine "Craniale Diagnose" zu stellen.

Die therapeutische Konsequenz ergibt sich aus dem Leitsatz der Osteopathie, wonach die Struktur für die Funktion verantwortlich ist.

Eine Störung in dem Aufbau der Struktur des Schädels, bzw. der Wirbelsäule und des Beckens, kann zu einer Störung eines der wichtigsten Organe des Organismus führen (Gehirn und Rückenmark), wobei eine osteopathische Läsion sich als eine minimale Veränderung in der Position und Lagerung der Strukturen versteht.

Eine Korrektur der Strukturen bewirkt eine Besserung in der Funktion der jeweiligen betroffenen Gebiete.

Die dabei benützte Kraft ist die des Primär Cranial Impulses. Diese Selbstregulationskraft wird durch die Hände des Therapeuten nur geleitet, geführt, gehalten, oder angeregt, wie eine Welle entlang der anatomischen Gegebenheiten.

Die Anwendung dieser Therapie wäre zu empfehlen bei allen Patienten, die ein mehr oder weniger starkes Trauma des Schädels, bzw. des Sakrums und, oder, des gesamten Bewegungs - und Stützapparates in der Anamnese aufweisen und die unter einer "minimalen" Störung in der Funktion der betreffenden Organe leiden.

Minimale Störungen sind nicht lebensgefährlich, führen aber manchmal zu einer starken Beeinträchtigung des Wohlbefindens.

Faszinierend ist ebenfalls die Tatsache, daß eine Reequilibration des Cranio-Sacral-Systems zu einer deutlichen Steigerung der Heilungsfähigkeiten des Patienten führt, und somit eine Bereicherung anderer Therapieformen bedeuten kann.

Aus diesem Grund ist die Cranio Sacral Osteopathie im englischen und französischen Sprachraum ein fester Bestandteil einer holistischen Medizin geworden.

In diesem Sinne bin ich gerne bereit, über die, von mir bis jetzt gesammelten Erfahrungen, mit Vertretern anderer ganzheitsmedizinischer Bereiche zu diskutieren.

Energetische Aspekte der Lasertherapie

H. Klima, H. Schwabl (Wien)

1. Biologische Systeme sind nichtlineare dissipative Systeme

Analytisch - synthetische und synergetische Methoden in den Wissenschaften

Es gibt für die wissenschaftliche Untersuchung von Ereignissen zwei einander ergänzende Vorgangsweisen: die analytische und die synthetische Methode. Die eine zerlegt in Teile, die andere setzt Teile zu einem Ganzen zusammen. Die analytische und die synthetische Betrachtung bedingen einander, sie sind zueinander komplementär. Diese analytisch-synthetische Methode wurde in den Naturwissenschaften sehr favorisiert. Mit ihrer Hilfe wird ein zu untersuchendes Objekt in immer kleinere Teile bzw. Elemente zerlegt, denen man schließlich fundamentale Wechselwirkungen unterlegt. Danach wird synthetisiert und vom Kleinsten aufs Ganze geschlossen. Diese Methode hat sich nicht nur für die Untersuchung von relativ einfachen Systemen, sondern auch für die Konstruktion von technischen Systemen sehr bewährt. Für komplexe Systeme erreicht die analytisch-synthetische Methode jedoch ihre Grenzen.

Betrachten wir nun lebende Systeme, die gewissermaßen Prototypen für komplexe Systeme sind. Wie uns die Biochemie, die Physiologie, aber auch die Histologie lehren, besteht ein lebendes System aus sehr vielen Teilen, die miteinander wechselwirken. Die Approximation von Lösungen mit der linearen Ansätzen versagt, ein lebender Organismus verhält sich meist ganz anders als es unser lineares Denken vorhersagt. Schließlich geht bei der konkreten, experimentellen Anwendung der analytisch-synthetischen Methode auf ein lebendes System meist nicht nur der Überblick, sondern vielfach auch das Leben des Systems verloren. Der dänische Physiker Niels Bohr spricht in diesem Zusammenhang sogar von einer neuen Form von Komplementarität: Leben und Anwendung der analytischen-synthetischen Methode auf eine lebende Zelle schließen einander aus; zerteilt man nämlich eine lebende Zelle, um ihre Bestandteile und deren Wechselwirkung zu untersuchen, so muß man die lebende Zelle töten - eine nachfolgende Synthese kann das zerlegte System nicht wieder zum Leben erwecken.

Es ist daher nicht verwunderlich, daß die Wissenschaft nach einer geeigneten Betrachtung für die Untersuchung von komplexen Systemen Ausschau hielt. In den vergangenen Jahrzehnten wurde eine derartige Methode entwickelt - wir wollen sie die nichtlineare Methode oder auch die nichtlineare Systemtheorie nennen. Ihre Anwendung führte schließlich zur sogenannten Synergetik, zum ganzheitlichen Zusammenwirken, zur Kooperation der Systemteile, wies also auf ein Verhalten hin, das man an lebenden Systemen beobachten kann. Wichtige Ansätze dazu wurden auf dem Gebiet der Kybernetik und der allgemeinen

Systemtheorie von dem Österreicher L. v. Bertalanffy gemacht. In der Zwischenzeit stellt uns die nichtlineare Systemtheorie mächtige Methoden zur Verfügung, mit denen beim Studium komplexer Systeme, zu denen vor allem lebende Systeme zählen, die Zahl der relevanten Details auf ein Minimum reduziert werden kann.

Geschlossene und offene Systeme

In der Systemtheorie unterscheidet man vor allem zwischen offenen und geschlossenen Systemen. Ein geschlossenes System wird dadurch charakterisiert, daß seine Teile nur untereinander, nicht aber mit der Umgebung in Verbindung stehen. Geschlossene Systeme spielen eine große Rolle in der Physik, weil sie relativ leicht zu behandeln sind und es erlauben, Erhaltungssätze zu formulieren. So bleibt etwa die Energie in einem geschlossenen System zeitlich konstant. Was die Information, konkreter: was die Änderung der Struktur anlangt, die topologisch, aber auch funktional über einem geschlossenen System liegt, so wird diese mit Hilfe des 2. Hauptsatzes der Thermodynamik formuliert und bestimmt: diese Struktur bzw. deren wichtigstes Maß, die Entropie, strebt in geschlossenen Systemen einem Gleichgewicht zu und erreicht dort den Zustand der maximalen Entropie. Im statistischen Mittel wird dieser Zustand schließlich unabhängig von der Zeit und benötigt zur Beschreibung im wesentlichen nur einen Parameter, nämlich die Temperatur. Tote Systeme sind Systeme im Zustand dieses thermodynamischen Gleichgewichts, im Zustand der maximalen Entropie. Aus dieser Sicht ist die Benutzung des Temperaturbegriffes in der Medizin neu zu überdenken.

Im Gegensatz dazu tauschen offene Systeme beständig Energie und Materie mit ihrer Umgebung aus. Die Bestandteile offener Systeme sind daher nicht nur untereinander, sondern auch mit ihrer Umgebung gekoppelt. Betrachten wir eine lebende Zelle als offenes System. Eine Zelle nimmt beständig Energie hoher Ordnung aus der Umgebung auf und gibt sie als Energie niedriger Ordnung in Form von Wärme an die Umgebung ab, um ihre komplexe Struktur zu entwickeln und zu erhalten. Diese abgegebene Wärme ist deshalb ein Maß für die Aktivität einer lebenden Zelle. Eine derartige Zelle ist daher nicht ein System im thermodynamischen Gleichgewicht mit maximaler Entropie - das wäre ja eine tote Zelle -, sondern ein offenes System, das seine eigenartige Struktur fern vom thermodynamischen Gleichgewicht entwickelt hat. Eine lebende Zelle ist demnach nicht eine zufällige Ansammlung von Molekülen, sondern ein komplex funktionierendes System.

Offene Systeme, die fern vom thermodynamischen Gleichgewicht ein stabiles Ordnungsmuster entwickeln, nennt man dissipative Systeme, ihre komplex geordneten und funktionierenden Strukturen dissipative Strukturen. Das wesentliche Merkmal dissipativer Strukturen ist die Kooperation aller Systemelemente, für welche die nichtlinearen Konzepte der Kohärenz, des deterministischen Chaos, der Selbstähnlichkeit und der fraktalen Struktur eingeführt wurden (1 - 3). In kohärenten Systemen reduzieren sich die Freiheitsgrade der Systeme auf wenige Moden, in Systemen mit deterministischen Chaos tritt eine neue, seltsame Form von Stabilität auf, ein seltsamer Attraktor, der auf ein relativ breites Band von Umwelteinflüssen regulierend wirkt. Besonders beeindruckend aber ist das Auftreten von selbstähnlichen Strukturen in offenen Systemen mit nichtlinearen Kopplungen, für deren Darstellung eine neu entwickelte Geometrie, die fraktale Geometrie, herangezogen werden kann. Der Ordnungstyp, der in dissipativen Systemen auftritt, ist der Typ der Selbstorganisation, der Typ der komplexen, kooperativen, vielfach selbstähnlichen Strukturen, die sich nach ganz allgemein gültigen ganzheitlichen Verhaltensmustern ordnen, temporär erhalten und evoltiv verändern.

Der Zustand des »deterministische Chaos« hat jene seltsame Form von Ordnung, wie sie uns in komplexen Systemen begegnen, er hat auch jene hohe Regulationsfähigkeit, wie wir sie vom Leben her kennen. Er sollte daher nicht mit dem herkömmlichen Begriff von »Chaos« verwechselt werden, der eher mit größter Unordnung, mit dem Zustand der maximalen Entropie: mit dem Tod zu identifizieren ist.

Phasenübergänge in nichtlinearen, dissipativen Systemen

Der Übergang von einer nichtlinearen, dissipativen Struktur in eine andere, beispielsweise der Übergang einer ruhenden Zelle in eine sich teilende Zelle, ist ein neuer Typ von Phasenübergängen, die schon durch geringe Fluktuation im System oder aus der Umgebung beeinflußt werden können. Diese Sensitivität für schwache Reize ist eines der wichtigsten Merkmale dissipativer Systeme mit nichtlinearen Kopplungen. Externe Reize können derartige Phasenübergänge stimulieren, die sonst nicht stattfinden würden.

Ein derartiger Phasenübergang kann sehr eindrucksvoll durch die »Briggs-Rauscher-Reaktion« illustriert werden, die ein chemisches Beispiel für eine dissipativen Struktur ist (4 - 6). Die »Briggs-Rauscher-Reaktion« beinhaltet die folgenden the Bestandteile: KIO_3 (Kaliumjodid), H_2O_2 (Wasserstoffperoxid), $HClO_4$ (Perchlorsäure), $MnSO_4$ (Mangansulfat), $CH_2(COOH)_2$ (Malonsäure). Diese Reagenzien werden aus Reservebehältern in das Reagenzgefäß - das offene System - gepumpt, wobei das Volumen und die Temperatur konstant bleiben. Dies führt zur Ausbildung dissipativer Strukturen mit oszillierenden Zuständen, die von den dem System auferlegten Bedingungen (Konzentration der Reagenzien, Flußrate, Temperatur, etc.) abhängen. Der Zustand dieses nichtlinearen, dissipativen Systems wird dargestellt, indem man gewisse Zustandsgrößen (z. B. optische Dichte, etc.) mißt. Wie man aus der Abbildung 1 entnimmt, ist dieses dissipative System »Briggs-Rauscher-Reaktion« sensibel für sichtbares Laserlicht von 460 nm Wellenlänge. Die das Laserlicht absorbierenden Moleküle sind die Kaliumjodidmoleküle in der »Briggs-Rauscher- Reaktion«. Wird eine kritische Intensität des Laserlichtes erreicht, dann tritt ein Sprung in der optischen Dichte ein, d. h. das dissipative System führt einen nichtlinear beschreibbaren Phasensprung in einen anderen Zustand aus.

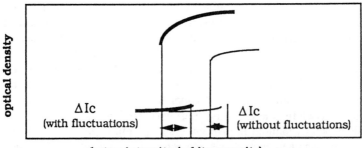

Phase transition of the Briggs-Rauscher reaction by photon fluctuation

Abb. 1: Laserlicht induzierte Phasenübergänge in der Briggs-Rauscher-Reaktion (4)

130

Abb. 1 zeigt uns zwei getestete Alternativen: Laserlicht ohne und mit Fluktuationen der Intensität. Die Bestrahlung des dissipativen Systems ohne Fluktuationen wird durch die dünne Linie dargestellt. Die Laserlichtintensität nimmt zu, schließlich wird eine bistabile Situation in der optischen Dichte erreicht. Das bedeutet, daß das betrachtete nichtlineare dissipative System einen Phasenübergang durch Licht bestimmter Intensität durchführt. Verringert man die Lichtintensität wieder, so tritt der Phasensprung nicht bei der gleichen Intensität auf, sondern bei einer geringeren: die Kurve der optischen Dichte beschreibt eine Hysterese, was auf ein primitives Gedächtnis im dissipativen System »Briggs-Rauscher-Reaktion« hinweist.

Der Fall der Stimulation durch Laserlicht mit Fluktuation der Intensität wird in der Abb. 1 durch die fette Linie repräsentiert. Der Bereich ΔIc der Hystere ist breiter als bei der dünnen Kurve, was nichts anderes bedeutet, als daß dieses nichtlineare dissipative System »Briggs-Rauscher-Reaktion« schon alleine durch die Fluktuation der Lichtintensität reguliert werden kann. Hier wird sehr eindrucksvoll die stimulierende Rolle von Laserlicht geeigneter Wellenlänge und fluktuierender Intensität demonstriert. Daran werden wir uns orientieren, wenn wir die energetischen Aspekte der Lasertherapie diskutieren.

2. Biologische Systeme sind überwiegende elektromagnetische Systeme

Physikalische Wechselwirkungen in der Biologie

Lebewesen sind überwiegend elektromagnetische Systeme! Die Begründung dieser grundlegenden Behauptung fällt nicht allzu schwer. Wir kennen in der Physik auf elementarem Niveau nur vier Wechselwirkungen: die Gravitation, die starke, die schwache und die elektromagnetische Wechselwirkung. Seit wir wissen, daß Lebewesen auch im schwerelosen Raum existieren können, ist die Gravitation nicht mehr als grundlegend für Lebewesen anzusehen. Die Kernkraft wirkt im Bereich der Atomkerne, kommt daher für das eigentliche Wesen des Lebens auch nicht in Betracht. Die schwache Wechselwirkung ist eng mit der Radioaktivität verbunden, die für Lebewesen nicht wirklich fundamental ist. So verbleibt nur mehr die elektromagnetische Wechselwirkung, die Atome, Moleküle, Makromoleküle und Zellen bildet, ja die den gesamten Organismus formt.

Licht ist eine elektromagnetische Erscheinung, die elektromagnetische Wechselwirkung erfolgt auf Quantenniveau in Form von Photonen. Wichtige Maßgrößen für Photonen sind deren Wellenlänge, deren Intensität und deren Ordnungsgrad. Die Wellenlänge λ für Photonen im sichtbaren Bereich wird in Nanometer ($1\,nm = 10^{-9}$ m) angegeben und beschreibt die Farbe des Lichtes. Der sichtbare Bereich reicht vom blauen Anteil bei $\lambda=400$ nm bis zum roten bei $\lambda=700$ nm. Danach wird das Licht allmählich infrarot und unsichtbar. Bei infraroten Wellenlängen, z. B. von $\lambda=1060$ nm, verliert der Farbbegriff seine Bedeutung. Jedem Photon bzw. Lichtquant wird mit der Wellenlänge λ auch eine Energie ε zugeordnet Die Intensität $I = \varepsilon\,n$ ist ein Maß für die Zahl n der Lichtteilchen bzw. Photonen der Energie ε und wird in Joule (J) angegeben. Die Leistung $P = I/t$ einer Lichtquelle wird in Watt (W) $1\,W = J/sec$ ausgedrückt. Stimulierende Laser haben Leistungen von einigen Milliwatt (mW). Der Ordnungsgrad einer Lichtquelle bzw. eines Systems von Photonen wird im Rahmen der Quantentheorie statistisch beschrieben. Wir beschränken uns dabei auf die Angabe der Art der Lichtquelle: normales Licht, Laserlicht, etc.

Native Photonenemission von Phagozyten

Aus der im 1. Abschnitt skizzierten Theorie der nichtlinearen dissipativen Systeme geht hervor, daß Licht als Reiz wirken und dissipative Strukturen regulieren kann. Erzeugt etwa unser Organismus sein eigenes Licht zum Zwecke dieser Regulation? Es war einer der erstaunlichsten Momente in der Geschichte der biophysikalischen Forschung, als man beobachtete, daß Lebewesen spontan Licht emittieren. In der Terminologie der Wellenoptik nennt man dieses Phänomen der Lichtemission aus Lebewesen »Biolumineszenz«, in der Terminologie der Quantenoptik kann man dafür kurz »Biophotonen-Emission« sagen. Die Untersuchung der biologischen Funktion dieser Lichtemission aus biologischen Systemen ist unser zentrales Forschungsthema. Wir untersuchen die Lichtemission von Pflanzen, tierischen und menschlichen Zellkulturen unter variablen Umweltbedingungen, Reizen, etc. Dabei beobachten wir, daß biologische Systeme sehr sensibel auf Lichtreize reagieren..

Unter anderem erforschen wir die spontane Lichtemission von phagozytierenden poly-morphkernigen menschlichen Leukozyten während der Immunabwehr. Unser Beitrag »Lichtregulation im immunologischen Geschehen am Beispiel eines tibetischen Pflanzen-präparates« in diesem Kompendium zeigt das typische Spektrum der Photonenemission während der Phagozytose (7). Nicht nur aus diesem Lichtspektrum, sondern auch aus der biochemischen Analyse der Phagozytose kann man schließen, daß angeregte Sauerstoffmo-leküle (Singulett-Sauerstoff $^1O_2$) Photonen bei 480 nm, 570 nm, 630 nm, 760nm und 1060 nm emittieren. Diese angeregten Sauerstoffmoleküle werden von Anionen O_2^- in den Membranen der Phagozyten in einem schrittweisen Prozeß produziert. Während eines elektronischen Überganges vom angeregten Zustand in den Grundzustand emittieren zwei Singulett-Sauerstoffmoleküle $^1O_2$ in einem kooperativen Prozeß die Lichtquanten $e=h\lambda/c$, die man im sichtbaren Bereich mit einem Maximum bei der roten Wellenlänge von $l=630$ nm beobachtet: $2^1O_2 \rightarrow 2^3O_2 + $ Lichtquanten $h\lambda/c$. Aber noch eine andere Wellenlänge wird relativ stark bei der Phagozytose emittiert, nämlich die bei $\lambda=760$ nm, welche ebenfalls von angeregten Sauerstoffmolekülen stammt.

Biostimulation durch Licht

Licht als Reiz stimuliert das Wachstum und die Differenzierung von Pflanzen, tierischen und menschlichen Zellen. Besonders eindrucksvoll kommt diese selektiv stimulierende Wirkung von Normallicht, aber auch von Laserlicht in Experimenten mit menschlichen Zellkulturen zutage. Die folgende Abbildung 2 zeigt die Wirkung von Licht verschiedener Wellenlänge auf die Zellteilung von HeLa-Zellen (8). Hier sieht man ganz deutlich: je nach Wellenlänge hat Laserlicht eine stimulierende oder supprimierende Wirkung auf die Zell-teilung. Aus den Experimenten geht außerdem hervor, daß auch die Intensität des Lichtes einen wesentlichen Einfluß auf die Zellteilung hat: es gibt einen optimalen Bereich der Lichtintensität, der zu Zellteilungen führt - ein wenig zu viele Lichtquanten, und die Wirkung wird geringer, verschwindet, ja kann sogar ins Gegenteil umkippen. Diese anta-gonistische Wirkung ist eng mit den nichtlinearen Kopplungen in dissipativen Systemen verknüpft!

3. Heuristische Erklärung der Regulation von Lasertherapien

Lichttherapien

Die Lasertherapie kann man ganz allgemein zu den Lichttherapien zählen, die es in der Medizin schon sehr lange gibt. Im vorigen Jahrhundert experimentierte Finsen erstmals mit rotem Licht und konnte zeigen, daß dieses Licht heilend wirkt. Besonders interessant sind Experimente aus den Dreißigerjahren dieses Jahrhunderts, als rotes Neon-Licht verwendet wurde, um das Gewebewachstum zu stimulieren. Seit damals wurde die mitogenetische Eigenschaft von Neonlicht für verschiedene Organismen bestätigt.

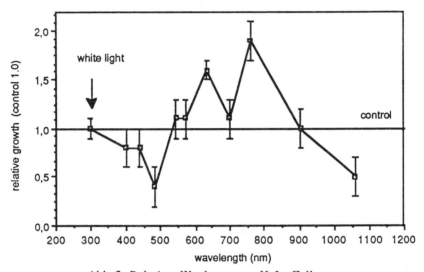

Abb. 2: Relatives Wachstum von HeLa-Zellen

Lasertherapien

Der rote 632,8 nm Helium-Neon-Laser wurde schon kurz nach seiner Entwicklung in der Medizin verwendet, jedoch verwiegend als schneidender Strahl, als Skalpell, mit Leistungen von einigen Watt; sein Einsatz liegt daher dort, wo man organisches Material zu zerstören trachtet.

Hingegen hat sich der leistungsschwache, rote 632,8 nm Helium-Neon-Laser von nur einigen Milliwatt als stimulierend und daher biologisch sehr wirksam herausgestellt - er wird auch überwiegend in der Lasertherapie verwendet. Vom Standpunkt des Organismus, der das rote 630 nm Licht der Sauerstoffmoleküle während der Immunabwehr emittiert, ist der Einsatz des 632,8 nm Helium-Neon-Lasers in Lasertherapien daher verständlich.

Der Therapielaser wurde vor allem in der Dermatologie, in der Wundheilung (ulcus cruris, etc), aber auch in der Rheumatologie eingesetzt. Die Untersuchungen über Immunreaktionen nach Laserbestrahlung wurden erstmals von E. Mester durchgeführt (9 - 13). Unsere Experimente bestätigen den Einfluß des 632,8 nm He- Ne-Lasers auf die Immunregulation, wobei die Produktion von Leukozyten gefördert und die Lymphozytenaktivität unterdrückt wird (14). Wie aus der Abbildung 3 hervorgeht, konnten wir zeigen, daß der He-Ne-Laser

133

selektiv auf menschliche Stammzellen wirkt (15). Dies wurde auch schon von Rachischev vorhergesagt (16).

Biostimulation of stem cells by 633 nm He-Ne laser light

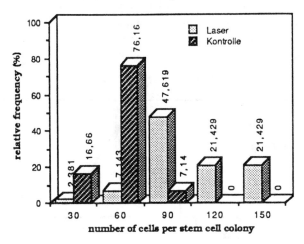

Abb. 3: Biostimulation von menschlichen Stammzellen

Unser heuristischer Ansatz über die stimulierende Wirkung der Laser in der Therapie

Letzte Empfänger für He-Ne-Laserlicht von 632,8 nm Wellenlänge im Organismus können nur Atome oder Moleküle sein. Wir wollen daher ein molekulares Modell heuristisch formulieren, das diese Zellteilungen und Zelldifferenzierungen beschreiben kann. Dazu nehmen erstens wir an, daß das wirksame Laserlicht von Sauerstoffmolekülen absorbiert wird, die normalerweise auch in Resonanz mit dem Phagozytenlicht von 480 nm, 570 nm, 630 nm, 700 nm und 760 nm treten, die aber auch das 632,8 nm Helium-Neon-Laserlicht absorbieren können. Wir wollen uns nun auf jene biochemischen Reaktionen konzentrieren, die nicht nur diese Sauerstoffmoleküle benötigen, sondern die auch fundamental in den Metabolismus der Zelle involviert sind und die vor allem als nichtlineares dissipatives System mit chaotischer Dynamik regulierend wirken können. Solch ein nichtlineares dissipatives biochemisches System ist beispielsweise die Oxidation von NADH:

$$2NADH + 2H^+ + O_2 \rightarrow 2\,NAD^+ + 2H_2O$$

Diese Reaktion, die in die Atmungskette eingebunden ist und die Produktion von ATP beeinflußt, wurde von Olsen (17) untersucht und als Fall von deterministischem Chaos in der Biochemie der Zelle beschrieben. Die Kinetik dieser Reaktion startet mit periodischen Oszillationen und wechselt auf ihrem Weg mit aperiodischen Oszillationen allmählich über ins »deterministische Chaos«.

Ein Sauerstoffmolekül im Organismus muß grundsätzlich aktiviert werden, um biologisch zu wirken, beispielsweise in der Atmungskette, beim »respiratory burst« in den Membranen der Phagozyten, etc. Dies kann durch Anregung in den Singulett-Zustand erfolgen, der sich in einem System mit nichtlinearer Kopplung über eine Autokatalyse immer wieder repro-

134

duzieren wird. Den Lichtreiz dazu erhält der Organismus üblicherweise von seinem eigenen Immunsystem. Geeignetes Laserlicht unterstützt dies, aktiviert den Stoffwechsel und verbessert die Heilung. Diese Reizbarkeit und die Dosisabhängigkeit der Oxidation von NADH mit Laserlicht wird von uns derzeit im Computermodell und im biochemischen Experiment untersucht. Darüber hinaus suchen wir nach Enzymen, die in fundamentale Lebensprozesse involviert sind und die imstande sind, Laserlicht von 632,8 nm zu absorbieren. Die Photoaktivierung von Enzymen ist im Bereich der Botanik wohl bekannt und wurde auch im Tierbereich diskutiert (18 - 19). Gewisse Cytochromoxidasen in der Atmungskette oder Flavoproteine im »respiratory burst« von Makrophagen (20) absorbieren bei 630 nm.

Ausblick

Reiztherapien wie Akupunktur, Lichttherapien oder Homöopathie gehören in den Bereich der Erfahrungsheilkunde. Dieses empirische Wissen war bis vor kurzem mit den Methoden der modernen Wissenschaft kaum zu verstehen. Betrachtet man jedoch den menschlichen Organismus aus der Sicht der nichtlinearen dissipativen Systeme, deren Hauptmerkmal ihre Sensitivität auf schwache elektromagnetische Reize ist, dann ist es nicht nur nicht verwunderlich, sondern sogar mit modernsten Aspekten der Wissenschaft verträglich, daß Reiztherapien eine wichtige Rolle in der Evolution der Medizin spielten. Dann passen aber auch moderne Reiztherapien wie Lasertherapie in dieses umfassende Konzept.

Die elektromagnetische Wechselwirkung nimmt im Bereich des Lebens eine zentrale Position ein. Kundige Ärzte sollten sich daher zunehmend dem Studium des »elektromagnetischen Menschen« zuwenden. Ganzheitsmediziner, die auf Kenntnisse der Regulation und auf den Einsatz von Reiztherapien besonderen Wert legen, werden nicht umhin können, vermehrt Wissen über das Verhalten von nichtlinearen dissipativen Systemen zu sammeln. Lasertherapien sind dazu ein reizvoller Beginn.

Literatur

(1) H. Haken, Synergetics. An Introduction to Nonequilibrium Phase Transitions and Self-Organisation in Physics, Chemistry and Biology, Springer, New York 1978

(2) G. Nicolis, I. Prigogine, Self-Organisation in Nonequilibrium Systems, J. Wiley, New York 1977

(3) P. Schuster, Deterministic Chaos, Physik-Verlag, Weinheim 1984

(4) W. Horstemke, R. Lefever, Noise-Induced Transitions, Springer, Berlin 1984

(5) T. Briggs, W. Rauscher, J. Chem. Educ. 50 (1973) S. 496

(6) P.De Kepper, W. Horsthemke, Experimental Evidence of Noise-Induced Transitions in an Open Chemical System, in "Synergetics, Far from Equilibrium" (Ed. A. Pacault, C. Vidal), Springer Ser. in Synergetics. Vol. 3 Springer, Berlin 1979

(7) H. Klima, P. Roschger, O. Haas, Photon Emission from Blood Cells and its Possible Role in Immune System Regulation, in "Photon Emission from Biological Systems" (Eds: B. Jezowska-Trzebiatowska, B. Kochel, J. Slawinski, W. Streik) World Scientific, Singapore 1987

(8) H. Klima, F. Lehner, Das Aktionsspektrum von HeLa-Zellen nach Stimulation mit einem simulierten O_2-Spektrum, in "Laser 89" (Ed. W.u.R. Waidelich), Springer 1990

(9) E. Mester, S. Nagylucskay, S. Tisza, A. Mester, J. Toth; Z.Esp.Chir.10 (1977) 301

(10) E. Mester, S. Nagylucskay, W. Waidelich, S. Tisza, P. Greguss, D. Haina, A. Mester; Arch.Dermatol.Res.263(1978)241

(11) E.Mester,E.Jaszagi-Nagy, M.Hamar; Radiobiol.Radiotherap.6(1974)767

(12) E.Mester,S.Tisza, L.Csillag,A.Mester; Acta Chir.Acad.Sci.Hung.18 (1977) 141

(13) E.Mester, S.Nagylucskay,A.Döhlen,S.Tisza; Acta Chir.Acad.Sci.Hung.17 (1977)41

(14) H.Klima,L.Schindl,D.Adamiker, Immunological Aspects of Laser Therapy, in "Proc.7thCongress of the Int.Soc.for Laser Surgery and Medicine" (Ed. Waidelich), Springer 1988

(15) H. Klima, F. Lehner, Wirkung von 633 nm He-Ne-Laserlicht auf die Teilung von menschlichen Stammzellen, in "Laser 89" (Ed.W.u.R. Waidelich), Springer 1990

(16) A. Rachischev; Biologische Wirkungen von Laserstrahlen, Alma Ata 1976

(17) L.F.Olsen, L.L.Hofmann Frisch, W.M.Schafer, The peroxidase-oxidase reaction: a case for chaos in the biochemistry of the cell, in "A chaotic Hierarchy" (Eds.G.Baier,M.Klein), World Scientific, Singapore 1

(18) N.Kollias,W.R.Melander,Physics Letters 37A/1 (1976)102

(19) J.P.Boscar,Photon Enzyme Activation, Bull.Math.Biol.36 (1976)29

(20) T.I.Karu,T.P.Ryabykh,G.E.Fedoseyeva,N.I.Puchkova, Laser in Surgery and Medicine 9 (1989)585

Klinische Anwendung der Laserreiztherapie

J. Bahn (Mehrnbach)

Zweifellos stellt die Erfindung des Lasers eine der größten geistigen Leistungen unseres Jahrhunderts dar.

Die grundlegenden Arbeiten für die Quantenelektronik veröffentlichte Einstein in seinen Arbeiten bereits 1916 und 1917. Jahrzehnte mußten allerdings vergehen, bis die Forschung erkannte, daß diese Strahlung nicht nur wirklich existiert, sondern auch die Technik und Medizin revolutionieren werde.

"Eine Erfindung auf der Suche nach Anwendungsmöglichkeiten," schrieben amerikanische Journalisten, als der erste Laser 1960 vorgestellt wurde, den Wert dieser neuen Technik noch nicht für die Wissenschaft erkennend.

Auf die Medizin bezogen, meint Terry Fuller- Vorstand des größten Laserlabors in Detroid, U. S. A.: "Die Zahl der Dinge, die medizinische Laser in Zukunft tun werden, übersteigt bei weitem unsere Vorstellungskraft."

Abhängig vom Verwendungszweck stehen uns verschiedene Laserarten zur Verfügung: Powerlaser, die im Wattbereich arbeiten, Softlaser oder Low-Powerlaser im Milliwattbereich. Erstere finden im chirurgischen Bereich Verwendung, letztere dienen der Biostimulation. Bei geeigneter Wellenlänge, Stärke und Ortswahl können wir mit minimalem Energieaufwand beschleunigend oder verlangsamend chemische oder physikalische Prozesse der Zelle beeinflußen. Wir verwenden elektromagnetische Wellen, wie sie die Natur seit Jahrmillionen zur Informationsübertragung benützt. Durch Koppelung von äußerer und innerer Strahlung kommt es zur Selbstregulierung ohne Schädigung der Haut, der inneren Organe oder der endogenen Drüsen. Dabei ist diese Therapie schmerzlos und aseptisch. Diese neue Methode besteht in der Verwendung des Laserlicht vorwiegend im Bereich des roten Spektrums, wobei ein Wärmeeffekt praktisch nicht vorhanden ist.

Zahlreiche Forscher aus Ost und West haben sich mit diesen unerwarteten Eigenschaften des Lasers geringer Leistung beschäftigt und bereits sehr interessante Ergebnisse veröffentlicht.

Die alte östliche Heilkunst durch Nadelung von Akupunkturpunkten war die Behandlung von vielen Erkrankungen.

"Die modernste Art zu behandeln ist die Behandlung mit dem Laserstrahl," meint Prof. Injushin, einer der Väter des sogenannten Softlasers.

Der russische Biologe Alexander Gurvich entdeckte als erster das Phänomen der "biologischen Induktion" und konnte dadurch zeigen, daß elektromagnetische Induktion als ein Mittel der Kommunikation zwischen lebenden Zellen benutzt wird. Der Umstand, daß schon wenige Photonen den Anstoß für den biologischen Effekt liefern, daß ultraschwache elektromagnetische Wellen tiefgreifende Wirkung erzeugen können, lies den Gedanken reifen, dieses Prinzip auch für die Behandlung einzusetzen.

Die Ideen von Gurvich waren seiner Zeit weit voraus, er hatte die mitogene Strahlung entdeckt, die konnte jedoch durch objektive instrumentale Messung bis in die späten 50er Jahre nicht verifiziert werden.

Die Laserpunktur wurde an der Kazach Staatsuniversität Kirov in Alma Ata in der republikanischen Klinik und an einem Lehrstuhl der medizinischen Fakultät das erste Mal angewandt.

Prof. Injushin vom physikalischen Institut in Alma Ata und Rachishev von der Anatomie der Universität Alma Ata gaben uns erste Informationen über den Einsatz des Lasers für die Behandlung verschiedener Erkrankungen. Die Arbeit in den Laboratorien wurde mit den alten Methoden der Akupunktur und den neuesten Methoden der Laserreflextherapie verbunden.

Die Zahl der Erkrankungen, die durch Laserbehandlungen geheilt werden, wächst von Jahr zu Jahr, stellte Injushin fest, Aber nicht nur im medizinischen Bereich wird der Laser eingesetzt, auch biologische und landwirtschaftliche Bereiche ziehen daraus Nutzen. Seit Jahren werden in Ostkasachstan Weizen, Mais und Gemüsesamen mit Laserstrahlen behandelt. Früchte reifen Tage früher und die Produktivität ist um 20% höher als die der nicht bestrahlten. Rüben mit rotem Licht bestrahlt, haben mehr Zucker, andere Gemüse mehr Vitamin C.

Laser geringer Leistung bieten eine Fülle von Möglichkeiten auch Ärzten, die sich nicht mit Akupunktur beschäftigen:

Schlecht heilende Wunden verschiedenster Genese, das Ulcus cruris varicosum, das diabetische Ulcus, selbst durch Röntgenstrahlen verursachte Hautschäden, Defektheilungen nach Operationen, Decubitus und Verbrennungen sind der lokalen Behandlung zugänglich und bringen gute Resultate.

Auch die überschießende Wundheilung, die sich in Form von Narbenkelloiden äußert, ist eine Indikation für den Laser. Ein weiteres Anwendungsgebiet sind Entzündungen der Mundschleimhaut, Aphten, Druckgeschwüre bei Prothesenträgern, Zahnungsschwierigkeiten und Schmerzen nach Extraktionen und Tonsillektomien. Auch der Fersenbeinsporn, das Karpaltunnelsyndrom und die Epikondylopathie sind einer Behandlung zugänglich.

Die Rezidivhäufigkeit des Herpes labialis und genitalis kann drastisch herabgesetzt und der Heilungsverlauf beschleunigt werden. Dies gilt auch für den Herpes Zoster, und selbst bei Zosterneuralgien bringt die Laserbehandlung gute Resultate.

Verletzungen, wie sie im täglichen Leben und beim Sport auftreten, eignen sich für die Laseranwendung. Hämatome bilden sich rascher zurück, schmerzhafte Schwellungen, Tendovaginitiden, durch Überbeanspruchung verursachte, schmerzhafte Sehnenansätze, wie die Adduktorenansätze in Inquine und im Bereich der Achillessehne, lassen sich gut therapieren.

Auch Zerrungen und entzündliche Infiltrate, sowie Myalgien und Myositiden und der sehr häufige Tennisellbogen.

Bei Hautübertragung wird die Heilung beschleunigt, und das gilt auch für die Wiederherstellung durchtrennter Nerven.

Laser kommt wie die Infiltration mit Prokain bei der Störfeldbehandlung zur Anwendung. Piere Richand berichtet, daß Störungen, die auf Lasertherapie nicht reagieren, auch mit klassischer Neuraltherapie keine guten Resultate bringen.

Neben der lokalen Bestrahlung machen wir uns die reflektorischen Beziehungen einzelner Körperteile zueinander, die Wechselwirkung zwischen Körperoberfläche und inneren Organen, die von chinesischen Ärzten außerordentlich genau beobachtet wurde, zu Nutze.

So eignen sich die Indikationen, die 1979 von der Weltgesundheitsorganisation für die Akupunktur empfohlen wurden: Migräne und Kopfschmerzen, Entzündungen der Nebenhöhlen, Trigeminusneuralgien, Schwindelzustände, Schlafstörungen, Magen- und Zwölffingerdarmgeschwüre, Durchblutungsstörungen, Schwangerschaftserbrechen, Dickdarmentzündungen, Asthma und Bronchitis - besonders bei Jugendlichen- und Regelbeschwerden.

Über eine große Zahl von Fällen, die an der Dermatologie in Sofia mit Laser behandelt wurden, berichtet Iliev: Dermatosen, Akne und selbst kosmetische Indikationen reagieren gut auf diese Behandlung.

Erstaunlich sind die Erfolge bei Erkrankungen des Bewegugsapparates, und zwar von akuten und chronischen Fällen. Selbst degenerative Veränderungen - wie bei der Gonarthrose - bringen mit Laserpunktur bessere Resultate als Injektion, Tabletten, Einreibungen oder Badeaufenthalte.

Auch andere Gelenke eignen sich für diese Therapie, wenn man von zu weit fortgeschrittenen Stadien, wie z. B. bei Hüftgelenksarthrosen, absieht.

Macharet von der Universität Kiev empfiehlt bei Spondylarthrosen und Osteochondrosen der Wirbelsäule die Laserakupunktur, dabei wird der Laserstrahl durch eine Kanüle an den Krankheitsherd herangeführt. Diese Methode bringt bessere Resultate als die Laserpunktur. Dies gilt auch für Ischialgien, bei denen Nadelkombiniert mit Elektrostimulation und Laser die Ergebnisse verbessern. Ausgezeichnete Resultate ergibt die Lasertherapie bei Morbus Sudeck: durch lokales Bestreichen der befallenen Region und gezielte Behandlung von biologisch aktiven Punkten kommt es schon nach wenigen Behandlungen zu einem Abklingen von Schwellungen und Schmerzen.

Auch der Phantomschmerz ist einer Behandlung zugänglich. Diese persistierenden und therapieresistenten Schmerzen werden über korrespondierende Stellen der vorhandenen Extremitäten, sowie der Ohrpunkte behandelt.

Überraschend gute Resultate bringt der Laser auch bei Gefäßerkrankungen, so z. B. bei koronaren Erkrankungen, die man über Ohr- und Körperpunkte behandelt. Dieselben Punkte verwendet man auch bei funktionellen Herzstörungen. Selbst cerebrale und periphäre Durchblutungsstörungen können so therapiert werden. Über ausgezeichnete Erfolge bei Gefäßstörungen berichten auch russische Kollegen; auch diese Autoren stellen die Notwendigkeit der individuellen Wahl der Parameter (Dauer, Intensität und Punktewahl) fest. Wobei sich in den meisten Fällen die Effektivität mit der höheren Leistung verbesserte-

optimal bei 30 Sekunden bei Körperpunkten, maximal 15 Sekunden bei Ohrpunkten, lag. Die Behandlung, die meist nur einige Minuten dauert, kann lokal über Haut und Schleimhäute und über biologisch aktive Punkte der Haut, des Körpers und des Ohres angewandt werden.

Die Ohrdiagnostik kann dabei von großer Hilfe sein, wo der Mensch selbst als Meßinstrument, sozusagen als Bioindikator, figuriert. Auch bei der Schädelakupunktur nach Yamamoto, hervorragend modifiziert durch Umlauf in Brünn, kann statt der Nadel der Laserstrahl erfolgreich eingesetzt werden. So sind Schädelakupunktur nach Yamomoto und auch die Ohrakupunktur ein Beispiel für die Verwendung für Fractale in der Medizin.

Hippokrates, 460 v. Chr. in Griechenland geboren, hat bereits eine interessante Aussage gemacht: Der Körper ist ein harmonisches Ganzes, dessen Teile sich in gegenseitiger Abhängigkeit halten, und dessen Bewegungen aufeinander abgestimmt sind. Wo auch immer der ursprüngliche Krankheitsherd sein mag, die verschiedenen Körperpartien teilen ihn untereinander weiter.

Die Lasertherapie stellt eine Erweiterung der therapeutischen Möglichkeiten im Hals-Nasen- und Ohrenbereich dar. Bucek und Seittel und andere berichten ausführlich über Erfahrungen, die durchaus positiv sind; so ist die Behandlung der schmerzhaften Otitis media sehr überzeugend. Durch Bestrahlung von Punkten um das Ohr und von Fernpunkten, sowie Bestrahlung des Trommelfelles durch den Hiatus acusticus kommt es rasch zu einem Sistieren der Schmerzen, sodaß nicht selten Antibiotika überflüssig werden. Die Lichtnadel erlaubt eine völlig schmerzfreie, aseptische Behandlung mit geringsten Energiemengen im kybernetischem Sinne und eignet sich daher hervorragend für die Behandlung von Krankheiten im Kindesalter. Angst vor Injektionen und Nadeln belasten oft das Verhältnis der kleinen Patienten zum Arzt. Es ist jedoch wichtig- und das gilt natürlich auch für den Erwachsenen die Bestrahlung der Augen und von Knochendefekten im Bereich des Schädels und offener Fontanellen beim Kind, zu vermeiden. Der Laserstrahl kann weitgehend die Nadel ersetzen, wenn man von Behandlung von Lumbalgien und Ischialgien absieht, wo tiefe Strukturen erreicht werden müssen.

Der Laser geringer Leistung hat sich also in der Schmerzbehandlung günstig erwiesen und zwar zur Behandlung schmerzhafter Zustände von Gelenken, Sehnen und Muskeln, sowohl in der Human- wie in der Veterinärmedizin. Die Behandlung komplimentiert und harmonisiert mit Akupunktur und transcutaner Nervenstimulation.

Schmerz kann sowohl seelischen wie körperlichen Ursprungs sein. Niemand kann mit Sicherheit sagen, ob schmerzhafte Muskelspasmen des Nackens und Rückens organischen Ursprungs sind oder ob die Schmerzen durch Angst und Depressionen ausgelöst werden.

Nicht selten ist es ein Zusammenwirken beider Umstände. Der Schmerz ist ein Weltproblem. Er führt zu vermehrter Medikatio mit schmerzstillenden Mitteln, und auch dadurch verursachten Beschwerden von Seiten innerer Organe, zu Abhängigkeit, sowie verlängerter Arbeitsunfähigkeit. Schmerz kann nur als eine tiefgreifende Störung der Harmonie der Körpers verstanden werden, oft auf eine drohende Gefahr für das Leben hinweisend, wie z. B. bei einer koronaren Herzattacke, manchmal nur eine unbedeutende Belästigung unterschiedlichen Grades, immer jedoch störend und demoralisierend.

Außer einer gewissen Müdigkeit und einem Schlafbedürfnis konnten keine schädlichen Nebenwirkungen beobachtet werden. Das sind persönliche Erfahrungen bei über hunderttausend Behandlungen während der letzten 14 Jahre.

Die biologische Forschung beschränkte sich bisher auf drei Dimensionen: den makroskopischen Bereich, die mikroskopische und molekulare Ebene, die auch mit dem Laser geringer Leistung erreichbare und beeinflußbare vierte Dimension- der submolekulare Bereich, das heißt die Elektronendimension, war für den Arzt deshalb so schwer erfaßbar, weil sie nur mit Hilfe der Mathematik und Quantenmechanik durch die Physik erklärt werden konnte. Während die Biologie der Physik in die Bereiche der erst drei Ebenen folgen konnte, vernachlässigte die Grundlagenforschung die vierte Dimension. Aber gerade die Erforschung der submolekularen, elektromagnetischen Welt wird notwendig sein, um manche Probleme der modernen Medizin lösen zu können.

Rundet man die Beobachtungen um die Akupunktur ab, meinte Kellner, der verstorbene Histologe der medizinischen Fakultät der Universität Wien, und nimmt man auch jene Therapieformen, die sich auch außerhalb der Nadel abspielen, dazu, dann muß man sagen, daß die ernsthafte Beschäftigung mit der Akupunkturregulationstherapie noch viele positive Ergebnisse für die Medizin bringen wird und schon gebracht hat. Eines darf man allerdings nicht: man darf sich vor nichts verschließen; man muß sich auch von der Vergangenheit und von vielen Dingen, die man gelernt hat, lösen. Beschäftigung mit Akupunktur und Lasertherapie heißt Beschäftigung mit dem neuesten Teil der medizinischen Forschung, die nicht allein der Akupunktur, sondern der gesamten Medizin nützt. Allerdings muß man damit rechnen, daß es noch eine Generation währen wird, bis Regulation und Kybernetik ihren gebührenden Platz bekommen werden.

Komplexität als übergeordnetes Prinzip für die Ganzheitsmedizin

Karl W. Kratky (Wien)

Naturwissenschaft und Medizin

Die Naturwissenschaften, insbesondere die Physik, beschäftigten sich bis weit ins zwanzigste Jahrhundert hinein vorwiegend mit einfachen Systemen (wie z. B. dem Planetensystem oder dem Pendel). Die behandelten Probleme ließen sich im allgemeinen - zumindest näherungsweise - mit Papier und Bleistift lösen. Typisch für diese Probleme ist der enge Zusammenhang von Ursache und Wirkung (z. B. dem Anstoßen des Pendels und seiner Bewegung); genauer gesagt gilt die starke Kausalität (Kratky 1988a): Ähnliche Ursachen haben ähnliche Wirkungen. Das meint man oft, wenn man das Wort "deterministisch" verwendet. Doch genaugenommen bedeutet dieses Wort eigentlich "dieselbe Ursache - dieselbe Wirkung" (schwache Kausalität), also den Ausschluß des Zufalls. Es scheint sich hier um eine Spitzfindigkeit zu handeln, doch kann sie so manche Verwirrung beheben, die bei der Verwendung neuerer naturwissenschaftlicher Ergebnisse in der Medizin oft auftreten.

Wenn man das Verhalten eines Systems kennt und die starke Kausalität gilt, kann man das Verhalten auch bei kleinen Störungen, die sich nie vollständig ausschalten lassen, vorhersagen. Es ergeben sich daraus Vorstellungen wie z. B. das "Uhrenmodell des Universums": Alles läuft vorhersehbar ab. In unserer Welt sieht es aber eigentlich ganz anders aus. Denken wir nur an das Wetter, oder auch an das Verhalten von Mensch und Tier. Man kann darauf auf zwei Arten reagieren:

a) Man zwingt die "reale" Welt so in ein vereinfachtes Schema, daß die naturwissenschaftlichen Methoden anwendbar werden (z. B. Tierexperimente unter "Standardbedingungen").

b) Man akzeptiert, daß die Medizin nicht in das enge naturwissenschaftliche Schema gepreßt werden kann.

Leider hat die Medizin zum Großteil den ersten Weg gewählt.

Nichtlinearität und Komplexität

Inzwischen hat sich aber auf Seiten der Naturwissenschaften viel geändert. Durch die Erfindung und Verbesserung der Computer konnten nun auch Systeme behandelt werden, die vorher einer Berechnung nicht zugänglich waren. Damit entdeckte auch die Physik die komplexen Systeme (Eilenberger 1990). Der Zusammenhang von Ursache und Wirkung ist dort nicht so unmittelbar wie bei den einfachen Systemen. Eine genauere Analyse von Komplexität zeigt, daß es auf das gemeinsame Auftreten von zwei Eigenschaften ankommt, die beide oft mit demselben Wort "Nichtlinearität" bezeichnet werden (Kratky 1989a). Nichtlinearität im ersten Sinn bedeutet, daß die Ursache-Wirkungs-Ketten der Systemelemente irgendwo in sich zurückführen (Rückkopplung, der Kreis schließt sich). Nichtlinearität im zweiten Sinn bedeutet, daß die einfache Beziehung "doppelte Ursache - doppelte Wirkung" nicht gilt. Aus dem alltäglichen Leben ist klar, daß beide Arten von Nichtlinearitäten immer wieder auftreten. Durch unseren Hang zur Vereinfachung und die naturwissenschaftliche Schulung haben wir diesen Normalfall aber oft ausgeblendet und tappen immer wieder in die "lineare Falle": Wenn z. B. bei öffentlichen Verkehrsmitteln die Fahrpreise (Ursache) erhöht werden, um die Einnahmen (Wirkung) dementsprechend zu steigern - und man vielleicht feststellen muß, daß die Einnahmen durch das Ausbleiben von Fahrgästen sogar sinken.

Komplexe Systeme haben in gewissem Sinn ein Eigenleben, in das man von außen nicht so direkt eingreifen kann wie bei einfachen Systemen. Sie können sich (bei Energiezufuhr von außen) auf einen Ruhezustand einstellen, periodisch zu schwingen anfangen oder sich auf nichtperiodische Weise bewegen (Chaos). Chaotische Systeme zeigen das Auseinanderfallen von starker und schwacher Kausalität. Selbst bei deterministischen Systemen werden dann Langzeit-Vorhersagen über das Systemverhalten unmöglich. Komplexes Verhalten kann beispielsweise an physikalischen Systemen gut studiert werden und so als vereinfachtes Modell für Abläufe in belebten Systemen, die für die Medizin interessant sind, dienen (Gerok 1989). Somit ergibt sich ein übergeordnetes Prinzip für die Ganzheitsmedizin, verbunden mit einer Abstimmung von "neuer" Medizin und "neuer" Naturwissenschaft, siehe auch Kratky (1988b).

Überraschendes Verhalten als Folge von Komplexität

Wie am Beispiel mit den öffentlichen Verkehrsmitteln veranschaulicht, können bei komplexen Systemen Ursache und Wirkung in einem schwer zu durchschauenden Zusammenhang stehen. Gerade für ökologische Systeme ist es typisch, daß Schädigungen lange Zeit gut verkraftet werden, während dann das System schnell umkippt, das heißt auf eine kleine zusätzliche Schädigung stark reagiert. In der Nähe von Instabilitäten können auch in physikalischen Systemen kleine Ursachen große Wirkungen hervorrufen, siehe z. B. Nicolis und Prigogine (1987). Umgelegt auf die Medizin heißt das, daß die Verknüpfung zwischen Reizstärke (bzw. Dosis eines Medikaments) und Reaktion komplizierter als die oft angenommene lineare Beziehung ist. Es kann dazu kommen, daß ein Organismus auf starke Einwirkungen nur schwach, auf anders geartete kleine Einflüsse aber stark reagiert. In diesem Zusammenhang ist interessant, daß sich etliche komplementäre Heilweisen durch geringe Reizstärken auszeichnen, z. B. die Farbtherapie oder die Laserakupunktur.

Ein Teilaspekt der Nichtlinearität ist der Vernetzung der Elemente eines Systems. Somit breitet sich eine Veränderung (z. B. die Einwirkung von außen auf einen kleinen Teil des Systems) auf das Gesamtsystem aus ("Zerfließen"). Durch Schleifenbildung kann es auch zu einem Aufschaukeln kommen, das sich dann unter Umständen wieder nur in einem (anderen) kleinen Gebiet des Systems auswirkt. Aus der Sicht der Medizin passen folgende Ausdrücke dazu: Nebenwirkungen, Symptomverschiebung, Abschwächen des gewünschten Effekts. Positiv betrachtet, kann man in Teile des Systems auf verschiedene Weise eingreifen und dennoch das Systemverhalten insgesamt beeinflussen. Das entspricht der Möglichkeit, mit ganz verschiedenen Therapieansätzen auf die gleiche Krankheit einzuwirken.

Durch die Rückkopplungsschleifen kann es sich auch ergeben, daß eine Veränderung nur kurzfristig in die erwartete Richtung geht, sich langfristig aber eine gegenläufige Tendenz stabilisiert. Diese paradoxe Situation kann man sich leicht am Beispiel einer Straße veranschaulichen, die verbreitert worden ist, um den Verkehr flüssiger zu machen. Je nach den Verhältnissen in der Umgebung kann nun aber die verbreiterte Straße so viel Verkehr anziehen, daß die Stauungen sogar zunehmen (großräumig kann das durch die Entlastung der Nebenstraßen trotzdem ein Vorteil sein). Dieses Muster erinnert an die Homöopathie, die ja auch paradox wirkt (Simile-Prinzip) und die an sich "erwartete" Reaktion nur kurzfristig provoziert (Erstverschlimmerung) Auch auf die paradoxe Intervention in der Psychotherapie sei hingewiesen. Allgemein entspricht das schulmedizinische Ankämpfen gegen die Krankheit (allopathisches Prinzip) und die Kurzfristigkeit bzw. Dringlichkeit des Eingreifens (Akut-, Reparatur- und Unfallmedizin) dem klassischen Ursache-Wirkungs-Denken, und das Ansteigen der langfristigen Probleme (chronische Krankheiten) paßt gut zur oben beschriebenen paradoxen Sichtweise. Weitere Überlegungen zum Verhältnis Schulmedizin - Homöopathie finden sich in Kratky (1989b).

Die Wirkung unspezifischer Reize

Ein Bild, das sich bei der Interpretation des Verhaltens komplexer Systeme oft bewährt, ist das einer Kugel in einer Modell-Landschaft. Der anzustrebende Zustand (kann auch ein Bewegungsmuster sein) ist der tiefste Punkt im Talkessel, es gibt aber auch noch eine oder mehrere Mulden, in denen die Kugel ebenfalls zur Ruhe kommen kann (Blockade). Durch "Rütteln" an der Kugel kann bewirkt werden, daß sie die Mulde verläßt und dann von selbst ins Tal rollt. Die Ursache "Rütteln" muß also gar nicht zielgerichtet sein, die Kugel muß nur irgendwie durch einen Anstoß von der Blockade befreit werden. Für die Medizin bedeutet das, daß durch unspezifische Einwirkungen die Erkrankung beseitigt werden kann, wenn diese in einer Blockade besteht. Ganz verschiedene Anregungen oder "Störungen" kann der Organismus gemäß seinen autonomen Verhaltensweisen verarbeiten, um zu gesunden. Daß es in bestimmten Situationen darauf ankommt, irgendetwas - und nicht so sehr etwas Bestimmtes - zu machen, kann man auch an verschiedenen Formen von Diät sehen. Sie sind unterschiedlich, zum Teil sogar widersprüchlich, und können doch alle das gleiche (z. B. eine Verbesserung der Leistungsfähigkeit des Immunsystems) bewirken.

Das Bild von der Modell-Landschaft läßt sich ausbauen, wodurch man zu weiteren Einsichten gelangen kann (siehe auch Tschacher 1990). Nur ein Gedanke sei hier erwähnt: Ein Eingriff kann prinzipiell auf zwei Arten erfolgen - direkt an der Kugel (siehe das obige Beispiel) oder an der Landschaft. Im ersten Fall nützt die Medizin die schon vorhandenen Reaktionsmuster des Organismus aus, im zweiten Fall eröffnet sie neue Verhaltensweisen.

Die Interferenz von Reizen

Es ist nicht zu verhindern, daß jeder Mensch gleichzeitig den verschiedensten Einflüssen ausgesetzt ist. Einer etwaigen therapeutischen Einwirkung kommt da nur eine zusätzliche Funktion zu. Es stellt sich nun die Frage, ob man diese zusätzliche Einwirkung von allen anderen prinzipiell trennen kann oder ob es zu Interferenzen kommt. Daß letzteres eine Rolle spielen kann, zeigt schon allein der Begriff der Kontraindikation. Daß man trotzdem oft verleitet ist, so zu tun, als ob eine Trennung im obigen Sinn normalerweise möglich wäre, ist wieder ein Beispiel für die schon zu Beginn erwähnte "lineare Falle". Tatsächlich läßt sich zeigen, daß die Gesamtwirkung mehrerer Ursachen dann auf die Wirkung der Einzelursachen zurückgeführt werden kann, wenn wir ein lineares System vor uns haben (genaueres siehe Kratky 1989). Dann entspricht nämlich die Gesamtwirkung der Summe der Einzelwirkungen.

Daß der lineare Fall im allgemeinen nicht gilt, hat also weitreichende Konsequenzen. Eine davon bezieht sich auf die geforderte Reproduzierbarkeit der Wirkung von Kräutermischungen. Nur im linearen Fall kann man das Problem auf die Reproduzierbarkeit der Zusammensetzung der Mischung selbst verlegen. Diese Verschiebung der Problemsicht kann nun im nichtlinearen Fall auf zwei Arten schiefgehen:

a) Bei der Verletzung der starken Kausalität können beliebig ähnliche Mischungen ganz verschiedene Wirkung haben. Eine noch so genaue Standardisierung bringt dann nichts.

b) Beim entgegengesetzten Fall, wo Unterschiede in der Zusammensetzung kaum einen Einfluß auf die Wirkung haben, ist wiederum eine genaue Standardisierung der Mischung überflüssig.

Diese Überlegungen haben für die Phytotherapie weitreichende Konsequenzen. Freilich ist auch der Schulmedizin das Problem der Interferenzen nicht unbekannt, doch sie hat daraus im allgemeinen die Konsequenz gezogen, den Reinstoff (die Wirksubstanz) zu isolieren und daraus ein Medikament zu machen. Dieser Schritt, der die Unübersichtlichkeit der Mischung überwinden soll, kann aber gerade in nichtlinearen Systemen zu Problemen führen, und zwar durch das Auftreten von Nebenwirkungen. Anhänger der Naturheilkunde vertreten in diesem Zusammenhang oft die Ansicht, man sollte die in der Natur vorkommenden Heilkräuter möglichst so belassen, wie sie sind, da sie (wegen der Einheit der Natur) in ihrer ursprünglichen Form ohnehin am besten - auch im Sinn von nebenwirkungsfrei - wirken. Die Schulmedizin hält das im allgemeinen für mystisches Analogiedenken, ist aber selber wiederum in der linearen Falle gefangen. Im Zweifelsfall ist ein Belassen der Veränderung meiner Meinung nach vorzuziehen - billiger ist es auch noch.

Ein weiterer Bereich, der durch die Interferenzen berührt wird, ist derjenige der statistischen Tests. Bei Linearität kann man Einzelfaktoren unabhängig voneinander ermitteln. Bei Nichtlinearität muß man sich hingegen auf einen einzelnen Faktor (z. B. das fix vorgegebene zu testende Medikament) konzentrieren und alle anderen Einflüsse als zufällig ansehen oder sonstwie darüber mitteln. Da das strenggenommen bei Nichtlinearität nicht geht, versucht man das Problem mit immer gefinkelteren Verfahren einzuengen bzw. möglichst in den Griff zu bekommen - man landet schließlich bei der randomisierten placebokontrollierten Doppelblindstudie. Damit schließt sich aber der Kreis. Zu Beginn dieses Beitrags wurde schon erwähnt, daß die "linearen" Naturwissenschaften ihre Methoden durch eine extreme Reduktion der Wirklichkeit zu retten versuchten. Das mag je nachdem auch gelingen, die Doppelblindstudie bringt, so wollen wir annehmen, ein reproduzierbares Ergebnis hervor. Über die Wirkung in einer typischen Heilsituation ist damit aber nicht viel ausgesagt, dort gibt es hoffentlich keine Randomisierung, dafür aber viele "Placebos " (z. B. ein aufmunternder Blick und das Vertrauen - von Arzt und Patient - in das verschriebene Medikament). Will man freilich auch nur einen Teil der Einflüsse in den Test einbauen, reichen die Kranken der ganzen Welt nicht aus, um statistische Signifikanz zu erreichen. Ob hier eine Sackgasse erreicht ist oder ob man doch irgendwie weiterkommen kann, wäre vieler weiterer Überlegungen wert (siehe beispielsweise Burkhardt und Kienle 1983). Solange man sich diesem Problem nicht stellt, ist man auch nicht berechtigt, von komplementären Heilweisen einen strengen wissenschaftlichen Nachweis (was meist auf statistische Tests hinausläuft) zu verlangen.

Paradigmenerweiterung in Naturwissenschaft und Medizin

Das Einbeziehen nichtlinearer Phänomene bewirkt derzeit einen Paradigmenwechsel in den Naturwissenschaften. Eigentlich handelt es sich um eine Paradigmenerweiterung, die Linearität bleibt als Spezialfall einbezogen. Dieser erweiterte Rahmen, der auch für die Ganzheitsmedizin relevant ist, läuft unter verschiedenen Namen: Komplexität, Nichtlinearität, Chaos, systemische Sichtweise oder auch Selbstorganisation (Kratky 1990). Andere Autoren legen den Schwerpunkt auf die Betonung der Kybernetik (Keidel 1989) oder der Information (Foss und Rothenberg 1988). Neben grundsätzlichen Überlegungen, wie sie hier angestellt wurden, kann man aber mit komplexen Systemen auch konkret arbeiten und Computersimulationen durchführen. Einen ausgezeichneten Einstieg für mathematisch vorbelastete Mediziner liefern Glass und Mackey (1988). In diesem Zusammenhang sei auch die "Springer Series in Synergetics" angeführt, die mit ihrem interdisziplinären Ansatz viele Bereiche überdeckt. In Bezug auf die Medizin sei nur der Band von Rensing et al. (1987) erwähnt. Komplexität kann demnach nicht nur abstrakt als übergeordnetes Prinzip für die Ganzheitsmedizin dienen, sondern erlaubt auch konkrete Schritte zu einem tieferen medizinischen Verständnis.

Literatur

R. Burkhardt und G. Kienle (1983): Statistik und die Feststellung der Wirksamkeit von Arzneimitteln. Arztrecht 18, Beilage zu Heft 5.

G. Eilenberger (1990): Komplexität. Ein neues Paradigma der Naturwissenschaften. In: H. v. Ditfurth und E. P. Fischer (Hrsg.), Mannheimer Forum 89/90. Piper, München - Zürich.

L. Foss und K. Rothenberg (1988): The Second Medical Revolution. From Biomedicine to Infomedicine. Shambala, Boston - Shaftesbury.

W. Gerok (Hrsg. , 1989): Ordnung und Chaos in der unbelebten und belebten Welt. Wissenschaftliche Verlagsgesellschaft, Stuttgart.

L. Glass und M. C. Mackey (1988): From Clocks to Chaos. The Rhythms oft Life. Princeton University Press, Princeton, NJ.

W. D. Keidel (1989): Biokybernetik des Menschen. Wissenschaftliche Buchgesellschaft, Darmstadt.

K. W. Kratky (1988a): Neue Konzepte in der Physik - neue Sicht der Realität? In: E. Oeser und E. M. Bonet (Hrsg.), Das Realismusproblem. Österreichische Staatsdruckerei, Wien.

K. W. Kratky (1988b): Ist die Medizin eine Naturwissenschaft? In: Wiener Dialog über Ganzheitsmedizin. Dokumentation. Jugend und Volk, Wien - München.

146

K. W. Kratky (1989a): Vom linearen zum systemischen Denken. In: K. W. Kratky und E. M. Bonet (Hrsg.), Systemtheorie und Reduktionismus. Österreichische Staatsdrukkerei, Wien.

K. W. Kratky (1989b): Schulmedizin contra Homöopathie. Österr. Ärzteztg. 18/1989, S. 48-50.

K. W. Kratky (1990): Der Paradigmenwechsel von der Fremd- zur Selbstorganisation. In: K. W. Kratky und F. Wallner (Hrsg.), Grundprinzipien der Selbstorganisation. Wissenschaftliche Buchgesellschaft, Darmstadt.

G. Nicolis und I. Prigogine (1987): Die Erforschung des Komplexen. Auf dem Weg zu einem neuen Verständnis der Naturwissenschaften. Piper, München - Zürich.

L. Rensing, U. a. d. Heiden und M. C. Mackey (Hrsg. 1987): Temporal Disorder in Human Oscillatory Systems. Springer, Berlin - Heidelberg - New York.

W. Tschacher (1990): Interaktion in selbstorganisierten Systemen. Grundlegung eines dynamisch-synergetischen Forschungsprogramms in der Psychologie. Asanger, Heidelberg.

Die Bedeutung physiologischer Rhythmen für die Ganzheitsmedizin

W. Marktl (Wien)

Jeder lebende Organismus und somit auch der Mensch besitzt ein System von endogenen, autonomen Rhythmen. Die Bedeutung dieses Systems kann mit einem, von Halberg geprägten Satz, sehr anschaulich beschrieben werden.

Danach ist für eine geordnete Funktion des Organismus nicht nur der Transport des "richtigen" Materials zu den "richtigen Orten" in den "richtigen Mengen" nötig, sondern dies muß auch zur "richtigen Zeit" geschehen.

Rhythmische Phänomene können in biologischen Systemen auf verschiedenen Ebenen festgestellt werden, sie betreffen subzelluläre Strukturen, Zellen, Organe und Organismen genauso wie ökologische Systeme. Der natürliche Frequenzbereich biologischer Rhythmen umfaßt ein sehr breites Spektrum von ca. 2.000 Zyklen/Sekunde bis 1 Zyklus/Tag, Monat oder Jahr und wahrscheinlich auch darüber hinaus.

Wie bisherige Forschungsergebnisse auf diesem Gebiet es als ziemlich sicher erscheinen lassen, handelt es sich bei den biologischen Rhythmen der lebenden Organismen um sogenannte endogene Rhythmen, die, genetisch determiniert, im Hinblick auf ihre Entstehung und ihre Aufrechterhaltung unabhängig von äußeren Einflüssen sind, die aber durch bestimmte Umwelteinflüsse, in Bezug auf ihre Amplitude, Periode und Phasenlage innerhalb bestimmter Grenzen modifiziert werden können. Die wesentlichsten dieser Umweltfaktoren, die ebenfalls periodischen Charakter haben, sind der Tag-Nacht bzw. Hell-Dunkel Wechsel, Temperaturschwankungen, Abwechslung von Lärm und Stille, Aktivität und Ruhe sowie andere soziale Faktoren. Diese Umweltfaktoren, die endogene Rhythmen beeinflussen, aber nicht erzeugen können, werden von Halberg Synchronisatoren und von Aschoff Zeitgeber genannt. Eine wesentliche Auswirkung des Zeitgebereinflusses ist die Synchronisation der natürlicherweise circadianen, d. h. ungefähr 24-Stunden-Rhythmen, auf die exakte 24-Stunden-Periode.

Die Existenz einer inhärenten Rhythmizität der physiologischen Funktionen ermöglicht dem Organismus eine optimale Abstimmung zwischen den verschiedenen rhythmischen Funktionen im Körperinneren und sichert andererseits eine adäquate Anpassung an die sich ständig periodisch ändernde Umwelt. Aufgabe der endogenen biologischen Rhythmen ist somit die Aufrechterhaltung bestimmter interner und externer Phasenbeziehungen. Die besondere Bedeutung der inhärenten Rhythmizität liegt darin, daß der Organismus dadurch in die Lage versetzt wird, die Anpassungsvorgänge an die sich rhythmisch ändernden

Umweltbedingungen vorzuprogrammieren. Dies kann als wesentlicher Vorteil gegenüber nur passiven Reaktionen auf die Umweltänderungen gewertet werden, da Anpassungsvorgänge eine bestimmte Zeit in Anspruch nehmen und sich daher im Falle einer passiven Reaktion zu spät auswirken würden.

Um die funktionellen Erfordernisse erfüllen zu können, muß die endogene Rhythmizität grundsätzlich drei Elemente aufweisen:

1) einen oder mehrere endogene zentrale Schrittmacher, die den oder die Rhythmen erzeugen

2) Rezeptoren, die empfindlich sind gegenüber den periodischen Signalen aus der Umwelt, welche als Zeitgeber den Rhythmus des endogenen Schrittmachers synchronisieren.

3) Efferente Bahnen vom bzw. von den Schrittmachern zu den Organen und Organsystemen. Über die Vermittlung dieser Bahnen treten jene funktionellen Rhythmen zutage, die üblicherweise gemessen werden können und daher auch als "sichtbare Rhythmen" bezeichnet werden.

Als Sitz des oder der Hauptoszillatoren werden bei den Säugetieren die Ncli. suprachiasmatici im Hypothalamus vermutet. Der Grund für diese Annahme ist, daß Läsionen an dieser Stelle des Diencephalons eine Auslöschung von Circadianrhythmen bewirken können.

Für viele Organismen ist die rhythmisch schwankende Lichtintensität der wichtigste Zeitgeber.

Die Einflüsse des Lichtes werden über die retinohypothalamischen Bahnen übermittelt, die von der Netzhaut ausgehen, im Sehnerv verlaufen und in den Ncli. suprachiasmatici des Hypothalamus enden. Wie neuere Untersuchungen gezeigt haben, kommt bei der Übertragung exogener Einflüsse, vor allem aber des Lichteinflusses auf das System der endogenen Rhythmen dem Hormon Melatonin aus der Epiphyse wesentliche Bedeutung zu.

Beim Menschen dürften aber Reize, die sich aus den sozialen Aktivitäten der Bevölkerung ergeben, mindestens den gleichen Stellenwert als Zeitgeber für den Tagesrhythmus haben, wie der Hell-Dunkel-Wechsel.

Das circadiane System des Menschen besteht aus einer Vielzahl von Oszillatoren. Die Aktivitäten dieser Oszillatoren sind normalerweise in bestimmter Art und Weise aufeinander abgestimmt. Diese Koppelung kann schon unter normalen Umständen innerhalb bestimmter Grenzen variieren, sie kann aber auch spontan oder unter Einfluß von Zeitgebern verloren gehen. Dieser Verlust der Koppelung endogener Rhythmen wird als Desynchronisation bezeichnet. Abhängig davon, ob diese Desynchronisation ohne oder unter Zeitgeberwirkung auftritt, wird von spontaner oder erzwungener Desynchronisation gesprochen. Betrifft dieser Verlust die Koordination interner Rhythmen, so wird dies als interne Desynchronisation bezeichnet, geht die stabile Phasenbeziehung zur Umwelt verloren, handelt es sich um eine externe Desynchronisation. Wie Aschoff betont, kann der Mensch, im Gegensatz zum freilebenden Tier, das " zwangsläufig richtig in die Umwelt eingepaßt " ist, die natürliche Phasenbeziehung zum Zeitgeber verlassen oder künstliche Umwelten schaffen, in denen der Reizwechsel der natürlichen Zeitgeber durch Dauerreize mehr oder weniger überdeckt wird. Dies kann interne oder externe Desynchronisation zur Folge haben und führt über diese Störungen des Systems der biologischen Rhythmen zu einer Beeinträchtigung des biologischen Gleichgewichtes. Im Zusammenhang damit erhebt sich die äußerst aktuelle, aber nicht weniger diffizile Frage der Verbindung zwischen den endogenen biologischen Rhythmen bzw. deren Störungen und der Gesundheit bzw. Krankheit.

Dem endogenen System der physiologischen Rhythmen kommt grundsätzlich Bedeutung bei der Diagnose, Therapie und Prävention von Krankheiten zu. Eine Diagnostik, die sich auf Einzelwerte oder zeitlich nicht qualifizierte Daten stützt, kann zu falschen diagnostischen Schlüssen führen, da wiederholt gezeigt werden konnte, daß eine Vielzahl von Parametern im Laufe der 24 -Stunden- Periode Werte aufweisen kann, die jeweils als über, unter oder im Bereich der Norm interpretiert werden müssen. Die Mißachtung der Bedeutung des Zeitfaktors bei der Diagnose von Krankheiten kann entweder da zu führen, daß eine behandlungsbedürftige Krankheit nicht behandelt, oder daß aufgrund von fälschlich als pathologisch klassifizierten Meßwerten eine unnötige Therapie durchgeführt wird. Die Pränotion von Krankheiten kann durch die Berücksichtigung der Tatsache effizienter werden, daß Perioden, Amplituden und Phasenlagen von Rhythmen sich mit dem Risiko einer Krankheitsentstehung und -entwicklung ändern können, bevor noch die Mittelwerte charakteristische Abweichungen zeigen. Manifeste Krankheiten und pathologische Zustände sind mit Störungen der Phasenbeziehungen endogener circadianer Rhythmen, mit ihrem Verschwinden und dem Auftreten verbunden, die normalerweise nicht vorhanden sind.

Physiologische Rhythmen haben also Bedeutung im Rahmen der Diagnostik verschiedener Erkrankungen.

Die Berücksichtigung der Zeitstruktur bei der Behandlung von Krankheiten wird, soweit es die Pharmakotherapie betrifft, unter dem Begriff Chronopharmakologie zusammengefaßt. Die Chronopharmakologie versucht, Aussagen darüber zu machen, zu welchem Zeitpunkt die Gabe eines Medikamentes in welcher Dosierung zu einer optimalen Wirkung und zu minimalen Nebenwirkungen führt (z. B. Cortisonsubstitution; morgendliche Gabe). Sie weist aber auch auf die Wichtigkeit von Intervall und Reihenfolge bei der Applikation eines oder mehrerer Medikamente hin und bemüht sich, dazu exakte Angaben zu erarbeiten.

In diesem Zusammenhang ist es wesentlich darauf hinzuweisen, daß Rhythmizität nicht nur das Auftreten spontaner rhythmischer Phänomene bedeutet, sondern daß auch die Empfindlichkeit des menschlichen Organismus gegenüber Reizen von außen und damit auch die Reaktionen auf diese Reize gesetzmässige rhythmische Schwankungen aufweisen. Dies kann am Beispiel der Reaktionen gegenüber Wärme- und Kältereize gut illustriert werden, In verschiedenen Untersuchungen konnte festgestellt werden, daß nicht nur die Körpertemperatur einen bekannten Tagesrhythmus aufweist, sondern auch jene physiologischen Funktionen, die an der Thermoregulation beteiligt sind, tagesrhythmisch schwanken. So kann zwischen einer morgendlichen bzw. vormittäglichen Erwärmungsphase und einer nachmittäglichen bzw. abendlichen Abkühlungsphase des Organismus unterschieden werden. Die ersterwähnte Phase ist durch einen höheren Energieumsatz mit entsprechender Wärmebildung und einer Tendenz zur peripheren Vasokonstriktion mit dementsprechender Verminderung der Wärmeabgabe gekennzeichnet. Die Abkühlungsphase ist hingegen durch verminderte Wärmeproduktion und erhöhte Wärmeabgabe durch periphere Vasokonstriktion charakterisiert. Die tagesrhythmischen Empfindlichkeitsschwankungen äußern sich insoferne, als Reize, welche die vorherrschende Tendenz unterstützen, leicht und ausgiebig beantwortet werden und vice versa. Dies bedeutet, daß der Organismus in den Vormittagsstunden besonders kaltreizempfindlich und in den Nachmittags- bzw. Abendstunden besonders warmreizempfindlich ist.

150

Den tagesrhythmischen Phänomenen im Organismus kommt u. a. die wesentliche Aufgabe zu, Funktionen auf vorherzusehende, weil ebenfalls rhythmische Anforderungen aus der Umwelt vorzubereiten. Als Illustration dieser Tatsache kann angeführt werden, daß die sogenannten Wendepunkte des biologischen Tages um ca. 3^h morgens und ca. 15^h nachmittags gelegen sind. Dies bedeutet, daß sich der menschliche Organismus um ungefähr 3^h nachts, also noch während des Schlafes, durch Umstellungen im endokrinen System, im Energiestoffwechsel etc. auf die Aktivitätsphase des kommenden Tages vorbereitet. Das Aufwachen und Aufstehen selbst erfolgt somit im steilsten Teil des Anstieges der jeweiligen tagesrhythmischen Kurve (z. B. des Cortisol- oder Adrenalintagesrhythmus). Für den zweiten Wendepunkt um 15h gilt dieselbe Überlegung im Hinblick auf die Umstellung von der Aktivitäts- zur Ruhephase der 24-Stunden-Periode. Im übrigen kann darauf hingewiesen werden, daß die für den Tagesrhythmus angestellten Überlegungen sinngemäß auch für die Umstellungen vegetativer Funktionen im endogenen Jahresrhythmus gelten dürften, wobei die Wendepunkte dieses autonomen Rhythmus in den Frühjahrs- und Herbstmonaten angenommen werden.

Von praktischer Bedeutung, vor allem im Hinblick auf präventivmedizinische Belange, sind auch die tagesrhythmischen Schwankungen der physischen und psychischen Leistungsfähigkeit und Leistungsbereitschaft. Ihre Berücksichtigung oder Nichtberücksichtigung kann unter Umständen entscheidend sein für die Gesundheit des arbeitenden Menschen.

Dabei muß betont werden, daß die Leistungsfähigkeit des Menschen als eine sehr komplexe Größe aus verschiedenen Komponenten zusammengesetzt ist. Diese verhalten sich hinsichtlich ihrer zirkadianen Rhythmen sowie der Fähigkeit und Geschwindigkeit ihrer Anpassung an neue Zeitmuster durchaus unterschiedlich. Bei der Beurteilung der praktischen Bedeutung der tagesrhythmischen Schwankungen von Parametern der Leistungsfähigkeit sind die Kurvenform, die Lage ihrer Maxima und Minima, und das Ausmaß der Oszillation von Bedeutung. Wie der Komplex der Leistungsfähigkeit an sich, werden auch dessen Tagesrhythmen von Faktoren, wie Disposition, Übung, Berufserfahrung, Motivation, Persönlichkeitsmerkmalen, Wechsel des Schlaf-Wach-Rhythmus und Veränderung von Umwelteinflüssen modifiziert. Hohe Leistungsfähigkeit durch Übung oder besondere Motivation äußert sich in einer Abnahme der Amplitude des Tagesrhythmus, die in erster Linie durch eine Verbesserung der Leistungsfähigkeit im unteren Kurvenbereich bedingt ist. Persönlichkeitsmerkmale, wie Extrovertiertheit (Abend-Typen) oder Introvertiertheit (Morgen-Typen), beeinflussen die Lage der Maxima und Minima von Parametern der Leistungsfähigkeit; diese liegen bei den Erstgenannten später als bei den Letztgenannten. Die individuelle Toleranz gegenüber Nacht- und Schichtarbeit steht im Zusammenhang mit der circadianen Phasenlage autonomer Funktionen. Morgen- und Abendtypen reagieren daher unterschiedlich auf Schichtarbeit. Bei Morgentypen treten nach der Nachtarbeit vermehrt ultradiane Rhythmen auf, bei Abendtypen flachen die Amplituden der Circadianrhythmen ab, was als Anzeichen einer besseren Toleranz gegenüber Schichtarbeit gewertet wird.

Die früher erwähnten Unterschiede im Tagesrhythmus einzelner Arten der komplexen Leistungsfähigkeit sollen im folgenden durch einige Beispiele illustriert werden. Der Tagesrhythmus der körperlichen Leistungsfähigkeit folgt jenem der Körperkerntemperatur. Dieses Tagesmuster sieht bekanntlich so aus, daß ein Anstieg im Laufe der Vormittagsstunden erfolgt und eine Plateaubildung zwischen 12 und 21 Uhr gegeben ist. Das Minimum ist zwischen 3 und 6 Uhr situiert, die oft beobachtete Mittagssenke scheint weniger mit der vorangegangenen Nahrungszufuhr, sondern eher mit der Dauer der vorhergehenden Arbeitsperiode zusammenzuhängen und dürfte daher ein Effekt der Müdigkeit sein. Das Ausmaß der Schwankungen der Leistungsfähigkeit wird, abhängig vom gemessenen Parameter, mit 12 bis 25% des jeweiligen Tagesmittels angegeben.

Für viele moderne Arbeitsformen mit ihrer überwiegend psycho-emotionalen Beanspruchung sind aber nicht nur Tagesschwankungen der körperlichen Leistungsfähigkeit, sondern vielmehr solche der intellektuellen Leistungsfähigkeit und der Voraussetzungen dafür von Bedeutung. Vergleichende Untersuchungen von Körperkerntemperatur und dem subjektiven Wachheitsgrad unter verschiedenen Bedingungen zeigen, daß die Acrophase des Wachheitsgrades zwischen 12 und 15 Uhr, jene der Temperatur jedoch zwischen 18 und 21 Uhr, und damit einige Stunden später auftritt. Dies bedeutet, daß die größte subjektive Wachheit im Zeitraum des Anstieges des Körpertemperaturrhythmus festzustellen ist. Die Reaktionszeit und die Perfektion bei der Durchführung einer komplizierten psychomotorischen Aufgabe haben die besten Durchschnittswerte um 14 bis 16 Uhr und das Minimum 12 Stunden später, wobei das Ausmaß der Oszillation mit 20% angegeben wird.

Die Problematik der Desynchronisation circadianer Rhythmen

Synchronisierte, voll ausgebildete Circadianrhythmen mit hoher Amplitude werden als Zeichen einer optimalen Funktion gewertet. Geht die Koppelung zwischen den beiden Hauptoszillatoren und damit auch zwischen den davon abhängigen Rhythmen verloren, so wird dies als Desynchronisation bezeichnet. Je nachdem es sich dabei um einen Verlust der Synchronisation mit den Zeitgebern oder zwischen einzelnen endogenen Rhythmen handelt, spricht man von äußerer oder innerer Desynchronisation. Beide können spontan oder durch desynchronisierende Einflüsse von außen entstehen, dementsprechend kann eine spontane von einer erzwungenen Desynchronisation unterschieden werden. Im Berufsalltag des Menschen in der Industriegesellschaft existieren eine Reihe von potentiell desynchronisierenden Einflüssen. So erhöhen psychische und emotionale Belastungen die Tendenz zur inneren Desynchronisation. Bei langdauernder Medikation wurden Beeinträchtigungen der Abstimmung zwischen den Hauptoszillatoren gefunden. Mit zunehmendem Alter wird eine steigende Tendenz zur spontanen Desynchronisation beobachtet. Aus den Ergebnissen von Tierversuchen geht hervor, daß auch durch Änderung sozialer Umstände Desynchronisationen und andere Formen von Rhythmenstörungen auftreten können.

Aus Experimenten mit Menschen, bei denen Desynchronisationen induziert wurden, konnte bisher kein Hinweis dafür abgeleitet werden, daß dadurch negative Folgen für die Gesundheit der Versuchspersonen resultieren. Es wird jedoch von den betreffenden Autoren darauf hingewiesen, daß es sich bei den Versuchspersonen, die sich an solchen Experimenten beteiligen, um junge, gesunde Menschen handelt, die überdies, bezogen auf die Zeiträume, in denen sich Krankheiten entwickeln können, nur relativ kurzfristig den desynchronisierenden Einflüssen ausgesetzt sind. Daher kann aus den Ergebnissen solcher Experimente nicht auf die Verhältnisse geschlossen werden, die unter den Bedingungen des Alltags bei der Durchschnittspopulation vorherrschen. An der Tatsache, daß Krankheiten mit Störungen von biologischen Rhythmen einhergehen können, dürfte nicht mehr zu zweifeln sein.

Aus den nur kurz skizzierten Beziehungen zwischen Gesundheit und einem intakten Rhythmussystem bzw. Krankheit und Rhythmusstörungen läßt sich zumindest mit einiger

Berechtigung ableiten, daß Maßnahmen, die einen Beitrag bei gestörten Rhythmen leisten, eine positive Wertigkeit zuerkannt werden kann.

Eine Reihe von medizinischen Verfahren, die auch im Rahmen der Ganzheitsmedizin gepflegt werden, erheben den Anspruch, daß ihre Effekte auf Verbesserungen physiologischer Regulationen beruhen. Dieser Anspruch sollte auch daran gemessen werden, wieweit durch diese Verfahren in das System der physiologischen Rhythmizität eingegriffen wird.

Literatur beim Verfasser

Die Summation von Reizen als Ursache von Abwehrstörungen.

F. Perger (Wien)

Die pathergischen Abwehrstörungen, die Allergien vom sofortigen und verzögerten Typ und die proliferativ-degenerativ progredienten Systemerkrankungen, sind klinisch zwar exakt definiert, es ist aber größtenteils unbekannt, wie diese Störungen entstehen und in welchen Regelsystemen sie sich abspielen. Man weiß, daß es hereditäre Veranlagungen gibt, und kennt die Abwehrstörungen nach massiven Infekten, die Rheumatoide, und nach schweren Traumata. Die Ursachen der erworbenen Abwehrentgleisungen ohne diese massiven Vorbelastungen sind aber noch unbekannt bzw. noch umstritten.

Nun werden die Abwehrfunktionen nicht nur vom Immunsystem allein geleistet, obwohl schon dieses System mehrere Regelkreise umfaßt, z. B. das Komplementsystem, die Interferone, die zelluläre und humorale spezifische Funktion etc. Diese Regelfunktionen werden aber durch das Hormonsystem (die Hypophysen-Nebennieren-Achse), durch das Gefäßnervensystem und das Prostaglandin-System beträchtlich beeinflußt. Und hinter diesen Systemen wirkt das Grundregulationssystem nach PISCHINGER (1975) als primäres Reaktionsorgan mit den ersten unspezifischen Abwehrleistungen und als Energie-Lieferant für die Startenergie der gesamten Abwehrvorgänge. Was das Grundsystem (Synonyme: Zelle-Milieu-System, Matrix) so entscheidend macht, ist nicht nur seine Transmitterfunktion, ohne die keine Information und kein Stoffwechselvorgang an die Organzellen gelangen könnte, sondern auch sein funktionelles Verhalten durch PH-Wert-Veränderungen und durch die De- und Repolarisierungsvorgänge unter Reizeinflüssen. Störungen in allen beteiligten Regelsystemen können zu pathologischen Abwehrfunktionen beitragen. So ist dies im Hormonsystem durch Nebenniereninsuffizienz, im Gefäßsystem durch Durchblutungsstörungen möglich. Aber Summationen von Reizen konnten bisher einwandfrei nur im Grundregulations- und Immunsystem nachgewiesen werden. Der Gedanke, daß eine Summation subklinischer Reize bzw. Belastungen Ursache erworbener pathergischer Störungen sind, ergab sich aus der Beobachtung von Besserungen der Abwehrlage bei Patienten, bei denen eine Teil-Entlastung bereits zu einer teilweisen Besserung der Abwehrlage führte. Was im Sinne von Teilentlastungen zu beobachten war, mußte logischerweise umgekehrt auch bei Zusammenwirken von Belastungen störend auf die Abwehrfunktionen wirken.

154

Reizsummationen im Immunsystem

Die Reizsummationen sind im Immunsystem mit den angewandten Methoden allerdings nur nachzuweisen, wenn diese einen gleichen Effekt auslösen. Das entspricht auch den pathophysiologischen Gegebenheiten dieses Systems, das für bessere Überlebenschancen höherentwickelter Lebewesen phylogenetisch erst relativ spät entstanden ist - erst bei den primitiven Vertebraten.

Man findet z. B. eine Summation in den Antikörper-Titern bei chronischen Entzündungen gleichen Keimgehaltes.

```
ASLO-Titer vor und 1 a nach TE und 6 m nach

Sanierung einer Sinusitis polyp.max.bilat.

(36-jähr.Pat. mit seroneg.Polyarthritis)


ASLO-Titer vor TE            599 IE

1 a nach TE                  317 IE

6 m nach Caldwell-Luc         83 IE
```

Abb. 1:   ASLO-Titer vor und 1 a nach TE und 6 m nach Sanierung einer Sinusitis polyposis max. bilat. - 36-jähr. Patientin mit seroneg. Polyarthritis. aus F. PERGER, ÄZ f. Naturheilv. 31 /1990/, 772-781

Nach der Teilentlastung durch TE geht der AK-Titer deutlich zurück, normalisiert sich aber erst nach Sanierung der zweiten Entzündung. Das resultiert aber aus dem gleichen Keimgehalt beider Prozesse und liegt damit noch auf der Linie eines direkten Ursachen-Wirkungs- Effekts. Weitaus wichtiger für den Nachweis von Reizsummationen ist aber das Zusammentreffen völlig verschiedener Belastungen. Im Immunsystem ist das dann gegeben, wenn diese Faktoren ein gleiches Wirkunsspektrum haben. Das ist z. B. bei Belastungen durch Schleimhaut-Mykosen und durch toxische Schwermetalle der Fall.

```
Inhibition der IgG-Synthese bei Mykose-Patienten.
        gesunde Probanden (n=5)   Mykose-Patienten (n=8)
IgA   200- 300- 250 mg%           270-290-220 mg%

IgM   150- 100-  50 mg%           330-300-380 mg%

IgG   900-1000-1100 mg%  :        560-560-710 mg%

Immunglob.-Reaktionen unter Immunstimulation (Mono=
zytenfaktor nach PISCHINGER - vor,1 und 3 h
nach Injektion /ELPIMED (R) 1 ml s.c.)

(aus F.PERGER, ÄZf.Nat.Heilv. 28(1985),537-550.
```

Abb. 2:   Inhibition der IgG-Funktionen bei Pat. mit isolierten Darmmykosen bei Immunstimulation mit Elpimed[R] - Bestimmung der Immunglobuline mit der Stärkegel-Dünnschicht-Elektrophorese nach MARUNA u. GRÜNDIG aus F. PERGER, ÄZ f. Naturheilv. 31 /1990), 722-781)

Noch ausgeprägter finden sich diese Störungen schon bei subsymptomatischen Belastungen durch toxische Schwermetalle.

Subtoxische Cadmium-Belastungen.

TABELLE 4: Verhalten der Immunglobuline bei Immunmodulation (3 Stunden-Test, Immunmodulator: 3-fach-conjugiert ungesättigte Fettsäuren)		
	Gesunde Probanden	Pat. mit Cd-Belastung
IgA	200– 300– 250	370–310–200 mg%
IgM	150– 100– 50	330–350–410 mg%
IgG	900–1000–1100	680–500–480 mg%

Untersuchungsmethode:
Stärkegel-Dünnschicht-Elektrophorese n. MARUNA u. GRÜNDIG.

aus R.F.L.MARUNA u.F.PERGER, Biomed 8(1983),Nr.7/8,22

Abb. 3:   Vergleich des Verhaltens der Immunglobuline im ELPIMED-Test bei gesunden
Probanden (n=5) und Patienten mit subsymptomatischer Cd-Belastung (n=10)
aus R. F. L. MARUNA u. F. PERGER, Biomed 8 (1983), Nr. 7/8, 22 ff)

Der Nachweis erfolgte mit der Stärkegel-Dünnschicht-Elektrophorese nach MARUNA u.
GRÜNDIG. Diese zeigt bei gesunden Probanden weitgehende Kongruenz mit der nach
MANCINI auf. Bei chronisch Kranken ist zwar die Gesamtmenge der y-Globuline gleich,
doch finden sich beträchtliche Unterschiede in den einzelnen Fraktionen (IgA, IgM, IgG).
Kontrollen ergaben, daß IgG dann in den Banden des IgA und IgM steckenbleibt - es handelt
sich um pathologische Großmoleküle, z. T. auch solche von normalem Molekulargewicht.
Dieses "steckengebliebene" IgG ist jedenfalls unwirksam, z. T. vielleicht auch autoaggres-
siv. Jede Besserung im klinischen Bild ist mit einer Erhöhung des IgG in seiner Bande
verknüpft. Daher ist anzunehmen, daß nur dieser Teil des IgG immunologisch wirksam ist.

Bestehen gleichzeitig Darmmykosen und Schwermetallbelastungen, ist die humorale Im-
munstörung merklich intensiver - und die Entlastung von einem dieser Faktoren führt zu
einer Besserung, nicht aber zur völligen Normalisierung des Befindens und der Befunde.

Noch intensivere Veränderungen fanden sich bei Kombination von Hg und Mykosen - nicht
nur qualitative, sondern auch quantitative Störungen - ein Defizit an y-Globulinen, der
Summe von IgA, IgM und IgG.

Schon diese Summationswirkungen im Immunsystem geben Hinweise auf die Entwicklung
pathergischer Störungen hin. Hier sei auch schon auf die Bedeutung des Zeitfaktors
hingewiesen, der hier von großer Bedeutung ist.

Die normale Reizreaktion im Grundregulationssystem.

In der ersten Abwehrphase wird jeder Reiz aber unspezifisch gleich beantwortet, bei
gesunder Abwehr in Form der Alarmreaktion nach SELYE (1952). Hier - aber auch nur hier
- ist die Intensität und Dauer eines Reizes entscheidender als seine Spezifität. So werden
zunächst lebende Erreger, Toxine, Traumata, Temperatureinflüsse und alle Arten von
Strahlen mit einem humoralen Schock beantwortet. Diese Tatsache bereitete auch uns
anfangs Verständnisschwierigkeiten.

Aber diese Reaktion erfolgt, wie bereits EPPINGER (1949) annahm und PISCHINGER
(1954, 1975) nachwies, in der Zwischenzellsubstanz, dem phylogenetisch ältesten Kommu-
nikationssystem zwischen lebenden Zellen, das auch bei hochentwickelten Organismen

156

Asthma bronchiale, Vorbelastung : Pb,Cd und Soormykose.

Vor und nach Ausschwemmung der toxischen Schwermetalle.

		vorher	nachher
Pat.J.K.,25 a	ALA i.H.	6.3 mg/l	3.1 mg/
	Cd i.H.	2.4 µg/l	0.7 µg/l
	Hg i.H.	neg.	neg.
	Soor	10^5 Org/g	10^4 Org/g Stuhl
	IgA	304 mg/dl	259 mg/dl
	IgM	595 mg/dl	307 mg/dl
	IgG	· 366 mg/dl	707 mg/dl
Pat.E.B.,19 a	ALA i.H.	6.7 mg/l	2.4 mg/l
	Cd i.H.	1.9 µg/l	neg.
	Hg i.H.	137 µg/l	neg.
	Soor	>10^5 Org/g	10^4 Org/g Stuhl
	IgA	290 mg/dl	256 mg/dl
	IgM	380 mg/dl	187 mg/dl
	IgG	248 mg/dl	762 mg/dl

Bestimmungsmethode : Stärkegel-Dünnschicht-Elektrophorese
nach MARUNA u.GRÜNDIG.

Abb. 4:   *Immunglobulin-Verhalten unter Immunstimulation mit ELPIMED(R) bei Belastung mit Cd und Soor vor und nach Ausschwemmung von Cd. Bestimmungs-
meth.: Stärkegel-Dünnschicht-Eelektrophorese n. MARUNA u. GRÜNDIG*

Inhibition d.Immunglob. bei kombin.Belastung
durch Hg-Intoxikation und Mykosen (3 Pat.)

	Hg i.VBl.	Cand.alb.	y-Glob.-Mangel
vor Th.	5.4 µg/l	10^5Org/g.	6.3 %
nach	1.2 µg/l	10^3Org/g	10,5 %
vor Th.	7.5 µg/l	10^4Org/g	5.8 %
nach	0.9 µg/l	<10^2Org/g	16.7 %
vor Th.	6.9 µg/l	10^5Org/g	6.7 %
nach	0.5 µg/l	10^3Org/g	14.1 %

Abb. 5:   *Inhibition der Immunglobulinsynthese bei Belastung durch Hg und Soor vor und
nach Ausschwemmung von Hg (n=3) aus F. PERGER, ÄZ f. Naturheilv. 31
/1990/, 772-781*

Fall 1: L. H., 52 Jahre alt, prim. chron. Polyarthritis, zystische Degeneration im linken Hüftgelenk, erhöhte Tuberkulin-allergie.

a) Belastung mit 0·2 ccm einer Verdünnung von ATK 1 : 1·0 Mill. s. c.

	Ca	P	Chol.	Harns.
	mg%			
Vorwert	11·5	3·10	260	1·92
1 Stunde p. Inj.	11·0	3·65	220	1·80
4 Stunden p. Inj.	10·2	4·25	145	1·68
24 Stunden p: Inj.	10·9	3·85	210	1·88

b) Belastung mit 25.000 Keimen einer Autovakzine aus einem Zahnherd (Streptococcus anhämolyticus) s. c.

	Ca	P	Chol.	Harns.
	mg%			
Vorwert	11·3	3·45	230	1·58
1 Stunde p. Inj.	10·8	3·95	200	1·48
4 Stunden p. Inj.	10·1	4·35	160	1·40
24 Stunden p. Inj.	11·6	8·10	240	1·69

c) Lungendurchleuchtung: 1 Minute Durchleuchtungsdauer bei 70 kV, 4 mA, 4 mm-Al-Filter — Schätzung der r-Dosis nach Hellriegel: 10 r.

	Ca	P	Chol.	Harns.
	mg%			
Vorwert	11·7	3·10	255	1·84
1 Stunde nach Bestrahlung ...	10·5	3·85	340	2·05
4 Stunden nach Bestrahlung ..	11·1	3·10	265	2·01

d) Röntgen-Schwachbestrahlung linkes Hüftgelenk (25 r).

	Ca	P	Chol.
	mg%		
Vorwert	11·1	3·00	290
1 Stunde nach Bestrahlung	10·3	3·85	340
4 Stunden nach Bestrahlung	10·6	3·85	375
24 Stunden nach Bestrahlung	11·2	3·10	255

aus :
F.PERGER, Wien.Klin.
WSchr. 70 (1958),421

Abb. 6 a, b, c, d: *einförmige Reaktionen auf verschiedene Testreize in Ca und P bei einer 52-jähr. Patientin mit PCP. aus F. PERGER, Wien. Klin. WSchr. 70/1958/, 771-774.*

seine Aufgabe in der Abwehrfunktion weitgehend erhalten hat. Der biologische Sinn dieser unspezifischen Schockreaktion besteht sichtlich im Zeitgewinn für das Immunsystem zum ausreichenden Anlauf der spezifischen Abwehr. Ausgelöst wird dieser Schock nach allem bisherigen Wissen durch biophysikalische Reize - durch lokale Acidose und Depolarisierungsvorgängen am Noxeninvasionsort erfolgt dadurch in Sekundenschnelle und ohne Zeitverlust, wie er durch biochemische Reaktionen unvermeidbar wäre.

Ein Beispiel gleicher Reaktionen auf verschiedene Reize aus der ersten Zeit dieser Untersuchungen zeigen Testbelastungen mit Alttuberkulin KOCH, mit einer Autovaccine und mit ionisierenden Strahlen.

Aus diesen Testen ist die einförmige unspezifische Reaktion ersichtlich. Es sind Testreaktionen zu verfolgen, die Erstellung von Einzelbefunden kann Funktionen nicht erfassen.

Reizsummationen im Grundrequlationssystem.

Diese einförmigen Reaktionen im unspezifischen Bereich, in der primären Phase der Abwehr, führen daher auch viel häufiger zu Reizsummationen als im Immnunsystem. Dabei spielt der Zeitfaktor, die Dauer der Belastungswirkung, ebenfalls eine wesentliche Rolle. So müssen Herde als nicht überwindbare Entzündungen ständig abgegrenzt werden, um septische Streuungen zu verhindern. Dazu reichen aber die lokalen Ressourcen sehr bald nicht aus und es müssen Energie und Substanz-Reserven des Gesamtorganismus dazu herangezogen werden: ein unökonomischer Energieverbrauch, der bis zu schwerer Konsumation führen kann, wie BERGSMANN (1977) dies treffend formuliert hat. Toxine, darunter die toxischen Schwermetalle, wirken in ihren Depots als Enzymgifte und stören so den gesamten Stoffwechsel. Und Dysbiosen das Darmtrakts führen nicht nur zu Autointoxikationen aus dem Darm, sondern auch zur Malabsorption mit Mangelzuständen an Vitaminen, Mineralstoffen und Spurenelementen. Alle diese Belastungen summieren sich in ihrer Wirkung und stören die Funktionen nicht nur im Grund- und Immunsystem, sondern auch in anderen Regelsystemen. Wie schon anfangs gesagt war die Anhebung der Abwehrlage schon bei Teilentlastungen der Grund, auch den umgekehrten Weg bei der Entwicklung dieser Störungen anzunehmen. Einer der wesentliches Vorgänge dabei ist das Absinken der Reizschwellen für Ganzheitsreaktionen, der Verlust der peripheren Abwehrfähigkeit unter Dauerbelastungen. Bei normaler Abwehr werden Reize bis zur Höhe von ca. Mill. Vakzine-Keimen peripher ausreguliert, aber bei pathergischen Störungen sinkt sie bis auf 1/10 bis 1/100 dieser Größe ab. Es werden daher viel früher Ganzheitsreaktionen ausgelöst und kommt daher wieder zu einem zusätzlichen Energieverbrauch.

Der Effekt der Teilentlastung auf die Grundregulationen soll hier an 2 Beispielen demonstriert werden. Das erste Beispiel ist die Teilentlastung von stummen chronischen Entzündungen.

Die Tonsillektomie war eine Entlastung für den Organismus, so daß Reizschwelle für Ganzheitsreaktionen angehoben wurde: der gleiche Reiz wurde nicht mehr pathergisch, sondern mit einer normalen Abwehrreaktion beantwortet.

Auch mit anderen Parametern kann man diese Anhebung der Abwehrlage belegen.

Die Wirkung der Teilentlastung auf die gesamte Stoffwechsellage war beträchtlich, obwohl auch die Belastung durch die chronischen Entzündungen massiv war: bei der 34-jähr.

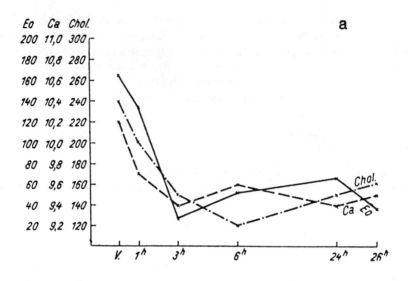

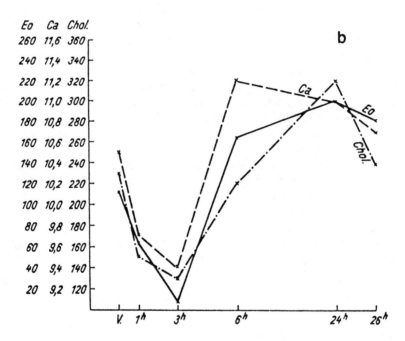

Abb. 7:   Die Inj. von 10. 000 Keimen einer Autovakzine aus einem Zahnherd löst bei einem
          Polyarthritiker vor Tonsillektomie eine anhaltende humorale Schockphase aus
          (7 a), nach TE wird die gleiche Dosis aber mit einer normalen Alarmreaktion
          beantwortet (7 b). aus F. PERGER, Ärztl. Praxis 21/1963/, 261 u. 341 ff.

```
Verbesserung der Stoffwechsellage nach Ausschwemmung
von Pb und Cd bei bestehender Herdbelastung.

                     Vor Ther.        nach Ther.
ALA i.H.(Pb)         6.0 mg/l         3.3 mg/l
Cd i.H.              22.5 µg/l        0.56 µg/l

oxy-HB               20 %i.VBl.       30 % i.VBl.
JVW                  956 µg/ml        822 µg/ml
AT-Phosph.           65 mU/ml/10'     83 mU/ml/10'

ALA i.H. NW bis 4.5 mg/l
Cd i.H.  NW bis 1.6 µg/l
oxy-HB   um 45 % im Venenblut
Jodverbrauchwerte um 810 µg/ml
Adenosin-Triphosphatasen 107-148 mU/ml/10'
```

Abb. 8: Verbesserung der Stoffwechsellage nach Ausschwemmung von Pb und Cd bei Weiterbestehen herdmäßiger Belastungen. aus F. PERGER, ÄZ f. Naturheilv. 31/1990/, 772-781.

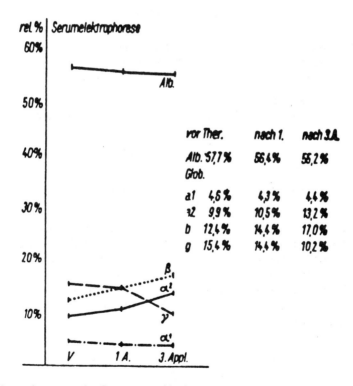

Abb. 9: Veränderungen der Serumeiweißfraktionen unter Reizkörpertherapie mit Subtivaccine bei einem beherdeten Patienten mit Polyarthritis. aus F. PERGER, Ärztl. Praxis 15/1963/, 2593 u. 2609 ff.

```
Einfach- und Doppelbelastung bei 3 gesunden Probanden.
Testmittel : 500.000 Keime einer Fremdvakzine
Zusatzbelastung : Kältereiz (UA 1-2' in Eiswasser)

Reaktionen in Ca und Mg (in mg%) - Teste aus 1955

                  vor   1 h     3 h     24 h nach Reiz
   nur Vakzine  . 10.2  9.4     9.8     10.3  mg%  Ca i.S.

                   2.6  3.1     2.8      2.5  mg%  Mg i.S.

   Vakzine
   + Kältereiz    10.1  9.4     9.0     10.0  mg%  Ca i.S.

                   2.2  3.0     3.4      2.5  mg%  Mg i.S.

(Durchschnittswerte aller 3 Probanden)
```

Abb. 10: Einfach- und Doppelbelastung bei 3 gesunden Probanden. Testbelastungen: 500.000 Keime einer Fremdvakzine, Zusatzbelastung: Kältereiz - UA 1-2' in Eiswasser. Reaktionen in Ca und Mg i. S. Testungen aus 1955. aus F. PERGER, ÄZ f. Naturheilv. 31/1990/, 772-781.

Patientin bestand ein Tonsillennarbenabszeß und eine chronische Adnexitis nach septischem Abort.

Doch auch Summierung von Reizen in umgekehrtem Sinne konnte beobachtet werden. Am Beispiel einer Reizkörpertherapie bei bestehender Herdbelastung - hier ein übersehener Tonsillennarbenabszeß ist dieser Summationseffekt unübersehbar.

Es ist dies zugleich ein eindrucksvolles Beispiel für eine therapeutische Fehlindikation. Dies weist auch auf die Ursachen von Badekur-Reaktionen hin, die INAMA schon 1954 beschrieben hat.

Kurzdauernde Doppelbelastungen führen auch bei normaler Abwehrlage ebenfalls zu einer Intensivierung der Schockreaktion.

Aber die kurzfristigen Reizsummationen können bei normalen Abwehrfunktionen auch bei gleichzeitiger Einwirkung ausreguliert werden.

Die erworbenen pathergischen Abwehrstörungen entstehen zum größten Teil durch eine Summation von Reizen mehrerer Belastungen. Dabei ist es auffallend, daß es sich größtenteils um subklinische Prozesse (stumme chronische Entzündungen, Toxinbelastungen etc.) mit Langzeiteinwirkung handelt. Kurzfristige Mehrfachbelastungen mäßigen Grades sind sichtlich nicht in der Lage, Dauerschädigungen der Abwehrfunktionen zu verursachen. Neben diesen Belastungen selbst ist daher der Zeitfaktor, die Dauer ihres Bestehens, von wesentlicher Bedeutung.

Summationswirkungen sind vorwiegend im Grundregulationssystem, aber z. T. auch im Immunsystem nachweisbar. Dieser Nachweis ermöglicht auch ihre Ausschaltung (Herdsanierung, Toxinausschwemmung, Symbioselenkung etc.) und damit auch eine Rehabilitation der Abwehrfunktionen. Damit wird einem hohen Prozentsatz der Betroffenen echte Heilungschancen eröffnet. Wenn aber diese Abwehrstörungen nicht mehr reversibel sind, kann doch noch immer eine beträchtliche Mitigierung des weiteren Krankheitsverlaufes erreicht werden.

Zusammenfassung

Die pathergischen Abwehrstörungen - von den Allergien bis zu den chronisch-progredienten entzündlichen Systemerkrankungen - entwickeln sich größtenteils durch eine Summation von Langzeitbelastungen subklinischer Entzündungen und Toxikosen. Nur ein geringer Prozentsatz ist genetisch oder durch einmalige massivste Belastungen (schwerste Infekte oder Traumata) bedingt. Die Wirkung dieser subklinischen Belastungen betrifft hauptsächlich das Zelle-Milieu- System, das Grundregulationssystem nach PISCHINGER, und z. T. auch direkt das Immunsystem.

Die Abwehrlage bestimmt genauso den Ablauf einer Krankheit wie die exogenen Noxen. Daher ist die Erfassung der Ursachen von Abwehrstörungen von großer therapeutischer Bedeutung. Die Eliminierung jener Faktoren, die zu diesen Störungen geführt haben, führt bei einem großen Prozentsatz der Betroffenen zu einer Rehabilitation der Abwehrfunktionen - damit ist in vielen Fällen eine Dauerheilung chronischer Systemerkrankungen möglich.

Literatur:

BERGSMANN O. Phys. Med. u. Rehab. 16(1977), 237-245

EPPINGER H. Die Permeabilitätspathologie als Lehre vom Krankheitsbeginn. Springer-Verlag, Wien 1949

INAMA K. in: kritische Betrachtung des Herdgeschehens (DAH-Kongreß 1954), S 184-190. Hrgb.: K. u. E. Thielemann, C. Hanser-Verlag, München 1955

MARUNA R. F. L., PERGER F. Biomed 8 (1983), Nr. 7/8, S 22 ff.

PERGER F. Wien. Klin. WSchr. 70 (1958), 771-774
Ärztl. Praxis 21 (1963), 261 und 341 ff.
ÄZ. f. Naturheilv. 31 (1990), 772-781
Kompendium der Regulationspathologie und -therapie.
Joh. Sonntag-Verlag, München 1990

PISCHINGER A. in: Herderkrankungen -Grundlagenforschung und Praxis (DAH- Kongreß 1955), S 15-31. Hrgb.: K. u. E. Thielmann.
C. Hanser-Verlag, München 1956
Das System der Grundregulation, K. F. Haug-Verlag, Heidelberg 1975

SELYE H. Einführung in die Lehre vom Adaptationssyndrom. G. Thieme-Verlag, Stuttgart 1952.

Bioresonanztherapie

M. Ehrenberger (Perchtoldsdorf)

Das an unseren Hochschulen gelehrte Wissen über die physiologischen und pathologischen Vorgänge im menschlichen Körper beschränkt sich vorwiegend auf die biochemische Ebene. Es wurde dabei ein beachtliches Wissensgut erarbeitet.

Unbeantwortet blieb bis jetzt die Frage, welcher Art von Steuerung die biochemischen Prozesse unterworfen sind. Anhand der Fülle von biochemischen Reaktionen in jeder einzelnen Zelle (ca. 10 000 pro Sekunde) erscheint jedoch die Annahme, daß diese Reaktion von einer sehr viel schneller arbeitenden Ebene gesteuert werden als durchaus berechtigt.

Diese Steuerungsebene muß mit einer so hohen Geschwindigkeit arbeiten, daß sie sich nicht mehr im materiellen Bereich befinden kann (Materie wäre auf Grund ihrer Masse zu träge). Es fällt wohl sehr schwer uns vorzustellen, daß außerhalb des Sichtbaren noch Kräfte existieren, die etwas bewirken können. Diese "Gestaltungskräfte" sind jedoch existent und durch die Quantenphysik beweisbar und berechenbar.

Carlos Rubbia (Nobelpreis 1984) konnte berechnen. daß das Verhältnis zwischen Energie - Quanten (Photonen) und Masseteilchen (Nukleonen etwa 1 Milliarde zu 1 beträgt. D. h. , die sichtbare Materie ist nur der milliardste Teil vom tatsächlich existierenden Universum. Die Bedeutung der Materie verschwimmt damit zur Bedeutungslosigkeit. Bei den Photonen handelt es sich um Wechselwirkungskräfte, die nach einem vorgegebenen Bauplan Materie erschaffen.

Noch einmal in Kürze:

Die Quantenphysik konnte beweisen, daß materielle Vorgänge immer von einer nichtmateriellen Ebene gesteuert werden. Es handelt sich dabei um elektromagnetische Schwingungen.

Das noch fest im kartesianischen Weltbild und der Newtonsche Physik verhaftete Denken der Schulmedizin akzeptiert somit nur einen Bruchteil der Wirklichkeit, nämlich jenen meßbaren und beweisbaren Teil, der sich in Länge, Breite und Höhe ausdrücken läßt. Manchmal wird noch die 4. Dimension, die Zeit, in die Betrachtungen mit einbezogen. Die 5. und 6. Dimension (nach B. Heim Entelechie und äonale Ebene genannt) bleiben völlig unberücksichtigt, obwohl dort die oben genannten Steuerungsvorgänge ablaufen.

Die Bioresonanztherapie (BRT) arbeitet mit dem Wissen, daß allen biochemischen Abläufen biophysikalische Steuerungsprozesse vorgeschaltet sind.

Es handelt sich dabei um ein universell gültiges Gesetz, das natürlich auch auf den menschlichen Körper anwendbar ist. Dies bedeutet. daß alle Reaktionen in unserem Körper von einem elektromagnetischen Schwingungsmuster gesteuert werden.

Wie aus dem Wort Schwingungsmuster hervorgeht, handelt es sich dabei um ein ganzes Spektrum von Schwingungen. Wir unterscheiden dabei physiologische (harmonische) und pathologische (disharmonische) Schwingungen. Jeder Mensch besitzt ein eigenes, für ihn charakteristisches Schwingungsmuster.

Zum Funktionsprinzip der Bioresonanztherapie:

Das eben beschriebene Schwingungsmuster kann mit Hilfe von Plattenelektroden von der Körperoberfläche des Patienten abgeleitet und über ein Kabel einem Gerät (Bicom) zugeführt werden. Über komplizierte, elektronische Schaltungen werden im Bicom Gerät harmonische und disharmonische Schwingungen voneinander getrennt.

Die so erhaltenen Schwingungen werden nun zu Therapieschwingungen umgeformt. D. h, sie werden abgeschwächt, verstärkt und/oder invertiert und dem Patienten wieder zugeführt. Dies geschieht mit Hilfe moderner Elektronik.

Bei der BRT verwendet man also patienteneigene, elektromagnetische Signale, es wird dem Körper keine Fremdenergie zugeführt !

Die Therapieschwingungen verursachen im Körper des Patienten eine Therapiewirkung. Durch Löschen bzw. Reduzierung von pathogenen Schwingungen einerseits, Anregung bzw. Stärkung der physiologischen Schwingungen andererseits. Das Ziel der BRT ist es also, in der biophysikalischen Steuerungsebene zu arbeiten und dort die pathologischen Schwingungen zu reduzieren bzw. zu eliminieren und gleichzeitig die physiologischen Schwingungen zu stärken. Einer Änderung in der biophysikalischen Ebene muß eine Änderung in der biochemischen Ebene folgen.

Pathologische Schwingungen können jedoch auch von Körpersäften wie Harn. Blut, Speichel etc. abgenommen und zur Therapie verwendet werden.

Einsatzmöglichkeiten der Bioresonanztherapie:

Grundsätzlich ist die BRT universell einsetzbar, sofern der Patient noch in der Lage ist, zu regulieren. Besonders sei der Einsatz in der Kinderheilkunde und bei Krankheiten des allergischen Formenkreises hervorgehoben. wobei bereits fast sensationelle Erfolge erzielt werden konnten (Dr. Schuhmacher. Innsbruck). Aber auch bei Hauterkrankungen, Verletzungen. Sinusitis, Herdgeschehen, Narbenstörungen, um nur einige Indikationen zu nennen, wurden schöne Erfolge erzielt.

Bisherige Erfahrungen mit Bioelektrischer Funktionsdiagnostik (BFD) und Bioelektrischer Medikamententestung (BMT) in der Allgemeinpraxis

F. Badelt (Wien)

Bioelektrische Funktionsdiagnostik (BFD) ist eine modifizierte Form der Elektroakupunktur nach Voll (EAV). Beiden gemeinsam ist die Erfassung charakteristischer Leitwerte über Meßpunkte der Haut an Händen und Füßen (zumeist Akupunkturpunkte) bei aufgedrücktem Meßstrom (Gleichstrom, Meßspannung max. 4V, Stromstärke max. 10μA). Ziel ist die Erweiterung bzw. Verbesserung der derzeitigen vorsorgemedizinischen Diagnostik in Hinblick auf Gewichtung anamnestischer Daten bezüglich gegenwärtiger Herdbelastungen, Entzündungs-, Degenerations-, möglicherweise auch Krebsbereitschaft von Organen oder Körperregionen, sowie Verlaufskontrollen bei manifesten Erkrankungen. Bioelektrische Medikamententestung bietet dem Arzt eine zusätzliche Hilfe bei der Auswahl möglichst wirksamer und nebenwirkungsarmer allopathischer und homöopathischer Medikamente.

Bei der BFD erfolgt (im Gegensatz zur EAV) der Meßdruck federnd (dadurch geringere Gefahr der Meßpunkttraumatisierung). Der sich dabei ergebende Endleitwert wird mittels Schreibergerät balkengraphisch dargestellt (gute Übersicht bei relativ geringem technischen Aufwand). Nach Reizung des Grundsystems (Stichreiz oder elektrischer Reiz) werden alle 60 bis 80 Meßpunkte noch einmal gemessen, um so die Leitwertschwankungen bzw. Regulationsstarren an den jeweiligen Punkten zu erfassen.

So ergeben sich charakteristische Meßgestalten für normale Regulation, Entzündungsbereitschaft, Degenerationsbereitschaft geringeren oder höheren Grades, sowie Hinweise auf chronische Funktionsstörungen und manifeste Erkrankungen. Vor allem tiefe und hohe

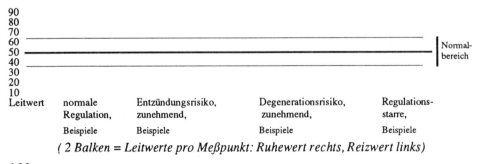

(2 Balken = Leitwerte pro Meßpunkt: Ruhewert rechts, Reizwert links)

Regulationsstarren an einzelnen Punkten außerhalb des Leitwertnormbereiches (Skalenwerte zwischen 40 und 65) sollten schulmedizinisch entsprechend abgeklärt werden.

Fehlerquellen ergeben sich durch falsche Meßtechnik (mangelhafte Übung, verfehlter Meßpunkt, Punkttraumatisierung durch zu hohen Meßdruck), Hautveränderungen an den Meßpunkten (Schwielen, Ekzeme, Hautcreme, extrem trockene Haut), starke Stimmungsschwankungen des Patienten während der Messung, große Müdigkeit und Medikamenteneinfluß. Erschwerte Meßbedingungen bestehen bei Kindern unter 12 Jahren und bei sehr kalten Extremitäten (Verkleinerung der Meßpunkte). Ebenso kann die Beeinflussung der Meßdaten durch elektromagnetische Felder am Meßort und durch Klimaschwankungen nicht ausgeschlossen werden.

Das Meßschema nach Pflaum beinhaltet 60 Meßpunkte, und zwar teils klassische Akupunkturpunkte: Anfangs- bzw. Endpunkte der 12 Hauptmeridiane (Nagelwinkelpunkte) zur allgemeinen Übersicht; N4, Bl65, 64 (Urogenitalbereich); MP3, 4 (KH- und Fettverdauung); Gb42, Le2 (Gallenblase, Leber); MP6, M36 (Bauch bzw. Psyche allgemein); 3E3 (Schilddrüse, Nebenschilddrüse, Thymus); - sowie weitere Meßpunkte nach Voll:

Ly1, 2,3,4 (HNO- und Zahnbereich); ND3 (ZNS Degeneration); Di4a (Appendix); GD3,2,1 (Gelenksdegeneration).

Wesentliche Verbesserungen der vorsorgemedizinischen Aussagen und der über Krankheitsverläufe lassen sich meines Erachtens über folgende zusätzliche Meßpunkte erzielen: Lu9 (Lunge), Di4 (Gesichtsregion, Dickdarm), Di11 (Dickdarm, Haut), KS7 (li:coronare Herzkrankheit, bds. Blutdruck, Antrieb), KS6 (Kopfdurchblutung, Antrieb), H3, 7 (Depressions- bzw. Angstbereitschaft), 3E5, Gb41, Bl60 (Gelenksmeßpunkte, Wirbelsäule), sowie einige zusätzliche Meßpunkte nach Voll: Al1c (Allergiebereitschaft), PD1,1b, 1d, 2 (Hinweise auf parenchymatöse Degeneration in einzelnen Körperregionen).

Unter Mitberücksichtigung dieser zusätzlichen Meßpunkte stimmte die BFD - Diagnose in meiner Praxis bei 60 von 90 gemessenen Patienten mit anamnestisch erhobenen Angaben überein, bei 30 Patienten nur teilweise (darunter je eine Früherkennung klinisch stummer Fälle von Prostata Ca, Schilddrüsen Ca und Hepatitis). Erschwerend bei der Interpretation von BFD - Befunden ist die Tatsache, daß bei Organbezügen verwendeter Meßpunkte nicht nur die Angaben Volls, sondern auch entsprechende Akupunkturmeridianverläufe, andere Akupunkturpunktindikationen und auch der traditionell chinesische Organbegriff, der viel weiter gefaßt ist als der westliche, zu beachten sind. Überhaupt erscheinen mir Grundkenntnisse über Akupunktur eine wesentliche Voraussetzung für die kritische Auseinandersetzung mit BFD, ebenso wie die bioelektrische Austestung homöopathischer Mittel ohne entsprechende Basiskenntnisse mit einem Glückspiel verglichen werden kann.

Der Bioelektrischen Medikamententestung (BMT) liegt das bisher noch ungeklärte Phänomen zugrunde, daß Medikamente - in leitende Verbindung mit der Handelektrode des Patienten gebracht - die mittels BFD erfaßten Leitwerte im positiven oder auch negativen Sinn verändern können, was vorsichtige Voraussagen zur individuellen Wirksamkeit, Unwirksamkeit und Verträglichkeit derart getesteter Mittel auf die Regulationsfähigkeit des Patienten zuläßt. Erfahrungsgemäß gleichen passende Medikamente mehrere (im Idealfall alle) erhöhte, zu niedrige bzw. reaktionsstarre Leitwerte binnen Sekunden in den Normbereich aus und verhindern zuvor aufgetretene Zeigerabfälle während der Punktmessung, während unpassende Mittel entweder keinen Einfluß auf das Zeigerverhalten oder sogar

Verschlechterungen der Leitwerte erkennen lassen. Unter mehreren theoretisch wirksamen Mitteln ergibt sich so ein auf den Patienten (und Arzt?) abgestimmtes Auswahlkriterium.

Skeptikern mit Akupunkturkenntnissen empfehle ich, selbst in ihrer Praxis Medikamente wie Nitroglyzerin (an KS7 li), Cortison (an Lu9), Antidepressiva (an H3), Antibiotica (an Di4) - soferne diese Mittel nicht bereits in den letzten Tagen eingenommen wurden - bei entsprechender klinischen Indikation zu überprüfen. Was an einzelnen Punkten gut mit üblichen Medikamenten funktioniert, kann mitunter - nach vorheriger entsprechender Anamnese - auch mit einem passenden homöopathischen Einzelmittel erreicht werden, wobei (wenn einmal gefunden) dann oft viele andere Meßpunkte positiv mitreagieren. Nosoden bzw. Nosodenkomplexe sollten meiner Erfahrung nach (ebenso wie klassische Medikamente) auf individuelle Nebenwirkungen (Leitwertverschlechterungen an anderen Punkten) überprüft werden. Homöopathisch tätigen Ärzten kann so die Similefindung wesentlich erleichtert werden - abgesehen von der viel besseren Compliance des Patienten, wenn er bei geeigneten Mitteln deren positive physikalische Wirkung gleichsam am Zeiger des Meßgerätes mitverfolgen kann.

In meiner Praxis ließ sich die gute Wirksamkeit verschiedenartiger Mittel durch derartige Testungen insgesamt bei über der Hälfte der gemessenen Problempatienten voraussagen: am sichersten bei allopathischen Medikamenten (15 von 17 als wirksam getestete Medikamente) gefolgt von homöopathischen Einzelmitteln (20 von 33), homöopathischen Komplexpräparaten (8 von 22) und Nosodenkomplexen (9 von 29).

Dem ganzheitsmedizinisch orientierten Arzt bieten somit BFD und BMT zusätzliche neue Wege zur individuellen Risikoerfassung z. B. für Gesundenuntersuchungen, aber auch Vergleichsmöglichkeiten unter verschiedenartigen therapeutischen Möglichkeiten.

Literatur

Bachmann, G.: Die Akupunktur - eine Ordnungstherapie. Band 1, 2 Karl Haug Verlag, 1980

Badelt, F.: Chinesische Klassik aus ärztlicher Sicht, Broschüre 2. 1. 0. (Klassische Theorie) aus dem Handbuch der Akupunktur und Auriculotherapie, (Herausgeber J. Bischko), 1983, Haug Verlag

Bergsmann,0.:Bioelektronische Funktionsdiagnostik, 1979, Haug Verlag

Bergsmann, 0: Klinisch - biophysikalische Studien zum Problem des Akupunkturpunktes, Zeitschrift für Regulationsmedizin Heft 3 und 4, Dez. 1990, Facultas Verlag

Bischko, J.: Einführung in die Akupunktur für mäßig Fortgeschrittene, Textband, beide Haug Verlag

König, G, Wancura, I.: Praxis und Theorie der Neuen Chinesischen Akupunktur Verlag Wilhelm Maudrich, Wien

König G. und K.: Ist Akupunktur Naturwissenschaft? Teile A und 8 (Herausgeber W. Auerswald), Verlag Wilhelm Maudrich

Kramer, F.: Lehrbuch der Elektroakupunktur, Band 2; 1979, Haug Verlag

Pflaum, H.: Praktikum der Bioelektronischen Funktions- und Regulationsdiagnostik (BFD), 2. Auflage, 1979, Haug Verlag

Pflaum, H.:Bildatlas zur BFD, 1987, Haug Verlag

Pischinger, A.: Das System der Grundregulation (neubearbeitet von H. Heine, 0. Bergsmann, F. Perger), 6. Auflage, Haug Verlag

Popp, F. A.: Neue Horizonte in der Medizin, 2. Auflage, 1983, Haug Verlag

Schimmel, H.: Bewährte Therapierichtlinien bei chronischen Erkrankungen Bände 1, 2, 3 - 1983, wissenschaftliche Abt. der Fa Pascoe, Gießen

Voll, R.: Elektroakupunktur - Anderthalb Jahrzehnte Forschung und Erfahrung in Diagnostik und Therapie - M. L. Verlag Uelzen 1971

Voll, R.: Die Meßpunkte der Elektroakupunktur nach Voll (EAV) an Händen und Füßen, 1983, M. L. Verlagsgesellschaft mbH, Uelzen

Werthmann, K.: Praxisnahe Einführung in die Elektroakupunktur nach Voll (EAV), Hersteller Druckerei A. Stopfner, Salzburg

Kybernetisch - Energetische - Medizin

Diagnose und Therapie mit dem Bio-Informatik-System des Körpers

E. Töth und H. Bardasch (Baden).

Was ist die "Kyberno-Energetik"

Die kybernetisch-energetische Medizin ist eine Forschungsrichtung, die sich mit den Gesetzmäßigkeiten im Ablauf von Steuerungs- und Regelungsvorgängen in biologischen Systemen beschäftigt.

Auf dieser Basis aufbauend entwickelten wir ein ganzheitlich orientiertes diagnostisch-therapeutisches System - die "Kyberno-Energetik", das einen realen Zugang ermöglicht, den Menschen in seiner Körper-, Seele-, Geist- Dynamik zu erfassen.

Zur Diagnose-Erstellung wird das körpereigene Bio-Informatik- System verwendet. Für die "Kyberno-Energetische" (KE) Diagnostik sind keine Geräte notwendig, obwohl diese miteinbezogen werden können. Ob sie sich mit EAV, BFD, Bioresonanz, Thermographie, Akupunktur, Manual- und Neuraltherapie, Psychotherapie etc. beschäftigen - sie können die Kyberno-Energetik in ihre Arbeit integrieren oder diese als überprüfendes, ergänzendes Verfahren in ihrer Diagnostik und Therapie verwenden.

Das Bio-Informatik-System des Körpers

Pionierarbeit leistete Dr. Goodheart (USA), der Zusammenhänge zwischen Muskeltonus einzelner Muskeln und Pathologien in zugeordneten Funktionskreisen und Organe erkannte.

Die "wissenschaftliche Gesellschaft für Kybernetisch-Energetische-Medizin-Mentalforschung-Gesundheitstraining" entwickelte diese Grundlagen, wie sie auch in der Kinesiologie verwendet werden, für den ärztlichen Anwendungsbereich weiter. Durch Forschungsarbeiten konnte ein für die ärztliche Praxis verantwortungsvolles, ganzheitliches diagnostisch-therapeutisches System der Kyberno-Energetik entwickelt werden.

Der menschliche Körper ist das genaueste und empfindlichste Meßgerät, das von einem Hochleistungscomputer, dem ZNS gesteuert wird. Das ZNS als zentrale Verarbeitungseinheit (CUP) speichert alle externen und internen Informationen des Körpers.

Da jedes Organ und alle Funktionskreise mit dem ZNS in Verbindung stehen, haben wir einen Zugriff zu allen Informationen des Körpers.

Das Bio - Informatik - System

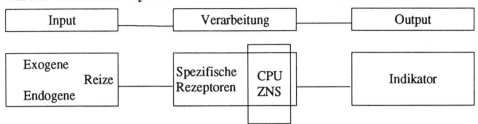

Das Gehirn als zentral verarbeitende Einheit hat ständig alle Informationen der kybernetischen Resonzebenen gespeichert. Das ZNS ist ständig über alle Veränderungen und Bedürfnisse physiologischer und pathologischer Natur informiert. Daher sind alle diese Informationen ständig abfragbar. Die Kyberno-Energetik (KE) verwendet den Muskel-Reaktions-Test (MRT) als binäre Informationsquelle.

Der Muskel nimmt im menschlichen Körper eine wichtige kommunikative Zwischenstellung der verschiedenen Seinsebenen ein.

Die Kyberno-Energetik (KE) arbeitet mit den **7 kybernetischen Resonanzebenen.**

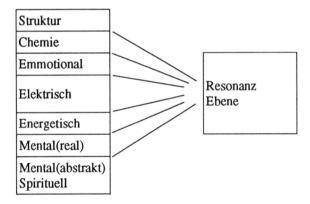

Diese Ebenen stehen kybernetisch vernetzt untereinander in Verbindung. Mittels dem Muskel-Reaktions-Test (MRT) können alle Informationen dieser Ebenen abgefragt werden.

Daraus ergibt sich für den Arzt und Therapeuten eine Vielzahl von Möglichkeiten, die Methode in das eigene System zu integrieren und den Zugang zu einer ganzheitlichen Sichtweite zu vertiefen. Die diagnostischen und therapeutischen Möglichkeiten umfassen das ganze Spektrum der ganzheitlich orientierten Medizin. Durch die Kyberno-Energetik (KE) bekommen wir einen testbaren realen Zugang zum Energiesystem des Körpers. Jeder Muskel (Muskelgruppe) steht mit einem Meridian in Verbindung. Daher sind Unterenergie YIN und überenergie YANG Zustände der Meridiane testbar. Durch die Möglichkeit des Austestens der chinesischen Pulse mit dem MRT ergeben sich für den Arzt neue Dimensionen der ganzheitlichen Diagnostik, mit Einschluß der 5-Elementenlehre, sowie die sofortige Überprüfbarkeit der Therapiewirksamkeit.

Die Kyberno-Energetik verwendet den MRT, um Störfelder, Toxinbelastungen und Allergien mittels dem Bio-Informatik-System zu diagnostizieren.

Durch Einbeziehung von Nosoden und Homöopathika lassen sich homotoxische Belastungen differenzieren.

Im strukturellen Bereich lassen sich Fehlfunktionen im Bewegungsapparat testen und durch den KE-Prioritätstest genau differenzieren, auf welcher kybernetischen Resonanzebene die Therapie zu erfolgen hat.

Die therapeutischen Möglichkeiten umfassen das volle Spektrum der ganzheitlich orientierten Medizin, angefangen von reflexologischen Therapien, Akupunktur, Homöopathie, Homotoxikologie, Psychotherapie, Manualtherapie, Neuraltherapie, Desensibilisierungstherapie, Störfeldsanierung, Persönlichkeitsentwicklung. Die KE ist auch in der Präventivmedizin äußerst wertvoll, da sie in der Lage ist, Störungen im psychisch-energetisch-funktionellen Bereich aufzuzeigen.

Durch ihre umfassende diagnostisch-therapeutische Breite, wird sie zum integrierenden Faktor zwischen Naturheilkunde, traditioneller Medizin, Zahnheilkunde und vielen ganzheitlichen Heilweisen.

Vibrationsstimulation - eine effektive Methode der Schmerzbehandlung

K. Taubert und S. Minnich (Neubrandenburg)

Trotz einer weiten Verbreitung in der Laienbehandlung wird die Vibration in den meisten wissenschaftlichen Arbeiten zur physikalischen Schmerztherapie des deutschsprachigen Raumes nicht erwähnt. Positive Ergebnisse bei der Anwendung dieser Methode in anderen Ländern zeigen aber, daß es sich dabei um eine wertvolle Erweiterung der nicht-medikamentösen Therapieverfahren zur Behandlung von Schmerzen und Durchblutungsstörungen handelt.

l. Definition

Die Vibrationsstimulation (VS) ist eine nicht invasive Methode zur Schmerzbehandlung und Durchblutungssteigerung mit Hilfe von mechanischen Schwingungen verschiedener Frequenz, Schwingungsrichtung, Intensität und Behandlungsdauer. Im allgemeinen wird die Behandlung mit Handgeräten durchgeführt, die vor allem für die häusliche Selbstbehandlung geeignet sind.

2. Wirkungsmechanismen

2. l. Präsynaptische Hemmung der Weiterleitung des nozizeptiven Inputs im Rückenmark

Der Wirkungsmechanismus der VS ist noch nicht vollständig geklärt. In den meisten neueren Veröffentlichungen zu dieser Methode wird die Gate-Control-Theorie zur Erklärung herangezogen. Eine Erregung der A-ß-Fasern bewirkt über inhibitorische Interneurone im Rückenmark eine Periode der Hemmung der Afferenzen aus den A-delta-2 und C-Fasern. Damit kann das Auftreten von Schmerzen be- oder verhindert werden.

2. 2. Reziproke Hemmung

Als zweiter Mechanismus zur Erklärung der Wirkung der VS kommt das Prinzip der reziproken Innervation in Betracht. Danach vermindert die Reizung des Antagonisten den Input aus dem zugehörigen Agonisten. So erfolgte zum Beispiel bei VS an schmerzhaften Flexoren eine Verstärkung der Beschwerden. Im Gegensatz dazu trat bei der Behandlung der zugehörigen Extensoren Beschwerdefreiheit auf

2. 3. Vegetative Stimulation

Ein weiterer Aspekt ist die Beeinflussung des Sympathikotonus, sichtbar an der Hautrötung und -erwärmung im behandelten Areal.

2. 4. Psychische Wirkung

Durch verschiedene Untersuchungen und Doppelblindstudien konnte nachgewiesen werden, daß die VS einer Placebobehandlung hochsignifikant überlegen ist. Auch bei dieser Methode ist ein Placeboeffekt von 30-40% zu beobachten, wobei zu beachten ist, daß bei peripheren Stimulationsverfahren generell ein "reiner Placeboversuch" kaum möglich ist.

Wahrscheinlich keine Bedeutung hat die Freisetzung von Endorphinen, da die Wirkung der VS mit Naloxon nicht blockiert werden kann(11). Zusammenfassend kann man annehmen, daß die Wirkung der VS über 3-5 Etagen vermittelt wird, und lokale, segmentale, übersegmentale Anteile zu berücksichtigen sind.

3. Hinweise für eine indikationsgerechte Dosierung

3. l. Steigerung der Durchblutung der Wadenmuskulatur:

Vertikale Vibrationen, 40Hz, 8-10 Minuten, 1 x täglich, 2 Wochen, punktförmig über der Wadenmuskulatur.

3. 2. Zahnschmerzen bei den Diagnosen Pulpitis, apikale Periodontitis, Dolor post extractionem:

100Hz, 20 Minuten, Knochenkontakt auf dem Os zygomaticum bei Oberkieferschmerzen, auf dem Os mentale bei Unterkieferschmerz.

3. 3. Muskelkater:

40Hz, 5-8 Minuten/Region, insgesamt bis 40 Minuten.

3. 4. Myalgien:

100-200Hz, 30-45 Minuten, leichter Druck (2kp), große Applikationsfläche(Noppenplatte), mehrmals täglich, punktförmig.

3. 5. Phantomschmerz:

100Hz, 30-45 Minuten, 2 x täglich, proximal vom Schmerzpunkt, Versuch mit kontralateralen Applikation oder Behandlung des Antagonisten.

3. 6. Epikondylitis:

100Hz, 30 Minuten auf Epikondylus, auf Maximalpunkte und Antagonisten, evtl. initiale Schmerzverstärkung.

3. 7. Tendinitis:

100Hz, 45 Minuten, große Applikationsfläche (Noppenplatte) auf Schmerzpunkt oder Antagonisten.

174

3. 8. Arthritis:

wie bei Tendinitis, auf Schmerzpunkt, daneben oder proximal, Versuch der kontralateralen Applikation.

3. 9. Kopfschmerz bei den Diagnosen Sinusitis maxilaris, Trigeminusneuralgie, Kopf- und Gesichtstumoren, Dolor post extractionem:

100Hz, 30 Minuten, 2 x täglich auf Schmerzpunkte.

4. Kontraindikationen

Generelle Kontraindikationen werden bisher nicht genannt. Lokal ist die Behandlung über Varizen, Thrombose, Entzündungen, Wunden, Malignomen und dem graviden Uterus verboten.

5. Allgemeine Hinweise zur Anwendung und Effektivität.

Eine längere Applikationsdauer führt zu einem verlängerten Überdauerungseffekt, über 45 Minuten tritt aber keine weitere Steigerung mehr auf.

Die VS zur Durchblutungssteigerung hat aufgrund der vegetativen Ausgangslage abends einen größeren Effekt als morgens.

Die Wirksamkeit der VS ist abhängig vom Schweregrad der Schmerzen, bei leichten und mittelstarken Schmerzen beträgt die Schmerzreduzierung mehr als 50%, bei schweren Schmerzen aber weniger als 50%.

Der Überdauerungseffekt bei leichten oder mittelstarken Schmerzen ist größer als bei schweren Schmerzen.

Der Überdauerungseffekt bei chronischen Schmerzen ist kleiner als bei akuten Schmerzen.

Bei Erstbehandlung ist der Überdauerungseffekt immer am größten.

Frequenzen von mehr als 200Hz werden als unangenehm empfunden.

Wenn der Aufdruck durch das Gerät geringer ist, werden längere Behandlungszeiten für den gleichen Behandlungserfolg erforderlich.

Nach etwa einem halben Jahr Daueranwendung ist mit einer Toleranzentwicklung zu rechnen.

Rötung und Erwärmung der Haut treten nach etwa 30 Minuten auf.

Die VS bei der Epikondylitis ist effektiver als TENS.

Die VS führt zu einer stärkeren Schmerzreduzierung als lg ASS.

In einer kleinen Studie konnten wir nachweisen, daß es nach einer Serie von 10 Vibrations- behandlungen zu einer signifikanten Erhöhung der Schmerzschwelle kam. 5 Behandlungen brachten keinen ausreichenden Erfolg.

Aufgrund der Ergebnisse in der Literatur erscheint eine Überprüfung der Effektivität der VS als nichtmedikamentöses Analgesieverfahren sinnvoll.

Behandlung von Regulationsstörungen mit Edelmetallfolien.

G. Feucht (Wien)

Auf die Möglichkeit, mit Edelmetallfolien einen therapeutischen Effekt auszuüben, kam ich durch Beschäftigung mit den Grundlagen der Neuraltherapie im Rahmen des ehemaligen Ludwig Boltzmann Institutes zur Erforschung von Grenzgebieten in der Medizin (Leiter Prof. Dr. A. Pischinger). Ich verwende diese Methode in meiner Allgemeinpraxis zum Ausschalten von Störfeldern in der Haut, besonders bei Kindern, denen ich die Belastung einer Injektion ersparen will, psychisch oder vegetativ labilen Patienten, zur Schmerzbekämpfung allein oder in Verbindung mit Medikamenten, bei Erkrankungen des Stützapparates, Neuralgien, sowie vegetativen Dysregulationen (z. B. Asthma, Colitis, Algien). Man kann diese Methode auch als Erste Hilfe bei schmerzhaften Zuständen verwenden, wenn eine sofortige eingehende Behandlung-z. B. Akupunktur-aus zeitlichen oder organisatorischen Gründen nicht möglich ist. Ebenso kann, man nach der Behandlung einer Trigeminusneuralgie mit Akupunktur dem Patienten eine Silberfolie mitgeben, mit der er sich bei einem Recidiv des Leidens helfen kann. bis er wiederum die Möglichkeit hat seinen Arzt aufzusuchen. Ebenso ist mit den Folien unter Umständen eine Dauer-oder Intervallbehandlung möglich. Zur Behandlung verwende ich vorwiegend Blattsilber, fallweise Blattgold, das ich auf Kunstseidenpflaster (Johnsons Dermizell) aufziehe. Selten auch Silber-oder Goldfolien 0,1 mm stark. Zur Pflasterung von Akupunktur -, elektrisch vorzüglichen oder Schmerzpunkten benütze ich Metallpflaster von cca. 1,5 x 1,5 cm - 2 x 2 cm Größe. Bei Narben ist die Größe des gestörten Areales der Narbe entscheidend. Auf die Rückseite des dem Zwecke entsprechenden Metallpflasters - Metallseite auf die Haut - wird nun ein hautschonendes, wasserdichtes Pflaster so geklebt, daß es cca. 1,5 cm über das Metallpflaster herausragt und damit die Fixation auf der Haut gewährleistet. Die Frage ob Pflaster oder Folie richtet sich nach anatomischen Gegebenheiten und Verwendungsdauer. Pflaster paßt sich leichter an, verschleißt sich aber relativ rasch. Die Folie kann immer wieder oder dauernd verwendet werden, auch gereinigt, z. B. bei Incontinenz oder Neuralgien, ist aber wegen seiner geringen Verformbarkeit in seiner Verwendung eingeschränkt. Als gestört bezeichne ich den Teil einer Narbe, der sich im elektrischen Verhalten different zu seiner Umgebung verhält, schmerzhaft ist, sich in seiner Beweglichkeit von der übrigen Narbe unterscheidet, verfärbt oder infiltriert ist. Besonders möchte ich auf Drainlager hinweisen, die praktisch immer Störstellen darstellen. Sinn dieser Narbenbeurteilung ist, bei größeren Narben die meist kleinen Störstellen zu finden um das Pflastern nicht überdimensional und unbequem werden zu lassen. Das festgestellte Störfeld, Schmerz- oder Akupunkturpunkt

176

bedecke ich mit einem angemessenen Silberpflaster. Silber deshalb, weil es in 95% der Fälle wirksam ist und ich derzeit kein verläßliches Kriterium kenne, wann Gold und wann Silber indiziert ist. Der Patient wird belehrt, daß, wenn das Pflaster Schmerzen oder Beschwerden verursacht, er dieses zu entfernen und seinen Arzt zu verständigen hat. In diesem Falle wird der Arzt nach cca, 24 Stunden einen Versuch mit Gold machen. Wird das Pflaster, wie es der Arzt erhofft, gut vertragen und die Beschwerden geringer, wird das Pflaster alle 4-8 Tage, je nach Abnützung oder Verschmutzung, erneuert (Duschen und Baden ist erlaubt) bis der Patient beschwerdefrei ist oder keine weitere Besserung mehr eintritt. Kommt es nach der Entfernung des Pflasters wieder zu Beschwerden, so muß die weitere Behandlung individuell, ev. mit intermittierender Applikation festgelegt werden. Kommt es sowohl nach Gold als auch nach Silberapplikation zu verstärkten Beschwerden im gestörten Gebiet, so ist das Gebiet neuerlich eingehend ev. auch chirurgisch zu begutachten, da man dann an einen Fremdkörper denken muß. Kommt es weder nach Silber noch nach Gold zu einer Besserung, so muß man sich neuerlich auf die Suche nach der eigentlichen Störstelle machen. Denn es ist dann anzunehmen, daß die angeschuldigte Störstelle nur der Zweit-schlag war, der anamnestisch sichtbar wurde. Eine Erklärung für die Wirkung:Es ist bei Silberpflasterung anzunehmen, daß das Metall mit dem Schweiß ein Silber-Silberchlorid-Element bildet, das das Potential des darunterliegenden Gewebes erhöht, womit eine bessere Sauerstoffauswertung gegeben ist (Pischinger, Kellner). Für Gold muß ich eine Erklärung schuldig bleiben.

Nun seien einige Leiden und Störungen mit ihren zugeordneten Behandlungsstellen ange-führt, bei denen ich mit dieser Methode Erfolg hatte, und daher zu einem Versuch raten kann:

Cervicalsyndrom:Einen Streifen cca, 2cm breit über die Dornfortsätze C3-Th l; ev. ein Pflaster am 3E 1 5(Mitte oberer Rand des Trapezius)

Omarthrose: Di 15 (Akromionspitze), Di 16 (Lat. Akromionrand), 3E 15.

Epicondylitis:Auf den Hauptschmerzpunkt, Dornfortsätze C3-Th1.

Tendovaginitis:Breitflächig local, Dornfortsätze C3-Th1. Schmerzen in der WBS:Lokal über den Dornfortsätzen.

Ischialgie:Streifen über die Gelosen paravertebral, oder über den Sacrallöchern bis Spina iliaca post sup.

Coxarthrose:4 Quf. unterhalb des Trochanter. Ev. Ischialgiepunkte.

Gonathrose:MP 9 (Winkel zwischen Epicondylus und Tibia medial).

Venöse Stauungen:MP 5 (Grübchen zwischen Os naviculare und Sehne des M. tib. ant.)Am besten ein Streifen über den Rist unter Einschluß des MP 5. Chronische Phflebitiden, indurierte Ödeme:Lokal.

Entzündlicher Spreizfuß:Ein breiter Streifen plantar unter den Metatarsalköpfchen. Wegen starker Abnützung oft Folien sinnvoll.

Halux valg. inflammatus:Hier mit Gold beginnen, großflächig.

Kosmetisch oder funktionell störende Narben, Keloide: Local, langfristig. Operationsnar-ben:Störfeldausschaltung, Dickdarm-, Blasen- und Genitalbeschwerden nach Appendecto-mie, Postcholecystektomiesyndrom, Beschwerden nach Kaiserschnitt, Phantomschmerz, Stumpfneuralgien (Drainlager am Stumpf).

Kindliches Asthma:Ni 27(Winkel im Sternoclaviculargelenk), Bl 13 (Dorsal 2 Quf. lat. der Medianen zwischen den Querfortsätzen Th3 und Th4).

Schluckbeschwerden alter Leute:Mitte Sternum IV. ICR. Anacidität alter Leute:1 Quf. unterhalb der Xyphoidspitze. Recidivierende Gallenbeschwerden:Druckpunkt re. Oberbauch. Spastische Colitis, bes. Sigmoiditis:Hauptschmerzpunkt li. Unterbauch. Senkungsbeschwerden des weiblichen Genitale, Incontinenz: 4 Quf. unter dem Nabel, eher in Gold.

Bei mir hat sich diese Therapie in vielen Fällen bewährt. Sie ist für den Patienten nicht belastend, spart Medikamente, in der Ordination zeitsparend, finanziell nicht aufwendig und ist sie unwirksam, kann ich ohne jede Verzögerung jede andere Therapie beginnen.

Literatur:

Brodde, Ratschläger für den Akupunkteur, R. Pflaumverlag.

Busse, Akupunkturfiebel, R. Pflaumverlag.

Stiefvater, mündliche Mitteilung.

Feucht, Behandlung mit Edelmetallfolien bei chronischen und subacuten Reizzuständen. I. Intern. Symp. f. biol. Medizin, Lausanne 1971.

Feucht, Bemerkungen zur Beeinflussung umschriebener Regulationsstörungen durch Metallfolien, Der praktische Arzt, April 1981.

Feucht, Edelmetallfolien als ganzheitliche Therapie, D. Zeitung für Akupunktur, i. Druck.

Lichtregulation im immunologischen Geschehen am Beispiel eines tibetischen Pflanzenpräparats

H. Schwabl und H. Klima (Wien)

Elektromagnetische Bioinformation - Licht als Informationsträger

Sämtliche Funktionen in unserem Organismus werden durch elektromagnetische Kräfte vermittelt. Die Wechselwirkungen der beteiligten Moleküle geschehen durch elektromagnetische Wellen, deren biologisch informationsreichster Zustand sichtbares Licht ist. Auch in unserem Körper wird ständig Licht erzeugt. Insbesonders während des Phagozytosevorganges wird Licht im sichtbaren Bereich des elektromagnetischen Spektrums frei, mit einem Maximum um 630nm (rotes Licht).

Der Immunvorgang der Phagozytose

Lichtemission von polymorphkernigen neutrophilen Leukozyten

Eine der zentralen Funktionen polymorphkerniger neutrophiler Leukozyten (PMNL) ist das Phagozytieren (Fressen) und Abtöten von Mikroorganismen. Bei diesem Vorgang werden die Zellen dazu veranlaßt, unter Verbrauch von O_2 reaktive Sauerstoffspezies wie O_2-, H_2O_2, HOCl, OH, $^1O_2$ zu erzeugen (respiratory burst). Diese Produkte spielen die Hauptrolle bei der Abtötung von in den menschlichen Körper eingedrungenen Mikroorganismen, von Tumorzellen. Durch die Freisetzung dieser reaktiven Substanzen wird ein meßbares Lichtsignal erzeugt, das Auskunft über die phagozytierende Aktivität der Zellen gibt. So ist es möglich, mittels der Detektion des zeitlichen Verlaufs der Lichtemission bei Stimulationsexperimenten (Abb. 1) Beeinflussungen der Phagozytenaktivität zu erkennen.

Diese Lichtemission findet bei jedem Phagozytosevorgang bei der Verfügbarkeit geeigneter Substrate (Roschger, Graninger, Klima 1988), natürlich auch in vivo statt.

Spektrum der Lichtemission am Maximum der Phagozytose

Das Maximum der Lichtemission der Aktivphase findet in vitro etwa 15min nach Zugabe eines Stimulus statt und hat folgendes spektrales Verhalten (Abb. 2): Starke Emissionsbanden finden sich in den Wellenlängenbereichen um 420, 550, 650, 720 und 800nm. Die stärkste Emissionslinie findet sich bei 650nm, gefolgt von den Linien bei 550 und 720nm. Dieses Licht stammt insbesonders von angeregten Sauerstoffmolekülen (Singulett-Sauerstoff, siehe Vortrag: Klima, Schwabl "Energetische Aspekte der Lasertherapie").

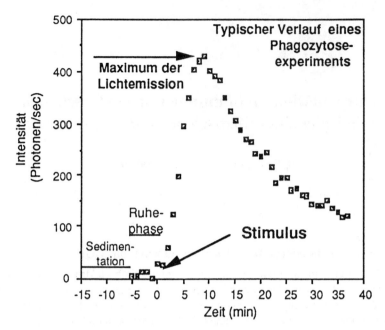

Abb. 1: Typischer zeitlicher Verlauf der Lichtemission eines Stimulationsexperiments von PMNL

Funktion der PMNL-Population im Organismus

Man unterscheidet analog zum in vitro Experiment für die Phagozytenpopulation im Organismus folgende zwei Stadien: Ruhephase: Der unbeeinflußte Zustand, in dem die Phagozyten inaktiv auf ihren (durch chemotaktische Faktoren des Komplements initiierten) Einsatz warten. Auch in dieser Phase strahlt ein Phagozyt schwaches Licht aus.

Aktivphase: Der aktive, aggressive Zustand, bei dem der aktivierte Phagozyt den als fremd erkannten (meist opsonisierten) Eiweißkörper phagozytiert und dabei mit reaktiven Sauerstoffspezies attackiert. In dieser Phase wird vermehrt Licht der Wellenlängen zwischen 550 und 650 nm ausgesendet. Nach Beendigung des Phagozytosevorgangs kehrt die Phagozytenpopulation wieder auf ihre Ruhephase zurück und wartet auf den nächsten Einsatz.

Im Fall von Autoimmunkrankheiten ist die Rückkehr zum inaktiven Ruhezustand der Phagozytenpopulation nicht möglich. Der Vorgang der Phagozytose setzt laufend Granula frei, die u. a. proteolytische Enzyme enthalten, was die entzündliche Reaktion weiter steigert. Das Gewebe wird lokal geschädigt, was zur erneuten Verstärkung der entzündlichen Antwort beiträgt.

Wirkung eines tibetischen Pflanzenpräparats auf die in vitro Phagozytose

Das Pflanzengemisch PADMA 28 (PADMA AG, Zürich) wird nach original tibetischer Rezeptur aus 21 verschiedenen Einzelpflanzen unter Zugabe von 4 Gew% Kalziumphosphat zusammengesetzt. Natürlich kann hier die Wirkung nicht auf einzelne pharmakologisch bestimmbare Wirkstoffe reduziert werden. Es ist vielmehr die Kombination mehrerer

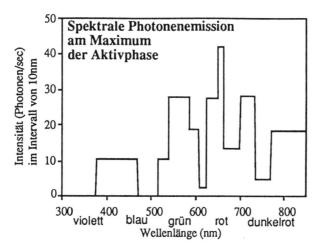

Abb. 2: Spektrale Photonenemission am Maximum der Aktivphase

eventuell an sich pharmakologisch unwirksamer Stoffe, welche zusammen und unter Beteiligung von Ballaststoffen, Begleitstoffen, Salzen und Spurenelementen eine therapeutische Wirksamkeit erreichen lassen (Maiwald 1988).

Der Anwendungsbereich dieses Präparats liegt einerseits in der Prophylaxe, als ballaststoffreiche Ergänzung unserer westlichen Ernährung (nach tibetische Anschauung gegen entzündliche Vorgänge, ausgelöst durch übermäßigen Konsum von Fett, Fleisch und Alkohol, siehe Vortrag: Hässig "Pathogenetische Überlegungen über westliche Ernährungsgewohnheiten als Hauptursache der Atherosklerose), aber auch klinische Anwendungen bei Autoimmunkrankheiten wurden berichtet (Asshauer 1987).

Für die in vitro Untersuchung des Einflusses auf das Phagozytoseverhalten wurden wäßrige Extrakte dieses Gemisches zubereitet.

* Die Inkubation von PMNL mit dem Extrakt führt dazu, daß die Phagozyten ohne partikulären Stimulus (in der Ruhephase) eine erhöhte Lichtemission und damit verbunden einer Steigerung der Aktivität zeigen.
* Ist hingegen das Extrakt beim Vorgang der Phagozytose (in der Aktivphyse) zugegen, so wird die Lichtintensität am Maximum verringert.

Diese beiden Effekte lassen sich gut mit den diskutierten Wirkungen des Präparats korrelieren. Im Körper eines Gesunden befindet sich ein Großteil der Phagozytenpopulation im Ruhezustand, so wird eine Reizung der Phagozytenpopulation bewirkt, die in "erhöhte Alarmbereitschaft" versetzt wird (prophylaktische Reiztherapie). Im Fall einer Autoimmunkrankheit, wo lokal die Phagozytose auf vollen Touren läuft, wird ein Anreiz zur Verminderung der Phagozytoseleistung bewirkt, dadurch kann die Entzündung abklingen, die Degradationsprodukte vermindern sich, wodurch wiederum die Veranlassung zur Phagozytose sinkt. Der überspannte Regelkreis der Autoimmunkrankheit ist durchbrochen.

Überträgt man diesen biochemisch motivierten Gedankengang auf die veränderte Lichtproduktion, so kann man feststellen, daß durch bestimmte pharmakologische Stoffe die natürliche Lichtproduktion während des Immunvorgangs der Phagozytose moduliert wird.

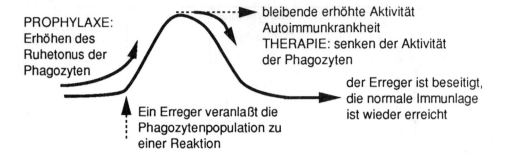

PROPHYLAXE: Erhöhen des Ruhetonus der Phagozyten

bleibende erhöhte Aktivität Autoimmunkrankheit THERAPIE: senken der Aktivität der Phagozyten

der Erreger ist beseitigt, die normale Immunlage ist wieder erreicht

Ein Erreger veranlaßt die Phagozytenpopulation zu einer Reaktion

Auf dem Weg zur Photomedizin

Körpereigene Lichtproduktion

Das Licht der Phagozyten wird über den ganzen Körper verteilt ausgesendet, nur bei lokalen entzündlichen Vorgängen wird eine massierte örtliche Lichtproduktion festgestellt. Wie am Vorgang der Phagozytose gezeigt, kann diese Lichtproduktion in vitro durch geeignete Präparate moduliert werden.

Um eine Vorstellung von der Lichtproduktion im menschlichen Körper zu geben, mögen folgende Zahlen dienen:

In unserem Körper befinden sich insgesamt etwa $2,5 \cdot 10^{10}$ PMNL, die in der Ruhephase etwa 10^9 Photonen/sec über den ganzen Körper verteilt abstrahlen.

Am Maximum der Aktivphase strahlt jeder Phagozyt bis zu 10 Photonen/sec ab. Befinden sich die Phagozyten in einem Milliliter Blut ($5 \cdot 10^6$ PMNL) in voller Aktivität, so werden lokal etwa $5 \cdot 10^7$ Photonen/sec abgestrahlt. Hier koppelt eine Verminderung um 1% (etwa durch verändertes biochemisches Milieu) ca. 10^5 Photonen/sec aus dem Immungeschehen aus.

Lasertherapie

Lasertherapie und Laserpunktur zeigen die heilende Wirkung von Licht. Auch hier werden oft Funktionen des Immunsystems unterstützt, etwa Wundheilung (ulcus cruris) und Herpesabwehr.

Bei der Lasertherapie wird meist der Helium-Neon Laser eingesetzt (Wellenlänge 633nm, der typischen Ausgangsleistung 10 mW entsprechen $3 \cdot 10^{16}$ Photonen/sec). Betrachtet man die Ausbreitung des Lichts im Gewebe, so findet man schon nach wenigen Millimetern Eindringtiefe die Lichtintensitäten der natürlichen Lichtproduktion und der von außen applizierten Lichteinstrahlung in derselben Größenordnung!

Ausblick

Faßt man die vorgestellten Gedanken zusammen, so erscheint folgende Synthese: Der therapeutische Einsatz von Licht basiert auf zwei Formen, nämlich der Einstrahlung von technisch erzeugtem Licht in den Körper und auf der Modulation der körpereigenen Lichtproduktion durch pharmazeutische Wirkstoffe. Insbesonders Funktionen des Immun-

182

systems sind mit der körpereigenen Lichtproduktion verbunden, aber auch beim therapeutischen Einsatz von Licht werden immunologische Parameter verändert.

An diese Gedanken schließt die Aufforderung, die Wirkung von Licht auf die zellulären Wirkmechanismen und Regelkreise in unserem Körper besser zu erforschen und dieses Wissen der Ganzheitsmedizin zur Verfügung zu stellen.

6. Literatur

E. Asshauer (1987) "PADMA 28 - ein tibetisches Heilmittel" Naturheilpraxis 40/10

L. Maiwald (1988). "Phytotherapie in Bedrängnis", Dia. GM 8/1988, 69 - 75

P. Roschger, W. Graninger, H. Klima (1988). "Inhibition of Luminol-dependent Luminescence and Simultaneous Generation of Native Luminescence of Activated Human Polymorphonuclear Leukocytes by Addition of Albumin", J. Biolum. Chemilum. 2, 1-7

Wechselwirkung von Licht und Gewebe. Ein Versuch zur einheitlichen Darstellung der Diagnostik und Therapie von Malignomen mittels Licht.

R. H. Jindra und G. Alth (Wien)

Die Wirkung von Licht auf biologisches Gewebe war in der Medizin lange auf eine reine Phänomenologie beschränkt, qualitativ beispielsweise in der Beschreibung von Photodermatosen, quantitativ beim Sonnenbrand. Energiedichten von 10 bis 100 Watt/mm^2 werden für Laserskalpelle verwendet, bei noch höheren Energiedichten kommt über die Photokoagulation hinaus ein laserinduzierter optischer Durchbruch zur Tragen. Einen wesentlichen Anstoß zur Untersuchung der Wechselwirkung von Licht und Gewebe im physikalischen Sinn brachte die Photodynamische Therapie, welche nach einer quantifizierbaren und somit klassifizierbaren Wirkung des Therapieerfolges verlangt. Ebenso wird in der Photodynamischen Diagnostik nach den die Lichteinwirkung bestimmenden Kriterien gesucht um die Anwendbarkeit und die Grenzen des Nachweises von Malignomen abschätzen zu können. Das Prinzip beider Vorgehen, sowohl Diagnostik und Therapie, ist im Prinzip gleich. Es wird dem Körper eine lichtsensitive Substanz, heute ein Protoporphyrinderivat, zugeführt. Dieser sogenannte Photosensitiser lagert sich vornehmlich an der Wand von Tumorzellen an, möglicherweise bedingt durch deren gegenüber Normalgewebe erhöhten Anzahl von Low-Density-Lipoprotein-Rezeptoren, vielleicht spielt darüber hinaus die pathologische Gefäßversorgung des Tumors eine Rolle. Bestrahlung der Tumorzellen mit schmalbandigem Licht führt einerseits zu Fluoreszenz (dies wird vielfach in der Diagnostik ausgenutzt) andererseits zur Photooxidation des Substrates, welcher Vorgang in der Therapie benutzt wird. Die verwendeten Energiedichten liegen im Bereich von wenigen Watt/cm^2 und werden vorteilhaft über Lichtleiter zugeführt, welcher Umstand aus technischen Gründen die Verwendung eines Lasers vorteilhaft macht. Das Grundprinzip stellt somit die Übertragung von Energie mittels Licht dar. Wenn Licht in Wechselwirkung mit Molekülen tritt, so findet man in einer Beschreibung der Vorgänge nach der klassischen Physik die Phänomene der Absorption (das Lichtquant verschwindet und gibt seine Energie in eine andere Form ab) und der Streuung (das Lichtquant wird aus seiner ursprünglichen Richtung abgelenkt).

Natürlich finden sich weitere Phänomene, wie beispielsweise Beugung, aber für einen ersten Ansatz sind die beiden genannten dominierenden Mechanismen ausreichend. Geht man von der wesentlichen Fragestellung nach dem Energietransport aus, bietet sich eine Modellvorstellung an, welche in der Physik als Transporttheorie abgehandelt wird. Dieser Ansatz stellt einen mathematischen Zusammenhang zwischen den makroskopischen (optischen) Eigenschaften des durchstrahlten Gewebes und der mit dem Lichtstrahl transportierten Energie her. Es wäre hiermit prinzipiell möglich, Linien gleicher Bestrahlungsstärke zu konstruieren, also Isophoten, ein Äquivalent zu den Isodosen, welche dem Strahlentherapeuten geläufig sind. Diese Möglichkeit, so attraktiv sie auch erscheinen mag, ist allerdings nicht praktikabel. Biologisches Gewebe ist inhomogen gegenüber Photonen, darüberhinaus besteht es zumeist aus mehreren unterschiedlichen Gewebsarten. Man denke nur an die Übergänge zwischen Epithel oder Endothel und darunterliegendem Stützgewebe sowie die Blutversorgung. Schließlich ändern sich die optischen Eigenschaften des Gewebes lokal durch unterschiedlichen Anfall von Stoffwechselprodukten oder Veränderung der Gewebseigenschaften durch die angewandte Therapie. Eine Berücksichtigung aller dieser Komponenten ist aus praktischen Gründen der Unmöglichkeit der Informationsbeschaffung und des zeitlichen Ausmaßes der Informationsverarbeitung nicht möglich. Da die räumliche Information beschränkt ist, wird der zeitliche Ablauf der Wechselwirkung mit herangezogen. Ein theoretisches Modell ist aber nur der Ausgangspunkt, jener Teil an dem sich die verwendeten Algorithmen orientieren. Geht man wie im vorliegenden Fall von Berechnung von Transportprozessen aus, benötigt man noch experimentelle Werte über die Lichtabsorption und -streuung an verschiedenen Positionen des Gebietes, welches diagnostiziert oder therapiert werden soll. Diese Stelle mag oberflächlich, intrakavitär oder interstitiell liegen. An mehreren Punkten werden Lichtleiter positioniert, die das eingefangene Licht auf einen optoelektrischen Wandler fortleiten. Die dabei auftretenden technischen Probleme sind mannigfaltig. Man bedenkt zunächst, daß allgemein das Absorptionsvermögen von Gewebe hoch ist. Als Vergleichswert wird der Absorptionskoeffizient für Licht eines Argonlasers angegeben, der für Leber und Niere bei 50 bis 60 pro cm liegt, im Vergleich zu Wasser mit 0. 0002 pro cm. Darüberhinaus beeinflußt das Verhältnis Absorption/Streuung nachhaltig die Geometrie des Bestrahlungsfeldes. Hohe Absorption bedeutet zwar einerseits einen großen Informationsgewinn durch starke Wechselwirkung zwischen Licht und Gewebe, führt andererseits aber zu sehr geringen Lichtstärken, welche nachgewiesen werden müssen. Diese liegen in der Größenordnung von Nanowatt bis 10 Picowatt. Diese geringen Lichtstärken stellen gewisse Anforderungen an die Konstruktionsphilosophie eines solchen Wandlers, insbesonders an seine Dynamik und sein Rauschverhalten.

Das zeitlich veränderliche Licht wird aufgefangen und ausgewertet. Dazu muß es einem Rechner zugeführt werden. Dort werden sie in das theoretische Modell eingebaut. Da im vorgeschlagenen Modell Energieaustauschvorgänge berechnet werden, lassen sich weitere Verfeinerungen einfach durch Einbau von neuen Mechanismen berücksichtigen. Die Annahme von Absorption und Streuung als dominierende Effekte stellt naturgemäß eine Idealisierung dar, welche durch weitere physikalische Vorgänge ergänzt werden muß. Insbesondere wurden Einflüsse der Molekülschwingungen des Photosensitisers berücksichtigt sowie die Umwandlung in andere Energieformen (Wärme, Schall) berechnet. Aus den Ergebnissen lassen sich folgende Aussagen treffen:

1. Als untere Grenze des Nachweises lassen sich etwa 20 bis 50 Tumorzellen angeben. Mit einer Lichtleiteranordnung an der inneren oder äußeren Oberfläche läßt sich eine topographische Zuordnung durchführen.

2. Während der Therapie lassen sich Ausmaß der Zerstörung des Tumors und notwendige Positionsänderungen des zugeführten Lichtes abschätzen.

3. Aufgrund der vorgestellten Überlegungen kann eine Untersuchung des Photosensitisers im Hinblick auf Wirksamkeit und notwendige Dosierung durchgeführt werden.

Radiästhetische Bettstandort-Untersuchungen bei Kindern mit malignen Erkrankungen

W. Feichtinger*

Zufällig wurde ich vor ca. 4 Jahren anläßlich einer Altbausanierung und der Revitalisierung eines vorhandenen alten Brunnens mit der Radiästhesie konfrontiert, und habe mit Herrn Dipl. Ing. Paul Artmann, einem sehr erfahrenen Radiästheten Bekanntschaft gemacht, welcher mir viel über seine langjährige Erfahrung als Architekt, Philantrop und Radiästhet erzählte und mich in seine Methode eingeweiht hat (1). Mit dieser Technik konnte auch ich rasch ein gutes Gefühl für die Mutung unterirdischer Zonen bei mir feststellen. Bei der Radiästhesie handelt es sich einerseits um eine populäre, hoch aktuelle "Wissenschaft", ein faszinierendes biologisches Phänomen, das der Menschheit Jahrhunderte bis Jahrtausende bekannt ist, und seit eh und je zur Erz- und Wassersuche, beim Brunnenbau sowie (noch bis zum Anfang unseres Jahrhunderts) routinemäßig für Standortuntersuchungen von Häusern und Gehöften angewandt wurde. Als Wissenschaftler - allerdings in einem gänzlich anderen Fachgebiet - mußte ich auf der anderen Seite skeptisch feststellen, daß es sich bei den radiästhetischen Techniken um subjektive Meßmethoden mit ebenso subjektiver Interpretation des Untersuchers handelt. Zusätzlich wird auf diesem Gebiet offenbar Mißbrauch betrieben, wenn unseriöse Radiästheten die Angst ihrer "Patienten" vor "Krebszonen", "Erdstrahlen" etc. für fragliche Abschirmmaßnahmen und Geschäftemacherei benutzen. Seriöse Untersuchungen haben hingegen gezeigt, daß das Phänomen der Standorteinflüsse auf den Menschen und deren radiästhetische Mutung wissenschaftlich nachvollziehbar und an zahlreichen biologischen Parametern kontrollierbar ist (2).

Seriöse Radiästhesie umfaßt die Feststellung von Reizzonen, das sind unterirdische Wasserführungen, geologische Inhomogenitäten (Brüche und Verwerfungen) sowie sogenannte Gitternetze (Reizstreifen) und gibt die Empfehlung zum Standortwechsel an einen ungestörten Platz. Kostenlose Untersuchungen erhöhen den Anspruch auf Seriosität.

Laut Bergsmann ist die Standortwirkung ein Risikofaktor, der die Wirkung verschiedener pathogener Faktoren verstärken kann und der bei besonders empfindlichen Personen tatsächlich zum Krankheitsausbruch führt (2).

Gegenwärtige Untersuchung Patientengut und Methodik

Über Anregung und Initiative der Kinderkrebshilfe, einer Elterninitiative für krebskranke Kinder im St. Anna Kinderspital, sollten radiästhetische Bettstandortuntersuchungen bei an

---

* In Zusammenarbeit mit der Kinderkrebshilfe-Elterninitiative für krebskranke Kinder. (Wien).

Leukämie und anderen an Malignomen erkrankten Kindern durchgeführt werden. Die Untersuchung sollte sowohl dazu dienen, einem möglichen krankheitsauslösenden Risikofaktor auf die Spur zu kommen als auch durch Ausweichen auf einen ungestörten Bettstandort als billige, einfache und unschädliche Maßnahme die im St. Anna Kinderspital weiterzuführende ärztlichen Behandlung unterstützen. Es konnte allerdings nicht Ziel der vorliegenden Untersuchung sein, etwaige Therapieeffekte nachzuweisen.

Die Untersuchungen wurden in der Wohnung von insgesamt 10 Kindern im Alter von 3 - 17 Jahren nach der schon eingangs angesprochenen Methode mittels Drahtspiralfederruten nach Dipl. Ing. Artmann und einer Rayonex®-Nylonrute durchgeführt. 3 Kinder im Alter von 2 - 3 Jahren litten an akuter lymphatischer Leukämie, 2 Kinder (10 und 12 Jahre) an akuter myeloischer Leukämie, bei einem Kind (4 Jahre) war ein Keimzelltumor entfernt worden, 2 Kinder hatten ein Non- Hodgkin-Lymphom (3 und 5 Jahre), 1 Knabe von 17 Jahren ein Schilddrüsenkarzinom, nachdem eine Leukämie vor 7 Jahren erfolgreich behandelt worden war. Ein weiteres Kind mit 10 Jahren hatte einen Schmucktumor im Gesicht. Es lagen unterschiedliche Stadien der Erkrankungen vor, mindestens 2 der Kinder befanden sich in einem Endstadium mit schlechter Prognose. Alle Untersuchungen wurden kostenlos durchgeführt und in jedem Fall die Empfehlung auf einen ungestörten Bettstandplatz abgegeben.

Ergebnisse

Auffallend war die stets gleichartige Mutung von geologischen Inhomogenitäten mit "positiv aufladendem Gitterkreuzungspunkt" (nach Hartmann) in 7 von 10 Fällen (siehe Tabelle). Nur in 2 Fällen wurden unterirdische Wasserläufe, einer mit Plusgitterpunkt-, einer mit Minusgitterpunktkreuzung nach Hartmann festgestellt. Nur in einem Fall (Non-Hodgkin-Lymphom) konnten keinerlei Störzonen festgestellt werden; das Bett dieses Kindes stand jedoch auffallend neben dem Zentralelektroinstallationskasten des Hauses, sodaß eine stärkere elektromagnetische Belastung möglich war.

Diskussion

Auch bei den eigenen Untersuchungen läßt sich die Kritik der Subjektivität bzw. Voreingenommenheit oder Erwartung einer bestimmten Situation nicht ganz ausräumen. Die Objektivität, ob Wasser oder andersartige Reizzonen gemutet wurden, läßt sich zumindest durch "Eichung" der entsprechenden Wünschelsonden an Wasserleitungsrohren, unterirdischen Kanalrohren etc. überprüfen. Wie eingangs schon erwähnt, sollte es nicht Ziel der Untersuchung sein, irgendwelche "Therapieeffekte" durch das Verstellen des Bettstandortes nachzuweisen. Dies war schon mangels einer Kontrollgruppe völlig unmöglich. Ausgehend jedoch von der Hypothese, daß ein gestörter Bettstandplatz mitauslösend für die maligne Erkrankung des betroffenen Kindes sein kann, ist ein Ausweichen als unterstützende Maßnahme auf einen anscheinend ungestörten Standort nur logisch, und kann Eltern und Kindern neue Hoffnung unter der weiterlaufenden ärztlichen Therapie geben. Auffallend ist meines Erachtens die häufige Mutung geologischer Inhomogenitäten: Epidemiologische Untersuchungen haben nachgewiesen, daß Leukämie und andere malignen Erkrankungen in Orten mit starken Radongasemissionen häufiger vorkommen (3). Man könnte dahingehend eine Hypothese aufstellen, daß in der Gegend geologischer Spalten und Bruchbildungen eine verstärkte Radongasemission und somit Gammastrahlung vorliegen könnte. Es müßte Gegenstand weiterer Untersuchungen sein, entsprechende Messungen im Zusammenhang mit den vorliegenden Ergebnissen durchzuführen.

Literatur

1. / Artmann, P.: Aus 50 Jahren interdisziplinärer Forschungsarbeit zum Thema "Erdstrahlen", Österr. Inst. f. Baubiologie, Tagungsband, St. Wolfgang, 1985, IBO Eigenverlag.

2. / Bergsmann, O.: Risikofaktor Standort. Rutengängerzone und Mensch. Facultas Verlag 1990.

3. / Henshaw, W. D. L. et al: Radon as causative factor in induction of myeloid leukaemia and other cancers. The Lancet, April 28, 1990, 1008.

Forumsdiskussion

Regulationsthermographie

Ch. Herz (Kufstein)

Aufgabe dieses Symposiums ist - wie auch der Akademie und anderer Veranstaltungen - sogenannte "alternative Heilverfahren" in den Schoß der "alma mater" zurückzuführen.

Was aber nützen uns ausschließlich therapeutische Alternativen, wenn uns die adäquate Diagnosemethode fehlt?

Im funktionellen Raum, in dem wir uns mit den zur Debatte stehenden Methoden letztlich bewegen, können wir mit den sonst üblichen Methoden der Organdiagnostik keine neuen Erkenntnisse erwarten. Wir brauchen Funktionsdiagnostik!

Welche Methoden eignen sich für Funktionsdiagnostik?

In erster Linie ist die Palpation zu nennen, und zwar aller Gewebsschichten: Cutis, Subcutis, Muskulatur, Gelenkspiel und evtl. Viszeralorganen. Geprüft wird die Konsistenz, der Turgor, die Feuchte und Wärme und die Verschieblichkeit.

Der große Vorteil ist, daß man die Methode jederzeit "bei der Hand hat", weil sie mit den Händen des Geschulten ständig, auch im Dunkeln einsatzbereit ist. Als Nachteil ist festzustellen, daß es keine apparativ dokumentationsfähige Methode ist.

Die diversen elektrischen Meßverfahren, also Untersuchung der elektrischen Eigenschaften der Haut lassen sich gut datenmäßig verarbeiten. Die Schwachstelle liegt aber nicht in der Technik, sondern in der Physiologie und ihrem Schwankungsbereich. Zu erwähnen sind die EAP, der Elektro-Haut-Test, das Decoder-Dermogramm usw.

Die Messung der Hauttemperatur stieß lange Zeit auf technische Schwierigkeiten. Erst die Entwicklung der Infrarot-Bolometrie erlaubte die punktförmige Messung der IR-Abstrahlung der Haut und wurde von ERNST SCHWAMM 1953 eingeführt. Er untersuchte bereits das Regulationsverhalten auf Sympathiko- und Parasympathiko-Mimetika, später auch auf Abkühlung-des Rumpfes und der Unterarme.

Die flächenhafte IR-Messung ist mit kostspieligen IR-Kameras möglich, aber wohl nur Kliniken vorbehalten. Die bekannten EDV-verarbeiteten Bilder sind beeindruckend.

Die flächenmäßige Darstellung der wirklichen Hauttemperatur ermöglichte FERGENSON 1963 mit den Chelesterol- Flüssigkristallen. Diese Platten-Thermographie wird besonders in der Mamma-Diagnostik verwendet.

Die punktförmige Wärmemessung innerhalb einer Sekunde konnte zunächst nur mit dem Trick der Vorheizung der Meß-Sonde durchgeführt werden. In den letzten Jahren wurden aber so empfindliche Sensoren entwickelt, daß in Bruchteilen von Sekunden die exakte Temperatur erfaßt wird (EIDATHERM). Die Werte können selbstverständlich digital verarbeitet und gespeichert werden. Üblicherweise werden sie als Balkengraphik dargestellt.

Die Stirntemperatur wird als Bezugstemperatur horizontal geschrieben, die darüber liegenden Werte vertikal nach oben, die kälteren nach unten. Die Erst-Messung wird mit schwarzer Farbe geschrieben, die Zweit-Messung rot, weitere Aufzeichnungen grün und evtl. blau.

Die Meßpunkte wurden von A. ROST erarbeitet. In der Ganzkörper- Standardmessung sind 30 Areale im Kopf-Hals-Bereich, die übrigen am Rumpf. Zusätzlich werden bei der Zahnmessung 32 Punkte erfaßt und bei der Mamma-Messung 18 Punkte.

Physiologie:

Die Wärme entsteht als Produkt, bzw. Nebenprodukt des Stoffwechsels besonders in der Muskulatur und in der Leber. Mittels Konvektion kann diese Wärme wegen der guten subcutanen Isolierung kaum an die Umgebung abgegeben werden. Vielmehr wird diese Wärme durch das Blut an die Hautkapillaren und von hier durch Konvektion und Strahlung abgegeben.

Zur Temperatur-Regelung wirkt die Steuerung aus dem Stammhirn einerseits auf die Wärme-Produktion (z. B. Kältezittern), andererseits durch Änderung der kapillaren Strömungsverhältnisse. Hier greift aber auch die segmentale Steuerung ein und der Sympathikus. Dieser zeigt sich als Quadrantenreaktion und Hemisphären-Reaktion, aber auch in kleineren, unscharfen Arealen dank der Verschaltungen im Grenzstrang. Zusätzlich wirken sich die cutivisceralen Reflexe noch kleinflächiger aus. Dabei handelt es sich um die schon seit HEAD bekannten Projektionsgebiete innerer Organe in die Haut, die wir auch palpatorisch erfassen können.

Das Meßareal der Stirntemperatur liegt im Endbereich der vier Carotiden und kann mit der relativ konstanten Körper-Kern-Temperatur in Beziehung gebracht werden, ohne damit ident zu sein. Sie beträgt normalerweise 33. 7 - 34,0.

Die Temperaturen im übrigen Kopfbereich liegen großteils darüber - außer über den Siebbein- und Kieferhöhlen. Im Brustraum liegt die Temperatur um ca 0,5 tiefer, im Bauchraum 1,0 niederer (Temperaturtreppe). Die Ellbeugen präsentieren das Seitenverhalten des Wärmehaushaltes am deutlichsten, zusätzlich natürlich auch die symmetrischen Meßareale.

Es hat sich gezeigt, daß als adäquater Temperaturreiz vor der Zweitmessung das Entkleiden des Rumpfes genügt. Eine zusätzliche Abkühlung durch Befeuchten der Arme bewirkt nicht mehr. Die Anpassung an diese neue Situation dauert ca 10 Minuten.

Nach einem therapeutischen Reiz - z. B. Anspritzen einer Narbe oder bds. intravenös in der Cubita kann sich ein neues Temperaturbild innerhalb weiterer 5-10 Minuten einstellen und gibt dementsprechend weitere Aufschlüsse über die Belastung der Vasoreaktion aus dem angespritzten Bereich (Störfelddiagnostik).

Messvorgang:

Der Proband soll ohne Streß zur Untersuchung kommen. Also keine vasoaktiven Substanzen zu sich genommen haben (Kaffee, schwarzer Tee, Alkohol, Nikotin, Cortison, Analgetica, Sympathikotonica usw.). Auch soll er davor nicht heiß oder kalt gebadet oder geduscht haben. Die Kleidung soll bequem und leicht abzulegen sein, vor allem die Ärmel leicht bis zum Ellbogen hinaufzuschieben sein. Synthetica und beengende Kleidungsstücke (BH, Mieder) sollen vermieden werden.

Da die Regulationsfähigkeit am Vormittag am besten ist, empfiehlt sich diese Zeit als Untersuchungstermin.

Im Untersuchungsraum soll er entspannt, möglichst aufrecht und ohne Rückenlehne sitzen und sich an die Raumtemperatur anpassen. Auch harmlose Gespräche sind zu vermeiden, da sich dadurch das Einpendeln der Stirntemperatur verzögert, bzw. ausbleibt.

Wenn sich die Stirntemperatur bei mehreren nacheinanderfolgenden Messungen auf einen konstanten Wert eingependelt hat, wird dieser Wert im Gerät gespeichert und der Meßvorgang beginnt.

Außer bei Bartträgern beginnt man meist mit der Zahnmessung, anschließend folgt die Ganzkörpermessung und bei Frauen die Messung der Brust.

Die Meßareale sind definiert und werden zügig durchgemessen. Nach dem Kopf- Halsbereich entkleidet sich der Patient und bleibt aufrecht stehen für die Rumpfmessung. Für die Adaptation nach der Erstmessung kann er sich wieder entspannt hinsetzen.

AUSWERTUNG:

Schon das Gesamtbild der Erstmessung erlaubt einen gewissen Gesamt-Überblick. Aber erst die Zweitmessung zeigt das unterschiedliche Regulationsverhalten der einzelnen Meßareale und vor allem der einzelnen Körperregionen. So kommt es im Kopfbereich meist zu einer geringen Erwärmung, an den Armen und am Rumpf zu einer Abkühlung.

Bis zu einer Änderung von 0, 2 spricht man von Starre, zwischen 0, 3 - 0,4 von eingeschränkter Regulation, zwischen 0,5 und 1, 0 von normaler Regulation, darüber von überschießender.

Zunächst überblickt man das gesamte Profil: in welchem Körperbereich finden sich deutliche Abweichungen von der "normalen" Temperaturtreppe ? Wo finden sich auffallend kalte oder heiße Bereiche ? Gerade die kalten Bereich weisen den Weg zum ältesten Geschehen.

Als nächstes werden die symmetrischen Areale untersucht, vor allem die Ellbeugen und die Projektionszonen der Lymphbahnen am Hals und in der Leiste.

Auffälligkeiten und seitenunterschiedliches Regulationsverhalten in diesen Bereichen sucht man nun in die übrigen Meßareale zu verfolgen.

Die Starre, aber auch die weitere Abkühlung bereits kalter Werte spricht für eine ernste, chronische Erkrankung, die Erwärmung eher für ein akut entzündliches Geschehen.

Typische Bilder:

Störfeldgeschehen:

Ellbeugen asymmetrisch, starr bis eingeschränkt (vor allem auf der belasteten Seite),
Bauchwerte angehoben
belastender Bereich meist am kältesten
Besserung nach Probebehandlung

Präkancerose:

"chaotisches" Gesamtbild um/ knapp über der Bezugsachse, keine Änderung auf Probebehandlung

Malignomverdacht:

Bauchwerte über Bezugsachse und starr oder auffallend kalt und weiter abkühlend,
heiße Werte supraclaviculär, Tonsillen, Leisten, Schilddrüse

Kreislauf:

Nasenwurzel kälter als Stirn,
Asymmetrien parasternal im 3. (Vorhof) und 5. ICR (Kammer)

Nahrungsmittelunverträglichkeit/Allergie:

Überschießende Abkühlung der Rumpfwerte Starre der Hirnareale und Zahnbereiche (tie-
risches Eiweiß!)

Asymmetrie der Ellbeugen,
kaltes Intestinum, warme Leber (Milchallergie)
warme Leber und Dickdarm überschießend abkühlend (Rohkost)
Regulationseinschränkung im Darmbereich (Dysbiose)

Die Auswertung erfordert viel Erfahrung und "kriminalistisches" Vorgehen ! Man findet
nicht nur aktuelle Erkrankungen, sondern auch lange zurückliegende und vor allem auch
sich anbahnende Veränderungen. Die Erläuterung dem Patienten gegenüber hat demnach
mit viel Fingerspitzengefühl zu erfolgen, um nicht eine "Organifizierung" zu bewirken.

Gezielte klinische Untersuchungen müssen nicht immer den thermographischen Verdacht
bestätigen, weil sie entweder mit diesen Methoden nicht faßbar sind (z. B. chronische
Sinusitis) oder noch nicht faßbar sind (z. B. Präkanzerose).

Vor allem dürfen die Meßareale nicht stur **einem** Organ zugeordnet werden, sondern es ist
auch die Rolle der Wirbelsäule als segmentaler Belastungsfaktor zu berücksichtigen !

Vorteile:

nicht invasiv
kostengünstig reproduzierbar solange keine wesentliche Änderung des Befindens eingetreten ist (Vergleich mit individueller Handschrift)

192

Nachteile

relativ zeitaufwendig
Anschaffungskosten wegen geringer Produktionszahl relativ hoch
solide Ausbildung und damit verbundener Zeitaufwand notwendig

Literatur:

A. Rost: Thermoregulationsdiagnostik, Leitfaden und Atlas, Hippokrates-Verlag

J. Rost: Einführung in die Regulationsthermographie, Hippokrates-Verlag

ThermoMed, Zeitschrift im Hippokrates-Verlag

Einführungs- und Fortbildungskurse der Deutschen Gesellschaft für Thermographie

Diskussion:

Prof. Priebe/Marburg erläutert den Unterschied zwischen Bolometrie und Temperaturmessung und betont, daß dieser nicht so gravierend ist wie lange Zeit angenommen.

Er stellt aber fest, daß im Sinne einer wärmephysiologisch exakten Temperaturanpassung der Patient mindestens eine Stunde entkleidet in einem Raum bei ca 24^0 sitzen müßte und zur Abkühlung das Eintauchen der Hände in 12^0 kaltes Wasser für 5 Minuten zu fordern ist.

Dies dürfte jedoch auf praktische Schwierigkeiten stoßen. Außerdem löst der Einfluß des Eintretens des Untersuchers in den Raum eine Vasoreaktion aus, die das bereits eingependelte Temperaturbild sofort wieder verändert. Bemerkenswert war in diesem Zusammenhang die Feststellung. von Prof. Priebe, daß die Reproduzierbarkeit der Wärmebilder nicht einwandfrei ist, was der Referent wieder ausdrücklich betonte.

Hinsichtlich der Aussage über Organdiagnostik äußerte sich Prof. Priebe etwas positiver, empfiehlt jedoch unter den von ihm vorgeschlagenen Meßbedingungen ein engmaschigeres Messen. Er warnte aber doch vor voreiligen Aussagen.

Zusammenfassung:

Das zunehmende Interesse von Klinik und Praxis an den "funktionellen" Beschwerdebildern führte erfreulicherweise zur vermehrten Anwendung und Anerkennung adäquater Therapieformen (Regulationstherapien), die diagnostischen Methoden -bedürfen jedoch einer Erweiterung.

Die Palpation von Cutis, Subcutis, Muskulatur und Gelenkspiel ist zwar jederzeit "griffbereit", die Befunde lassen sich aber nicht objektiv dokumentieren.

Elektrische Messungen hängen von zahlreichen Faktoren ab, die die Reproduzierbarkeit einschränken.

Die Erfassung des Wärmemusters der Haut und vor allem die Zweitmessung nach einem genormten Temperaturreiz (Entkleiden des Rumpfes) bietet einen guten Einblick in die Wärmeregulation als Ausdruck der kapillaren Durchblutung. Diese ist sowohl segmental, als auch über die viscerocutanen Reflexe sowie die Quadrantenreaktion des Sympathikus gesteuert.

Als Meßverfahren kommt die großflächige und punktförmige Erfassung der Infrarot-Abstrahlung (Thermovision, Bolometrie), aber auch der wirklichen Hauttemperatur in Frage (Plattenthermographie und punktförmige Messung).

Die letztgenannte Methode wurde von Prof. Dr. Rost maßgeblich entwickelt.

Die Stirntemperatur wird nach Adaptation an die Raumtemperatur konstant und deshalb als Bezugsachse verwendet. Wärmere Werte werden in der Balkengraphik darüber, kältere darunter aufgetragen. Die Erstmessung erfolgt in schwarzer Farbe, die Zweitmessung rot und allfällige weitere Messungen nach Probebehandlung in grün und blau. Im Standardprogramm werden 60 Punkte erfaßt, im Zahnprogramm 32 und über der Mamma weitere 18 Punkte.

Als Beurteilungskriterien dienen das Gesamtbild, das Symmetrieverhalten und vor allem die Regulation (starr, normal und überschießend abkühlend oder erwärmend) einzelner Areale und konsensuell reagierender Bereiche.

Die Methode ist nichtinvasiv und somit nicht belastend - abgesehen vom Einhalten der Meßbedingungen - und erlaubt Rückschlüsse auf:

* Belastungen durch Störfelder
* Nahrungsmittelintoleranzen/-allergien
* Präkanzerose - malignes Terrain
* Therapiekontrolle

Sie ist eine sinnvolle Vorsorgeuntersuchung, da Funktionsstörungen den organischen Krankheiten oft um Jahre vorausgehen und somit frühzeitig erkannt werden können. Diagnostische Verfahren auf organpathologische Veränderungen können dann gezielter eingesetzt werden.

Forumsdiskussion

Grundsystem nach Pischinger Herdgeschehen einschliesslich Therapie

Leitung: O. Bergsmann (Wien), H. Nissel (Wien)

Einleitung:

Unter Herdgeschehen sind nicht die bekannten Folgen der Streptokokkenangina gemeint. Dies sind Krankheiten, die mit den Mitteln der klinischen Akutmedizin behandelt werden müssen. In der Pathogenese und Therapie chronischer Beschwerdebilder und Leidenszustände spielen die Folgen chronischer Minimalbelastungen eine entscheidende Rolle. Diese und ihre Folgezustände sind das Thema des Workshops.

Definitionen:

Die histologische Beschreibung stammt von G. Kellner: Der Herd, das Störfeld, ist eine subchronische Entzündung um nicht abbaufähige körperfremde oder denaturierte körpereigene Substanzen. Er besteht aus lymphozytär- plasmazellulären Infiltraten und Desaggregation der Grundsubstanz. Die Ausdehnung der Infiltrate und der Desaggregation wechselt unter dem Einfluß von Sekundärbelastungen.

Die klinische Definition stammt von H. Fleischhacker und lautet: Der Herd ist eine verborgene Entzündung, die lokal oligosymptomatisch verläuft, aber fähig ist in mitunter weit entfernten Körpergebieten Symptome - die Fernstörungen auszulösen.

Unter kybernetischen Gesichtspunkten ist eine kurze Definition nicht möglich, es kann aber die folgende Beschreibung vorgeschlagen werden: Die vom Herd ausgehenden Pathoinformationen belegen die gleichen Leit- und Schaltsysteme wie Funktionsstörungen und Prozesse in inneren Organen oder Organen des Bewegungsapparates. Sie folgen den Regeln der Projektionssymptome. Zur Erinnerung - Matrix (Grundsystem) segmental-regulatorischer Komplex - zentralgerichtete Afferenzen - vegetative und somatische Efferenzen - kinetische Ketten. Infolge der geringen Ausdehnung und Aktivität der chronischen Entzündung "Herd" bleibt das Geschehen lokal oligosymptomatisch unter der Schmerzschwelle und daher unentdeckt. Die anderen Symptome wie Hypersensitivität, Verquellung von Kutis und Subkutis, Vorspannung der entsprechenden Muskeln, vegetative, vor allem vasomotorische Phänomene entsprechen den Projektionssymptomen innerer Organkrankheiten, sind aber deutlich weniger stark ausgeprägt. Das Informationsquantum reicht auch in der Regel nicht aus entzündungsspezifische biochemische Reaktionen auszulösen.

195

Diskussion:

Bedeutung des Herdgeschehens für Klinik und Praxis

Hr. Perger: Spricht sich dezidiert gegen die Verquickung von Herd und bakteriellem Geschehen aus, die noch immer die Diskussionen belastet. Unter 11. 000 Herdpatienten habe er nur 10. 5% mit bakteriellen Herden gefunden. Meist handle es sich um eine stumme chronische Entzündung. Die Wirkung sei unspezifisch im Sinne einer Regulationsstörung als Prämorbidität zu bewerten. Dazu kämen Mangelzustände und Darmstörungen. Der Komplex müßte als Prämorbidität bewertet werden, die durch einen Zweitschlag aktualisiert wird.

Hr. Nissel: Sekundiert, daß die abakterielle Entzündung um nicht abbaufähiges Material und nicht der bakterielle Herd hier zur Diskussion steht.

Fr. Draczinsky: Verweist auf den unlösbaren Konnex zwischen der Idee der Grundregulation nach Pischinger und dem Herdgeschehen.

Hr. Bergsmann: Es sollte primär die praktische Bedeutung des Herdgeschehens abgehandelt werden.

Hr. Perger: Wesentlich am Herdgeschehen ist die Veränderung der Reaktionsbeantwortung, die in der Praxis das wichtigste sei. Durch Herdtherapie habe er in Praxis und Betrieb (Austria Tabakwerke AG) bei chronisch degenerativen Rheumatismusformen in 57% Besserung bis Beschwerdefreiheit erzielen können. Die Rezidive seien durch irreversible Veränderungen bedingt gewesen, waren aber nach Herdtherapie besser behandelbar. Entzündliche Rheumaformen sprechen nicht bis wenig an.

Hr. Badelt: Wichtig sei in der richtigen Krankheitsphase die richtige Therapie anzuwenden.

Hr Surböck: Für die Therapie chronischer Krankheiten sei es nicht wichtig ob es die Krankheit x oder y sei wesentlich seien zwei Parameter

1. Die Art des Regulationsstadiums und

2. Der energetische Status der sich aus der elektrischen Regulationsdiagnostik ergebe. Hier wäre zu differenzieren zwischen Überreaktion, Fehlregulation und Blockierung (Starre). Wichtig sei die Abschaltung der sekundären Störungen um Einblick in das Geschehen zu erhalten. Falscher Stimulus zur falschen Zeit sei bedenklich, die Energetik bestimme die Dosierung.

Hr. Perger: Bietet das folgende Schema an: Entzündlichen Schub mit unbedenklichen antiphlogisitischen Mitteln behandeln

Mangelzustände beheben - Darmsanierung

Herdtherapie bzw. Sanierung

Umstimmung bzw regulationsaktive Nachbehandlung

Herddiagnostik

Hr. Nissel: Die wichtigste Frage ist eigentlich die Herddiagnostik. Wann muß ich an ein Herdgeschehen denken? Wie entdecke ich den Herd?

Hr. Badelt: am besten mit bioelektrischem Suchtest, Ankoppelungstest erst in 2. Linie.

196

Hr. Zohmann: In der Veterinärmedizin über Therapieversuch mit Akupunktur und Neuraltherapie.

Hr. Nissel: Sekundiert und weist auf die Notwendigkeit des neuraltherapeutischen Versuches hin

Fr. Draczinsky: Fordert komplette akribische Durchuntersuchung mit konventionellen Methoden.

In der darauffolgenden Diskussion wird vor allem die Kostenfrage dieses Vorgehens (Nissl) ins Treffen geführt. Es klärt sich der Komplex dahingehend, daß ein Praktiker bei welchem unter anderem solche Problempatienten erscheinen einen anderen modus procedendi finden muß als Fr. Dr. und Hr. P. , die praktisch nur Problempatienten haben.

Hr. N. N.: Weist darauf hin, daß bei Blutdruckmessung Sitzen -Stehen- Sitzen auf der Seite des Herdes Einschränkung der Regulation zu verzeichnen ist.

Hr. Bergsmann: verweist auf ausgedehnte eigene Untersuchungen zu diesem Problem.

Hr. Nissel: Weist auf das Problem der weit entfernten Störfelder hin. z. B. Narben

Hr. Zohmann: Stellt die Frage ob der obligate Therapieversuch lege artis wäre.

Hr. Bergsmann: Die bittere Erfahrung lehrt, daß neuraltherapeutische Herdbehandlung immer ein Therapieversuch ist. Man kann aber die Trefferquote wesentlich erhöhen durch akribische Anamnese und Palpation von Projektionssymptomen, da die chronische Minimalbelastung wie jede Organkrankheit Projektionen auslöst, die palpatorisch erfaßt werden können.

Hr. Perger: Bei Allergien, multipler Sklerose Rheumatismus e. c. Herdsuche und Sanierung nur nach Schub. Frage wann überhaupt Herdsuche ?

Antwort in jedem Fall von Chronizität, vor allem bei entzündlichen chron. Krankheiten.

Fr. Draczinsky: Sekundiert Hr. Perger und erweitert um das Beschwerdebild der unklaren vegetativen Störungen. Diskussionseinwurf Alter- Degeneration.

Hr. Bergsmann: Altersbedingter Abbau und Degeneration wird meist in einen Topf geworfen. Nach dem Stand der Gerontologie ist aber der altersbedingte Abbau eine Minusvariante des normalen Stoffwechsels durch Ferment- und Enzymschwächen, während die Degeneration Ergebnis einer Dysmetabolie, also einer metabolischen Fehlsteuerung ist.

Hr. Zohmann: Spricht senile Osteoporose und Herdtherapie an.

Hr. Bergsmann: Schmerzminderung ja, kausaler Effekt noch nie gesehen.

Hr. Meissl: Ein Einzelherd ist eigentlich kein Problem, wichtig ist das Auffinden des "aktiven" Herdes. Welche Methode.

Hr. Bergsmann: Ein Herd kommt niemals allein. Vom Standpunkt der Neuraltherapie ist man gut beraten wenn man alle verdächtigen Stellen (Anamnese, Palpation) behandelt.

Anläßlich eines Großversuches konnte durch neuraltherapeutische Herdbehandlung die durch diesen Modus gelenkt war in 22% ein Sekundenphänomen und

in 52% war deutliche Besserung feststellbar.

Hr. Nissel: Schlägt zur Abklärung probatorische Neuraltherapie vor.

Hr. Badelt: Gibt es einen labordiagnostischen Indikator für das Herdgeschehen?

Bergsmann, Draczinsky, Nissel: Nein. Die Betrachtung der verschiedenen Parameter unter dem Aspekt der regulatrorischen Desintegration und der Regulationsdynamik kann aber hier weiterhelfen.

Therapeutische Probleme

Hr. Treusch: Verweist auf die Bedeutung der Schwermetallbelastung im Rahmen des Herdgeschehens und bietet Schema an

1. Klinische Diagnostik

2. Entlastung des Grundsystems durch Ernährungsumstellung

3. Zahnärztlicher Abbau der (galvanischen) Metallbelastung.

4. Erst dann Testen und Sanieren

Meist bringt bei Zahnherden schon die Ernährungsumstellung die Arbeitsfähigkeit.

Auch Amalgame die zu verschiedenen Zeiten gelegt wurden bilden Bimetallbatterien, die den Spurenelementstatus verändern können.

Hr. Nissel: Verweist auf die Narbenherde und auf die Möglichkeit bei der Therapie den Laser nach Gesichtspunkten der Akupunktur und der Neuraltherapie einzusetzen. Eine zusätzliche Wirkung der Pulsung sei nicht erkennbar.

Hr. Bergsmann: Stellt die Frage ob eine Wirkung der Herdsanierung auf den Hormonstatus jemals nachgewiesen worden sei. Die Diskussion gibt kein positive Antwort.

Daher Folgerung, daß die Therapieergebnisse, die Vermutungen in diese Richtung auslösen, das Ergebnis der vegetativen Wirkung seien.

Hr Rockenschaub: Sieht von endokrinologischen Standpunkt keine Möglichkeit

Hr. Bergsmann: Frage nach therapeutischen Möglichkeiten bei Herdgeschehen im Bauch

Hr. Perger: Je nach Schwere des Geschehens - Restitution der Magensäure - rechtsdrehende Milchsäure - Bakterienpräparate

Hr. Bergsmann: Verweist auf die Möglichkeiten der Regulationstherapie über die Zonen der erkrankten Organe

Fr. Draczinsky: Verweist auf die Störmöglichkeiten durch Appendizitris chron. und Cholezystitis chron.

Hr. Treusch: Nicht nur die Dysbakterie ist ein Herdgeschehen. Man hat mit entzündlichen Veränderungen der Darmschleimhaut zu rechnen. Dadurch würde die Schleimhaut durchgängiger für Toxine. Die Darmschleimhaut könne auch Quecksilber speichern - hier seien aber noch weitere Untersuchungen nötig. Weiterer Verweis auf die Wirkung von Tensiden aus Zahnwässern, Geschirrspülmittel ec. . Diese machen die Schleimhaut für Toxine ec. gängig. Wichtig sei die Ernährungsumstellung - auch Abbau von Rohkost. Intestinale Autointoxikation sei sehr häufig zu beobachten.

Hr. Perger: Bei allen Dysbiosen sollten abdominelle Narben behandelt werden. Auch sei es nötig primäre Dysbiosen, entstanden nach Antibiotikatherapie zu differenzieren gegen sekundäre Dysbiosen, die auf Grund einer Immunschwäche durch Dauerbelastung entstünden.

198

Zum Grundsystem nach Pischinger

Einleitung Fr. Draczinsky:

Die Gewebezellen sind eigentlich nur durch die Interzellularsubstanz an die Kapillaren angeschlossen, daher kann das Grundsystem rheologisch zum Niederdrucksystem des Kreislaufs gezählt werden. Dies vor allem auch, weil hier die Lymphbahnen beginnen.

Die metabolische Versorgung und Entsorgung der Zellen muß das Netzwerk der Grundsubstanz passieren und wird durch deren Funktionszustand gesteuert. Auch die Neurone enden umgeben von Grundsubstanz. Nach Pischinger enden beide vegetative Partner (Sympathicus und Parasympathicus) an der Dogiel II - Zelle. Die Grundsubstanz nach Pischinger (Synonyma: Interzellularsubstanz, Matrix) vernetzt daher die peripheren Substrate (Zelle, Nerv, Kapillare) zu einem integralen Regelsystem, das an jeder Reizverarbeitung bzw. Reizbeantwortung beteiligt ist. Hier werden die regulationsaktiven Metaboliten und Botenstoffe gebildet, die neurale, vaskuläre und humorale Reizantworten auslösen. Die Zellen der Grundsubstanz produzieren ein Netzwerk von Eiweiß-Zucker-Molekülen, die den ganzen Interzellularraum erfüllen und die zusammen mit dem Wasser und den darin gelösten Stoffen das Milieu der Zelle (ihren Lebensraum) bilden. Das System Wasser-Eiweißzucker ermöglicht infolge seiner extremen Elektrolabilität schnelle Wechselwirkungen zwischen den Zellen und dient darüber hinaus als Kühlaggregat und Radikalenfänger. Dieses System ist aber auch das primäre Informationssystem aller sauerstoffabhängigen Organismen und die Basis auf der sich alle Reizantworten und vor allem entzündliche Veränderungen abspielen. Es kann daher aus Untersuchungen und Betrachtungen zum Herdgeschehen nicht weggedacht werden.

Hr. Rockenschaub: Beschreibt das Grundsystem als die Verbindung zwischen offenem Kreislauf des Fötus und dem geschlossenen Kreislauf der Mutter. Er verweist, daß gerade auf dieses Prinzip bei Risikoschwangerschaften bedacht genommen werden müßte.

Hr. Bergsmann: Es muß bedacht werden, daß das Grundsystem in der Peripherie den Raum zwischen sensorischem und effektorischem Nervenende überbrückt und so aus den offenen Reflexbögen Regelkreise bildet. Ähnliches gilt für die Vernetzung zwischen humoralen und nervalen Regelsystemen.

Ein weiterer Aspekt ist die Funktion der Matrix als Radikalenfänger: Da Radikale über relativ lange Zeit Biophotonen konservieren können - nämlich bis zur Abgabe bei vorhandenem Reaktionspartner, muß das Grundsystem auch als Biophotonenspeicher betrachtet werden.

Reaktionsweisenbestimmung Fr. Draczinsky:

Das Grundsystem reagiert ganzheitlich nach bestimmten biokybernetischen Regeln. Grundsätzlich durchläuft das System mehrere Phasen

1. Die Schockphase (Energiebereitstellung)

2. Die Gegenschockphase (Aktion)

3. Die Ausgleichsphase (Rückführung)

Bei Anaphyllaxie läuft dieser Vorgang überschießend und gerafft ab.

Bei Chronifizierung bleibt das System in Schock- oder Gegenschockphase verhaftet - es kann nicht mehr ausgleichen Bei den Entgleisungstypen besteht nach den Untersuchungen von Perger höhere Sensitivität infolge herabgesetzter Reizschwelle. Die mangelnde Anpassung des Grundsystems bei Chronifizierung (chronischer Belastung) birgt die Gefahr der malignen Entartung.

Zusammenfassung

Ausgehend von einer modernen, biokybernetischen Betrachtung des Herdgeschehens wurden primär die praktischen Probleme besprochen. Es zeigte sich, daß - wie erwartet - die Frequenz variiert. In "Normalpraxen" liegt der Prozentsatz zwischen 20 und 50, in Spezialpraxen für Chronischkranke und "Austherapierte" und in der Rehabilitation wesentlich höher, bis zu 100 %.

Im diagnostischen Bereich liegen die Schwierigkeiten sowohl in der Lokalisations- wie in der Aktivitätsdiagnostik. Für erstere empfehlen erfahrene Herdtherapeuten die akribische Anamnese und Durchuntersuchung mit klassisch, klinischen Methoden, wozu hier auch die Palpation regulatorischer (projektiver) Zonen gehört. Bei nicht durchschaubarem Herdgeschehen wird die toxische und metabolische Entlastung empfohlen, da hinterher die Herdzeichen deutlicher in Erscheinung treten.

Die neuraltherapeutische Probebehandlung scheint ebenfalls eine weitverbreitete Methode sein. Bei allen Vorbehalten kann mit kritisch eingesetzter Elektrodiagnostik sowohl das Lokalisationsproblem, wie auch das Aktivitätsproblem angegangen werden.

Im therapeutischen Bereich ist eine allgemeine Abkehr von der Radikalsanierung festzustellen und das vorsichtige Schritt vor Schritt Vorgehen im Vordergrund. Dabei wird deutlich, daß viele Kollegen eher versuchen über metabolische Entlastung, Ersatz von Spurenelementen und Schwermetallausschwemmung zur Normalisierung zu kommen. Auch hier steht wieder die Methode Neuraltherapie im Zentrum, wobei auch die Möglichkeiten des Lasereinsatzes diskutiert wurden.

Abschließend wurde das Grundsystem nach Pischinger als zentrales Schaltsystem bei der Entwicklung des chronischen Belastungssyndroms durch minimale Dauerbelastungen dargestellt. Die Matrix ist kein totes Füllgewebe, sondern ein regulatorisch hochpotentes System, das nicht nur die Ernährung der Zellen gewährleistet. Es vernetzt alle peripheren Systeme zu einem ganzheitlich reagierenden Komplex und ist auch das Leitsystem bei degenerativen Entgleisungen.

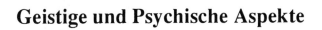

Geistige und Psychische Aspekte

Chinesische Medizin und modernes holistisches Weltbild

E. Studer (Basel/Lugano)

Da ich sowohl in einer holistischen Klinik für Ganzheitsmedizin (in Lugano) als auch in einer Schmerzklinik (in Basel) arbeite, darf ich mir einige Bemerkungen über die Situation der heutigen Medizin erlauben. Wir betreuen in diesen Kliniken die therapieresistenten Patienten. Diese haben statt Heilkunst, statt Hilfe zur Selbstheilung und Genesung, Medizintechnik und Spezialmedizin konsumiert. Sie berichten über das stolze Reden von kurativer Therapie als conditio sine qua non. Zugegeben: der Erfolg der Schuldmedizin seit dem 19. Jahrhundert wegen der konsequenten Anwendung des cartesianischen Denkens ist vordergründig gewaltig, doch hintergründig eine reine Reparatur von Folgen einer Fehlreaktion in der Vergangenheit. Krankheiten werden zwar zeitweilig ausgemerzt, treten aber wieder auf (Cholera) oder werden durch neue ersetzt (AIDS). Diesem Geschehen liegt ein fragmentbezogenes Denken mit partieller Perspektive zugrunde, die kausale Analyse, das dem reduktionistischen naturwissenschaftlichen Weltbild entspricht und aus vergangenen Prozessen das gegenwärtige Zustandsbild aufschlüsselt. Das Resultat ist ein organisch-materielles Bild vom Menschen, die Ursachen seiner Krankheiten und Konflikte liegen alle ausserhalb seiner Person. Die soziale, wirtschaftliche und ökologische Situation ist eine Folge unserer Handlungsweise in der Vergangenheit (Johanson). Im Krankheitsfall ist die Wahrnehmung eines Endstadiums von in der Vergangenheit angehäuften langwierigen Dysfunktionen nicht möglich, sie kann nicht mit rational-methodischer Systematik erfasst werden. Die Folge ist eine Zersplitterung und Spezialisierung des Wahrnehmungsfeldes der Medizin, welche sich mit konkretisierten Störungen der materiellen körperlichen Existenzgrundlage befasst, d. h. mit mächtigen Störungen, mit gefährlichen und schwer zu korrigierenden Fehlentwicklungen. Gegen diese Einseitigkeit stellen sich die modernen holistischen weltanschaulichen Tendenzen von breiten Bevölkerungsschichten, welche nicht nur für sich eine frühzeitige umfassende Behandlung und Beratung wünschen, sondern auch gemäss dem Analogiegesetz die ganze Erde als lebenden und krankheitsanfälligen Organismus betrachten. Unsere naturwissenschaftlich orientierte Medizintheorie aus dem 19. Jahrhundert bedarf an der Schwelle des 21. Jahrhunderts endlich einer Korrektur und Ergänzung, wie es die Physik schon längst vollzogen hat (vgl. "Tao der Physik" von Capra).

Eine solche komplementäre Sicht auf einen lebenden Organismus liefert uns die über 4000 Jahre alte Chinesische Medizin. Es handelt sich dabei nicht um eine traditionelle Medizin als protowissenschaftliche Schamanen- oder Ethnomedizin, sondern um ein über Jahrtausende an Millionen von Patienten erprobtes und entwickeltes (und noch immer sich entwickelndes) Medizinsystem mit eigenen wissenschaftlichen Kriterien oder Normkonventionen.

Erkenntnistheoretisch gehorcht es den Denkprinzipien der induktiven Synthese: diese stellt dem kausalanalytischen Vergangenheitsbezug eine gegenwärtige synthetische Beurteilung der Situtation gegenüber. Die aktuellen Lebensäusserungen und die subjektive Befindlichkeit des Patienten werden ebenso genau registriert wie die objektiven Befunde und Symptome.

Für diese Wahrnehmung gelten die gleichen wissenschaftlichen Kriterien wie für die naturwissenschaftliche Erkenntnistheorie (Porkert):

1. die positive Empirie

2. eine stringente rationale Vernetzung von Aussagen

3. die Eindeutigkeit von Aussagen durch ihren Bezug auf Normkonventionen (z. B. Meter, Kilogramm, Liter): bei der Chinesischen Medizin handelt es sich dabei um energetisch-funktionelle Begriffe wie Wandlungsphasen, Funktionskreis, Zyklus und Leitbahn.
Die Modalitäten der induktiven Synthese sind: Gegenwärtigkeit, Direktionalität, Qualität (Qualifizierung), Ganzheit (der Ist-Zustand), die Totalität aller Bedingtheiten als vernetztes System. Dies sind alles Attribute eines holistischen Zugangs, während die Modalitäten der kausalen Analyse (Vergangenheit, Masse, Ursache, Kausalketten, Analyse, Partialität) Attribute eines isolierenden Aufspaltungsprozesses sind. Beide Denkweisen sind nötig für eine zukünftige globale Medizin:

1. subjektive **und** objektive Befunde

2. individuelle **und** statistische Datenerfassung

3. Somatik, Energetik **und** Psychologie statt Psychosomatik

4. Synthese **und** Analyse als Denkprozess

5. Qualifikation **und** Quantifizierung

6. Komplementarität **und** Antagonismus

7. Funktion **und** Substrat

8. biologische **und** chemisch-technische Therapien

9. Beachtung aller Krankheitsursachen:
    – Konstitution/Genetik
    – Konditionierung
    – Atmung
    – Bewegung (Unfälle!)
    – Ernährung
    – Emotion
    – Umwelt

10.Als Instrumentarium für eine holistische Diagnostik und Therapie haben sich bewährt:
    – die westliche wissenschaftliche Medizin
    – die chinesische Medizin als Basis und Paradigma einer Funktions- oder Regulationsmedizin

- das hermetische Denken: die Entsprechung von Mikro- und Makrokosmos als vernetztes System:
  Der Mensch als Mikrokosmos ist ein Abbild des Universums und enthält die Summe aller Seinsprinzipien latent in seinem Bewusstsein (Dethlefsen), d. h. aus dem schöpferischen Chaos können Lebensenergien höherer Ordnung herausdestilliert werden
- die astrologische Psychoanalyse
- die Psycho-Immunologie
- die Homöopathie
- die funktionelle Biometrie

Zunächst zur Chinesischen Medizin:

Sie stellt ein Paradigma dar für das Studium aller Lebensprozesse, d. h. für alle biologischen Wissenschaften (Porkert). So wie Capra für die Physik das Tao als Paradigma für die subatomare Physik hinstellt, steht die taoistische Philosophie auch im Hintergrund der Chinesischen Medizin. Tao bedeutet ein allen Dingen immanentes Ordnungsprinzip, das den Kosmos als zersplitterte Manifestation der Ganzheit (Laotse) zusammenhält und die Urenergie QI als Lebensspender für die Welt der Manifestation (Petersohn) erschafft. Das Tao ist auch das Bewusstsein der Einheit und der Wechselwirkungen aller Dinge in der Gesamtheit des Universums. Solche gegenseitigen Beziehungen sind uns vorgegeben als bekannte codierte Muster wie die Relativitätstheorie, die Doppelhelix in der Biologie, die morphogenetische Feldtheorie (Sheldrake), ökologische Systeme. Die Basis des taoistischen Denkens ist das Wu- Wei: das aktive Nichthandeln, das Handeln ohne Erwartung und Absicht, Gesetzmässigkeiten wahrnehmend, die Mitte bewahrend, die Polarität nutzend. Ziel ist die Selbst- Losigkeit als totale Freiheit und Einheit, was aber nicht Verlust des Selbstbewusstseins bedeutet. Ein Zitat von Teilhard de Chardin möge Parallelen schaffen: " Wie eine gewaltige Flut wird das Sein das Brausen der Seienden übertönen. In einem zur Ruhe gekommenen Ozean, von dem aber jeder einzelne Tropfen das Bewusstsein haben wird, er selbst zu bleiben, wird das ausserordenliche Abenteuer der Welt beendet sein. Der Traum jeder Mystik wird seine volle und berechtigte Erfüllung gefunden haben. Erit in omnibus omnia Deus". Die Konsequenz für die Chinesische Medizin heisst, dass sie Disziplin verlangt, Abkehr von ungesunden Gewohnheiten, und Selbstverantwortlichkeit. Dagegen steht unser aufgeblähter westlicher Gesundheitsapparat entsprechend dem Ungeist unserer Zeit, welcher Gesundheit als passives Konsumgut betrachtet (Gilgen).

Die Hauptmethoden der Chinesischen Medizin sind daher folgende:

1. Heilung der inneren Einstellung ("Innere Alchemie oder Embryonalatmung")

2. Richtige Ernährung (Diätetik)

3. Natürliche Arzneimittel

4. Akupunktur

5. Meditative Atmungs- und Körperübungen (Qi Gong, Gong Fu, Taiji etc.)

6. Richtige Sexualität (Austausch und Vermehrung von Lebensenergie) Damit kann man Langlebigkeit und Unsterblichkeit erreichen: Ekstase des Geist-Körpers, das Wissen um die Identität von Leben und Tod als natürliche Metamorphosen (Kaltenmark), wie sie im I Ging, dem Orakelbuch der Wandlungen, erläutert sind. Energetische Transformationen und

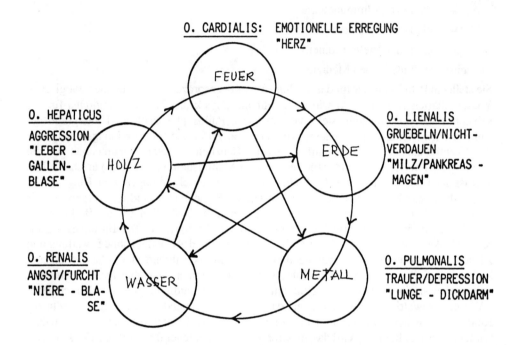

O. CARDIALIS: EMOTIONELLE ERREGUNG
"HERZ"

FEUER

O. HEPATICUS
AGGRESSION
"LEBER -
GALLEN-
BLASE"

HOLZ

ERDE

O. LIENALIS
GRUEBELN/NICHT-
VERDAUEN
"MILZ/PANKREAS -
MAGEN"

O. RENALIS
ANGST/FURCHT
"NIERE - BLA-
SE"

WASSER

METALL

O. PULMONALIS
TRAUER/DEPRESSION
"LUNGE - DICKDARM"

Abbildung 1: Orbes

204

Übertragungen als transpersonale Therapie werden ermöglicht durch die Aktivierung des grossen und kleinen energetischen Kreislaufs ("Geheimnis der goldenen Blüte", von Wilhelm), aber auch mit der Ausbildung von ausserordentlichen menschlichen Fähigkeiten (bekannt als "extraordinary human faculties", EHF, chin. teyi gongneng): Es geht um die bewusste Beherrschung von paranormalen Kräften, wie die Übertragung von Qi mit der Hand (Waiqi-Therapie) durch einen Qigong-Meister. Damit wird das Qi wissenschaftlichen Untersuchungen zugänglich. In China gibt es darüber eine Flut von Publikationen.

So wirkt das Tao heilend.

Was heisst Krankheit aus chinesischer Sicht?

Die Grundbegriffe der chinesischen Energetik in der Krankheitslehre

1. Eine Funktionsstörung ist nicht direkt messbar, aber als energetischer Status zu erfassen.

2. Im Gegensatz zur normalgerichteten Orthopathie aller Funktionen ist die Heteropathie eine Schrägläufigkeit, ein falsch gerichteter Vektor.

3. Diagnostiziert wird das individuelle Befinden und der Ausdruck der Körpersprache: Die **Orbis- Ikonographie** ist der Ausdruck eines Systemdenkens und einer energetischen Pathophysiologie, welche uns unbekannte Zusammenhänge und therapeutische Möglichkeiten aufdeckt. Es handelt sich um Funktionskreise, welche scheinbar Unmögliches zusammenbringen, wie den Funktionskreis Niere mit dem Ohr und den Funktionskreis Leber mit den Augen.

Tabelle 1

Wandlungsphasen

Holz	— Aktivität
Feuer	— Kohärenz
Erde	— Integration
Metall	— Rhythmik
Wasser	— Struktivität

Die Berücksichtigung der **Leitkriterien**, der **Agentien**, der aktiven und struktiven individualspezifischen **Energien** und der chinesischen **Pulsdiagnose** eröffnet uns den Zugang zu Krankheitsaspekten, welche normalerweise nicht fassbar sind, z. B. der direkte Einfluss von Emotionen auf den aktuellen Zustand.

Tabelle 2

13 Agentien

= Exo- und endogene energetische Faktoren

- 6 klimatische Exzesse

- 7 Emotionen

⟶ Gleichzeitig mit der Wirkung

Klimatische Exzesse:

Ventus	— Überspannend
Algor	— Lähmend
Aestus	— Überfordernd
Humor	— Dämpfend
Ariditas	— Verhärtend
Ardor	— Übersteigernd

Emotionen

— Voluptas	— Entfesselung
— Ira	— Stauung, Erregung
— Sollicitudo	— Hemmung
— Cogitatio	— Disziplinierung
— Maeror	— Abschwächung
— Timor	— Fesselung
— Pavor	— Erschütterung

3 Neutrale Agentien

— Ernährungsfehler

— Überanstrengung

— (sexuelle) Exzesse)

Die **Vorbeugung** ist in der Chinesischen Medizin grossgeschrieben: "Der bessere Arzt hilft vor dem Aufkeimen der Krankheit. Der schlechtere Arzt beginnt erst dann zu heilen, wenn sich die Krankheit bereits entwickelt hat. Und weil er so spät zu Hilfe kommt, nennt man ihn unwissend" (Nej Jing). Diese unwissenden Ärzte wurden zeitweise geköpft!

Die **Ganzheitlichkeit** ist **das** Prädikat der Chinesischen Medizin: der induktiv-synthetische Gegenwartsbezug als holistische Perspektive schliesst alle die gegenwärtige Existenz bedingenden Faktoren mit ein. Natürlich werden in der heutigen ganzheitlichen Medizin auch Labor- und technische Methoden miteinbezogen.

Die Grundsätze der Chinesischen Medizin sind auch bereits im uralten Geheimwissen der Esoterik, in den hermetischen Gesetzen, enthalten:

1. der Primat des Geistes

2. die Gesetze der Analogie

3. das Gesetz der Schwingung

4. das Prinzip der Polarität

5. das Gesetz der Rhythmik

206

6. das Prinzip der universalen Gesetzmässigkeiten

7. das Prinzip der Geschlechtlichkeit

Diese Gesetze werden auch von der **Astrologie** als Wissenschaft von der Zeit und ihrer Qualität (Kairos) vertreten. Die astrologische Psychologie ist ein Weg der Selbstverwirklichung, der Individuation nach C. G. Jung. Sie gibt Auskunft über die Persönlichkeitsstruktur und ihre physischen, emotionellen, intellektuellen und spirituellen Programmierungen. Auch hier werden Chaos und Kosmos als Mittel der Evolution benützt: Der Planet Uranus als Urprinzip des Chaos z. B. zerbricht eingefahrene Strukturen, bringt Katastrophen, befreit aber dadurch die Menschen, die vor der Freiheit Angst haben und sich lieber an die gewohnten Ketten klammern (Ripota). Die Jung'sche Synchronizität als akausale Zusammenhänge, als Koinzidenz eines geistigen Inhalts (Gedanken und Gefühle) mit äusseren Ereignissen, ist nicht irrational, sondern ein Archetypus des Selbst und seiner Rückkehr zum Tao, ein Ausdruck der Befreiung von unbewussten, zwanghaften Lernprozessen. Resultat ist ein (Ge-)Wissen aus innerer Evidenz und bedeutet auch Leiden. Die Astrologie mit ihrem "senkrechten Denken" (Dethlefsen) ist die Lehrerin par excellence für diese Dinge! Archetypisch-mythologische Polaritäten kommen hier vor allem zur Geltung.

Auch die **Homöopathie** ist eine Ordnungstherapie der Person, der sie fehlende Informationen vermittelt. Ähnliches wird mit Ähnlichem geheilt in potenzierter Form, "similia similibus curantur". Hier herrscht vor allem das Gesetz der Resonanz: ist die personale Verhaltensweise des Individuums ähnlich wie die Symptomatik des zugehörigen Arzneimittelbildes, kann dieser Patient normalerweise auch auf einen minimalen Arzneireiz in Resonanz reagieren. Auch hier kann die Chinesische Medizin einen Schlüssel zum Verständnis solcher Wirkungen liefern, indem sie Person und Symptomatik in einen logischen energetischen Zusammenhang einordnet, z. B. Chelidonium zum Orbis hepaticus.

Die **Psycho-Neuro-Immunologie**, ein moderner Zweig der Medizin, gibt uns Hinweise auf einen starken Einfluss sowohl der Psyche wie der Akupunktur und anderer Methoden der Chinesischen Medizin auf die humoralen und zellvermittelten Immunfunktionen. Die Immunitätslage ist ein Spiegel unserer ganzheitlichen Ich-Stärke, daher spielt die Chinesische Medizin in diesem Grenzgebiet zwischen Psyche und Soma eine wichtige Vermittlerrolle.

Die **Funktionelle Biometrie** oder Elektroakupunktur ist eine Synthese aller genannten Methoden. Sie besteht im wesentlichen in einer Messung von elektrobiologischen Zustandsgrössen an den Akupunkturpunkten mittels elektrophysikalischer Verfahren:

Der Leitwert des Punktes wird über einen Gleichstromwiderstand oder eine Wechselstromimpedanz gemessen. Der Patient ist über eine neutrale Handelektrode an den Messkreis angeschlossen. Abweichungen des Leitwerts von der Norm ergeben Hinweise auf Störungen des gesamten elektrobiologischen Systems des Menschen. In den Stromkreis eingebrachte Medikamente homöopathischer, phytotherapeutischer, allopathischer und anderer Art verändern den Messwert zur Norm hin, wenn diese Arzneimittel zum Patienten passen und für ihn verträglich sind. Dieser Medikamenten-Test wurde von VOLL entdeckt. Wissenschaftlich gibt es noch keine gesicherte Erklärung für dieses Phänomen. (Ansätze dazu: Popp: Zur Theorie der Elektroakupunktur, Erfahrungsheilkunde 4/1990). Die funktionelle Biometrie ermöglicht eine Kontrolle und Bewertung aller möglichen Therapien. Ausserdem kann durch die Testung von Nosoden (homöopathisch zubereitete Krankheits-

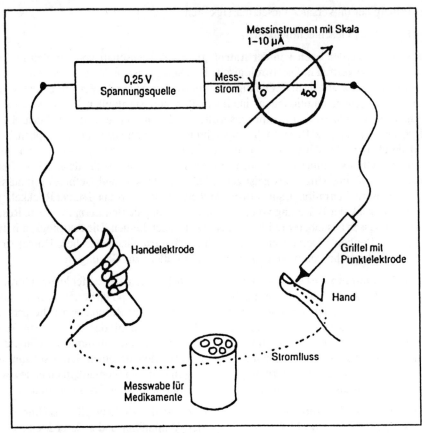

Mess-Schema der Elektroakupunktur (EAP)

Abbildung. 2: Das Prinzip eines Elektroakupunkturgerätes

extrakte) und homöopathischen Begleitmitteln eine Art Mikroimpfung oder Mesenchymreaktivierung durchgeführt werden, besonders bei chronischen therapieresistenten Erkrankungen. Ihre Stärke ist die Frühdiagnose und Dispositionsdiagnostik, ebenfalls mit Hilfe von Nosoden.

Leider sind nicht alle Malignome diagnostizierbar. Warum sich gewisse Tumoren offenbar elektrophysikalisch nicht darstellen, bleibt vorläufig ein Rätsel. Immerhin lassen sich gewisse Karzinome sehr früh diagnostizieren.

Schlussfolgerungen:

Alle grossen Entwürfe der Menschheit, auch in ihren medizinischen Aspekten, stimmen miteinander im Grundsätzlichen überein, jedoch mit sehr unterschiedlicher Wertigkeit. Als das wichtigste Modell für eine funktionell orientierte Komplementärmedizin mit Gleichberechtigung gegenüber der westlichen Wissenschaftsmedizin dürfte der chinesische Entwurf fungieren. Zusammen mit den anderen alternativen Disziplinen ist er Träger eines zukünf-

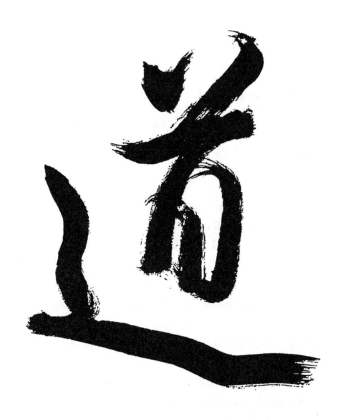

DAO   Kopf und Füsse auf dem Weg zum
höheren Bewusstsein

Abbildung. 3.: Kalligraphie des Tao

tigen holistischen Weltbildes. Ganzheitlichkeit heisst für i h n, das "Viele" holographisch sehen, beurteilen und koordinieren: Gene, Bakterien, Beruf, Denken, Gefühle, Hygiene, Umweltverschmutzung, Ernährung, Iatrogenität, Allergien, Geopathie, Störfelder, spirituelle Unfälle etc. Die 5 Wandlungsphasen mit den abstrahierten Bezeichnungen Aktivität, Kohärenz, Integration, Rhythmus und Struktivität sind das Instrument für alle Zuordnungen. Bei diesen Qualifikationen ist die Kraft der Gefühle sehr wichtig. Das energetische Potential der Emotionen ist nicht zu unterschätzen und bedeutet eine Vitalkraft, welche gesund, aber auch krank machen kann. In der Chinesischen Medizin kann man dieses Potential als Ergriffensein und Greifbarkeit umschreiben (Porkert). Z. B. ergreift Freude den Orbis cardialis, das Herz, und das Herz als Psyche wird greifbar. Eine übermässige Freude oder Lust kann es töten. Ein sinnvolles Nachdenken aktiviert den Orbis lienalis mit der Milz und dem Pankreas, endloses Grübeln lähmt ihn. Gute mitmenschliche Beziehungen unterstützen den Orbis pulmonalis mit der Lunge, Vereinsamung und Depression schädigen ihn. Ein starker Wille verbessert die Funktion des Orbis renalis mit der Niere, Angst und Haltlosigkeit unterdrücken sie. Positives Denken, eine gesunde Vitalität und Iniziative helfen dem

Orbis hepaticus mit der Leber, Agression und Zorn fügen ihr Schaden zu. In der modernen Psychosomatik werden solche emotionellen Faktoren nur unterkühlt wahrgenommen und berücksichtigt.

Zum Schluss möchte ich Ihnen eine Kalligraphie des Tao zeigen: Es bedeutet Voranschreiten auf dem Weg zu höherem Bewusstsein, zur Quelle. Wer unter viel Mühen zur Quelle zurückkehrt, wird dadurch selbst zur Quelle. Ströme lebendigen Wassers werden von ihm ausgehen, wie es im neuen Testament heisst. Laotse drückt es so aus: "Wer die Welt als sein Selbst erachtet, der wird sich der Welt widmen. Wer die Welt als sein Selbst liebt, dem wird man die Welt anvertrauen. "

Literatur:

G. Blome: Wirf ab was dich krank macht (Bauer)

J. S. Bolen:Tao der Psychologie (Sphinx)

F. Capra: Tao of Physics (Bantam, N. York)

T. Dethlefsen: Ausgewählte Texte (Goldmann)

M. Dorcsi: Homöopathie (Haug) P.

Gilgen: Wissenschaft und Transzendenz des Heilens (in "Natürliches Heilen" 2, 90, Bern)

T. Johanson: Durch Schatten zum Licht (Bauer)

M. Kaltenmark: Lao-tzu und der Taoismus (Suhrkamp)

Laotse: Tao Te King (Diederichs)

L. Petersohn: Chinesische Medizin ist nicht nur Akupunktur (Haug)

F. A. Popp: Neue Horizonte in der Medizin (Haug)

M. Porkert: Die chinesische Medizin (Econ)

P. Ripota: Heilung aus dem Chaos (Ariston)

R. Sheldrake: A new science of life (Bond and Briggs, London)

P. Teilhard de Chardin: Mein Universum (Walter)

R. Voll: Elektroakupunktur (ML-Verlag)

R. Wilhelm: I Ging (Diederichs) Das Geheimnis der goldenen Blüte (Diederichs)

Hózhó: Der Navajo Begriff der menschlichen und kosmischen Harmonie

F. Goodman (New Mexico)

Die sich fortlaufend entwickelnde Kommunikationstechnik hat in dem auslaufenden zwanzigsten Jahrhundert zu einer, anderen Generationen nicht zugänglichen Haltung geführt. Sie hat es möglich gemacht, daß auch sonst stark nach außen abgegrenzte Wissensgebiete, wie die Medizin, Anregungen von anderswo gastfreundlicher als früher entgegenstehen. In der Literatur wird vor allem von der chinesischen und indischen Medizin gesprochen und es scheint ohne weiteres möglich, gewisse Teile dieser Traditionen, wie etwa die Akupunktur, aus ihrem kulturellen Gewebe herauszulösen und gewissermaßen als Implantada in die westliche Schulmedizin aufzunehmen.

Völlig anders gestaltet sich die Lage jedoch bei dem heute so modischen Schamanismus. Ganz abgesehen von der Tatsache, daß es sich hier nicht um ein einheitliches System handelt, sondern um zahlreiche örtlich außerordentlich verschiedene Traditionen, wird bei dem Versuch, sich Teile der von dort berichteten Heilmethoden anzueignen, die Grenze von einem Kulturstil zum anderen überschritten. Die westliche Medizin, wie auch die von China und Indien, entspringt der Ackerbautradition. Im Schamanismus sind wir vom Kulturstil her gesehen in einer völlig anderen Welt, nämlich in der Urwelt der Sammlerinnen und Jäger. Dem sogenannten esoterischen Touristen, der seine Seele auch bei Heilpraktiken dem Konsumteufel verschrieben hat, macht das weiter nichts aus. Der ernsthaft Suchende merkt aber bald, daß es da Unterschiede gibt, deren Überwindung ihm desto mehr Schwierigkeiten bereitet, je tiefer er in die Materie eindringt. Es ist plötzlich alles anders: die Symptome, die Diagnostik, die Behandlung und die Zielsetzung lassen sich nicht ohne weiteres in westliche Kategorien einordnen.

Als Beispiel möge hier eines der erhabensten Heilrituale der nichtwestlichen Welt dienen, und zwar der Nightway, der "Weg der Nacht" der Navajo Indianer.

Mit über 200. 000 Mitgliedern sind die Navajo der weitaus größte Indianerstamm der Vereinigten Staaten. Ihr Reservat erstreckt sich über weite Teile von New Mexico und Arizona. Ihre Sprache und Kultur hat schon im vorigen Jahrhundert das Interesse der amerikanischen Völkerkundler erregt. Besonders ihre religiösen Heilrituale sind oft und ausführlich beschrieben worden. Je nach der jeweils obwaltenden intellektuellen Moderichtung sind diesen Ritualen alle nur möglichen analytischen Schemata aufgestülpt worden, alles von Archetypen bis hin zum Funktionalismus, Strukturalismus und dem im Augenblick beliebten "Psychologismus" mitsamt den liberalen Bestrebungen, das religiöse Erlebnis der

Navajo mit verstandesmäßigen Beweisen zu legitimieren. Wie James C. Faris, der Verfasser des neuesten und bis jetzt besten Werkes über das hier darzustellende Heilritual des Nightway recht spöttisch bemerkt, diese Versuche seien so ähnlich, als wenn Theologen es unternähmen, die gynäkologischen Einzelheiten der Schwangerschaft der Jungfrau Maria herauszuarbeiten (Faris 1990: 11).

Um das Unterfangen des Heilens bei den Navajo zu verstehen, muß man sich vergegenwärtigen, daß sie der religiösen Tradition nach Sammler und Jäger sind. Das heißt, sie vertreten die älteste, ehrwürdigste kulturelle Tradition der Menschheit. Vom Weiterleben her sind die Jäger Gratwanderer, gleichermaßen daheim in zwei verschiedenen Dimensionen der Wirklichkeit, der diesseitigen und der jenseitigen, der gewöhnlichen und der heiligen. Dabei handelt es sich nicht etwa um "Realität" und "Imagination", das sind Kategorien des modernen städtischen Westens. Im Erleben der Jäger, in diesem Fall der Navajo, ist die Wirklichkeit selbst doppelseitig. Die vier Berge, die im Osten, Süden, Norden und Westen das Dinétah, das Land des Volkes, der Navajo abgrenzen, sind auf der Landkarte eingezeichnet. Sie sind aber auch Formationen der jenseitigen Landkarte, heilige Aufenthaltsorte der yé'i, der Geister, der Gottheiten. Weder die Berge, noch die Gottheiten sind Symbole. Sie sind wahrnehmbar, erlebbar: sie sind.

Zur Wahrnehmung, zum Sehen der gewöhnlichen Wirklichkeit ist eine ganz bestimmte Ordnung von Körperfunktionen die Vorbedingung. Sie ermöglicht den gewöhnlichen Bewußtseinszustand, und ist aus der Medizin ohne weiteres geläufig. Die andere Ordnung führt zu einem der zahlreichen veränderten Bewußtseinszustände, derer wir fähig sind, nämlich zu der religiösen Trance. Sie ist es, die zum ekstatischen Erlebnis befähigt.

Obgleich sie als Erbanlage ohne weiteres verfügbar ist, ist sie im Westen als Verhaltensform mehr oder weniger in Vergessenheit geraten und wurde von den Verhaltenswissenschaftlern erst in den letzten rund zwanzig Jahren neu entdeckt und erforscht (cf. Goodman 1989, Guttmann 1990). Bei den Jägerstämmen jedoch wird in der Jugendweihe die Fähigkeit dazu, daß man willkürlich von der einen in die andere Bewußtseinslage hinüberwechseln kann, systematisch gelernt und gefestigt.

Im Unterschied zu der abendländischen hierarchischen Gesellschaftsstruktur ist die Welt der Jäger egalitär. Weder bei den Menschen noch in der Welt der Geister, der Gottheiten, gibt es eine Befehlsgewalt, und die Gottheiten beherrschen den Menschen nicht. Statt dessen sind Mensch und Gottheiten in den multidimensionalen Mustern (Goodman 1990: 18-52) des Kosmos befangen, in dessen hózhó, seiner Schönheit und Harmonie. Den Begriff der Sünde gibt es nicht, der kommt erst bei den Ackerbauern auf. Aber laut einer bei allen noch intakten Jägerstämmen bekannten Tradition können Irrtümer und Fehltritte, etwa das Versäumen eines Rituales oder der Verstoß gegen gesellschaftliche Verhaltensregeln diese kosmischen Muster stören, so als würde ein unachtsames, tapsiges Insekt ein feines Spinnengewebe zerreißen. Sowohl die Gottheiten, wie der Mensch haben ein Interesse daran, daß der Schaden behoben wird, die Gottheiten als Teilnehmer der kosmischen Ordnung, der Mensch, weil er als Folge der Störung krank wird. Es können ihn z. B. die beim Nightway Ritual behandelten Augenleiden, Halsentzündungen, verkrümmte Gliedmaßen oder Lähmung treffen.

Wie kann nun aber etwas so kostbares, zartes, aber auch verwickeltes, wie ein kosmisches multidimensionales Muster, das sich wie der Mensch an der Grenze zwischen den Wirklichkeiten befindet, wiederhergestellt werden ? Das ist nur möglich, wenn es zu einem

212

Zusammenwirken zwischen den Gottheiten und den Menschen kommt. Und so erzählen die Navajo Priester, die "Sänger" (Haile 1947: 69-70) über den Ursprung des Nightway, es habe vor etwa tausend Jahren, zu der Zeit, als die Gottheiten unsichtbar geworden waren, einen Knaben gegeben, dem habe eines Nachts geträumt, er habe blaugesichtige Wesen tanzen sehen, was ihm in der Familie den Namen "der Träumer" einbringt. Solche Träume wiederholen sich im Laufe der folgenden Jahre, bis er zum Jäger herangewachsen ist. Da geschieht es, daß er ein Rudel von Dickhornschafen verfolgt. Er legt an, kann aber den Pfeil nicht abschießen. Plötzlich sind sie verschwunden und an ihrer Stelle erscheinen maskierte Wesen, Yé, i, der sprechende Gott, der rufende Gott, der Gott mit dem Fransenmund und der Bucklige. Der Träumer fällt in die Ohnmacht der Trance, wird von den Yé, i wiederbelebt, sie verwandeln ihn in ein Dickhornschaf, wodurch er selbst geheiligt wird, denn die Fähigkeit zur Verwandlung ein Attribut der Gottheiten. Schließlich lehren sie ihn das Nightway Ritual, indem sie ihm die Rolle des Kranken zuteilen. Er wird angewiesen, die Menschen diesen Tanz der Gottheiten, den Yé, i-bichai zu lehren und es wird ihm eingeschärft, daß alle Einzelheiten unverändert weitergegeben werden müssen. Nur wenn das geschieht, erscheinen auch die Gottheiten bei dem Ritual und heilen die Kranken. Auf diese Weise wird dann die menschliche und gleichzeitig auch die kosmische Harmonie und Schönheit wiederhergestellt.

Das neun Nächte und acht Tage dauernde und nur mündlich überlieferte Ritual ist ein höchst verwickelter und umfangreicher Niederschlag der Navajo Kultur. Eine von dem Sänger Hosteen Klah diktierte Fassung z. B. dehnt sich über 62 zweispaltige Seiten aus (Faris 1990: 171-233), und ihr Erlernen bei einem Sängermeister nimmt mehrere Jahre in Anspruch. Aber Aufzeichnungen, die weiße Beobachter vom Nightway Ritual gemacht haben, und die über hundert und mehr Jahre zurückreichen, belegen die Tatsache, daß das Ritual stets in der gleichen Form abgehalten wird. Örtliche Varianten beziehen sich höchstens darauf, daß gewisse Fragmente der obigen Mythe eingeflochten oder weggelassen werden, oder daß beim Schlußtanz der erste Tanz einmal von dem einen oder von dem anderen Yé, i angeführt wird.

So wie die kosmischen Muster multidimensional sind, so ist es auch das Ritual. Wie bei einem verwickeltem modernen Computerprogramm, bei dem eine Unzahl von Anweisungen in unveränderlicher Reihenfolge eingegeben werden müssen, wenn das Ergebnis richtig sein soll, besteht auch bei dem Nightway Ritual der Vorgang aus einer für den Außenstehenden verwirrenden Reihenfolge von Elementen, einem Neben und Übereinander von rituellen Handlungen, die gleich einer aufsteigenden Spirale zum Teil wiederholt, aber gleichzeitig auch mit neuen Elementen versehen werden. Der Kranke und seine Begleiter unterziehen sich jeden Tag der zeremoniellen Reinigung in der Schwitzhütte, und nur das Feuer von gewissen Zweigen in festgelegter Schichtung erhitzt die Steine, auf die das Wasser gegossen wird. Es kommen die maskierten Gottesdarsteller und heiligen den Kranken, der sprechende Gott, der ihn von den Fußsohlen bis zum Scheitel mit seinem geschmückten Reisigbogen berührt und ihm seinen Wuu-uu-uh-Ruf in die Ohren haucht, und der rufende Gott und die schweigenden Götter, die alle das Gleiche tun, bei jeder Morgenröte. Es werden Lieder gesungen zu der Begleitung von Rasseln oder einer Trommel, Gebete werden rezitiert und Gedichte von hohem poetischen Reiz, sie haben vierzig und mehr Strophen, die der Kranke nachsagen muß, und manchmal spricht der Sänger eilig, um nur kein einziges Wort zu verfehlen, denn wenn das geschieht, muß das Ritual abgebrochen werden. Der Sänger streut Trockengemälde auf den Boden aus Maisblütenstaub, aus

Maismehl, aus Holzkohlemehl und farbigem geriebenen Gestein, man sieht die vier heiligen Berge, oder die Ansammlung verschiedener Gottheiten mit ihren Attributen, den Fransenmund mit seinen dicken Hörnern, den Buckligen, der auf seinem Rücken das Bündel vom Regenbogen trägt, auf dem die Gottheiten wandeln. Es sind Fußstapfen auf den Gemälden, auf die der Kranke tritt, er setzt sich auf das Gemälde und der Sänger feuchtet sich die Hand an und überträgt etwas von den göttlichen Körpern auf den Kranken. Mit Federn geschmückte und in den Farben der Himmelsrichtungen angemalte Pfeile werden von dem Sänger und seinen Gehilfen und den Gästen hergestellt und als Opfergaben hinausgetragen zu den Felsen, wo die Götter seit ihrem Unsichtbarwerden wohnen, um sie zur Teilnahme am Ritual einzuladen. Inzwischen haben die Mitglieder der Großfamilie die Festmahlzeiten gekocht, und alles drängt zu einem Höhepunkt. In der vierten Nacht, der Nacht des Wachens, ist es soweit. Allen sichtbar erscheinen die Gottheiten und nehmen von den bereitgelegten Masken Besitz. Die Gottheiten in den Masken werden mit Wasser besprüht, sie erhalten Tabakrauch zur Verleihung von Kraft und es werden ihnen traditionelle Speisen dargebracht, Maismehlbrei, Zederngemüse, Felsenkraut. Alle Anwesenden nehmen nun am Festmahl teil. In der folgenden Nacht beginnt der Kranke zu zittern, er fällt in die "Ohnmacht" der Trance, und in der Gegenwart der Gottheiten wird die Heilung vollbracht.

Mit Liedern, Gebeten und großen Trockengemälden werden in den restlichen Tagen die anwesenden Gottheiten gefeiert. Hózhó ist zum Nutzen aller neu erstellt. Es werden Boten ausgesandt, die von den weitverstreuten Kleinsiedlungen Beiträge zu den beträchtlichen Unkosten des Festes sammeln. Tanzgruppen aus verschiedenen Teilen des Reservates kommen an, sie sind bemalt und tragen Masken, und in der letzten Nacht gibt es den ersten, von dem sprechenden Gott angeführten Abschlußtanz, dem die anderen folgen, bis zum Morgengrauen. Dann ist alles vollbracht, die Sonne darf keinen Tanz mehr sehen.

"Hózhó go nixi'ohkai! In Schönheit bist du bei uns eingetreten", singt der Sänger. " Du Jüngling, schweigender Gott, der du auf dem Blütenstaub stehst, aus der Felsenmitte der Schönheit bist du zu uns gekommen. Ich sage es, mit der Schönheit hinter dir bist du zu uns gekommen. Ich sage es, mit der Schönheit vor dir bist du zu uns gekommen. Ich sage es, ein langes Leben und Freude sind bei uns eingekehrt. Hózhó náxáslí; die Harmonie ist zu uns zurückgekehrt" (Haile 1947, 116, 117).

Literatur:

Brugge, David M. and Leland C. Wyman, eds.: Navajo Religion and Culture: Selected Views. Papers in Honor of Leland C. Wyman. Santa Fe: Museum of New Mexico Press

Faris, James C. 1990: The Nightway: A History and a History of Documentation of a Navajo Ceremonial. Albuquerque: University of New Mexico Press

Goodman, Felicitas D. 1989: Wo die Geister auf den Winden reiten: Trancereisen und ekstatische Erlebnisse. Freiburg i. Br.: Hermann Bauer

——— 1990: The Venus of Galgenberg: A new Posture. In: Jewels on the Path: A Spirit Notebook, Santa Fe, New Mexico: Cuyamungue Institute, pp. 18-52

Guttmann, G. , F. Goodman and Ch. Korunka, 1990: DC-Potential Recordings During Altered States of Consciousness. Research Bulletin, Psychologisches Institut der Universität Wien

Haile, Berard, 1947: Head and Face Maske in Navaho Ceremonialism. St. Michaels Press

Mathews, Washington, 1902: The Night Chant: A Navajo Ceremony. Publications of the Hyda Southwestern Expedition. Memoirs of the American Museum of Natural History. Whole Series Volume 6, New York

Sapir, E. and H. Hoijer, 1942: The Visionary, An Origin Legend of the Night Chant. In: Navajo Texts, Iowa City, Iowa: Linguistic Society of America, pp. 136-259.

Krankheit als Weg

R. Dahlke (Johanniskirchen)

Im allgemeinen wird in unserer Kultur nicht von Krankheit an sich, sondern von einer Fülle von Krankheiten gesprochen, und diese werden nicht als Weg, sondern als unverdiente Last und Mühsal empfunden, die es so schnell wie möglich aus der Welt zu schaffen gilt. Der Patient kann davon ausgehen, daß sich sein Arzt mit ihm gegen das Krankheitssymptom verbündet und dafür sorgt, daß es möglichst rasch und ohne viel Aufhebens wieder verschwindet.

Gestützt auf die Erfahrungen psychotherapeutischer Arbeit hat sich bei uns eine nahezu gegensätzliche Vorgehensweise entwickelt. Der Patient kann damit rechnen, daß ich mich mit seinem Symptom verbünde und aus dessen Perspektive schaue, was mit ihm, dem Patienten, nicht stimmt, bzw. was ihm fehlt. Dem liegt ein der heutigen Zeit fremder Krankheitsbegriff zugrunde, wie er etwa in dem zusammen mit Dethlefsen verfaßten Buch Krankheit als Weg zum Ausdruck kommt. Andererseits ist diese Krankheitsauffassung aber durchaus nicht neu, sondern integraler Bestandteil der esoterischen Philosophie. Wir gehen in Übereinstimmung mit den meisten Religionen und esoterischen Traditionen davon aus, daß der Mensch grundsätzlich immer und notwendigerweise krank ist. Insofern erscheint es uns genauso sinnlos von Krankheiten zu sprechen wie von Gesundheiten. Die Bibel berichtet in der Schöpfungsgeschichte, wie aus Adams Seite (*Luther* übersetzte umstrittenerweise Rippe) seine Gefährtin Eva geformt wurde. Nach diesem Akt der Neuschöpfung fehlte also beiden eine Hälfte. Der androgyne erste Mensch, von Gott aus der Adama, der roten Erde erschaffen, war nun nicht mehr heil, sondern halb. Und so ist es nicht verwunderlich, wenn die Sehnsucht der Menschen, die diese Situation von ihren Urahnen ererbt haben, ihrer dereinst verlorenen besseren Hälfte gilt und dem Versuch, mit ihr wieder eins zu werden. In unserer, von der paradiesischen Einheit so weit entfernten Welt, ist das auf die Dauer unmöglich. Dieser mythologische Zusammenhang von der ursprünglichen paradiesischen Einheit des ersten Menschen, die dann bei der eigentlichen Menschwerdung, der Teilung in zwei Hälften, verloren geht, taucht, in andere Bilder gekleidet, in vielen Kulturen auf. Im griechischen Mythos etwa im Gleichnis von den Kugelmenschen, die von Apoll gewaltsam geteilt, danach ständig auf der Suche nach ihrer verlorenen anderen Hälfte sind. Die konkrete körperliche Vereinigung muß in unserer Welt der Gegensätze langfristig erfolglos bleiben. Im Paradies dagegen, das ein Synonym für die Einheit ist, ist alles eins. Hier ver*körper*t Adam als androgyner Urmensch beide Geschlechter in sich. Die Bibel verdeutlicht das im Bild des Sündenfalls. Davor, d. h. vor dem Essen vom Baum der Erkenntnis des Guten und des Bösen, gab es noch keine Unterschiede und Gegensätze. Adam und Eva konnten z. B.

noch gar nicht wahrnehmen, daß sie nackt und verschiedenen Geschlechtes waren. Erst nach ihrer Auflehnung gegen Gott und dem Fall in die Welt von Gut und Böse erkannten sie die Unterschiede. Aus der Einheit des Paradieses gestürzt, brauchte in der menschlichen Welt plötzlich alles einen Gegenpol. Nun war groß auf klein angewiesen, reich ergab ohne arm keinen Sinn mehr und das Gute bedurfte des Bösen. Nichts und niemand war mehr heil ohne seinen Gegenpol, und den Menschen erging es nicht besser. Sie warteten von nun an auf den *Heiland*, der sie wieder heil und ganz machen, bzw. zurück ins Paradies und damit in die Einheit führen sollte. Erst dort kann der Mensch wieder heil und sogar heilig sein. Erst wenn die Absonderung von der Einheit, die Sünde überwunden ist, wird somit wieder vollkommene Gesundheit möglich, jener Zustand, wo einem nichts fehlt. Krankheit dagegen gehört in die polare Welt der Gegensätze, in unsere Welt, in der einem grundsätzlich etwas fehlt, weil man prinzipiell abgesondert, d. h. sündig ist.

Interessanterweise teilt die Weltgesundheitsorganisation offenbar diese Einschätzung. In ihrer Gesundheitsdefinition definiert sie Gesundheit als einen Zustand der frei von körperlichem, seelischem und sozialem Leid ist. Die Vorbilder für solche Definition können nicht aus dieser Welt stammen. Vollkommen gesunde Exemplare der Gattung Mensch gibt es demnach nur in Anatomie- oder Physiologiebüchern und in der Einheit des Paradieses.

Je raffinierter die Diagnosemethoden der Schulmedizin wurden, desto sicherer fehlt auch nach ihren Kriterien jedem Menschen irgend etwas. Praktische ärztliche Arbeit, die sich auf bioelektronische Funktionsdiagnostik stützt, läßt einen erst recht keinen gesunden Menschen finden. Untersucht und befragt man 100 sogenannte Gesunde, wird jeder irgendeine Klage bezüglich seiner Gesundheit haben, von der seelischen und sozialen Situation ganz zu schweigen. Laut Gesundheitsstatistik, die natürlich eher Krankenheitsstatistik ist, macht ein Mensch in 25 Lebensjahren eine lebensbedrohliche, 20 ernsthafte und 200 mittelschwere Erkrankungen durch.

Trotz der ständigen Erfolgsmeldungen der Schulmedizin muß man also davon ausgehen, daß der Mensch krank ist. Die Tatsache, daß allen etwas fehlt und die Menschen fast ausnahmslos von vollkommener Gesundheit träumen, zeigt, daß der Mensch sich aus der Welt der Gegensätze in die Einheit des Paradieses zurücksehnt oder mit anderen Worten, daß er auf dem Entwicklungsweg vorankommen will.

Es gibt zwei grundsätzliche Arten, mit Krankheitssymptomen umzugehen. Die verbreitete ist, daß man sich ärgert, wenn einem etwas fehlt, und deshalb versucht, diese Erkenntnis der eigenen Fehlerhaftigkeit so schnell wie möglich wieder aus dem Bewußtsein zu drängen. Die wenig populäre zweite Möglichkeit wäre folgende: Man nimmt das Symptom als gegeben an und sieht nach, was einem fehlt. Den erstgenannten Weg propagieren Schulmedizin und über weite Strecken Naturheilkunde, wenn sie versuchen, die Symptome zu beseitigen. Dieses Wort ist sehr ehrlich, denn mit Pillen und Spritzen weggezauberte Symptome sind lediglich zur Seite geschoben. Überspitzt könnte man formulieren: Symptome werden in einem weitverbreiteten Gesellschaftsspiel von Organ zu Organ und Patienten von Spezialist zu Spezialist verschoben. Solch kurzsichtige Form von Symptombehandlung würde man sich auf anderen Ebenen niemals gefallen lassen. Leuchtet die Warnlampe an der Gefriertruhe auf, gibt man sich nicht damit zufrieden, wenn der gerufene Elektriker einfach das Birnchen lose schraubt. Zwar brennt das Lämpchen nun nicht mehr, aber jederman würde sofort den Elektriker wechseln. Werden aber Kopfschmerzen mit Schmerzmitteln und die übrige Flut sogenannter psychosomatischer Beschwerden mit

Beruhigungspillen behandelt, akzeptieren das die meisten Menschen. Bestenfalls wird gesucht, was man hat. Gegebenenfalls gefundene Erreger werden dann bekämpft. Was dem betreffenden Menschen aber *fehlt*, bleibt im wahrsten Sinne des Wortes im Dunkeln oder, wie C. G. Jung formulierte, im Schatten.

Das führt zu einem zentralen Begriff jeden tiefergehenden Krankheitsverständnisses. Wie die Bibel den Menschen in dieser Welt grundsätzlich als unheil beschreibt, finden Psychotherapeuten, daß ihm grundsätzlich etwas fehlt. Dieses Fehlende bleibt dem Patienten unbewußt, es liegt im Schatten seines Bewußtseins, dort wo das Licht seines Geistes nicht hinreicht. Um an diese "Fehler" heranzukommen, macht er Psychotherapie. Theoretische Überlegungen wie auch praktische Erfahrungen ergeben, daß Symptome immer etwas Fehlendes offenbaren. Auch die klassische Psychoanalyse geht von solchen Fehlern, den neurotischen Symptomen, aus und findet entsprechende, dem Patienten unbewußte Inhalte.

In ganz analoger Weise enthüllen körperliche Symptome ebenfalls seelische Inhalte und Themen. die dem Patienten bis dahin unbewußt waren. Ihr Inhalt ist auf symbolische Art und Weise im Symptom verschlüsselt und eigentlich im wahrsten Sinne des Wortes *verkörpert*. Jeder Fehler zeigt etwas Fehlendes. Kann der dem Bewußtsein fehlende seelische Inhalt wieder bewußt gemacht, d. h. aus dem Schatten in die lichte Welt gehoben werden, hat das Symptom seine Schuldigkeit getan und seine Botschaft abgeliefert. Bestenfalls verschwindet es damit auch. Ist das nicht mehr möglich, reduziert sich zumindest der von ihm ausgehende Leidensdruck. Körperliche Symptome lassen sich auf diese Weise in seelische Themen verwandeln. In der Umkehrung wird hier der Entstehungsmechanismus körperlicher Symptome deutlich. Seelische Themen, die nicht angemessen verarbeitet, sondern in den Schatten gedrängt werden, verschwinden nicht, sondern sinken in den Schatten und verkörpern sich. Daraus ergibt sich eine Art Energieerhaltungssatz auch für den Bereich des Lebens. Seelische Energie kann in körperliche gewandelt werden und umgekehrt, aber sie kann nicht verschwinden. Sie läßt sich lediglich für kurze Zeit *beseitigen*, bevor sie an anderer Stelle und in anderer Gestalt wieder auftaucht. Diese Erkenntnis ist nur für die Schulmedizin eine Neuigkeit, in anderen Wissenschaftszweigen wie Physik und Chemie ist die Tatsache der Energieerhaltung eine Selbstverständlichkeit.

Aus dem bisher gesagten ergibt sich zwingend die Notwendigkeit neben der quantitativen auch eine qualitative Bewertung der Symptome vorzunehmen. Eine übrigens in anderen Bereichen banale Angelegenheit, deren Nichtbeachtung die Schulmedizin in eigenartigem Licht erscheinen läßt. Niemand würde sich bei der Beurteilung eines Kunstwerkes auf den materiellen quantifizierbaren Aspekt beschränken. Eine Plastik von Michaelangelo ist mit einer noch so genauen mineralogischen Analyse ihrer Substanz nicht ausreichend beschrieben. Ganz offensichtlich ist ihre Aussage das Wesentliche. Gewicht und Art des Marmors sind vielleicht auch interessant, aber wichtiger ist, ob es sich um die Darstellung des David oder des Moses handelt. Die naturwissenschaftliche Medizin ignoriert bisher konsequent alle Inhalte der untersuchten Krankheitsbilder und ergeht sich in immer genaueren Analysen ihrer materiellen Ausprägungen. Das Messen der Quantität ist alles, die Qualität bleibt unbeachtet.

Die Praxis der qualitativen Betrachtung von Krankheitsbildern ist am einfachsten an gebräuchlichen Sprachbildern deutlich zu machen. Natürlich kommt man aber auch über die Deutung der Befunde zum selben Ergebnis. Sprache mit ihren Bildern liefert einen spontan einleuchtenden Ansatz. Einerseits spricht im Symptom der Körper, andererseits ist die Sprache auch körperlich und eigentlich psychosomatisch. Ob wir etwas ver*stehen*, *begreifen*, hartnäckig oder hochnäsig sind, immer sind körperliche Bilder im Spiel. Wir nehmen uns Dinge zu Herzen, andere schlagen uns auf den Magen oder gehen uns an die Nieren, Läuse laufen über unsere Leber, und uns stockt der Atem vor Schreck. Sprache ist psychosomatisch und kann uns helfen, die Botschaft und Lernaufgabe, die in einem Symptom steckt, zu entschlüsseln.

Das gewöhnlichste aller Symptomenbilder, die Erkältung oder gewöhnliche Grippe eignet sich besonders zum Einstieg in diese Zusammenhänge, weil beinahe jeder Mensch schon von ihr betroffen war und somit Eigenerfahrung mitbringt. Man hat *die Nase voll* auf der körperlichen wie auch auf der seelischen Ebene und ist *verschnupft*. Letzteres aber bemerkt man nicht, weshalb sich das Symptom verkörpern muß. Nach der Nase schwillt nicht selten auch der Hals an und beinahe zu. Das Schlucken wird so schmerzhaft, daß man am liebsten gar *nichts mehr schlucken will*. Auch hier eine Redewendung, die sich auf beide Ebenen gleichzeitig bezieht. Die Verbindung zwischen Rachen und Ohren macht als nächste dicht, und so strahlen die Schmerzen bis in die Ohren aus, die sich eingenartig blockiert anfühlen. Auch die Augen können zuschwellen, gerötet und wie überanstrengt sein. Der Betroffene würde am liebsten *nichts mehr hören und sehen* und sich nur zu gerne ins Bett verkriechen. Er will von allem nichts mehr wissen, Hören und Sehen sind ihm vergangen, ebenso wie Riechen und Schmecken. Die Sinnesorgane machen dicht und der Patient zu. Nur noch bellende Hustenstöße gibt er ab und *hustet damit allen etwas,* die in seine Nähe kommen. Genügt diese Abwehrmaßnahme noch nicht, kann er sich mit der Warnung "Komm mir nicht zu nahe, ich bin erkältet!" alle Welt vom Halse halten. Hustend und schnaubend signalisiert er, daß neben seinem Riech- auch noch sein Kommunikationsorgan, die Lunge betroffen ist und teilweise zuzumachen droht. Die Hustensalven wirken dem entgegen und kämpfen die Atemwege mit Gewalt wieder frei. Ab und zu schnaubt der Patient eindrucksvoll - nicht so sehr vor Wut als vor Sekret, wobei auch die Wut nicht selten knapp unter der Bewußtseinsoberfläche lauert.

Bei subtiler Körperbeobachtung fällt nämlich auf, daß neben dem Element des Sichverschließens auch das Aggressive eine wesentliche Rolle spielt. Auf der Gewebeebene läuft eine regelrechter Krieg ab. Die Angreifer, meist Viren, haben einen Brückenkopf im Schleimhautbereich gebildet, worauf sich die ganze Gegend ent*zündet*. Die Abwehrtruppen des Körpers versuchen die Angreifer einzukesseln und bilden den sogenannten Granulozytenwall um den Brandherd. Sofern schon vorhanden, stürzen sich auch Antikörper in Kamikazemanier auf die Angreifer, verkleben mit ihnen und gehen gemeinsam mit ihren auf so grausame Art blockierten Feinden zugrunde. Reichen diese Kampfmaßnahmen immer noch nicht, greift der Körper zum letzten Mittel, der Generalmobilmachung des Fiebers. Nun werden alle Kräfte in den Abwehrkampf geworfen. Sprache und Befunde enthüllen gleichermaßen, daß es sich hier um einen Konflikt handelt, der von der Bewußtseinsebene verdrängt, sich nun im Körper austobt. Das Thema wird dem wachen Beobachter im Körper genauso deutlich wie es das auf geistig-seelischer Ebene geworden wäre. Nimmt man die soziale Situation dazu, wird die Quelle der in den Körper gedrängten Querelen meist rasch zu entlarven sein. Es mag ein beruflicher oder ein zwischenmenschlicher Konflikt sein, dem man sich nicht stellen wollte aus Angst vor Ärger oder Nachteilen. Vielleicht war einem danach, dem Partner *etwas zu husten.* Aus irgendwelchen Gründen traute man sich aber nicht, machte stattdessen dicht und überließ dem Körper die Auseinandersetzung. Wer sein Bewußtsein den erregenden Themen nicht öffnet, muß notgedrungen seinen Körper den Erregern öffnen, denn irgendwo muß das Thema und die in ihm steckende Energie hin.

Ein beliebtes Gegenargument von schulmedizinischer Seite sind natürlich die Erreger, die hier gern als Alleinschuldige gesehen werden. Dazu ist zu sagen, daß natürlich immer auch Erreger da sein müssen, aber sie gehören zu den immer auch vorhandenen formalen Aspekten eines Krankheitsbildes. Und tatsächlich sind Erreger in solcher Fülle vorhanden, daß es eigentlich ein Wunder ist, wenn ein praktischer Arzt auch nur eine Woche im Jahr ohne Erkältung ist. Offenbar reichen die Erreger allein nicht aus. Nur wenn der Praktiker die Nase voll hat und sich das nicht eingesteht, wird er die entsprechenden Erreger aufschnappen. Man beachte, wie ehrlich auch hier die Sprache ist. *Man fängt sich da etwas ein*, was man offensichtlich braucht. um sein anstehendes Thema auszudrücken. Machen Sie bei der nächsten Gelegenheit. die ja bestimmt kommt die Nagelprobe, und Sie werden finden, daß Sie sich nur er*kälten*, wenn Sie sich innerlich nicht mehr für das gerade anstehende Thema erwärmen können. Sobald Sie sich wieder begeistern können, für irgendetwas *Feuer und Flamme* sind, ist Ihre Erkältung wie weggeblasen. Das funktioniert ja sogar für Stunden während der stärksten Erkältung. Sie brauchen sich nur ablenken, bzw. für irgendetwas begeistern z. B. einen spannenden Film oder etwas entsprechendes und die Nase ist frei für die Dauer der Ablenkung. In dem Maße wie man diesen Mechanismus der Verschiebung erkennt, wird es möglich, als Symptom in den Körper gesunkene Themen wieder zurückzuholen und auf der seelischen Ebene zu leben. Auch in diesem Fall wird man sich die Auseinandersetzung nicht ersparen. aber auf der seelischen Ebene besteht wenigstens die Chance, den Konflikt grundsätzlich zu lösen.

Bei der Erkältung ist der Unterschied, ob man die körperliche oder die seelische Auseinandersetzungsebene wählt, noch recht gering. Bei gravierenden Symptomen aber ist das durchaus nicht mehr der Fall. Bei einem Magengeschwür lohnt es noch mehr, nach der Botschaft der körperlichen Zeichen zu fahnden. Man wird dann finden. daß man in die Rolle des *armen Schluckers* geraten ist, der Dinge schluckt, die für den Magen gänzlich unverdaulich sind. Der ist nämlich nur auf die Verdauung materieller Nahrung eingestellt. Bekommt er stattdessen Emotionen wie hinuntergewürgte Wut, geschluckten Groll und Entäuschung, kann der Magen auch nur seine übliche Taktik einschlagen, Salzsäure ausschütten und mit der Verdauungsarbeit beginnen. Mangels materieller Füllung wird er so über kurz oder lang gezwungen. sich selbst zu verdauen und Löcher in die eigene Wand zu fressen. Seine Selbstzerfleischung ist dem Betroffenen nicht bewußt, sonst müßte sie nicht auf der Körperbühne inszeniert werden. Es ist Aufgabe einer Therapie, dem Patienten zu der Erkenntnis zu verhelfen, daß er ständig Unverdauliches schluckt, ohne es zu merken. Statt seine Agression. die in der Salzsäure ihr körperliches Symbol findet. auszuleben, richtet er sie gegen sich selbst. Ab dem Moment, wo der Patient diesen Zusammenhang erkennt und akzeptiert, ist der Körper entlastet. Statt im Magen wird ihn das Thema nun allerdings wieder im Bewußtsein drücken. Wesentlich ist, daß die Erkenntnis selbst gewonnen und innerlich akzeptiert wird. Dazu ist manchmal eine entsprechende Psychotherapie nicht zu umgehen. Jemanden einfach Deutungen an den Kopf zu werfen, bringt dagegen nichts bzw, höchstens Abwehr. Sagt man einem verstopfen Patienten, er sei geizig, wird er das auf alle Fälle bestreiten. Die Tatsache, daß er verstopft ist, zeigt ja gerade, daß ihm sein Festhalten am Materiellen nicht bewußt ist. Wird es ihm bewußt und kann er es akzeptieren, ist sein Darm entlastet. Das Licht der Bewußtheit ist das eigentliche Heilmittel, daß als einziges die dunkle Schattenwelt des Unbewußten wandeln kann.

Je größer das körperliche Problem, desto unangenehmer ist das dahinter verborgene Problem für das Bewußtsein. Oft ist man dann aufgrund der allgegenwärtigen Eigenblindheit nicht mehr in der Lage, allein *durchzublicken* und Psychotherapie wird notwendig. Natürlich spricht von diesem Ansatz her auch nichts dagegen mit schulmedizinischen Mitteln einzugreifen, vor allem, wenn der Prozeß sich schon zu weit verselbständigt hat. Beide Richtungen, Schulmedizin und deutende Medizin, können sich ergänzen und schließen sich nicht aus bzw. jede hat ihre Zeit. Wenn das Magengeschwür bereits durchgebrochen ist, kann offensichtlich nur noch die Operation helfen. Danach aber wäre es an der Zeit. sich der Bedeutung zu widmen.

Weder die symbolische Betrachtungsweise noch die aus ihr folgende Therapie ist besonders neu, auch wenn sie reichlich ungewohnt anmuten mögen. In Wahrheit sind sie uralt. Die klassische Therapieformel findet sich schon in der Bibel in jenem radikalen Christussatz: Liebet eure Feinde. In den äußeren Feinden begegnen uns eigene Projektionen. nicht durchschaute Schattenanteile, die wir auf andere schieben. weil sie uns zu unangenehm sind. Könnten wir sie lieben. d. h. wieder zu uns hereinlassen, wären wir ein Stück heiler. Symptome aber sind nichts anderes als innere Feinde. Schattenanteile, die in den eigenen Körper gesunken sind, weil sie unserem Bewußtsein ebenfalls unerwünscht waren. Gelingt es, sie zu lieben und damit wieder anzunehmen, werden wir heiler.

Die Wahrheit liegt nicht in der Mitte - Alternativen zum naturwissenschaftlichen Krankheitsbegriff

H. Pietschmann (Wien)

1. Denkrahmen

So lange die Menschheit in allen Kulturen noch im mythischen Zeitalter lebte, war das jeweilige "Weltbild" keiner kritischen Überprüfung ausgesetzt. So konnte etwa die Sonne zugleich ein Gott sein, der mit seinem Wagen täglich über das Firmament fuhr, um nachts im Meer zu baden und anderntags wieder aufzutauchen, und jene Quelle von Licht und Wärme, ja auch von Rötungen der Haut oder Verbrennungen, die tatsächlich mit den Sinnen erfahren wurde. Als den Menschen in einigen Kulturen jedoch Widersprüche in ihrem Weltbild bewußt wurden, war ein Schritt aus der Geborgenheit und Sicherheit naiver Weltbetrachtung getan, der nicht mehr rückgängig gemacht werden konnte. Karl Jaspers (1) spricht für diese Zeit vom "Erwachen des eigentlich menschlichen Geistes" und dem Ende des mythischen Zeitalters, das durch Ruhe und Selbstverständlichkeit geprägt war.

Es ist eine bemerkenswerte Tatsache, daß dieser Zeitpunkt in der Entwicklung aller sogenannten "Hochkulturen" etwa gleichzeitig vor zweieinhalb Jahrtausenden eintrat. Karl Jaspers spricht darum von der "Achsenzeit der Menschheit". In dieser Zeit wurden in wenigen Generationen die Spielregeln des "richtigen Denkens" festgelegt und bis zum heutigen Tage beibehalten. Innerhalb jeder Kultur berufen sich Philosophen und Gelehrte auf jene Zeit, wenn sie ihr eigenes Denken analysieren.

Bei uns ist es die Logik des Aristoteles, die unser Denken seither geprägt hat. Dabei handelt es sich nicht um Vorschriften für die Inhalte des Denkens, sondern um einen Rahmen, innerhalb dessen sich jedes Denken abspielen soll, wenn es Allgemeinverbindlichkeit anstrebt. Ich spreche daher gerne von einem "Denkrahmen", der uns meist innerhalb einer Kultur gar nicht bewußt ist, weil wir ihn - insbesondere im Abendland - nicht kognitiv vermittelt bekommen sondern ihn während der ersten Kindheitsjahre durch die Methode von "Zuckerbrot und Peitsche" übernehmen (2).

Wenn wir von Feinheiten absehen wollen, können wir den Denkrahmen des Aristoteles (etwas vereinfacht) durch die Forderungen nach Eindeutigkeit und Widerspruchsfreiheit charakterisieren. Die Forderung der Begründbarkeit ist in ihrer heutigen Form eigentlich erst später formuliert worden, wir wollen sie jedoch der Einfachheit halber hier der Logik des Aristoteles zurechnen.

Es ist eine Besonderheit der abendländischen Kultur, daß im 17. Jahrhundert der Denkrahmen der Achsenzeit noch einmal bedeutend erweitert wurde und zwar durch die Erfindung der Naturwissenschaft. Bei der Erstellung eines "Weltbildes" im Hinblick auf die materiell gegebene Wirklichkeit genügt nämlich nicht die Konsistenz der Beschreibung, es bedarf auch eines Kriteriums für die Stimmigkeit der Aussagen. Dieses Kriterium liefert seit Galileo Galilei das Experiment. Es ist charakterisiert durch die Forderung nach Reproduzierbarkeit, Quantifikation und Analyse (Beschränkung auf einfache Subsysteme).

Wir können also den Denkrahmen, der sich im Abendland so hervorragend bewährt hat, durch sechs Forderungen charakterisieren:

1. Reproduzierbarkeit
2. Quantifikation
3. Analyse
4. Eindeutigkeit
5. Widerspruchsfreiheit
6. Begründbarkeit (im Sinne der Kausalität)

2. Der Krankheitsbegriff im Denkrahmen der Naturwissenschaft

Ausgehend von der Beschreibung der physikalischen Wirklichkeit hat sich dieser Denkrahmen über Chemie, Biologie und andere Naturwissenschaften bis hinein in die Psychologie und die Medizin verbreitet und überall zunächst großartige Erfolge gebracht. Dies ist so selbstverständlich geworden, daß heute niemand in unserer Kultur zögert, beim Aufkommen eines schlechten Gefühls zunächst ein Fieberthermometer zur Hand zu nehmen und die Temperatur zu messen. Damit wird ganz selbstverständlich die zweite Forderung unseres Denkrahmens erfüllt; da gerade bei einer Messung der Temperatur keine größeren statistischen oder systematischen Fehler zu erwarten sind, ist damit im allgemeinen auch die erste Forderung des Denkrahmens befriedigt. Freilich genügt dies im allgemeinen noch nicht zur eindeutigen und widerspruchsfreien Feststellung der Diagnose, geschweige denn der Ursache der Abweichung von der Norm. Dazu sind im allgemeinen weitere Meßdaten erforderlich und unsere moderne Medizin hat ja einen gewaltigen Katalog von möglichen Messungen und den im Normfall zu erwartenden Meßergebnissen zusammengestellt. Krankheit ist dann definiert als Abweichung mindestens eines Meßwertes von der Norm. Daß Individuen, die sich subjektiv krank fühlen, bei denen aber alle gemessenen Werte innerhalb der Norm liegen, heute nicht mehr als Hypochonder sondern als psychisch Kranke bezeichnet werden, ist eigentlich schon eine erste Anerkennung der Grenzen und Möglichkeiten eines gegebenen Denkrahmens.

3. Die Grenzen des naturwissenschaftlichen Denkrahmens

Nach der abendländischen Logik wird ein Begriff definiert durch Einschluß alles dessen was er bezeichnet und Ausschluß alles anderen. Wenn wir dies auf den Denkrahmen selbst anwenden wird sofort klar, daß ein Denkrahmen nicht universell geeignet sein kann, alle Phänomene und Aspekte der uns entgegentretenden Welt oder gar der eigenen Vorstellungen und Wünsche des Ich zu erfassen, weil notwendigerweise das "Andere" ausgeschlossen bleibt (3). Fragen wir uns ganz speziell, was der Denkrahmen der Naturwissenschaft nicht adequat erfassen läßt. Dazu brauchen wir bloß die sechs Forderungen aus Abschnitt 1 noch einmal durchzugehen und das jeweils Ausgeschlossene anzuführen. Demnach eignet sich der Denkrahmen der Naturwissenschaft nicht zur Beschreibung des:

1. Einmaligen
2. Qualitativen
3. Vernetzten und Zusammenhängenden
4. Offenen, Bunten, Kreativen
5. Lebendigen
6. Spontanen oder Zielorientierten

Wir werden wohl einsehen müssen, daß es sich dabei gerade um jene Eigenschaften handelt, die für die Einmaligkeit des Menschen (und damit nach Kant (4) für seine Würde) maßgebend sind. Wir werden daher erwarten, daß die Erfolge einer naturwissenschaftlich orientierten Medizin in erster Linie dort liegen, wo sich Krankheit als materielle Veränderung in Raum und Zeit fassen läßt (also insbesondere dort, wo chirurgische Maßnahmen zu Heilerfolgen führen). Als nächstes werden wir Erfolge dort erwarten können, wo die Ursache einer Krankheit eindeutig feststellbar ist, also z. B. bei der Vermeidung oder der Ausrottung von Epidemien oder Infektionskrankheiten (Pocken!). Je weiter wir jedoch in dem Bereich kommen, in dem der Mensch als unauswechselbares Individuum wesentlich wird, umso weniger erfolgsträchtig wird die naturwissenschaftlich orientierte Medizin sein. Dies betrifft in erster Linie den gesamten Bereich jener Krankheiten, bei denen die Seele und/oder der Geist nicht ausgeklammert werden können, also den Bereich sozialer Krankheiten oder psychosomatischer Erkrankungen. Es wäre meines Erachtens nach nun fatal, aus diesem Grunde nach einem "Paradigmenwechsel" zu rufen. Denn die großartigen Erfolge der naturwissenschaftlich orientierten Medizin dürfen ja weder vergessen noch verniedlicht werden. Wir sind auch in Zukunft auf sie angewiesen. Daher stehen wir vor der viel schwierigeren Aufgabe, außer dem naturwissenschaftlichen Denkrahmen Alternativen zuzulassen, wobei wir uns in jedem einzelnen Fall dann für einen bestimmten Denkrahmen verantwortungsbewußt entscheiden müssen (und zwar Arzt und Patient). Verantwortungsbewußt heißt hier, daß eine derartige Entscheidung im nachhinein nicht mehr korrigiert werden kann und daß wegen der notwendigen Wahl des Denkrahmens die Heilungschancen verschiedener Methoden von vornherein nicht objektiv gegeneinander abgewogen werden können, da dies immer nur innerhalb eines Denkrahmens möglich ist.

4. Polarität und Dialektik

Ehe sich der Denkrahmen der Naturwissenschaft bis in die Medizin hinein durchsetzen konnte, war selbstverständlich auch in unserer Kultur ein anderer Krankheitsbegriff öffentlich anerkannt. Heinrich Schipperges (5) beschreibt den Gesundheitsbegriff, den Novalis um 1800 vertrat, den Gesundheitsbegriff im Denkrahmen der Polarität: "Sinn und Kraft sind in einer bestimmten Sphäre polar. Was jenen erhöht, vermindert diese und was diese vermehrt, stumpft jenen ab". Krankheit ist demnach nicht Abweichen von der Norm, "Krankheit ist Zwist der Organe" und Schipperges kommentiert dies: "Nicht der normale, der naturhaft bestimmte Mensch ist demnach das Maß der Gesundheit, sondern der Mensch auf der Höhe der freien Verfügbarkeit seiner Kräfte, der Mensch in einem Zustand, den er nur durch stetige Steigerung der polaren Grundverhältnisse erreichen und halten kann".

Im Gegensatz zu unserer Kultur hat sich der Denkrahmen der Polarität im Fernen Osten besonders durchgesetzt. Yin und Yang sind dabei Symbole polarer Gegensätze, die gemeinsam das Ganze ergeben. Johann Wolfgang von Goethe hat in seiner Farbenlehre versucht, dem Denkrahmen der Naturwissenschaft am Beispiel des Lichtes ein polares Denken entgegenzusetzen, ist damit aber nicht allgemein durchgedrungen, vermutlich weil die Menschen des Abendlandes an den Denkrahmen der Naturwissenschaft mit Recht so viele Hoffnungen knüpften, daß sie zunächst die "Ernte in die Scheune bringen wollten". Wir scheinen historisch an einem Zeitpunkt in der Geschichte der Menschheitsentwicklung zu stehen, in dem in diesem Sinne "die Scheune voll" ist und in dem es gilt, andere Denkrahmen wieder zuzulassen. Mit der Anerkennung der Akupunktur ist dies in bezug auf den Denkrahmen der Polarität sicherlich bereits geschehen.

Ein dritter Denkrahmen, den ich hier erwähnen möchte, ist der Denkrahmen der Dialektik, bei den alten Griechen verkörpert durch Heraklit und Sokrates, im alten China durch die Taoisten, vor allem Lao-tse und Dschuang-dsi. Im Denkrahmen der Dialektik wird angesichts einer bestimmten Aufgabe zunächst nach den wesentlichen Widersprüchen gefragt, die nicht eliminiert werden können, soll das Lebendige dieses Gegenstandes nicht verloren gehen. In bezug auf den Menschen wäre dies etwa der große Widerspruch zwischen Geist und Materie (oder - etwas abgewandelt - Körper und Seele), den wir so beschreiben können, daß die materielle Wirklichkeit eines Menschen schon alles erfaßt (weder Geist noch Seele können irgendwo in Raum und Zeit "nachgewiesen" werden) ohne daß damit das Wesentliche des Menschen auch nur näherungsweise erreicht werden könnte. Dies ist ja auch der Grund für die Schwierigkeit der eindeutigen Definition des Todes eines Menschen, da bei Elimination dieses Widerspruches zwischen lebendigem Leib und Leichnam vor dem Eintritt chemischer Veränderungen kein Unterschied gemacht werden kann.

Der dialektische Denkrahmen versucht diese wesentlichen Widersprüche zu einer Synthese zu führen, in der sie nicht eliminiert, wohl aber "aufgehoben" sind und damit ihre zerstörende Wirkung (zumindest für eine gewisse Zeit) verlieren. In jeder Synthese entsteht dabei etwas Neues, was dem Prozeß des Lebens viel eher entspricht als das Errichten eines wenn auch noch so großen widerspruchsfreien Gebäudes, das eben immer starr und damit tot bleibt. Es scheint mir empfehlenswert, zu untersuchen, inwieweit der Krankheitsbegriff der Homöopathie sich im Denkrahmen der Dialektik am besten formulieren läßt. Denn in diesem Denkrahmen werden gesund und krank zwei einander widerstreitende Eigenschaften, die nicht im Verhältnis des Entweder-Oder stehen, sondern im Normalzustand so zur Synthese geführt werden, daß der Mensch sich ständig selbst gesundet. Krankheit wäre dann selbst als Widerspruch zu beschreiben: der kranke Mensch steht unter dem Widerspruch, daß er einerseits nur sich selbst gesunden kann, daß er aber andererseits dies gerade deshalb nicht kann, weil er eben krank ist. Der Arzt kann innerhalb dieses Denkrahmens nicht als Heiler wirken oder die Gesundheit wiederherstellen, er kann aber dem Patienten Hilfestellung geben, sich selbst zu heilen. Damit ist dem Widerspruch im obigen Sinne Rechnung getragen. Homöopathische Methoden scheinen mir diesem Denkrahmen am nächsten zu stehen und ich halte es nicht für sinnvoll, den naturwissenschaftlichen Denkrahmen trotzdem anwenden zu wollen und immer wieder zu versuchen, auch bei Hochpotenzen eine "Wirkung" im Sinne dieses Denkrahmens nachweisen zu wollen.

5. Verantwortung und Sorgfaltspflicht

Während innerhalb eines gegebenen Denkrahmens der Arzt unter dem Gebot der Sorgfalts-pflicht steht, das heißt, daß er nach den Regeln dieses Denkrahmens Fehler tunlichst zu vermeiden hat, gilt für die Wahl des Denkrahmens - wie schon oben gesagt - das Prinzip der Verantwortung. Niemand kann im vorhinein entscheiden, ob beim Versagen einer bestimmten Heilmethode eine andere Methode vielleicht besser gewesen wäre. Wir müssen uns - wie übrigens in allen wesentlichen Situationen des menschlichen Daseins frei und damit verantwortungsbewußt für eine bestimmte Vorgangsweise entscheiden und die Kon-sequenzen dieser Entscheidung auf uns nehmen. Es ist daher verständlich, wenn vor dem Zulassen verschiedener alternativer Denkrahmen eine gewisse Angst herrscht. Aber es ist im Grunde genommen dieselbe Angst, die jeder Mensch bei jedem Schritt des Erwachsen-werdens verspürt, die viele von uns immer wieder dazu führt, einen notwendigen Schritt der Selbstfindung und damit der Menschwerdung hinauszuzögern oder gar zu vermeiden. Wenn vor zweieinhalb Jahrtausenden die Menschheit in der Achsenzeit "erwachte" wie Karl Jaspers dies sagte, dann scheint mir in unserer heutigen Zeit wieder ein Schritt der Selbstfindung der Menschheit anzustehen und je eher wir ihn - trotz aller Ängste und Schwierigkeiten - anpacken, umso schneller werden wir die zweifellos damit verbundenen Zeiten der Unsicherheit und des Tumultes überwinden können.

Literatur

1) Karl Jaspers: Einführung in die Philosophie, (München, 1953)

2) Herbert Pietschmann: Die Wahrheit liegt nicht in der Mitte (Stuttgart, 1990)

3) Herbert Pietschmann: Das Ende des naturwissenschaftlichen Zeitalters (Wien, 1980)

4) Immanuel Kant: Grundlegung zur Metaphysik der Sitten (Hamburg, 1965)

5) Heinrich Schipperges: Grundzüge einer polarischen Medizin bei Novalis, in: M. Eliade u. E. Jünger (Hrsg): Antaios, (Stuttgart 1966)

Kosmogonische Heilung

A. Keyserling (Wien)

In manchen Kulturen wie in Ägypten oder bei den Navaho Indianern gab es außer der medizinischen die kosmogonische Heilung: Wenn ein Mensch sein Leiden oder seine Krankheit im Rahmen seines Weltbildes begriff, konnte er geheilt werden. Voraussetzung hierzu war das unumstößliche Vertrauen in das Glaubenssystem. Das gleiche galt für manche moderne Sekten wie etwa Christian Science.

Das Weltbild muß einerseits plausibel sein, andererseits von einer Gemeinde geteilt werden. Der Wahrheitsgehalt ist hierbei für die Heilung nicht entscheidend, da es sich auf jene Ordnung der freien Phantasie beschränkt, die mit der tatsächlichen Erfahrung und den Strategien des Überlebens nicht in Widerspruch steht.

Glaubenssysteme können aber nur wirksam bleiben, wenn sie nicht in Frage gestellt werden, weder durch die Wandlung des Zeitgeistes noch durch Relativierung in Vergleichung mit anderen Weltbildern. Heute nun sind die meisten Glaubenssysteme einerseits durch den Druck der technologisch-wissenschaftlichen Wandlung, andererseits durch die Vergleichs-möglichkeit mit fremden Lebensformen fragwürdig geworden. Eine Rückkehr in den Fundamentalismus ist unwahrscheinlich; die wissenschaftliche Ethik und Methodik ist weltweit anerkannt, da sie einen Wohlstand bescherte, den es noch nie auf der Erde gegeben hat.

Das Wissen der Heilung, von der Medizin bis zur Meditation, Magie und Mystik hat sich psychologisch seit William James und anderen auf Verhalten, Elemente und Beziehungen beschränkt. Wie früher bei der Entstehung der Einzelwissenschaften im 19. Jahrhundert - Wirtschaft, Geschichte, Politik und Soziologie - ließ man die metaphysischen Anfangsgrün-de und die eschatologischen Zukunftshoffnungen außer acht, da sie kritisch nicht zu verifizieren waren.

So ist trotz allen medizinischen Fortschritts der Bereich echter Heilung immer enger geworden. Der Mensch bedarf zur Sinnfindung der Ergänzung seiner Erfahrung und Lebenswelt eines Weltbildes, das nicht dazu in Widerspruch steht, ähnlich wie der REM-Traum in der Nacht bei seelischer Belastung das Gleichgewicht mental bildhaft wiederher-stellt; ein Gefangener etwa träumt vom freien Fliegen, ein Hungernder von opulenten Mahlzeiten, oder ein Armer von unermeßlichen Reichtümern.

Weltbilder und Lebenswelten verbinden sich in der Sprache, der Semiotik. Worte, Gebär-den, Verhaltensweisen, aber auch Methoden des Überlebens und der geistigen Vertiefung, ja sogar Reichtümer und soziale Stellung sind kulturelle Einheiten. Wird diese Ebene aus ihrer kausalen Verknüpfung mit sogenannten Naturgesetzen wie bei der klassischen Physik oder mit Glaubensbekenntnissen gelöst, und würde die Kosmogonie und Eschatologie ebenso kritisch untersucht werden können wie die Gegebenheiten der Erscheinungswelt, dann könnte uns die Entfaltung des Bewußtseins auf Basis der Semiotik zu einer Ebene des Gewahrseins führen, wo Heilung durch eindeutigen Sinn erreicht werden könnte.

Ich behaupte, daß die Forschungen auf naturwissenschaftlichen, psychologischen und religionsphilosophischen Ebenen heute ein Wissen bereitgestellt haben, um eine sprachliche Summe der Erkenntnisse zu ordnen - Kants Architektonik der Begriffe. Damit wäre die Ausschließlichkeit der Bekenntnisse und Lehrmeinungen überwunden und auf die Ebene eines allgemeinen Consensus überführt.

Der Mensch ist ein sprachliches Wesen. Seine Erinnerung, sein Verhalten, seine Kommunikation und seine Gestaltungen sind an Worte gebunden. Worte wiederum als Laute, Zeichen oder Gebärden haben ihren Ursprung in Zahlen, Raum und Zeit. Das Allgemeine ist prinzipiell nur mathematisch zu erfassen.

Die sprachliche Welt des Menschen liegt aber weder der Natur noch dem Geist zugrunde; beide sind chaotisch und werden durch das menschliche Gewahrsein kosmisiert. Ich versuche nun in folgendem den Sinn der menschlichen Existenz in einem Schema darzulegen, das einerseits als das Rad der Weisheit und Urcode der Semiotik in allen Kulturen seit Anfang der Geschichte nachweisbar ist, andererseits aber durch die Entwicklung der modernen Naturwissenschaft verifiziert werden kann, womit also Eschatologie und Kosmogonie in die Lebenswelt einbezogen werden und es keiner phantasievollen Ideologien mehr bedarf.

Das menschliche Leben ist als Größenordnung der sinnlichen Wahrnehmung geometrisch genau in der Mitte zwischen Makrokosmos und Mikrokosmos. Wir können die gleiche Anzahl von Schritten in der makrokosmischen Vergrößerung und der mikrokosmischen Verkleinerung vollziehen, bis nichts mehr zu erkennen ist. Der Mensch bildet die Mitte zwischen Molekül und Mond, Atom und Erde, Elektron und Sonne, Photon und Galaxis, und daher auch Wirkungsquant und All. Er ist damit in die Mitte des Universums zurückgekehrt, aus der er durch den Rationalismus verbannt wurde.

Die Urkräfte des All sind Licht und Dunkel, Yang und Yin. Licht ist Strahlung und schafft Raum, Dunkel ist Kraft der Selbstorganisation und nimmt Licht auf nach freier Wahl. So sind nicht wie in der modernen Physik Elektromagnetismus und Gravitation die Urenergien, sondern Bewußtsein - denn Licht ist Gewahrsein - und Kraft der Aufmerksamkeit.

Bezeichnen wir nun als Subjekt des Gewahrseins den Gott des Himmels, dann steht diesem Gott nicht ein losgelöstes atomisches Individuum gegenüber, sondern eine Entelechie, die von der Kraft der Selbstorganisation, chinesisch Chi und traditionell die Erdgöttin getragen wird und sich fraktal in immer höheren Integrationen verwirklicht.

Hierbei müssen wir Raum und Zeit noch genauer bestimmen. Raum ist mikrokosmisch gesteuert, Zeit makrokosmisch. Raum ist ein Austauschphänomen auf Basis der Lichtgeschwindigkeit, Zeiten gibt es so viele, als sich makrokosmische Abläufe bestimmen lassen.

Zwischen Raum und Zeit, Mikrokosmos und Makrokosmos entfaltet sich in der Evolution das Leben, das sich von Molekül mit dem genetischen Code als Träger der Selbstorganisation bis zum All vollzieht. Diese Ebene der Information oder der Texte zwischen Energie und Masse entfaltet sich systemisch von der totalen Symmetrie des Kristalls bis zur ebenso totalen Singularität und Subjekthaftigkeit Gottes. Betrachten wir nun die kosmogonische Ordnung in ihren Schichten:

	Raum		Information	Zeit	
Elektromagnetismus	0 Quanta	Selbstorganisation	Gott	All	Gravitation
	1 Photon		Mensch	Galaxis	
	2 Elektron		Tier	Sonne	
	3 Atom		Pflanze	Erde	
	4 Molekül		DNS	Mond	
	Selbsterhaltung		Evolution	Arterhaltung	

Der Urgrund des All sind die kleinsten Einheiten kosmischer Energie, die Wirkungsquanten, also letztlich Zahlen mit Subjektcharakter. Ihre Energie ist unendlich groß; sie sind die Einzelsubjekte, die Einheiten des Gewahrseins. Für das quantische Subjekt, für die Zahl gibt es keinen Tod, denn sie erlebt ihren Urgrund als das Nichts. Nur das Nichts steht dem All und dem Etwas gegenüber.

Im Mikrokosmos offenbaren sich die Schichten als Abstieg, als Verminderung der Energie. Ein Photon als Träger der elektromagnetischen Strahlung hat keine Masse, aber 37 Milliarden Elektronenvolt und unterliegt der Lichtgeschwindigkeit. Es schafft unsere Welt des Wachens. Wenn Einstein erklärt, daß keine Bewegung von Massen schneller als die Lichtgeschwindigkeit sein kann, spricht er über die Welt, die im Wachen zugänglich ist. Die Welt der Geister, des Himmels, der Toten kann mit einem anderen Wert von c bestehen. Wir können aber von unserem Wachbewußtsein solche nicht ausmachen, sondern müssen dafür zur Umschaltung auf die Dimension der Quanten, auf den ewigen Augenblick zurückgehen. Jede der Quanten und das unendliche All, das Minimum und das Maximum, sind als Einheit identisch. Identisch nicht im Sinn eines Personalausweises sondern der griechischen Methexis, der Teilhabe am Ganzen.

Die Teilhabe ist aber nicht identisch mit dem Licht, sondern das sichtbare Licht ist bereits eine dimensionale Stufe. Das Universum, gravitationell der Gegenpol der Quanten, ist in Ausdehnung begriffen, unterliegt wahrscheinlich der Expansion und Kontraktion. Demnach wäre auch unser Universum eines von unzähligen bestehenden. Was wir aber im Wachen bestimmen können, sind die sichtbaren und erkennbaren Galaxien, die sich zwischen den in Ausdehnung begriffenen Raumkugeln entfalten und um ein schwarzes Loch kreisen.

Unsere schematische Ordnung ist keine Rationalisierung der letzten Erkenntnisse der Physik, sondern hat ihr Maß in der inneren Erfahrung, die jeder erleben kann und die seit jeher die Grundlage der Esoterik gebildet hat, wenn sie auch etwa in den Vedas eine dichterische Formulierung gefunden hat; so beschreiben diese Expansion und Kontraktion des Universums als Atem Brahmans, kommen aber zur gleichen Anzahl von zweiundvierzig Milliarden Jahren Ausdehnung und Zusammenziehung wie die moderne Kosmologie.

Das Photon vermittelt uns die Beziehung zu den Galaxien, die selbst um ein schwarzes Loch kreisen und uns nur als Lichtpunkte im Dunkel des Nachthimmels erfahrbar sind. Die

Galaxien haben eine Spiralstruktur, der Kreis schließt sich also nicht. Unsere Milchstraße hat seit ihrem Beginn einundzwanzig Umdrehungen um die unsichtbare Mitte, für uns im Sternbild des Schützen vollzogen. Die Galaxien hängen sowohl innerlich - durch das Zentrum des schwarzen Loches, worum sie kreisen - als auch äußerlich vom All ab, und damit von der Subjekthaftigkeit des Ganzen, die wir als Gott bezeichnen.

Die nächsttiefere Stufe der Kosmogonie umfaßt die Sonnen und die Zwillingssterne, die in den Galaxien kreisen. Ihre mikrokosmische Entsprechung ist das Elektron, das nach Charron so viele Photonen enthält, wie der Nachthimmel Sterne.

Die folgende Emanationsstufe sind die Planeten, die um die Sonne kreisen, für uns die Erde. In ihr finden sich die 92 natürlichen Elemente, deren letzte Einheiten wir als Atome bezeichnen. Ihr Energiepotential ist geringer als das der Elektronen; doch Elektronen können von Protonen und Neutronen eingefangen werden und kreisen dann in einer bestimmten Ordnung um den Atomkern.

Die letzte Stufe der mikrokosmischen Emanation ist das Molekül in seinen drei Formen von Salz, Metall und Kristall; die letzte Stufe des Makrokosmos in der Abhängigkeit ist der Mond.

Die molekulare Schicht ist die einzige raumzeitliche Wirklichkeit, die wir als solche erfahren können. Atome, Elektronen, Photonen und Quanten sind Abstraktionen oder Zustandsbeschreibungen. Der Mond ist makrokosmisch für die Vielfalt der molekularen Materie verantwortlich, und daher wird unsere Wirklichkeit bei Aristoteles als die sublunare Welt bezeichnet. Sonne, Galaxien und das All sind nicht im Wandel von Zunehmen und Abnehmen, Vollmond und Neumond, Fülle und Leere unterworfen.

Energie und Masse sind nach der Einstein'schen Formel $E = mc^2$ identisch. Energie ist in der Lichtgeschwindigkeit c als Resonanzgrundlage verwurzelt und linear zu begreifen; Masse bedeutet Energie, deren Welle die Kreisform erreicht, also die Mitte schafft.

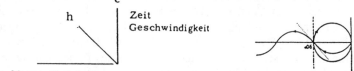

Raum ist Gerade und rechter Winkel, Zeit ist Kreis und Spirale. Das Leben in seiner Entfaltung zwischen Yin und Yang, rechtem Winkel und Kreislauf vollzieht sich auf dem Weg von der totalen Symmetrie des Kristalls als erster negentropischen Form bis zur Großen Singularität Gottes als dem Subjekt der Schöpfung durch die Naturreiche Mineral, Pflanze, Tier und Mensch.

Das Mineral ist absolut symmetrisch, kann aber viele Gestalten annehmen, wie die Schneeflocke beweist. Vorne und hinten, oben und unten, rechts und links sind nicht zu unterscheiden.

Die Pflanze lebt zwischen Samen und Gestalt, ist senkrecht auf die Erde bezogen. Oben und unten sind verschieden, sie hat also eine Symmetrieachse weniger.

Das Tier zwischen Instinkt und Überleben folgt in seinem Kreislauf der Sonne und reagiert elektronisch auf Grund bedingter Reflexe auf die Erfahrung; es wird sowohl aus eingeborenen als auch aus erworbenen Triebabläufen gesteuert. Es hat die zweite Symmetrieachse verloren, vorne und hinten, Nahrung und Ausscheidung sind verschieden.

Der Mensch ist ursprünglich ein Tier, hat aber die Fähigkeit der Sprache mit ihrer Unterscheidung von Ruhe und Bewegung, rechts und links; er hat die dritte Symmetrieachse verloren. Die beiden Richtungen haben im Großhirn eine verschiedene Bedeutung. Er lebt zwischen Vorstellung und Wirklichkeit, Traum und Wachen. Sein Ziel ist nicht das Überleben wie bei den Tieren, sondern die Weltgestaltung aus dem Geist.

Aber mit der Sprache hat der Mensch die Gefahr eines falschen Subjektes. Er verwechselt Stimme und Aussage, existentielles Subjekt und Satzsubjekt, und verfällt in falsche Identifikation, wie wenn er sagt "ich bin ein Professor". Das einzig wahre Ich ist Gott als Subjekt des All, und der Mensch ist nur in dem Maße ichfähig und identitätsschaffend, wie er zum Gewahrsein als Teilhabe am göttlichen Subjekt durchbricht.

Diese Kosmogonie ist dichterisch und analog in vielen Traditionen verschlüsselt oder metaphorisch enthalten. Die Stufe Gottes ist für die Buddhisten die unendliche Macht der Leere jenseits von Name und Form; für die Christen Gott als die Liebe, und Christus selbst im orthodoxen Bekenntnis der fleischgewordene Gott, der syntaktisch mit der Kraft identisch ist, wie es auch heißt "Christus wird sitzen zur Rechten der Kraft". Für den Menschen der geistigen Wege vollzieht sich sein Leben vom Abbild der Gottähnlichkeit, griechisch Theosis, zum Inbild als Ziel der Heilung und Ganzwerdung. Hinduistisch im Yoga ist es das Erreichen des Samadhi als Gewahrsein, chinesisch das Tao jenseits von Name und Form.

Wir könnten noch viele andere religiöse Varianten hinzufügen. In den letzten Jahrhunderten des Rationalismus und der Aufklärung ist die Beziehung auf Gott als Grundlage der Heilung verloren gegangen; letztere ist in der Schulmedizin auf die kausale Ebene fixiert worden. Da nun die moderne Naturwissenschaft die falsche Kausalität verlassen hat und die Geometrie, die Arithmetik und die Zahlenarten als einzige Gesetzlichkeit im Chaos erkannt wurden, ist es möglich, die geistige und religiöse Heilung über die Kosmogonie mit dem wissenschaftlich kritischen Verständnis, auf welchem die heutige technologische Zivilisation beruht, ganzheitlich zu vereinen.

Der Schlüssel hierzu liegt in der Entsprechung der Bewußtseinsschichten mit den Weltbereichen, wie Schelling sie dichterisch formulierte: Gott schläft im Mineral, träumt in der Pflanze, reflektiert im Tier, wacht im Menschen und ist in der Freude des ewigen Augenblicks bei sich selbst.

Raum	**Text**	**Zeit**
Energie	Information	Masse
Elektromagnetismus	starke Kräfte	Gravitation
	Gott Gewahrsein	
	Mensch Wachen	
	Tier Reflexion	
	Pflanze Traum	
	Mineral Schlaf	

Der Raum ist als Bewußtsein der linken zeitlichen Großhirnhemisphäre zugänglich, die Zeit als Gestaltungsmöglichkeit der rechten räumlichen Hemisphäre.

Ursprung des Raumes und der Zeit sind die Quanten und das All. Es ist eingebettet in das Chaos, jüdisch Tohuwabohu, in dem aus den beiden Attraktoren der Anziehung und Abstoßung, Yang und Yin in den Sattelpunkten ein Kosmos entstehen kann, der als Textgefüge verständlich wird. Der Kosmos begrenzt sich auf den kleinen Ausschnitt der Information, den wir semiotisch als die menschliche Umwelt bestimmen. Er hat seinen Schwerpunkt kosmogonisch in der mittleren Reihe des Aufstiegs der Evolution. Die Quanten, die den Abstieg des Energiepotentials bis zum Molekül vollzogen haben, finden durch die Schaffung eines Mittelpunktes in der raumzeitlichen Wirklichkeit den Anschluß zur Fähigkeit der Selbstorganisation, in der religiösen Tradition zur Erdgöttin. Hier sind wir an die Nahtstelle der kosmogonischen Heilung gekommen, die auf der von Prigogine bestimmten dissipativen Ordnung beruht: was immer seinen Textzusammenhang verliert, ist krank und geht dem Tode zu. Die Einzelheit, das Wirkungsquant, im Molekül am Punkt der Umkehr angelangt, strebt nach Vereinigung mit dem Urlicht, mit Gott als dem Gesamtzusammenhang des All. Die Zahl 1 bedeutet sowohl den kleinsten Teil jeder Ordnung als auch deren größten Zusammenhang. Wo immer nun die Fähigkeit Mitten zu schaffen ein falsches Zentrum bildet, löst sie eine Krankheit aus:

im Schlaf, wenn die regelmäßigen Rhythmen - Herzschlag, Atmung, Stoffwechsel usw. - nicht harmonisch sind.

Im Traum, wenn die Wahnvorstellungen eigenmächtig werden, was also einem geistigen Krebs entspricht.

In der tierischen Reflexion, wenn beim Menschen Macht und Geld als falsche Abstraktionen von Arterhaltung und Selbsterhaltung zu eigenmächtigen Zielen werden.

Im Wachen, wenn man sich mit dem eigenen Weg, der eigenen Gestaltung identifiziert und deren Zusammenhang mit den anderen nicht versteht.

Aber auch das Gewahrsein, das Gotteserleben hat seine Gefahr, wenn sein Erreichen zum einzigen Ziel wird oder das Ich sich mit Gott identifiziert, wie bei den falschen Propheten.

Identifikation ist Krankheit und Tod; Tod dann, wenn der körperliche Organismus sich vom Subjekt ablöst. Dieses Subjekt ist als Haben im Raum, als Motivation das Selbst. Es muß zum Ich, zur Person, zur Rolle im Ganzen erwachsen; darauf zielt die Sehnsucht nach dem Heil.

Aber der Schwerpunkt der Skala liegt weder oben noch unten, sondern in der Mitte der Reflexion. Nur die sprachliche Vergegenwärtigung ist imstande, die Schichten nicht wie manche pseudoesoterischen Wege als Aufstieg zu betrachten, sondern als Gesamtheit, wobei Gewahrsein und das leere Wollen der Aufmerksamkeit, Wachen und Traum in der Mitte verschmelzen. Der neue Mensch hat sein Zentrum nicht mehr in einer Identifikation, sondern in der Identitätsschaffung von mal zu mal. Er ist der Geysir, aus dem die Null als Leere, das Nichts sich in die Eins, das Etwas der Schöpfung verwandelt. Gnostisch wird der Mensch dann zum Demiurgen, wenn er sein Bewußtsein, das aus den Schichten gefügt ist, nicht mehr als Identität, sondern als Werkzeug betrachtet.

Die kosmogonische Heilung der religiösen Traditionen - im Klan, Stamm, Volk, Reich und Kirche - erlebte das Leben als eine Schule. Der Pol der Arterhaltung, hinter dem das Urlicht steht, wurde geheiligt - vor allem in der Stadtreligion Ägyptens mit dem Pharao - die Selbsterhaltung war verdammt. Der Mensch verkörperte sein Wesen als Rolle in einem dichterisch vorgegebenen Ganzen, semiotisch einem willkürlichen Text. Heute mit der

Forderung der Demokratie, des Rechtsstaates, der Menschenrechte und der Selbstbestimmung als Grundpostulaten der Weltzivilisation kann das Heilige Ganze nur ungreifbar sein und nicht in einer Weltanschauung verkörpert. Räumlich bildet das Kontinuum ein Chaos, zu welchem aber auch die Bruchstücke früherer Ordnungen gehören im gleichen Sinn, wie wir uns von getöteten Tieren und Pflanzen ernähren.

Die Theologie schuf einen Sinn für den nach Heil strebenden Menschen über das jüngste Gericht; die Kosmogonie als Erkenntnis des sprachlichen Innenbaus von Diesseits und Jenseits zeigt die Möglichkeit der Heilung, der Befreiung durch die Erkenntnis des Werkzeuges, durch die Architektonik der Menschwerdung. Der Mensch gleicht, in der Bestimmung des Leonardo da Vinci in seiner Bewußtseinsstruktur einem musikalischen Instrument. Sein Gewahrsein und damit die Bildung seines Wesens entfaltet sich in der frei gewählten dichterischen Melodie, der zur Dauer gebundenen Zeit, im Zusammenklang mit allen anderen in der großen Harmonie, wie sie auch die Chinesen musikalisch als Ziel aller Staatskunst und Heilslehren artikulierten.

Gestalttherapie, ein Wegbereiter einer ganzheitlichen Medizin

H. P. Bilek (Wien)

Die zeitgenössische Medizin befindet sich in einer seltsamen Lage. Einerseits feiert sie Triumphe und macht Dinge möglich, die noch vor hundert Jahren zumindest eines Jules Vernes bedurft hätten, um sie zu beschreiben, andererseits stößt sie schmerzlich an Grenzen. Nicht nur scheiterte der Versuch der Heilbarkeit einiger klassischer Geißeln der Menschheit, es kommen auch noch neue hinzu. Dazu kommt, daß immer deutlicher wird, daß die Grenzen der ökonomischen Verkraftbarkeit erreicht werden. Wie ernst die Situation ist und wie ernsthaft auch der Ruf nach einer ganzheitlichen Sicht tönt, kann man z. B. an der Haltung von Prof. Gerd Nagel - Präsident der Deutschen Krebsgesellschaft - ablesen, der in letzter Zeit immer wieder in der Öffentlichkeit diese Notwendigkeit betont. Mir erscheint diese Mitteilung deshalb so hervorhebenswert, da die Krebsbehandlung sowohl quantitativ als auch qualitativ einen wesentlichen Bereich der Schulmedizin ausmacht und weil gerade dort eine sehr rigide Haltung zur symptomatischen Medizin hin vorherrscht.

Ich möchte meinen Vortrag als Postulat verstanden wissen für die Unabdingbarkeit, eine ganzheitliche Sicht in die moderne Medizin einzuführen, an den Beginn aber erst die Frage stellen, was Holismus, Ganzheitlichkeit in diesem Zusammenhang überhaupt bedeutet. Der Grundgedanke ist das Phänomen der Interaktion; nicht nur ist unser ganzer Kosmos ständig in Bewegung - panta rei - auch ist alles mit allem in einem ständigem Austausch begriffen. Führen wir uns diese beiden Tatsachen wirklich und wahrhaftig vor Augen, kommen wir erst an die Ungeheuerlichkeit dieses Geschehens heran. Ich erinnere das Vorwort zu Fritjof Capra' s Buch: Das Tao der Physik, in dem er ein Erleuchtungserlebnis beschreibt, welches ihm diesen ständigen Strom sich bewegender Teilchen bewußt machte. Das Ergebnis dieses Erlebnisses war, daß er eine Verbindung herstellen konnte zwischen der klassischen Physik und dem östlichem Denken, also, daß er die Analogien zwischen den Erkenntnissen des westlichen und des asiatischen Weltbildes sehen konnte. Offenbar ist das sehr schwer und es gelingt immer wieder nur Einzelnen, die dann von ihren Erkenntnissen berichten. Nur so ist es wohl zu verstehen, daß sich eine derartig ausgrenzende Sicht, wie es die Schulmedizin in ihrer symptomatischen Betrachtungsweise darstellt, überhaupt etablieren konnte.

Auch wir Menschen befinden uns in einer ständigen Wechselbeziehung, und Ganzheitlichkeit im medizinischen Sinne heißt demnach, daß Krankheit ein Prozess ist, der Störungen in der Interaktion der drei Großbereiche: Körper - Seele - soziales Umfeld widerspiegelt. Es ist dies aber nur der eine Teil der Erkenntnis, der in einer ganzheitlichen Sicht steckt, der zweite ist das Phänomen der analogen Konstruktion der Welt. Dazu ein Zitat des Genetikers

JAKOB aus dem Jahre 1977: Vor etwa 20 Jahren stellten die Genetiker zu ihrem Erstaunen fest, daß Erblichkeit einer geschriebenen Nachricht entspricht, die als Buchstaben ein chemisches Alphabet benutzt. Seit dieser Zeit werden aus den Sprachwissenschaften entlehnte Ausdrücke in der molekularen Genetik in weitem Ausmaß benutzt. Kürzlich haben andererseits Sprachwissenschaftler ihr Erstaunen über die Analogien zwischen zwei Systemen zum Ausdruck gebracht, die auf den ersten Blick außerordentlich verschiedener Natur zu sein scheinen. Wir können feststellen, daß unter allen Informationen tragenden Systemen der genetische und der verbale Kode die einzigen sind, die auf der Benutzung diskreter Bestandteile basieren, die für sich selbst keinerlei inhärente Bedeutung besitzen, aber dazu dienen, die kleinsten sinnvollen Einheiten zu schaffen, nämlich Einheiten, die ihre eigene inhärente Bedeutung in einem gegebenen Kode tragen. Je tiefer die Analyse ging umso mehr bestätigte sich diese Analogie. Innerhalb weniger Jahre wurde Vererbung gleichbedeutend mit Information, Nachrichten, Kode; denn von allen Bildern beschreibt das Bild einer chemischen Botschaft am besten, was wir über Vererbung wissen. Eine Botschaft, die nicht in komplexen chemischen Strukturen geschrieben ist, wie man lange Zeit geglaubt hatte sondern in einer Kombination von genau 4 Radikalen. Diese vier Einheiten werden auf dem gesamten Chromosomenfaden millionenfach wiederholt. Sie werden endlos verknüpft und umgestellt, genau wie die Buchstaben des (verbalen) Alphabetes in der ganzen Länge eines Textes. Genau wie ein Satz einen Bestandteil des Textes darstellt, so entspricht ein Gen einem Segment des Nukleinsäurefadens. Beide, sowohl der Satz wie das Gen beginnen und enden mit spezifischen Signalen oder Punkt-Marken.

Wir bewegen uns damit in dem Bereich des Isomorphismus, ein Begriff, der sich in neuerer Zeit aus der Systemtheorie heraus entwickelte und der besagt, daß auf allen System-Ebenen eine analoge Konstruktion zu finden ist.

Nach diesen einführenden Gedanken zum Thema Ganzheitlichkeit, möchte ich nun zu meinem eigentlichen Vortragsthema, der Verbundenheit der Gestalttherapie mit dieser Entwicklung kommen. Bekanntlich hat Fritz Perls mit seiner Gestalttherapie im Prinzip nichts anderes gemacht, als eine Reihe bereits bekannter Bausteine zusammengesetzt; diese Zusammensetzung aber - und das kann man ruhig sagen - hat die Qualität einer "Emergenz", um einen modernen Ausdruck aus der Psychosomatik zu verwenden, d. h. es ist eine Neuschaffung, die mehr ist, als die Summe ihrer Teile.

Die Teile sind, bekannterweise, die Psychoanalyse, gleichsam als die Grammatik der Tiefenpsychologie zu verstehen, die Existenzphilosophie, insbesondere der Existenzialismus, das Moreno' sche Psychodrama, der Zen-Buddhismus und eben die Gestalt- Psychologie, die der ganzen Richtung auch ihren Namen gab. Waren und sind die anderen Bausteine recht gut bekannt, so war und ist die Gestaltpsychologie bis heute nicht sehr verbreitet. Dabei enthält sie eine äußerst wesentliche Erkenntnis, nämlich die, wie wir wahrnehmen, d. h. wie wir aus Teilen Ganzheiten formen, d. h. natürlich auch, wie wir unsere Weltbilder gestalten. 1912 veröffentlichte Max Wertheimer einen Aufsatz über Scheinbewegungen, der den Hauptlehrsatz der Gestaltpsychologie: das Ganze ist mehr als die Summe seiner Teile, enthält. Wie ist nun diese Gestaltpsychologie in das Gebäude der Gestalttherapie eingebaut? Am einfachsten ist es wohl, dies an Hand eines Orginalprotokolls einer der Arbeiten am Patienten darzustellen; ich zitiere aus Fritz's Perls Gestalttherapie in Aktion:

F: Fällt euch auf, daß ich immer den Patienten die ganze Arbeit machen lasse? Was macht deine rechte Hand?

P: Sie spielt mit der linken Hand.

F: O. k. Kannst die ein Gespräch zwischen deiner rechten und linken Hand erfinden? Laß sie miteinander sprechen!

P: Ich mag mich an dir festhalten, linke Hand. Ich fühle mich wohl dabei. Ich möchte mich auch an dir festhalten. Laß nicht los. O. k.
Ich habe eben - he schau linke Hand, ich habe eben gesehen, wie sich mein linker Fuß bewegt. (Lachen) Ich frage mich, was das bedeutet?
He da, rechter Daumen, schau meinen linken Daumen an. Ich berühre dich. Und ich liebe dich.
Das fühlt sich sehr gut an.
Du weißt, linke Hand, ah, ich will dich festhalten....

Möglicherweise geht es ihnen beim Zuhören so, wie es mir seinerzeit beim Lesen gegangen ist, ich dachte - aus meinem damals ungebrochenen naturwissenschaftlichen Denken heraus, daß das wohl der allerletzte Unsinn sei und dieser Perls nur ein Scharlatan sein könne. In der Zwischenzeit habe ich diesen Ansatz häufig in der Therapie - insbesondere psychosomatischer Erkrankungen - angewandt und damit z. T. verblüffende Erfolge erzielt. Ich möchte ein kleines Beispiel aus der jüngsten Vergangenheit berichten um das Gesagte zu illustrieren: eine rund 45 jährige Patientin kommt wegen zahlreicher z. T. sehr ernster, z. T. äußerst unangenehmer Beschwerden, die alle mit ihrer - biologischen - Weiblichkeit zu tun haben, zu mir. Das Leitsymptom ist eine zur Menstruation synchrone Migräne, die seit 20 Jahren besteht, therapierestistent ist und so ausgeprägt, daß die Pat. oft eine ganze Woche außer Gefecht gesetzt ist. Außerdem besteht ein exorbitant hoher Östrogen-Spiegel und in allerletzter Zeit wurde eine Ovarialcyste entdeckt, die sehr wahrscheinlich Ursache für eine heftige Schmerzattacke war. (Zur Sicherheit möchte ich noch hinzufügen, daß die Patientin auch bei Gynäkologen und Hormonspezialisten in Behandlung ist.) Als die Patientin mit dem - neuen - Befund: Ovarialcyste zu mir kam, forderte ich sie auf, sich mit dieser zu identifizieren (im gestalttherapeutischen Jargon, sie zu "spielen"). In der Folge bot sich mir ein überraschendes Schauspiel dar, die Patientin, die vorher eher dysphorisch, depressiv war, "verwandelte" sich in ihrem Gesamtausdruck, wurde fröhlich, machte einen ausgesprochen lebendigen Eindruck und sagte - als Cyste - ich bin rund und fest und glatt, fühle mich sehr selbständig und wenn ich will kann außerdem noch Schmerzen aussenden ! Ich erhielt den Eindruck, daß sie sich in der Identifikation: Ovarialcyste äußerst wohl fühlte und vor allem auch sehr autonom, im Gegensatz zu ihrer Postion als Frau; als Individuum fühlte sie sich hauptsächlich als Opfer ihrer Krankheiten.

An diesem einfachen Beispiel läßt sich aber die ganze Dimension des Phänomens ablesen. Der gestalttherapeutische Grundgedanke in die Praxis umgesetzt bedeutet, daß aus einer Abgetrenntheit eine Ganzheit wird. Die Ovarialcyste hat offenbar nicht nur ihren somatischen Stellenwert, sondern auch einen auf der personalen Ebene; aus der Reaktion der Patientin läßt sich ablesen, daß die Cyste offenbar gerade jene Ich-Anteile repräsentiert, die ihr als Mensch fehlen, um ein Autonomie-Gefühl zu empfinden. Wir können durchaus so weit gehen zu sagen, daß die Abgetrenntheit der Cyste vom übrigen Ovar, der Abgetrenntheit von Ich-Anteilen entspricht -eben den Analogieschluß vollziehen. Wir wissen aus der Psychologie, daß wir zu Projektionen im Stande sind; wir projizieren dann, wenn wir Ich-Anteile an uns entdecken, die unser Selbstbild stören bzw., die nicht sein "dürfen": die

ANDEREN sind immer schlecht und böse ! Aber wir können nicht nur nach außen projizieren, sondern auch nach innen, also auf unseren Körper bzw. seine Organe.

Die therapeutische Praxis bestätigt die Theorie, wir können uns mit jedwedem Körperteil identifizieren und wir bekommen auch auf dieser Ebene eine Antwort, weil eben dort analoge Vorgänge stattfinden. Ganzheit impliziert weiters, daß die Summe der Teile stimmen muß, d. h. , wenn auf der einen Seite etwas fehlt, muß auf einer anderen Seite etwas zu viel sein. Die Patientin hat vermutlich - aus welchen Gründen wird der weitere Therapieverlauf zeigen - Anteile ihrer weiblichen Identität ausgegrenzt, aber diese Ausgrenzung wiederholt sich offenbar auf der Körperebene. Wir wissen aus der Psychoanalyse, daß unsere Organe von uns libidinös besetzt werden. Die Gestalttherapie geht aber in ihrem Selbstverständnis noch eine Schritt weiter, sie sagt, daß wir noch dazu ganz spezifisch besetzen und daß wir mit den Organen auch einen Dialog führen können. Das wiederum heißt, daß der interzelluläre Dialog, der im Wesentlichen mit Botenstoffen absolviert wird - eine Erkenntnis, die auch aus der jüngsten Forschung stammt - durchaus auch auf eine Verbalebene übertragen werden kann. Wir erinnern uns an die Worte des Genetikers Jakob aus dem ersten Teil des Vortrages.

Bemerkenswerterweise hat schon in den 50iger Jahren V. v. Weizsäcker in seinem "Gestaltkreis" (was in diesem Zusammenhang nichts mit Gestalttherapie gemein hat) davon gesprochen: ...daß auf der Ebene des biologischen und physiologischen Geschehens ein Subcharakter bestehe; auch physiologische Vorgänge folgen den Gesetzmäßigkeiten, die für die interpersonale Beziehung gelten.

Ich möchte zusammenfassen. Ich glaube, daß jedem, der mit wachem Bewußtsein die Entwicklung der Medizin verfolgt, klar sein muß, daß wir eine ganzheitliche Sicht einbringen müssen; zum Wohle des Patienten und - aus ökonomischer Sicht - auch zum Wohle der ganzen Sozietät. Ich wollte mit meinem Vortrag aufzeigen, was der holistische Ansatz aus meiner Sicht bedeutet und welchen Anteil die Gestalttherapie an dieser Entwicklung genommen hat.

Wir sind alle Zeugen eines Paradigmawechsels, in den wir sozusagen eingebunden sind. Das rein naturwissenschaftliche Weltbild wird durch die Erkenntnisse, die aus der modernen Physik kommen, in Frage gestellt und durch neue ergänzt. Ich könnte mir vorstellen, daß einige Zuhörer meine gestalttherapeutischen Überlegungen und therapeutischen Ergebnisse mit eben so großer Skepsis aufnehmen, wie ich sie seinerzeit beim Lesen der Perls'schen Therapieprotokolle empfunden habe. Eine absolute analoge Konstruktion zu postulieren ist tatsächlich sehr gewagt. Ich könnte es nicht, wenn ich nicht die therapeutische Erfahrung über Jahre hätte, die mir die Richtigkeit dieser Hypothesen bestätigte. Erst jetzt zeigt sich die Ungeheuerlichkeit in der Auswirkung eines ganzheitlichen Ansatzes und welche Revolution im Weltbild dadurch von statten geht. Fritz Perls hat seine Gestalttherapie in den 50iger und 60iger Jahren entwickelt; Seit dieser Zeit arbeiten Therapeuten in ihrem Sinne gerade im Bereich der psychosomatischen Medizin. Daß es aber die Gestalttherapie ist, die die Gedanken einer ganzheitlichen Medizin in sich trägt und es zu einem pragmatischen Ansatz gebracht hat, ist meines Erachtens viel zuwenig bekannt.

Geist, Psyche und Ganzheit in der Homöopathie

F. Müller (Wien)

Einleitung

Der Ganzheitsbegriff in der Medizin erfreut sich seit einigen Jahren stets zunehmender Beliebtheit, vor allem seitens der Patientenschaft und in komplementärmedizinischen Kreisen. Immer mehr therapeutische Verfahren bedienen sich seiner und versuchen damit, als besonders umfassend zu gelten. Leider muß jedoch festgestellt werden, daß dabei der Begriff der "Ganzheit" oft eher kritiklos verwendet wird, meist ohne zu hinterfragen, was denn überhaupt unter Ganzheitsmedizin zu verstehen sein soll. Fehlen aber diese gundlegenden Überlegungen, so erscheint jeder Anspruch auf die angebliche Ganzheitlichkeit einer Methode als ungerechtfertigt. Denn ohne vorherige Klärung der Frage "Was ist Ganzheit in der Medizin?" entbehrt der Begriff der Ganzheitsmedizin jeglicher Grundlage und führt mehr in die Irre, als er sachliche Informationen liefert. Daher erscheint es als unabdingbare Voraussetzung, sich erst mit dem Begriff der medizinischen Ganzheit auseinander zu setzen, bevor sinnfällig über ganzheitsmedizinische Methodik gesprochen werden kann.

Deshalb wird im ersten Teil des Beitrages der Versuch unternommen, eine Antwort auf diese Frage zu finden. Daran anschließend soll am Beispiel der Homöopathie eine medizinische Methode vorgestellt werden, welche ganzheitsmedizinische Aspekte sowohl anamnestisch als auch therapeutisch in sich vereint. Hat doch ihr Begründer Samuel Hahnemann die Zusammenhänge der Psychosomatik schon vor knapp 200 Jahren erkannt und ein praktikables medizinisches System entdeckt, welches die Zusammengehörigkeit körperlicher, seelischer und geistiger Prozesse in Krankheit und Heilung erkennen läßt.

Was bedeutet "Ganzheit" in der Medizin ?

Diese Frage muß geklärt sein, bevor weitere Diskussionen über Ganzheitsmedizin sinnvoll erscheinen. Was soll die angestrebte Ganzheit umfassen, vor allem in Hinblick auf Gesundheit, Krankheit und Heilung ? Welche Bereiche müssen dabei berücksichtigt werden?

Will man diese Fragen unvoreingenommen und in größter Offenheit beantworten, so kann eine Antwort darauf nur lauten:

"Ganzheitsmedizin muß alles beinhalten, was auf Gesundheit, Krankheit und Heilung des Menschen einen Einfluß auszuüben vermag".

Dabei darf kein Bereich des menschlichen Lebens, egal ob subjektiver oder objektiver Natur ist, ausgelassen werden, sonst verliert der Ganzheitsanspruch seine Berechtigung.

238

Dieser Umstand bringt notwendigerweise außergewöhnlich große methodische Probleme mit sich, die die gewohnten Dimensionen unseres medizinischen Denkens bei weitem übersteigen. Denn selbstverständlich müssen neben den gut bekannten körperlichen Bereichen des Menschen auch sein Psyche und alle nur denkbaren geistigen Phänomene hinreichend berücksichtigt werden, soferne sie für medizinische Belange von Bedeutung sein können.

Bereiche der Ganzheit

Aufgrund der Notwendigkeit, zum Erreichen der Ganzheitlichkeit auch wissenschaftlich nicht faßbare Lebensbereiche zur Kenntnis zu nehmen, ergeben sich anfänglich Schwierigkeiten, diese systematisch zu ordnen. Dies deshalb, weil nur bei Vorhandensein einer sinnfälligen Ordnung Zusammenhänge erkannt und ganzheitsmedizinische Erkenntnisse daraus abgeleitet werden können. In der Praxis zeigt sich aber, daß die komplexe und oft verwirrende Vielfalt menschlicher Symptome sich doch überraschend einfach in eine natürliche Ordnung einfügt, und zwar in das dreifache Prinzip von *Körper, Seele und Geist*.

Es kann hier nicht näher auf die Grundlagen dieses Prinzipes eingegangen werden. Es soll jedoch am Beispiel der Homöopathie gezeigt werden, daß die am Kranken beobachtbare Symptomenvielfalt in einem medizinisch verwertbaren Gesamtzusammenhang steht, welcher therapeutisch genutzt werden kann.

Homöopathie und Ganzheit

Die Homöopathische Medizin stellt bezüglich Ganzheitlichkeit die bisher fortgeschrittenste medizinische Methode dar. Sie berücksichtigt in ihrer speziellen Anamnesetechnik ausführlich alle erhebbaren körperlichen und seelischen Eigentümlichkeiten des Patienten und in Ansätzen auch dessen geistige Situation. Dabei steht die Erfassung möglichst der kompletten Gesamtheit der vorliegenden Symptomatik im Vordergrund, inclusive subjektiver Empfindungen und Gefühle. Trotz der resultierenden Symptomenvielfalt wird jedoch in der Regel daraufhin nur ein einziges Arzneimittel verordnet, welches Bezug hat zu allen wichtigen der erhobenen Symptome. Damit wird die Einheitlichkeit des Patienten berücksichtigt, dessen Krankheitssymptome, so vielfältig sie auch sein mögen, ganzheitlich betrachtet einen Zusammenhang vermuten lassen, alleine dadurch, daß sie in ein und demselben Organismus zur selben Zeit auftreten.

Folgende Symptomenbereiche können dabei unterschieden werden:

1. Der körperliche Bereich

Ebenso wie in der Medizin erfolgt auch in der Homöopathie eine möglichst vollständige Erhebung aller organischen Beschwerden und Befunde. Darüber hinaus wird jedoch nicht nur die *Quantität*, sondern vor allem die subjektiv empfundene *Qualität* der Symptomatik ermittelt. Damit wird es möglich, auch bei scheinbar gleichartigen Krankheitszuständen eine im Einzelfall stets *individuelle Therapie* für den Patienten zu verordnen. So gibt es beispielsweise für den Kopfschmerz in der Homöopathie nicht nur bloße Schmerzmittel, sondern eine ganze Reihe von Arzneimitteln, welche jeweils zu einem bestimmten Schmerzcharakter Bezug haben. So kann entsprechend der vorliegenden Patientensituation das am besten passende Mittel ausgewählt werden, je nach dem ob es sich im Einzelfall um berstende, bohrende, drückende, dumpfe, klopfende, stechende, reißende o.a. Kopfschmerzen handelt. Zusätzlich werden auch noch die übrigen körperlichen Symptome in ihrer Gesamtheit erfaßt, um eine möglichst individuelle Mittelwahl zu treffen.

Dabei kennt die Homöopathie im körperlichen Bereich folgende Symptomengruppen:

    a. Klinische Diagnosen und Befunde
    b. Subjektives Empfinden
    c. Ätiologie
    d. Modalitäten
    e. Konstitution
    f. Diathese

Diese Symptomengruppen ermöglichen eine weitgehend differenzierte Erhebung der ganzheitlichen Situation des körperlichen Bereiches. Im einzelnen gehören dazu:

a. Klinische Diagnosen und Befunde

b. Subjektives Empfinden: *   Schmerzcharakter
                          *   Lokalisation und Ausstrahlung
                          *   Begleitsymptome

c. Ätiologie: auslösende Ursache
    z. B.:   Erkältung, Wind, Wetter, Sonne, Hitze, Nässe. Überanstrengung, Verletzung, Unterdrückung, u.a.

d. Modalitäten: verschlechternde oder verbessernde Einflüsse
    z. B.:   Tageszeit - morgens, mittags, abends, nachts, Uhrzeit Jahreszeit, Wetter, Kälte, Wärme, Ruhe, Bewegung Rhythmus - plötzlich oder langsam, periodisch

e. Konstitution: Patiententypus rot - blaß, warm - kalt, feucht - trocken, kräftig - schwach

f. Diathese: Krankheitstendenz: Mangel, Überschuß, Entartung

Diese Zusammenstellung verdeutlicht, daß die Homöopathie bei körperlichen Beschwerden eine wesentlich umfassendere Anamnese erhebt, als dies sonst in der Medizin der Fall ist. Dies stellt die Grundlage für die entsprechend patientenorientierte individuelle Therapie dar.

2. Der seelische Bereich

Die Erkenntnisse der Psychologie zeigen, wie weitreichend die Bedeutung bewußter und unbewußter seelischer Vorgänge für den Menschen ist. Die Psychosomatik kennt weiters die elementare Verknüpfung des psychischen mit dem körperlichen Bereich und weiß um die krankmachenden Auswirkungen nicht verarbeiteter psychischer Faktoren. Freilich entzieht sich dieser Bereich einer strengen naturwissenschaftlichen Kontrolle, aber dennoch wird niemand an ihrer Existenz zweifeln. Nur treten ernsthafte Schwierigkeiten auf, wenn man versucht, den psychischen Bereich klar zu definieren oder abzugrenzen. Deutlich zeigt sich dabei die Beschränkung unserer Erkenntnisfähigkeit und unseres Ausdruckvermögens, weshalb wir Phänomene dieses Bereiches nur indirekt analysieren können. Viel bleibt dabei unbeweisbare Hypothese, was aber nicht die Realität seelischer Vorgänge schmälert, sondern allein die Grenzen unserer Wissenschaftlichkeit aufzeigt.

Aufgrund der methodischen Schwierigkeiten, diesen Bereich zu erkennen, fehlt bisher auch eine einheitliche Diktion hiefür. Das zeigt die synonyme Verwendung der Begriffe Seele und Psyche, wobei nicht klar ist, ob beide Wort wirklich dasselbe meinen. Der persönliche Eindruck des Autors ist, daß der Ausdruck *Psyche* heute eher für jene Sphäre des Menschen gebräuchlich ist, die psychologisch zugänglich ist. Dies stellt jedoch eine vorgegebene Beschränkung dar, da der jeweilige Kenntnisstand der Psychologie den Rahmen des zu Erfassenden schon vorgibt. Das Wort *Seele* hingegen ist allgemeiner gehalten und läßt darüberhinaus Raum für religiöse Zusammenhänge, welche ihrerseits auf Verknüpfungen mit der geistigen Sphäre hinweisen. Davon abgesehen ist Seele der ältere Ausdruck - bereits Aristoteles bezeichnete die Seele als das Prinzip des Lebens und des Seins. Aus diesen Gründen soll im folgenden dem Begriff Seele der Vorzug gegeben werden.

Aus Platzgründen kann an dieser Stelle nicht weiter auf die bisher bekannten Grundlagen des seelischen Bereiches eingegangen werden. Für die Ganzheitsmedizin hingegen ist auch mehr die Fragen interessant, wie die seelischen Phänomene des Menschen anamnestisch erhebbar und therapeutisch berücksichtbar sind. Dabei ist zu bedenken, daß Bereiche, die verstandesmäßig nur unzureichend erklärt werden können, nur durch eine möglichst genaue Beschreibung mitgeteilt werden können. Deshalb legt die Homöopathie großen Wert auf die *subjektive Beschreibung* der Beschweren durch die Patienten, weil auf diese Weise der individuelle Charakter der Symptomatik erfaßt und einer Arzneimitteltherapie zugänglich gemacht wird.

Ähnlich wie im körperlichen Bereich könne dabei verschiedene Symptomengruppen unterschieden werden:

a. Psychologische Diagnosen
b. Subjektives Empfinden und Verhalten
c. Sexualität
d. Schlaf und Träume
e. Ätiologie
f. Modalitäten
g. Konstitution
h. Diathese

Diese Symptomengruppen ermöglichen eine weitgehend detaillierte Erhebung der ganzheitlichen Situation des Menschen auf seiner seelischen Ebene. Sexualität, Schlaf und Träume werden deshalb diesem Bereich zugeordnet, weil ihre Funktion zum überwiegenden Maß vom vorliegenden seelischen Zustand des Menschen beeinflußt werden. Im einzelnen können hiebei differenziert werden:

a. Psychologische Diagnosen

b. Subjektives Empfinden und Verhalten:

*   *Verhalten:*   *ausgeglichen, ruhig, unruhig, nervös, ärgerlich, gereizt, aufbrausend, zornig, eifersüchtig, albern, boshaft, offen, verschlossen, antriebslos, getrieben, manisch, u.a.*

| * | *Empfindsamkeit:* | *empfindlich, unempfindlich, kränkbar, beleidigt, mitfühlend, mitleidig, nachgiebig, unnachgiebig, weinerlich, u.a.* |

| * | *Ängste:* | *Alleinsein, Dunkelheit, Gewitter, Fremde, Gesundheit, Sterben, Zukunft, Geschäftliches, Prüfung, Platzangst, Tiere, Flugzeug, u.a.* |

c. *Sexualität:*   *Verlangen, Abneigung, Impotenz, Onanie, Homosexualität, Nymphomanie, Perversion*

d. *Schlaf und Träume:*

| * | *Schlaf:* | *Schlaflosigkeit, Einschlafen, Durchschlafen, Aufwachen, Aufschrecken, Grübeln, Gedankenzustrom, Reden im Schlaf, Schlafwandeln, u.a.* |

| * | *Träume:* | *Tagesereignisse, Angenehm, Unangenehm, Krankheiten, Tiere, Krieg, Tod, Feuer, u.a.* |

e. *Ätiologie:*   *Kummer, Sorge, Demütigung, Enttäuschung, Schreck, Aufregung, u.a.*

f. *Modalitäten:*   *Einsamkeit, Gesellschaft, Ruhe, Bewegung, Tagesrhythmus, Jahreszeit, Wärme, Kälte, u.a. g. Konstitution: Seelisch starker oder schwacher Patiententypus*

g. *Konstitution:*   *Seelisch starker oder schwacher Patiententypus*

h. *Diathese:*   *Seelische Tendenz: Mangel, Überschuß, Entartung*

Diese Zusammenstellung verdeutlicht die umfassende Anamneseerhebung der Homöopathie im seelischen Bereich.

3. Der geistige Bereich

Während der körperliche Bereich gut und der seelische Bereich noch einigermaßen unserem Verständnis zugänglich sind, scheitern unsere Bemühungen völlig am Erfassen des Geistes. Denn aufgrund des Fehlens materieller oder energetischer Komponenten kann er weder wissenschaftlich noch durch Sinnesorgane wahrgenommen werden. Auch besitzt der Mensch keine Fähigkeit, mit der er sich über den Geist erheben könnte, um diesen betrachtend zu transzedieren. Daher ist es nicht möglich, direkt über den Geist zu sprechen. Nur gewisse Auswirkungen des Geistigen im Menschen können registriert werden, wie beispielsweise das *Denken, Gedächtnis* und *Konzentrationsfähigkeit* und der *Wachheitszustand*.

Homöopathisch verwertbar sind dabei folgende Symptomengruppen:

     a.   Klinische Diagnosen
     b.   Gedanken
     c.   Gedächtnis
     d.   Konzentration
     e.   Vigilanz f. Wahnideen
     g.   Konstitution
     h.   Diathese

Im einzelnen können dabei unterschieden werden:

a. Klinische Diagnosen: *Manie, Depression, Hysterie, Wahnsinn, Schizophrenie, Imbezillität, Idiotie, Delirium, Säuferwahn*

b. Gedanken: *langsam, versunken, schwinden, aufdrängend, fixe Ideen, wandernd, unangenehm, suizidal, u.a.*

c. Gedächtnis: *gut, schwach; Buchstaben, Namen, Personen, Orte, Zahlen, getan hat, gehört hat, gelesen hat, gesagt hat, sagen wollte, tun wollte, Zeit u.a.*

d. Konzentration: *leicht, schwer, zerstreut, verwirrt, vergeßlich, unaufmerksam*

e. Vigilanz:. *geistesabwesend, komatös, schläfrig, empfindungslos, schlaflos, Gedankenandrang, u.a.*

f. Wahnideen: *Einbildungen, Visionen, Halluzinationen, Sinnestäuschungen; Gespenster sieht, Diebe sieht, Tiere sieht, Gesichter sieht, Geräusche hört, verfolgt wird, vergiftet wird, u.a.*

g. Konstitution: *geistig stark oder schwach*

h. Diathese: *Demut, Hochmut, Zerstörung; Haß, Geiz, Verächtlichkeit, Grausamkeit*

Aufgrund dieser detaillierten Symptome können im Einzelfall individuell passende Arzneimittel eingesetzt werden. Im Zusammenhang mit den Symptomen des körperlichen und des seelischen Bereiches wird damit eine einigermaßen ganzheitliche Medizin möglich.

Homöopathische Arzneimittelwahl

Nach erfolgter umfassender Anamnese wird die Vielzahl der gefundenen Einzelsymptome gesichtet und hierarchisch gewertet. Am wichtigsten für eine sichere Arzneiwahl sind dabei die *auffälligen* und *besonders eigentümlichen Symptome,* die für den Patienten charakteristisch sind (§ 153, Organon) und die Symptome des seelischen und geistigen Bereiches. Darauf aufbauend kann ein Arzneimittel gewählt werden, welches alle wesentlichen Beschwerden des Patienten berücksichtigt und ganzheitlich-regulativ einen Heilungsprozeß anregt.

Die Kenntnis, welche Arzneien zu welchen individuellen Symptomendetails Bezug haben stammt aus den sogenannten Arzneimittelprüfungen, in denen die zu untersuchende Arznei am gesunden Menschen geprüft wird. Die bei diesen blinden oder doppelblinden Versuchsbedingungen ausgelösten Arzneireaktionen werden ähnlich genau wie bei einer homöopathischen Anamnese registriert und in Symptomenverzeichnissen aufgelistet. Daraus kann dann entweder händisch oder EDV-unterstützt das dem Simileprinzip entsprechende Mittel gewählt werden.

Geistige Ausrichtung

Eine weitere Dimension der Ganzheitsmedizin ist die *geistige Ausrichtung* des Menschen. Wenngleich im Hintergrund, so ist auch dieser Bereich für die Homöopathie von großer Bedeutung. Denn die geistige Grundtendenz des Menschen - Hochmut oder Demut, Eigenliebe oder Nächstenliebe - macht sich auch in der Art seiner Medizin bemerkbar.

Aus dieser Sicht betrachtet kann die Homöopathie als eine von ihren Prinzipien her demütige Medizin bezeichnet werden. Sie stellt sich nicht wissenschaftlich-selbstsicher *über* den Patienten und entwickelt Theorien und Hypothesen über (!) seine Krankheit, sondern sie registriert neutral und wertfrei, was ist. Sie klammert keine Seinsbereiche des Menschen aus der Anamnese aus und versucht alles, was am Patienten erhebbar ist, in der Therapie zu berücksichtigen.

Eine wesentliche Voraussetzung hiefür ist die möglichst zurückhaltende Art des Arztes. Er soll die Symptome am Kranken nur unverfälscht feststellen und nicht durch eigene Gedanken oder Interpretationen verändern. Erst dadurch wird die in der Anamnese erhobene Individualität des Patienten, sein So-Sein, gewahrt und einer ganzheitlichen Therapie zugänglich.

Literatur:

Resch, G. , V. Gutmann: Wissenschaftliche Grundlagen der Homöopathie. O-Verlag, Berg am Starnberger See, 2. Aufl. 1987

Gallavardin, J. -P.: Psyche und Homöopathie. Übersetzt von Horst Barthel. Eigenverlag Dr. Horst Barthel, Wilhelmsfeld 1986

Hahnemann, S.: Organon der Heilkunst. Haug-Verlag, Heidelberg, 6. Auflage 1987

Psychosomatische Aspekte der Akupunktur

J. M. Gleditsch (München)

Die Psychosomatik, wie sie in der modernen westlichen Medizin zum Begriff geworden ist, läßt sich nicht eigentlich mit dem traditionellen chinesischen Medizinverständnis in Einklang bringen; wird doch in der Akupunkturlehre das Seelische nie gesondert verstanden oder erwähnt: Die Einheit von Soma und Psyche ist der chinesischen Medizin etwas Selbstverständliches. Dies wird ersichtlich daran, daß Befindensstörungen, auch wenn sie nicht objektivierbar sind, als wesentlicher Bestandteil der Krankheit gelten. Sie werden in der Akupunktur oft geradezu zum diagnostischen Schlüssel für das Gesamtgeschehen einer Krankheit, die letztlich immer ein komplexes somatopsychisches bzw. psychosomatisches Syndrom bleibt.

Ein derartiges Eingehen auf das subjektive Krankheitserleben des Patienten läßt die psychische Komponente weit mehr als Teil der Gesamtstörung begreifen und nicht so sehr als etwaigen Auslösefaktor. Die Beziehung des Ganzen zu seinen Teilsystemen wird heute zugänglich über die Erkenntnisse der modernen Physik und Kybernetik: Ganzes wie auch dessen Teilsysteme stehen zueinander weit mehr in phänomenologisch a-kausaler Verknüpfung, als in einer alleinigen Ursache-Wirkungs-Verkettung.

Wird in diesem Sinne der ganze Mensch in seinen geistig-psychischen und physischen Aspekten erfaßt, so wird auch die Behandlung Wirkungen zeitigen, die jeden dieser Aspekte heilen können, also auch das Seelische.

Allerdings sollte man sich davor hüten, mittels der Akupunktur Psychosen, Neurosen oder schwere Depressionen behandeln zu wollen. Immer gilt als Conditio sine qua non, zuerst eine exakte Diagnose im Sinne der modernen Medizin zu erstellen; danach ist jeweils die Therapie zu verantworten, die dem Patienten die größten Heilungschancen bietet.

Viele der dem Praktiker heute begegnenden Beschwerdebilder sind nicht für diejenige Therapie geeignet, wie sie zum Beispiel im klinisch-stationären Rahmen berechtigt ist. Die oft monatelange Verabreichung eines oder mehrerer Psychopharmaka im Falle unklarer psychischer Überlagerungen verschleiert zum einen das funktionelle Gesamtbild mit dessen natürlichen Signalen; zum anderen blockiert sie mit ihren Nebenwirkungen zunehmend die autoregulativen Kräfte des Organismus.

Funktionelle Krankheitsbilder mit ihren vielfältigen, oft widersprüchlichen Symptomen in ihrer somato-psychischen Verquickung zu durchschauen, gelingt meist erst dann, wenn die Deutung auch a-kausaler phänomenologischer Zeichen ergänzend zur westlichen Diagnose hinzukommt. Die funktionelle Sicht führt nämlich zu einer die kausale Sicht transzendierenden phänomenologischen Schau: zu einer Betrachtung des Menschen, die physische wie psychische Teilaspekte mittels ihrer a-kausalen Analogien und Übereinstimmungen zueinander in Beziehung setzt. Die sich hieraus ergebende finalistische, holistische Sicht gilt nicht nur für die Betrachtung des Menschen an sich, sondern auch in Bezug auf dessen Einbindung in die Ökologie von Umwelt und Kosmos.

Die Stärke der Akupunktur liegt auf diese Weise in dem ganzheitlichen Erfassen und Therapieren funktioneller Störungen im Sinne einer präventiven Medizin. Mittels ihrer regulativen Impulse vermag die Akupunktur die Dysbalancen im somato-psychischen Gleichgewicht nebenwirkungsfrei zu beeinflussen.

Gemäß der Akupunkturlehre werden im Organismus fünf autoregulative Grundsysteme im Menschen differenziert: die "Fünf Elemente" oder "Fünf Wandlungsphasen", die sich wie fünf kybernetische Funktionskreise darstellen. Sie sind als fünf Teilbereiche des autoregulativen somatopsychischen Gesamtsystems aufzufassen. Die psychischen Aspekte bilden eindeutige Analogien zu den zugehörigen somatischen Funktionsinhalten.

Einer dieser Funktionskreise, der auf somatischer Ebene besonders Stabilität, Statik und Halt einbringt, vermittelt auf der psychischen Ebene Festigkeit, Sicherheit - also letztlich Vertrauen. So bezeichnete die chinesische Lehre den Vertrauensmangel folgerichtig als Angst im Sinne einer existentiellen Bedrohungsangst und Schrecksensibilität. Die Therapie am somatischen Gleichgewicht stärkt in ihrer Wechselwirkung zugleich auch die psychische Balance in diesem speziellen Aspekt. Die therapeutische Erfahrung lehrt, daß dieser spezielle Funktionskreis mit dem Faktor "Kälte" - sei es als klimatische, sei es als innere frigiditäre Kälte verstanden - gekoppelt ist. Gegen Kälte ist Wärme therapeutisch wirksam; als Vorbeugung aber die Abhärtung. Ein weiterer Funktionskreis bezieht sich auf das Kräftespiel von dynamischer Spannung und Elastizität; als psychische Analogie ist hier die Flexibilität gemeint: was sich im Physischen als die Funktion von Muskeln und Sehnen - als Motio - manifestiert, findet seine Entsprechung im Psychischen als die E-motio. Auch in diesem Funktionskreis sind somatische und psychische Faktoren in eine Wechselwirkung gestellt und bieten therapeutische Zugänge von beiden Ebenen aus an. Der Faktor Dynamik ist im Äußeren, Klimatischen als Turbulenz und Wind bekannt; im Inneren als Affekt und cholerisches Temperament. Solche Zusammenhänge dürften nicht zufällig sein, wie die therapeutische Erfahrung der Akupunktur erweist. In dieser somato-psychischen Sicht erhalten die Begriffe "Zorn" und "Wut" als das psychische Korrelat des betreffenden Funktionskreises besonderes Gewicht, das die Verwobenheit von Leib und Seele vor Augen führt. So sind Bewegungstherapie, Entspannungsübungen, Tai Chi und Qi Gong die hier geeigneten therapeutischen Maßnahmen, ebenso wie Sport und Tanz.

Bereits an den zwei aufgeführten Beispielen wird deutlich, wie sehr die traditionelle Akupunkturlehre heute an Stellenwert innerhalb der modernen psychosomatischen Medizin gewinnen könnte: Ihre phänomenologischen, a-kausalen Verknüpfungen und Wechselwirkungen eignen sich zum Schlüssel für Diagnostik und Therapie, da sie Zusammenhänge transparent zu machen vermögen, wie sie die moderne Medizin und Psychotherapie bisher nicht aufgedeckt haben. Der hohe Anspruch, den die Akupunktur in diesem Sinne befriedigt, bedarf freilich der kritischen Prüfung nicht nur seitens der Akupunkteure, sondern auch seitens aller aufgeschlossenen Ärzte, die psychotherapeutisch tätig sind. Es geht hier nicht um die Nadeltherapie allein als therapeutische Maßnahme, sondern um das Prinzipielle und die klare Systematik einer jahrtausendealten medizinischen Lehre. Diese nicht nur im Sinne der traditionellen Praxis, sondern in ihrer Grundsätzlichkeit der modernen Medizin zugänglich zu machen, dürfte den Weg zu einem holistischen Menschenbild und zu einer holistischen Medizin bahnen.

Formen des Bewußtseins

A. Resch (Innsbruck)

Eine umfassende Betrachtung der **Formen des Bewußtseins** muß von der geschichtlich und empirisch begründeten Annahme ausgehen, daß wir im Menschen mindestens vier Wirkqualitäten zu unterscheiden haben:

* **Physis:** die Natur des Materiellen,
* **Bios:** den lebenden Organismus,
* **Psyche:** die Fähigkeit zu Empfinden und Fühlen und
* **Pneuma:** die Fähigkeit der Allgemeinbegriffsbildung und des reflexiven Denkens, der Intuition, Kreativität und Weisheit.

Diese Wirkqualitäten beeinflussen je nach Ausmaß ihrer Implikation in das jeweilige Bewußtseinsgeschehen die Eigenart der Bewußtseinsänderung oder bedingen diese sogar. So muß bei der Betrachtung der Bewußtseinsformen immer auch die Frage gestellt werden, welche der vier Wirkqualitäten mitbeteiligt sind und welche eine dominante Stellung aufweisen.

Neben diesen Wirkqualitäten sind für das Verständnis der Formen des Bewußtseins die als entstehungsunabhängig erwiesenen Bewußtseinszustände zu nennen, nämlich:

* **Ozeanische Selbstentgrenzung** oder Erfahrung des Himmlischen,
* **Angstvolle Ich-Auflösung** oder Erfahrung der Enge, des Todes oder der Hölle,
* **Visionäre Umstrukturierung** oder Erfahrung der inneren und der äußeren Welt.

Folgt man nun den genannten Wirkqualitäten und der einschlägigen Bewußtseinsforschung der letzten Jahre, so kann man vier Zustandsformen menschlichen Lebens ausmachen: **Wachzustände, Erhöhte Zustände, Hypnische Zustände** und **Lethargische Zustände**, die sich ihrerseits in zwölf Bewußtseinsformen mit insgesamt 111 Übergängen aufteilen lassen:

1. Wachzustände

Wachzustände sind Bewußtseinszustände von konzentriertem Umweltbezug bis zur relativen Umweltvergessenheit:

1) **Wachbewußtsein** ist gekennzeichnet durch Umweltbezug, zielgerichtete Bewegung und Eigenreflexion.

2) **Protobewußtsein** ist der Zustand des Sich-Verlierens in psychische oder geistige Erlebnisformen, verbunden mit Umweltvergessenheit bei weitgehender Wahrung der Erinnerungsfähigkeit an den verlassenen Umweltbezug.

3) **Luzidität** ist gekennzeichnet durch eine innere geistige Klarheit und ein unmittelbares, z. T. bildhaftes Erfassen von Zusammenhängen und Gegebenheiten.

4) **Ekstase** ist Ausdruck der völligen Inanspruchnahme durch einen psychischen oder geistigen Inhalt, der zu einer fast gänzlichen Unbeweglichkeit, einer Verringerung aller Beziehungsfunktionen, des Blutkreislaufes und der Atmung führen kann.

2. Erhöhte Zustände

Erhöhte Zustände umfassen die Weitung des inneren Bewußtseins bis zum mystischen Einheitserlebnis:

1) **Psychostase** ist der Zustand völliger psychischer Ruhe in Gestimmtheit des ozeanischen Gefühls, der sich auf somatischer Ebene wie ein Scheintod zeigen kann.

2) **Pneumostase** ist der Zustand jener geistigen Weitung und Harmonie, der die Höchstform in der **Unio mystica** erreicht und körperlich als ekstatischer Tod oder als Verklärtheit zum Ausdruck kommen kann.

3) **Glückseligkeit** weist in ihrer letzten Ausformung bereits über die Zeitspanne und damit den Tod hinaus und ist gekennzeichnet vom Erfülltsein der Ewigkeit des eigenen Wertes, das nach christlichem Verständnis in der Liebesgemeinschaft mit dem Dreifaltigen Gott seine höchste Ausformung erfährt.

3. Hypnische Zustände

Hypnische Zustände bestehen in der Herabsetzung der Bewußtseins- und Funktionsfähigkeit:

1) **Schlaf** ist ein durch sensorische Hemmung bedingter Zustand herabgesetzter Bewußtseins- und Funktionsfähigkeit aufgrund von Ermüdung zur körperlichen, psychischen und geistigen Regeneration.

2) **Hypnose** ist ein Zustand veränderter Bewußtseinseinstellung, der - vornehmlich nach dem Grad der motorischen Hemmung - von der Person selbst (Selbsthypnose) oder von einem Hypnotiseur (Fremdhypnose) hervorgerufen werden kann.

3) **Biokömese** (Körperschlaf) bezeichnet die Zustände des verlangsamten Lebens, seien diese natürlich (Winterschlaf) oder künstlich (Überwinterung der Warmblüter, Totstellung).

4. Lethargische Zustände

Lethargische Zustände sind gekennzeichnet durch Herabsetzung der Körperfunktionen bis zum irreversiblen Funktionsstillstand. Informationen über Bewußtseinsformen sind uns in diesen Zuständen nur mehr dank der Rückkehr von den äußersten Grenzen der Biostase zum Wachbewußtsein und aus ereigniskorrelierten Hirnpotentialen an Koma-Patienten zugänglich.

1) **Biostase** ist der vollständige Stillstand aller Lebensfunktionen, ein Zustand statischen Lebens in Wahrung der Funktionsfähigkeit, die eine Wiederbelebung ermöglicht.

2) **Thanatose** ist der Zustand des suspendierten Todes oder des Scheinlebens, der Kampf des Soma gegen seine Vernichtung (Unverweslichkeit).

Literatur

A. Resch: Veränderte Bewußtseinszustände: Träume, Trance, Ekstase. - Innsbruck: Resch 1990, XXXII, 608 S. , Ill. 70 sw, 11 farb. , Ln, (Imago Mundi 12). ISBN 3-85382-044-1

Krebs und seine Heilung über das Gehirn im veränderten Bewußtseinszustand

C. H. Bick (Dahn)

Alarmierend ist die Zahl der krebsbedingten Todesfälle laut der Broschüre ' Europa gegen Krebs ' im Jahre 1989: 726. 244, und doch müssen wir behaupten, Krebs ist nicht unheilbar. Nicht nur, wenn diese Krankheit frühzeitig erkannt wird, sondern auch, wenn alle Möglichkeiten zur Therapie ausgeschöpft werden, bestehen heute in vielen Fällen gute Chancen. Bedenken sind jedoch anzumelden, wenn in einem Artikel eines so wichtigen Buches wie ' Europa gegen Krebs ', als aus medizinischer Sicht zu erfolgende Therapie, ähnlich wie auch auf dem letzten Krebskongreß in Hamburg 1990 lediglich

1. die chirurgische Behandlung - die Operation
2. die strahlentherapeutische Behandlung - die Bestrahlung
3. die chemotherapeutische Behandlung - die Chemotherapie

aufgezeigt werden. Dabei wird die heute so hochaktuelle Frage nach der psychischen Beeinflussung, also dem heilenden Gehirn, sträflich übergangen. Die psychosomatische Tumorforschung in den USA stellte schon in den 60er und 70er Jahren einen respektablen Forschungszweig dar. Zur gleichen Zeit berichtet auch der deutsche Chirurg, Dr. med. Heinrich Bick*, mein Vater, von einem nachgewiesenen Fall eines Hautkrebses, geheilt durch Hypnose. Die cerebrale Beeinflussung des Immunsystems zeichnet sich in letzter Zeit als ein immer größerer Faktor in der Krebsbekämpfung ab. Das sogenannte Healing-Brain spielt hier eine vorherrschende Rolle wie auch Howard Hall in seinem Vortrag 'Bewußte Veränderungen der Immunreaktion'* und Richard Restak in seinem Vortrag 'Wechselwirkung von Gehirn und endokrinem Immunsystem'* aufzeigen. Es hat sich gezeigt, daß man das Immunsystem konditionieren kann. Wenn wir versuchen, bewußt willkürlich das Immunsystem durch irgendeine psychologische Strategie zu beeinflussen, welche Möglichkeiten stehen uns hier offen? Als erstes bietet sich hier der veränderte Bewußtseinszustand der Hypnose an. Der Hypnosezustand dokumentiert sich, wie wir wissen, in cerebraler Umschaltung von der rationalen zur emotionalen Hemisphäre. Eine Tatsache, die nicht nur bei den von unseren links/rechts getrennt abgeleiteten EEG- bzw. EEG-Brain-Mapping-Aufzeichnungen gefunden und erstmals beschrieben, sondern auch von anderen Untersuchern und Autoren nachvollzogen werden konnte. Der Hypnosezustand ist der Zustand, in

---

* 1. Int. Kongreß über Cerebrale Dominanzen, vom 14. bis 17. Sept. 1988, München
* Dr. med. Heinrich Bick: Hypnose in der Medizin und ihre Wellentheorie, J. F. Lehmanns Verlag München, 1967

dem wir in der Lage sind, bei Reduzierung der Aktivitäten auf der linken Hemisphäre, also Reduzierung von Verstand, Vernunft und Logik, Informationen in Form von positiven Imaginationen in unser Gehirn, unser Gedächtnis einzubringen, ohne daß sie der verstandesgemäßen und logischen Kontrolle unserer linken Hemisphäre unterliegen, d. h. , nicht seitens der Patienten gedanklich abgelehnt werden. Es eröffnet sich hier eine Reihe indirekter und direkter therapeutischer Möglichkeiten. Indirekt: Schmerzen können gelindert werden. oder verschwinden. Die Allgemeinstimmung der Krebspatienten kann angehoben werden. Durch die Links/Rechts-Verschiebung der Gehirnaktivitäten besteht ein guter Zugang und Einfluß auf die Emotionen. Man bedenke nur, daß emotionale Faktoren auf das endokrine System wirken, und so ergibt sich ein biochemischer Einfluß auf die Erkrankung und den Krankheitsverlauf. Direkte Imagination und Visualisation in Hypnose können die Effizienz dieser Krebstherapie erheblich verbessern. So konnte Dr. med. H. Bick schon in seinem 1967 erschienen Buch 'Hypnose in der Medizin und ihre Wellentheorie' über die Heilung eines Hautkrebses, Typ Krompecher, nach einjähriger täglicher Hypnosebehandlung berichten. Seine verbalen Suggestionen enthielten unter anderem das Vorstellungsbild, das Geschwulst werde nicht mehr ernährt und sterbe ab. O. Carl Simonton und andere wenden Vorstellungsbilder an, die weitgehend auf die vorgegebene Erfahrung aus dem Leben oder Beruf der Patienten abgestimmt sind. So konnte ich z. B. einen ehemaligen Scharfschützen aus dem letzten Krieg in Hypnose seine Krebszellen visualisieren und abschießen lassen. Es können aber auch Vorstellungsbilder aus dem Tierreich herangezogen, vorgeschlagen und besprochen werden, wobei das Auffressen bzw Aufgefressen werden der Krebszellen im Vordergrund stehen muß. Am besten läßt man sich im Hypnosezustand vom Patienten den Vernichtungs- und Heilungsprozeß in Art und Form der Akteure und Aktion zunächst einmal schildern. Eine vorläufige Dauersuggestion kann anschließend mit dem Patienten gemeinsam erarbeitet werden.

Das Zusammenwirken der indirekten und direkten Effekte verspricht so eine höchste Effizienz des therapeutischen Vorgehens im Hypnosezustand bei Krebspatienten.

Unsere langjährige Hypnoseforschung, zuletzt unter der Kontrolle von EEG-Brain-Mapping, hat es uns jetzt ermöglicht, die von Dr. H. Bick bis zu O. Carl Simonton entwickelten Hypnoseverfahren individuell durch eine elektrotechnische Einrichtung, das sog. Multihypnophon - unter EEG-Brain-Mapping kontrolliert - zu multiplizieren, d. h. , es können in einer Sitzung mehrere Patienten gleichzeitig individuell behandelt werden.

Zusammenfassend möchte ich bemerken, daß ich heute der Simonton- Methode nicht das Wort reden kann oder gar behaupte, daß wir jetzt schon in einem therapeutischen Verfahren im Hypnosezustand das Allheilmittel der Krebstherapie gefunden hätten. Das lehrt uns schon Arthur E. Holleb in seinem 1990 erschienenen Report der American Cancer Society, in dem auf die mangelnde bisherige Beweisaussage der Simonton-Methode hingewiesen wird. Hier möchte ich jedoch zu bedenken geben, daß bis in allerkürzester Zeit schon allein der Hypnosezustand an sich,. also die Voraussetzung für diese Therapien, noch eine nicht meß- und faßbare Unbekannte darstellte. Diese fällt jedoch von nun an weg, d. h. wir werden in Zukunft in einem wissenschaftlich fundierten Feld arbeiten. Erste wissenschaftliche Anhaltspunkte über das therapeutische funktionelle Geschehen im Hypnosezustand zeichnen sich ab. Ich bin einerseits nicht der Ansicht, daß man konservative Therapiemaßnahmen vernachlässigen soll oder gar übergehen darf - soweit sind wir noch lange nicht. Aber andererseits wird eine begleitende oder zusätzliche Therapie in verändertem Zustand der

Hypnose der hohen klassischen Medizin kein Abbruch tun. Unter entsprechenden statistischen Gesichtspunkten ließen sich der wahre oder auch unwahre Therapieerfolg herauskristallisieren. Als weiterer und mit Sicherheit denkbarer risikoloser Indikationsbereich für die Hypnosetherapie sei abschließend auch noch auf die Krebsnachsorge hingewiesen.

Geist und Materie vom Gesichtspunkt anthroposophisch orientierter Geisteswissenschaft

P. Heusser (Dornach)

Die heutige Wissenschaft krankt an einem weltanschaulichen **Dualismus**, der auf das Mittelalter zurückgeht. Auf die eine Seite stellt man die **materielle**, sinnlich-sichtbare Welt. Auf sie sei einzig und allein die Wissenschaft anwendbar. Auf der andern Seite stehen die **geistigen** Bereiche der Gesamtrealität; auf sie soll Wissenschaft nicht anwendbar sein, sondern letztlich bloss der Glaube.

Dieser Dualismus hat zu einer ganz einseitigen Beschäftigung der Wissenschaft mit der Materie geführt und dadurch zu jenem theoretischen und praktischen **Materialismus**, der uns zwar die Errungenschaften der modernen Technik, aber wegen seiner Einseitigkeit auch die Zerstörung unserer natürlichen, sozialen und menschlichen Grundlagen gebracht hat. Der Mensch gilt als komplexer molekularer Mechanismus, in dessen zentralnervösen Schaltwerk vielleicht noch irgend ein gespenstartig vorgestellter, aber keiner Wissenschaft zugänglicher Geist spukt (1). Das Unbehagen dieser Medizin gegenüber ist denn auch deutlich zu verspüren, und so wenden sich zunehmend viele Patienten und jüngere Ärzte solchen Lehren und Methoden zu, in denen die Berücksichtigung eines Geistigen in Mensch und Natur noch zu leben scheint. Allerdings stammt solches Geistesgut mehrheitlich aus den **vorwissenschaftlichen** Quellen orientalischer Kulturen, und so bleibt die weltanschauliche Kluft zwischen Geist und Materie bestehen, obwohl immer wieder versucht wird, spiritualistisches Gedankengut mit materialistischen Konzepten zu verquicken.

Ein Ausweg aus dieser Situation, und damit ein wirklicher Aufbruch zu neuen Ufern in der Medizin wird nur dann gelingen, wenn die im Abendland selbst entwickelte **Wissenschafts-gesinnung** nicht auf den Bereich der **Materie** beschränkt bleibt, sondern konsequent auf diejenigen Gebiete ausgedehnt wird, die man global als "**Geist**" bezeichnen kann. Das Suchen nach einem solchen Wissenschaftsweg ins Geistige hinein ist deutlich schon bei führenden Repräsentanten der mitteleuropäischen Kultur der Goethezeit zu vernehmen, so etwa beim Philosophen I. H. Fichte und beim Arzt und Philosophen I. P. V. Troxler in einer zur Anthropologie und Medizin hinstrebenden Weise. Troxler hat übrigens einige Jahre hier in Wien als Arzt gewirkt. Zu seinen Patienten zählte z. B. Beethoven. Fichte wie Troxler haben schon damals die von ihnen angestrebte Wissenschaft des Geistigen "Anthroposo-phie" genannt (2). Doch der Einzige, der damals schon in der Lage war, das an der Erforschung der Materie entwickelte Wissenschaftsprinzip auch auf höhere Gebiete anzu-wenden, war **Goethe**. Die Art, wie Goethe in rein naturwissenschaftlicher Weise auf die Gesetzmässigkeit derjenigen immateriellen Kräftewirksamkeit gekommen ist, die für die

Formbildung in den Organismen verantwortlich ist, und die der gesamten Materie des Organismus übergeordnet ist, bedeutet eine epochale Tat ersten Ranges. Nicht umsonst kommen gerade jetzt - nach dem Durchgang durch die gesamte Molekularbiologie - einige weiterdenkende Biologen auf die fundamentalen Entdeckungen Goethes zurück (3).

An Goethe angeknüpft hat jedoch schon vor mehr als hundert Jahren der in Österreich geborene **Rudolf Steiner**, der hier in Wien an der Technischen Hochschule Naturwissenschaften studiert hat und durch die Vermittlung des Wiener Goethe-Spezialisten K. J. Schröer mit der ersten grossen Ausgabe von Goethes Naturwissenschaftlichen Schriften betraut worden ist (4). Steiner hat eine geisteswissenschaftliche Beobachtungsmethode zur Entwicklung gebracht, durch die es ihm möglich geworden ist, das dem Lebendigen, dem Seelischen und dem Geistigen zugrundeliegende immaterielle Kräftewirken durch **direkte geistige Anschauung** in einer modernen wissenschaftlichen Weise zu erforschen (5,6). Daraus ist die moderne Anthroposophie entstanden, deren weitreichende Bedeutung für Medizin und Wissenschaft erst in einer vorläufigen Weise hat fruchtbar gemacht werden können.

Wie stellt sich nun gemäss Goethe und Steiner das **Verhältnis von Geist und Materie** dar, wie es für ein Gebiet wie die Medizin in Betracht kommt? Ein wissenschaftlicher Zugang zum Geistigen im Sinne des in der Naturwissenschaft geltenden Erfahrungsprinzips ist natürlich nur möglich, wenn das Geistige tatsächlich **erfahren** werden kann. Ohne Erfahrung ist jedes Reden über Geist im wissenschaftlichen Sinn wertlos. Nun ist es aber eine Tatsache, dass Geistiges im echten Sinne dieses Wortes von jedem wissenschaftlich denkenden Menschen tagtäglich erfahren wird. Eine Tatsache, die sich der Wissenschaftler meist nicht bewusst macht oder der er nicht die entsprechende Bedeutung zumisst. Um zu verdeutlichen, was ich meine, möchte ich Sie bitten, Ihren eigenen Erkenntnisprozess einmal sorgfältig zu betrachten.

Für unser Erkennen brauchen wir immer zwei Elemente, die auf zwei verschiedene Weisen in unser Bewusstsein eintreten, und die wir im Erkenntnisakt miteinander verknüpfen. Das erste Element ist die **Wahrnehmung**, d. h. der Inhalt dessen, was mir z. B. durch meine Sinnesorgane gegeben ist, also der Erfahrungsinhalt im üblichen Sinne dieses Wortes. Diese Erfahrung genügt aber dem wissenschaftlichen Bedürfnis nicht. Denn das ist es ja gerade, dass die blosse Erfahrung den Wissenschaftler unbefriedigt lässt, und dass er deswegen nach einem anderen Element sucht, das ihm das Wahrgenommene erklärt. Dieses zweite Element ist der **gesetzmässige Zusammenhang** der Erfahrungselemente, den wir durch das Denken aufsuchen. Sind die Gesetze gefunden, so verknüpfen wir sie mit den Erfahrungselementen, und wenn beides, Idee und Erfahrung, übereinstimmt, so ist der Erkenntnisakt abgeschlossen, das Erklärungsbedürfnis ist befriedigt (7).

Es ist von der allergrössten Bedeutung, sich klar zu machen, dass Erfahrung und Gesetz auf zwei verschiedenen Wegen in das Bewusstsein eintreten, und zwei ganz verschiedene Erlebnisse darstellen: die Erfahrung, also z. B. das Wahrnehmungserlebnis eines Bergkristalls, tritt als ein **sinnliches Erlebnis** in mir spontan auf, wenn meine gesund funktionierende Sinnesorganisation auf das Objekt gerichtet ist. Die geometrische oder physikalische Gesetzmässigkeit aber, der das Wahrnehmliche des Kristalls unterworfen ist, tritt nicht durch die Sinnesorgane und nicht spontan auf, sondern nur dann, wenn ich mein Denken betätige, als ein Inhalt dieses Denkens. Diese **Denkinhalte** werden nicht als ein Sinnliches erlebt, sondern als ein **Nicht-Sinnliches**, als ein Ideelles, oder, um ein deutsches Wort zu gebrauchen, als ein **Geistiges**! Die Gesetzmässigkeiten selbst sind es also, die tagtäglich vom Wissenschaftler als ein Geistiges erfahren werden. Das Denken der Gesetze ist das innere Erfahren dieser Gesetze.

Nun kommt ein weiteres hinzu. Dieses Geistige, das Gesetz als solches, wird zwar **bewußtseinsmässig** auf eine andere Art erfahren als die äussere Erfahrung, aber seinsmässig gehört dieses innerlich erfahrene Gesetz zur äusserlich erfahrenen Wahrnehmung **tatsächlich** dazu. Denn das Wahrnehmliche des Bergkristalls ist tatsächlich nach den Gesetzen geordnet, die der Naturwissenschaftler durch sein Denken finden kann. Die **Wirklichkeit** des Bergkristalls besteht also nicht nur aus dem, was wir an ihm als Sinnliches **wahrnehmen, sondern** auch **aus dem Gesetzmässigen,** was wir an ihm nur durch Begreifen erfassen können. Deswegen ist es schon bei den Kristallen so, dass man niemals das Gesetzmässige ihrer **Form** aus den Eigenschaften ihres sinnlich wahrnehmbaren **Stoffes** wird ableiten können trotz allen Anstrengungen auf diesem Gebiet: "Einer der kontinuierlichen Skandale der physikalischen Wissenschaften ist es, dass es generell unmöglich bleibt, die Struktur auch der einfachsten Kristalle aus der Kenntnis ihrer chemischen Bestandteile abzuleiten" (8). Der Grund für diesen Skandal liegt eben darin, dass Gesetze geistige Realitäten sind, und dass die Ursache für die Ordnung in der Natur diese wirkenden Gesetze sind, auch in der Materie selbst. Nur als äussere **Erscheinung** ist die Materie "sinnlich" oder "materiell", als inneres gesetzmässiges Was oder **Wesen** ist sie "nicht-sinnlich", "ideell", d. h. geistig.

Das nächste, was wir uns klarmachen müssen, ist, dass die Natur **hierarchisch geordnet** ist, und dass es in dieser Ordnung verschiedene Klassen von Gesetzmässigkeiten zu berücksichtigen gilt. Zunächst haben wir die Welt des **Anorganischen.** Die Gesetze der anorganischen Stoffwelt gelten selbstverständlich überall, wo Materie vorkommt, auch im Menschen, und deshalb ist die Anwendung chemischer und physikalischer Untersuchungsmethoden in der Humanmedizin völlig berechtigt. Aber aus Physik und Chemie kann schon das **Leben** nicht erklärt werden. Lebende Organismen wie die **Pflanzen** zeigen eine räumliche und zeitliche Ordnung, die sich **nicht** aus dem geordneten Material, auch nicht aus der Erbsubstanz DNS, ergibt (9). Der Materie mit ihren Gesetzen ist im Lebendigen eine höhere Klasse von wirkenden Gesetzen übergeordnet, die spezifisch für das Lebendige sind. Das **Tier** ist im Gegensatz zur Pflanze nicht nur belebt, sondern darüber hinaus auch beseelt. Sein belebter Organismus ist gemäss seinem Seelischen spezifisch gestaltet, und die Seele bedient sich des Leibes als Instrument. Den Gesetzen der Lebensvorgänge sind also die Gesetze des Seelischen als eine dritte Klasse von wirkendem Geistigen übergeordnet.

Beim **Menschen** haben wir es zusätzlich noch mit einer vierten Klasse von wirkender Gesetzmässigkeit zu tun. Der Mensch ist nicht, wie das Tier, bloss seelischen Gesetzen von Trieb, Leidenschaft, Instinkt usf. ausgeliefert, sondern er ist in der Lage, dieses Seelische aus seinem "Ich" heraus, aus dem Zentrum seines Wesens heraus, **geistig** - nämlich durch Vernunft willentlich zu regulieren. Der Geist ist der Seele, die Seele dem Leben, und das Leben dem physischen Leib übergeordnet. Das Materielle des Menschen, z. B. ein pathologisch-anatomisches Substrat, ein Labor-Befund oder auch nur ein Tropfen Blut sind niemals ein bloss materielles Substrat, sondern immer der differenzierte **Ausdruck** von Geist, Seele und Leben in der materiellen Organisation des Menschen. Der Mensch, der Anthropos als solcher, ist eine differenzierte Ganzheit aus Materie, Lebensorganisation, Seele und Geist.

Die Naturwissenschaft geht aus von der sinnlichen Beobachtung und kommt bis zum Erfassen des Geistigen in der abstrakten Form der Begriffe, d. h. sie vermag den Geist zu

denken. Die Geisteswissenschaft Rudolf Steiners geht aus von der direkten übersinnlichen Beobachtung des Geistigen in seiner konkret wirkenden Form, d. h. von der speziell entwickelten Fähigkeit, den Geist nicht nur zu denken, sondern direkt **zu erleben.** Die Resultate dieser Geisteswissenschaft sind dabei ebenso in der wissenschaftlichen Form von Begriffen festgehalten wie diejenigen der Naturwissenschaft, und dadurch rational überprüfbar und benutzbar. Anthroposophisch orientierte Medizin bedeutet die gegenseitige Ergänzung der naturwissenschaftlichen und geisteswissenschaftlichen Erkenntnisse über den Menschen. Durch diese Ergänzung wird der alte Dualismus zwischen Geist und Materie allmählich überwunden werden können. Denn nicht die Frage ist für die Medizin relevant, ob es ausser der Materie noch einen Geist gibt, an den man glauben kann, sondern diejenige, ob eine wissenschaftliche Erkenntnis davon gewonnen werden kann, wie der Geist in der Materie wirkt (10).

Literaturliste

(1) Popper K., Eccles J.: Das Ich und sein Gehirn. München 1982

(2) Heusser P.: Der Schweizer Arzt und Philosoph I. P. V. Troxler. Basel 1984

(3) Kaplan D. R., Hagemann W.: Plant cells and the organism in light of Goethe's comparative morphological method. Vortrag am Symposion der Senckenbergischen Naturforschenden Gesellschaft. Frankfurt a/M 26. 10. 1910

(4) Goehte J. W.: Naturwissenschaftliche Schriften in: Kürschners Deutsche Nationalliteratur. Hrsg. R. Steiner, Berlin (1883-1897) Dornach 1975

(5) Steiner R.: Grundlinien einer Erkenntnistheorie der Goetheschen Weltanschauung (1886), Dornach 1979

(6) Steiner R.: Wie erlangt man Erkenntnisse der höheren Welten? (1904/05) Dornach 1975

(7) Steiner R.: Wahrheit und Wissenschaft (1892), Dornach 1958

(8) Maddox J.: Crystals from first principles. Nature 335: 201, 1988

(9) Heusser P.: Das zentrale Dogma nach Watson und Crick und seine Widerlegung durch die moderne Genetik. Verhandlungen der Schweiz. Naturforsch. Ges. 99: 1-14, 1989

(10) Steiner R., Wegman I.: Grundlegendes für eine Erweiterung der Heilkunst nach geisteswissenschaftlichen Erkenntnissen (1925), Dornach 1961

Empfindliche Kristallisation:
Hinweise auf das Wirken des Geistigen im Materiellen

H. J. M. Knijpenga (Dornach)

Die Methode der Empfindlichen Kristallisation nach E. Pfeiffer stellt eine Blutuntersuchungsmethode dar, die eine Anschauung des Menschen durch den behandelnden Arzt unterstützt, bei der es sich nicht um eine abstrakte Krankheit, sondern um einen kranken Menschen handelt. Die Methode gehört nicht zu den üblichen labordiagnostischen Verfahren, die zur Klärung kausal-analytischer Zusammenhänge führen können. Sie macht dagegen in qualitativ-bildhafter Weise sichtbar, wie die übersinnlichen, geistigen Bereiche einer menschlichen Individualität auf der Ebene ihrer Körperorgane wirksam sind.

Bevor auf die Frage des Zusammenhanges zwischen Gegenstand und Methode näher eingegangen wird, soll die Methode kurz vorgestellt werden. Sie wurde in den 20-er Jahren durch Ehrenfried Pfeiffer auf Anregung von Rudolf Steiner, dem Begründer der Anthroposophie, entwickelt. Bei der Humanblutuntersuchung wird dem Menschen Kapillarblut entnommen und auf Filterpapier aufgetropft. In getrockneter Form kann es per Post verschickt werden. Die Blutprobe wird sodann mit destilliertem Wasser vom Filterpapier gelöst. Einige Tropfen dieses etwa 6%igen Hämolysats werden einer Salzlösung (CuCl$_2$. 2H$_2$O) beigegeben. Die Mischung wird in einer flachen Schale in einer Klimakammer bei 30^0 C und 50-55% relative Feuchtigkeit zum auskristallisieren gebracht. Das Ergebnis ist ein Kristallisat, eine sogenannte Sphärite. Das Wachstum der Kristallnadeln erfolgt zunächst von einem Keimzentrum aus, das sich in der Regel 1-2 cm von der geometrischen Mitte der Glasplatte entfernt in der übersättigten Salzlösung bildet. Dadurch entsteht eine Gliederung in ein kurzstrahliges und ein langstrahliges Feld. Senkrecht zur gedachten Trennlinie zwischen diesen Feldern steht eine Symmetrieachse. Diese Linien schneiden sich im obengenannten Keimzentrum, das Bildzentrum genannt wird. Die Sphärite wird als Grundstruktur bezeichnet, innerhalb derer Störungen entstehen können, die eine organspezifische oder auch krankheitsspezifische Form aufzeigen. Ausserdem haben Forschungen ergeben, dass die Störungen nicht willkürlich im Bildfeld auftreten, sondern eine gewisse Ordnung erkennen lassen, die der Lage der inneren Organe des Menschen entspricht. Man nennt sie die Organtopographie des Blutkristallisationsbildes (BKB). Im kurzstrahligen Feld findet man Störungen, die den Organen im Thorakal-, Hals- und Kopfbereich entsprechen, im langstrahligen Feld bilden sich die Störungen aus, die sich auf die Stoffwechsel- und Genitalorgane beziehen. Man betrachtet das BKB in der Regel so, dass die Kristallschicht dem Beobachter zugewendet und dabei das kurzstrahlige Feld nach unten orientiert wird. Somit liegt das exzentrisch gelagerte Bildzentrum idealiter senkrecht unterhalb der geometrischen Mitte der Glasplatte. In dieser Orientierung erweisen sich die Störungen in der rechten, bzw. linken Bildhälfte als zugehörig zu der rechten, bzw. linken Körperhälfte. Diese Korrelation ist allerdings nicht streng für symmetrische Organe wie z. B. die Mammae.

Das BKB stellt also kein zusammenhangloses Aggregat von einzelnen Phänomenen dar, sondern lässt ein übergeordnetes Organisationsprinzip erkennen, dass das Bild strukturiert und sich anlehnt an die Anatomie des menschlichen Körpers. Somit weist das BKB durch sich selbst auf die zwei Bereiche hin, die nach der Erkenntnistheorie Rudolf Steiners für die Erkenntnis der Wirklichkeit in Betracht kommen. Auf der einen Seite offenbart sich der Aspekt, der unserer Sinnesorganisation zugänglich ist und den Inhalt unserer Wahrnehmung ausmacht, auf der anderen Seite erkennt man den Aspekt des gesetzmässigen Zusammenhanges, den wir nur durch unsere Gedankentätigkeit erfassen können und der dementsprechend geistiger Natur ist. Für den erkennenden Menschen stellen sich diese Bereiche zunächst als zwei verschieden geartete Erfahrungsgebiete dar, die bezogen auf den Gegenstand im Erkenntnisakt zusammenfliessen und dadurch zur Wirklichkeitserfahrung führen.

Genauere Untersuchungen im Hinblick auf die Korrelation zwischen dem pathologisch-anatomischen Substrat und den entsprechenden Störungen im BKB haben folgendes ergeben:

* Das BKB eines jeden Patienten stellt eine "Individualgestalt" dar, wie vom Mineralogen Erwin Nickel der Universität Freiburg (Schweiz) in langjährigen Versuchen bestätigt wurde.
* Eine befriedigende kausal-analytische Erklärung für die Einzelphänomene (organspezifische Formen, krankheitsspezifische Zeichen) steht noch aus, was auch von Nickel – mit Recht – bemängelt wurde. Inzwischen sind seit 10 Jahren Forschungen in Paris (Huguette Bercy u. a.) diesbezüglich durchgeführt worden und die ersten Resultate liegen, nach einer persönlichen Mitteilung von Frau Bercy, inzwischen vor.
* Die oben erwähnte Korrelation kann, muss aber nicht positiv sein. Es gibt durchaus falschnegative und falschpositive Aussagen. Die positive Korrelation wird durchschnittlich mit etwa 70% angegeben. Die meisten Untersuchungen beziehen sich auf Tumorerkrankungen.

Die Aufgabe der Methode besteht jedoch nicht so sehr darin, pathologisch-anatomische Befunde zu bestätigen, die mit modernen diagnostischen Methoden besser erhoben werden können als mit der Kristallisationsmethode. Die gewissenhafte Prüfung der "Fehlerquote" von 30% ergab in diesem Zusammenhang jedoch interessante Aufschlüsse hinsichtlich der Frage, welche Bedeutung das BKB sonst noch für den behandelnden Arzt hat.

Bisher wurde unser Thema auf der Betrachtungsebene der empirisch gewonnenen Korrelation zwischen den Erscheinungsformen im BKB und dem ärztlichen Befund behandelt. Dabei steht die Frage w a s im BKB erscheint im Vordergrund und die Interpretation erfolgt nach empirischen Erkenntnissen. Einige Beobachtungen lassen es jedoch notwendig erscheinen, diesen Gesichtspunkt zu erweitern, indem die Frage mit berücksichtigt wird, wie der betreffende Mensch sich durch sein Blut in so einem Bild zum Ausdruck bringt. Auf dem Hintergrund dieser letzten Frage ist es genauso relevant, wenn eine Störung entsprechend eines manifesten Krankheitsprozesses im BKB erscheint, als wenn diese nicht zur Darstellung kommt. Man kann im Sinne einer höheren Empirie darauf aufmerksam werden, dass das Auftreten von Störungen im BKB, oder gerade deren Fehlen, Ausdruck werden kann für die Art, wie eine Krankheit in der Zeit verläuft, für die Art der Dynamik eines pathologischen Prozesses. Dann geht es nicht mehr nur um eine Korrelation von Erscheinungen, die zur Zeit der Blutentnahme positiv oder negativ ist, sondern um die physiogno-mische Qualität eines Bildes, dass nur dadurch seine Bedeutung erhält, indem es integriert wird in das Gesamtbild des betreffenden Menschen. Ein "leeres", d. h. ungestörtes Bild kann im Falle eines manifesten Malignoms z. B. auf eine schlechte Abwehrlage hinweisen. Im Verlauf einer entsprechenden Therapie kann oft beobachtet werden, dass die krankheitsspe-zifischen Zeichen dann erst allmählich im Kristallisationsbild aufzutreten beginnen. Solche Erfahrungen sprechen dafür, dass wir im BKB nicht den Tumor als pathologisch-anatomi-sches Substrat, sondern die Abwehrsituation sehen. Umgekehrt kann eine Störung im BKB eines Patienten ohne einen pathologisch-anatomischen Befund die Mobilisierung der Ab-wehrkräfte sichtbar machen und somit auf eine Krankheit im Frühstadium hinweisen. Von einem solchen Gesichtspunkt aus kann auch verständlich werden, weswegen BKBs von Patienten im Endstadium einer Erkrankung kurz vor dem Tod sehr oft praktisch störungsfrei sind. Auch ist die Kenntnis des Alters des Patienten entscheidend, weil der Charakter der Gesamtgestaltung erfahrungsgemäss altersentsprechend sein kann, oder aber Aspekte eines viel jugendlicheren oder viel höheren Alters zum Ausdruck bringen kann, als dem chrono-logischen Alter entspricht. Eine solche "Verschiebung" weist auf eine Krankheitsdisposi-tion hin.

Das Bild der Kristallisation und die Charakterisierung des Patienten, einschliesslich der Anamnese und der klinischen Situation, gehören auf dieser Ebene der Betrachtung zusam-men. Es sind zweierlei Ausdrucksformen derselben Individualität. Somit kann die frucht-bare Beurteilung eines BKB nur in Zusammenhang mit den ärztlichen Angaben über den Patienten erfolgen. Auf diese Weise wird eine ganzheitliche Anschauung im Hinblick auf Gesundheit und Krankheit des Patienten unterstützt. Die Untersuchungsmethode ist dabei eine vergleichende Methode und das Untersuchungs-"Material" bildhafter Natur. Bilder sind nicht wie Einzelphänomene gegeben, sondern müssen durch sehr genaue Beobachtung u n d geistige Betätigung des Beobachters erarbeitet werden. Diese Qualität des bildhaften Ausdrucks des BKB bringt das an und für sich unorganische Kristallisat in die Nähe der belebten Natur. Will man ausserdem dem Individualcharakter des Bildes gerecht werden und diesen mit dem Werdeprozess des betreffenden Patienten zusammen sehen, setzt das eine gute Zusammenarbeit mit dem behandelnden Arzt, der die Blutprobe einschickt, voraus, damit die medizinisch-menschlichen Aspekte in konkreten Bezug zur Kristallisation gesetzt werden können.

Eine solche Arbeit inpliziert, dass man sich mit den vielen Gefahren, besonders denen des Hineininterpretierens, gründlich auseinandersetzt.

Literatur:

A. Koopmans (1990) Pfeiffersche Blutkristallisation und Malignombereitschaft. Elemente der Naturwissenschaft, Heft 52.

A. Koopmans (1990) Zum Begriff der Malignomdisposition im Hinblick auf die Blutkri-stallisationsmethode. Elemente der Naturwissenschaft, Heft 52.

J. G. Barth (1990) Empfindliche Kristallisation - Krebs und Präcanzerose. Elemente der Naturwissenschaft, Heft 52. E. Nickel (1968) Die Reproduzierbarkeit der sogenann-ten "empfindlichen Kupferchloridkristallisation". Universitätsverlag Freiburg (Schweiz).

F. Bessenich(1960) Zur Methode der Empfindlichen Kristallisation. Philosophisch-anthro-posophischer Verlag am Goetheanum Dornach (Schweiz).

A. und O. Selawry Die Kupferchloridkristallisation. (1957) Gustav Fischer Verlag Stuttgart.

E. Pfeiffer (1935) Empfindliche Kristallisationsvorgänge als Nachweis von Formungskräf-ten im Blut. Verlag E. Weise' s Buchhandlung Dresden.

Die Calligaris-Technik in der Medizin

W. G. P. Kirsten (Nickenich)

Zusammenfassung

Die Forschungs-Ergebnisse von rund 30 Jahren Forschung von Dr. Giuseppe Calligaris (1867-1944, Italien) zeigen die sog. LINEARKETTEN als lineare Beziehungen zwischen Soma, Psyche und Denken (Mind) als Grundlage einer revolutionierenden Weltsicht der Ganzheitsmedizin. Seit ca. 1975 werden wiederum Mediziner in Seminaren in Anwendung der Forschungen ausgebildet.

Details

Auf Grund einer zufälligen Entdeckung begann Dr. Calligaris Beziehungen zu erforschen, die schließlich in die völlig neue Betrachtung einer Ganzheitsmedizin einmünden sollten. Die Versuche nach Dr. Calligaris sind jederzeit unter Laborbedingungen wiederholbar. So zeigte Calligaris nicht nur neue Dimensionen der Medizin, sondern bot gleichzeitig auch eine Basis des gegenseitigen Verstehens zwischen sog. Schulmedizin und der sog. Erfahrungsheilkunde.

Wie die Forschungen zeigen. existieren sogenannte

LINEARE KETTEN (LINEARKETTEN)

zwischen Organsystemen, der im Körper fließenden Energie, der Psyche und auch dem Denken. Diese linearen Beziehungen sind reziprok, also gegenseitig beeinflussend und man kann die gesamte LINEARKETTE als Sensor gegenüber der Umwelt oder den Mitmenschen auffassen.

Wie die Forschungen zeigen, bilden sich die LINEARKETTEN u. a. als ein Netzwerk von MERIDIANEN auf der Haut des Menschen ab. Im Unterschied zur Akupunktur finden wir leicht zugängliche und leicht nachzuweisende Meridiane.

Diese Calligaris-Meridiane basieren auf einem 10er-System, das einfach zu erklären ist:

> 5 Linien als Axen der Finger (an der Hand)
>
> 4 Linien als Mitte zwischen den Fingern (a. d. Hand)
>
> 1 Linie als sog. Laterale um den gesamten Körper
> _____
> 10 Grund-Linien oder Meridiane der 1. Ordnung

Sämtliche Meridiane sind geschlossene, nachweisbare Linienzüge und verlaufen auf der Oberhaut des Menschen sowohl senkrecht als auch waagerecht wie mit dem Lineal gezogen.

Sie sind mit allen Mitteln der Technik nachweisbar (elektrisch, thermisch, fotografisch, etc.). Somit wird sowohl das Finden der Meridiane als auch das Stimulieren so einfach wie möglich. Stimulieren in Längsrichtung der Meridiane ergibt Dissolution der Energie, Stimulierung quer zum Verlauf ergibt eine Energetisierung.

Neben den Meridianen fand Dr. Calligaris sog. Plaques, also Hautstellen von unterschiedlichem Durchmesser auf der Haut. Diese Plaques sind oft hypersensibel und können von 1 mm bis auf Format A 5 variieren. Die sog. normalen Plaques liegen im Durchmesser-Bereich von 8 bis 13 mm. Diese Hautstellen haben wie die LINEARKETTEN lineare Beziehungen zu bestimmten Phänomenen. Man kann rund 1 Million unterschiedlicher Plaques schätzen und sie vielleicht am ehesten mit den bekannten Akupressur oder Shiatzu-Punkten (als Beispiel) vergleichen. Der Versuch zeigt, daß immer z. B. Akupunkturpunkte die Mittelpunkte zwischen zwei Calligaris-Meridianen sind: sowohl von einem senkrechten, als auch einem waagerechten. Inhalte der LINEARKETTEN addieren sich sinngemäß.

Neuartig an den Entdeckungen von Calligaris ist die Tatsache, daß er sowohl die Psyche als auch das Denken in die Beziehungen der LINEARKETTEN mit einbezieht. Schließlich bedeutet es. daß jeder Mensch sowohl im Gefühlsbereich als auch im Denken beliebig manipulierbar ist. Sehen wir hier die Vorteile für die Therapie allein.

Die 10 Grund-Meridiane haben folgende Bedeutungen:

01:	Axiale Daumen:	Darm, gesamt: Liebe, Zuneigung. Leidenschaft
02:	Interdigitale Daumen-Zeigefinger	Magen: Zunge bis Magenausgang Vergessen, Vergeßlichkeit
03:	Axiale Zeigefinger	Uro-Genital-Trakt: Erinnern, Erinnerung
04:	Interdig. Zeigef. /Mittelfinger	Leber und Galle: Ablehnung, Haß
05:	Axiale Mittelfinger	Nieren: Neurovegetativum Ideen, Assoziationen
06:	Interdig. Mittelf. /Ringfinger	Milz, Lymph-System: Schmerz
07:	Axiale Ringfinger	Pancreas: Genuß und Freude
08:	Interdig. Ringf. /Kleiner Finger	Atmungstrakt, Nase bis Lunge: Ruhe. Gelassenheit
09:	Axiale kleiner Finger	Herz, Pericard, Kreislauf: Emotionen und Gefühle
10:	Laterale	gesamtes Nervensystem: Geistige Zerstreuung, Dissoziation

Die Beziehung zu den Fingern kommt aus Bequemlichkeit, denn die Linearen Ketten sind als Meridiane selbstverständlich über den gesamten Körper verteilt.

Zwei Besonderheiten fallen außerdem aus dem Rahmen. Die Versuche zeigen, daß Wirkungen auf die Linearketten auch Distanz- Wirkung haben, insofern ist eine Anwesenheit des Patienten bei Diagnose und Therapie nicht erforderlich.

Ferner gibt es sensible Hautstellen, die z. B. Mikroben auf die Oberhaut als Umrisse (Pigmentveränderungen) projizieren lassen können in vieltausendfacher Vergrößerung.

Aussichten:

Die LINEARKETTEN zwischen Soma, Psyche und Mind gehen weit über die bisherigen Ansätze in der Medizin hinaus und eröffnen neue Horizonte für Diagnose und Therapie. Im Zeitalter der Kostenexplosion im Gesundheitswesen eine äußerst sparsame Methode der medizinischen Behandlung und deswegen vor allem im Bereich der Vorsorge/Prophylaxe sinnvoll einzusetzen.

Die Schwierigkeiten liegen in der Akzeptanz durch den Patienten, der ja die volle Verantwortung für seine Erkrankung und seinen Gesundheitszustand übernehmen muß.

Im Sinne des Kongresses zeigen die Forschungen von Calligaris die Paketschnur, um alles andere zu verstehen und zu schnüren. Calligaris zeigt die Identität zwischen China-Akupunktur, Tibet-Ayurveda und moderner Psychosomatik ebenso wie die Überlieferungen aus Südamerika, Australien und anderen Nationen. Calligaris zeigt aber auch die Unsinnigkeit mancher Verfahren, die die Bedingungen der LINEARKETTEN außer Acht lassen und erklärt damit die Streitigkeiten hinsichtlich der Wirkungsweise von Therapieansätzen geradezu wissenschaftlich.

Die Doktorarbeit: "Der Gedanke heilt" bringt uns auch die Tatsache: "Der Gedanke macht krank". Eine völlig andere Sicht des Krankheitsbildes?

Schließlich zeigt die gesamte Forschung von Calligaris, daß Krankheit ein notwendiger Prozeß im Leben eines Menschen und somit unvermeidlich ist. Therapien sollten diese Überlegung berücksichtigen.

Ausbildung und Wissen um die Zusammenhänge und die Forschungen von Calligaris verhindert u. a. auch den Mißbrauch, der möglich und "denkbar" wäre. Somit kann die Calligaris-Forschung sowohl der Medizin als auch der "sozialen Umwelt" dienen im Sinne von mehr Frieden und mehr Verstehen untereinander.

Dr. Calligaris wünschte sich diese Ziele, vor allem im Hinblick auf eine humane und gesunde Welt. Seine Nachfolger sollten dort ansetzen und weitermachen.

Zur Evaluierung des Simonton - Trainings in der ambulanten Behandlung von Krebskranken

G. Pohler, H. P. Bilek, E. Merkinger (Wien)

Einleitung:

Einige Untersuchungen der letzten Jahre (Übersicht bei POHLER 1989) konnten zeigen, daß Psychotherapie mit Krebskranken zu einer besseren Lebensqualität und zu einer verlängerten Überlebenszeit führen kann.

Wir untersuchten die Auswirkungen des Simonton-Trainings, einer psychotherapeutischen Methode, die spezifisch für Krebskranke entwickelt wurde. Der therapeutische Schwerpunkt besteht aus einem Entspannungs - und Imaginationstraining. Im entspannten Zustand stellt sich der Patient u. a. seinen Tumor, seine Heilung (Schrumpfung des Tumors), die positive Auswirkung seiner Behandlung, sowie ein positives Bild für seine eigene Zukunft vor.

Nach einiger Zeit des Einübens unter therapeutischer Anleitung, soll der Patient das Simonton-Training selbständig mehrmals täglich alleine durchführen. Nach Angaben von SIMONTON et Al. (1985), die 159 Patienten behandelten, bei denen keine Heilung mehr zu erwarten war, kam es bei ca. 40% der Behandelten zu einer Tumorrückbildung bzw. zu einer Symptomfreiheit.

Fragestellung:

Da es bisher an Studien mit Kontrollgruppen mangelt, untersuchten wir die Veränderungen von Persönlichkeits und Befindlichkeitsparametern nach fünf Gruppensitzungen mit Hilfe eines Kontrollgruppendesigns.

Vorgangsweise:

Krebskranke die an der Chemotherapieambulanz der II. Med. Universitätsklinik in Wien in Behandlung standen, wurde die Teilnahme an fünf Gruppensitzungen angeboten. 20 Patienten die sich motiviert zeigten, wurden in zwei Gruppen aufgeteilt. Diese wurden je von einem Psychotherapeuten und einer Co - Therapeutin geleitet.

Wir danken Hr. Univ. Prof. Dr. Heinz LUDWIG, Präsident der Österreichischen Krebshilfe, für die freundliche Unterstützung unserer Untersuchung.

Mit jeder Gruppe wurden fünf Sitzungen von 1,5 Stunden Dauer, im wöchentlichen Abstand durchgeführt. Die Patienten wurden angeleitet bereits nach der 1. Sitzung zu Hause selbständig zweimal täglich das Simonton-Training durchzuführen.

Wir bildeten "matched pairs" zu diesen Patienten: Patienten die nicht an den Gruppensitzungen teilnehmen wollten. Zur Evaluierung verwendeten wir den Gießentest (BECK-MANN & RICHTER 1972) und das Emotionalitätsinventar (ULLRICH & ULLRICH 1976). Beide Testverfahren wurden zur Veränderungsmessung und Verlaufskontrolle für Psychotherapie entwickelt und haben eine breite Anwendung gefunden.

Untersuchungsdesign:

Die beiden Testverfahren wurden der Therapiegruppe (TG) dreimal und der Kontrollgruppe (KG) zweimal vorgegeben. Das erste Mal ca vier Wochen vor Beginn der Gruppensitzungen, dann beiden Gruppen unmittelbar vor Gruppenbeginn und nach der fünften Gruppensitzung.

Datenbehandlung und Ergebnisse:

In die stat. Auswertung wurden von der Therapiegruppe nur die Daten jener Personen aufgenommen, die mindestens an vier Gruppensitzungen teilgenommen hatten (n=13); bei den anderen erwarteten wir keinen meßbaren Erfolg.

Die wichtigsten Resultate (aus Platzgründen können wir hier nicht alle darstellen) waren daß die Patienten der TG stat. sign. (p=0,05 t-Test) weniger erschöpft waren, als die der Kontrollgruppe. Ein weiteres wichtiges Ergebnis war, daß der Depressionscore innerhalb der TG im Zeit abstand unmittelbar vor Therapiebeginn bis zum Ende der Therapiesitzungen stat. sign. (p=0,01) sank. Stat. nicht sign. zeigten sich auf allen anderen Skalen der Tests bessere Werte für die TG im Vergleich mit der KG.

Diskussion:

Für uns sind die vorliegenden Ergebnisse ein weiterer Hinweis dafür, daß Krebskranke mit Hilfe des Simonton-Trainings ihre Befindlichkeit verbessern können.

Das führt in weiterer Folge auch zu einer Verbesserung der Lebensqualität.

Wir planen in einer Nachuntersuchung zu einem späteren Zeitpunkt wieder beide Patientengruppen zu vergleichen, um herauszufinden, ob die Gruppensitzungen zu langanhaltenden positiven Auswirkungen geführt haben.

Literatur:

BECKMANN, T. & RICHTER, H. E. (1972): Der Gießentest, Huber Bern, Stuttgart, Wien

POHLER. G. (1989): Krebs und seelischer Konflikt. Psychosoziale Krebsforschung, Nexus. Frankfurt

SIMONTON, O. C. . SIMONTON, ST. & CREIGHTON, J. (1985): Wieder gesund werden. Eine Anleitung zur Aktivierung der Selbstheilungskräfte für Krebspatienten und ihre Angehörigen, Rowohlt, Reinbeck.

ULLRICH, R. & R. ULLRICH (1976): Das Emotionalitätsinventar. Pfeiffer, München.

Die zunehmende Bedeutung des körpertherapeutischen Ansatzes in der Psychotherapie

A. Leitner (St. Pölten)

Schon in den Tempeln der Asklepiaden wurde Bewegungs-, Atem- und Tanztherapie sowie Massage und Physiotherapie praktiziert. Dies diente zur Heilung des Leibes, wie es das ganzheitliche Menschenbild der Antike nahelegte. In der modernen Psychotherapie fanden diese Elemente als "nonverbale Therapieverfahren" durch verschiedene Strömungen Eingang.

In unserer Zeit, in der die Entfremdung vom eigenen Körper immer erschreckendere Formen angenommen hat, wird psychophysische Körperarbeit immer populärer. Das Angebot, das die Körperarbeit machen kann, trifft in eine emotionale Lücke, auf ein vorhandenes Bedürfnis, dem aber wie ich in meinen Ausführungen noch deutlich unterstreichen werde, mit größter Sorgfalt zu begegnen ist.

Psychotherapeuten mit körpertherapeutischen Ansatz gehen von der Bewegung aus. Bewegung ist körperliches und leibliches Geschehen, daher setzt auch der anthropologische Ansatz beim Körper, beim Leibe an.

Leib ist etwas anderes als Körper. Körper ist der Dingkörper, der soviel kp als physikalische Größe oder so und soviel kg Biomasse hat. Leib ist der belebte lebendige Körper, und zwar nicht nur eine Lebendigkeit schlechthin, sondern eine Lebendigkeit, die Bewußtheit und Personalität hat.

Leib ist keine materielle, sondern eine transmaterielle Größe, d.h. etwas, das über das Materielle hinausgeht. Transmaterielle Größen kann man (im Gegensatz zur immateriellen Größe - Seelebegriff des Theologen) empirisch nachweisen (Phantomgliedphänomene).

In der Integrativen Bewegungstherapie (H. Petzold) wird zwischen **perzeptiven Leib** (Wahrnehmungsleib), **memorativen Leib** (Gedächtnisleib) und **expressiven Leib** (Ausdrucksleib) unterschieden. Der perzeptive Leib mit seinen einzelnen Sinnesvermögen nimmt wahr. Das Wahrgenommene wird in der speicherungsfähigen Substanz des Gehirns (Leibgedächtnis) gespeichert und über den Körper ausgedrückt (z. B. Körperhaltung).

Beispiel: Ein kleiner Junge, der immer wieder geschlagen und bedroht wird, zieht schon die Schultern hoch, wenn sein besoffener Schlägervater hereinkommt. Dieses Geschehen, die Schmerzen, die Schläge und das Schreien, das er von außen wahrnimmt, beginnt sich in sein Leibgedächtnis, in sein Gehirn einzugraben. Es habitualisiert sind eine Schutzhaltung. Dieses Kind hat immer einen erhöhten Tonus, ist immer etwas angespannt. Die Schultern sind immer etwas hochgezogen, auch wenn niemand da ist oder jemand anderer da ist. Es genügt, wenn der Vater nur zum Kind hinüberschaut, also weit weg ist, oder er braucht nur eine Braue zu heben - das Kind spannt wieder an, d. h. hier wird etwas eingegraben, das sich zu einer Haltung formt. Dies betrifft natürlich nicht nur den Muskeltonus, es betrifft auch ganz zentral die Atmung. Vor Furcht hat er immer den Atem angehalten - war mucksmäuschenstill. D. h. die Interkostalmuskulatur ist verkrampft, weil die Szenen der Gewalt ihn dazu geführt haben, den Atem tief einzuatmen und dann zu pressen, damit die Schläge, wenn sie auf den Körper klatschen, nicht so weh tun.

Als erwachsener Mensch kann diese angespannte Haltung wie ein **Relikt aus längst vergangener Kindheit** mitgeschleppt werden. Da kann ich noch soviel Entspannungstraining machen, die Muskelgruppe, die verspannt ist entspannen - **ich entspanne nur den Körper**.

Diese chronifizierte leibliche Form des **In-der-Welt-seins** setzt sich wieder durch. Neben Relaxation könnten wir ihm auch Muskeltranquopal verabreichen. Er wird relaxiert sein - und trotzdem sitzt tief in ihm die ganze Summe von Szenen der Bedrohung, Szenen der Gewalt, Atmosphären der Unterdrückung - **und die gilt es zu ändern**; denn sonst tritt nach der Massage oder sonstigen symptomatischen Behandlungsformen die Anspannung wieder auf. (Wie oft wird Physiotherapie oder Massage verordnet, weil der Patient so verspannt ist. Sie bringt Linderung für wenige Tage oder Wochen. - Dann kommt z. B. der Chef zurück: zack ist die Verspannung wieder da.)

Diese in die Körperhaltung und später Lebenshaltung hineingenommenen Spannungen bewirken fühllose Leiber, die sich in den Produktionsprozessen besser verschleißen lassen. Diese Menschen verlieren in Konsumprozessen eher das Maß. Wahrnehmungslose bzw. arme Leiber sind für die Destruktion der Lebenswelt und die daraus folgenden schleichenden Vergiftungen nicht so sensibel.

Die subtile Demontage und Verkrüppelung des Leibes (ich spreche nicht vom Körper) und seiner Möglichkeiten liegt damit durchaus im Interesse vieler "mit Macht Ausgestatteter" und ihrer verdeckten und höchst effektiven Strategie der Kolonialisierung, die in neue Formen der Leibeigenschaft bzw. Versklavung geraten. Das Perfide daran ist - die Opfer werden sich dessen nie bewußt. Die einzige Verschiedenheit zur Situation der ehemaligen Leibeigenschaft liegt darin, daß die jetzigen Zerstörer der Lebenswelt und der Leiblichkeit von den Auswirkungen ihrer Destruktion, die sie verursachen, eingeholt werden - **am eigenen Leib**.

An diesen Beispielen sehen wir, daß unsere Sozialisation eine Geschichte mit sich verändernder Leiblichkeit ist.

Sozialisation heißt hier die Formung des Körpers durch die Einflüsse der Umwelt des Lebens, die bereits in der frühen Kindheit in Zwischenleiblichkeit erfahren werden. Auch unsere Abbauerscheinungen im hohen Alter in der Devolution, in der Desozialisation, sind leibliche Erfahrungen.

Das zwischenleibliche Milieu ist für den körpertherapeutischen Ansatz ein zentrales Geschehen, weil hier der Mensch zum Menschen wird, indem er Subjektivität gewinnt - indem der Körper sich zum Leibsubjekt entwickelt.

Die Bedeutung des körpertherapeutischen Ansatzes in der Psychotherapie liegt darin, daß wir nicht den Körper manipulieren, sondern wir versuchen, das im memorativen Leib Eingegrabene, das in seinen Archiven Archivierte und was sich als Projektion und als

Befehl, z. B. an die Muskulatur, perpetuiert, in einem konfliktzentriert-aufdeckenden Verfahren zu ändern.

Darunter ist das Auffinden und Einsichtig-Machen von Konflikten zu verstehen. Dem folgt in der Aktionsphase die Auseinandersetzung auf der Sach- und Affektebene. Danach kommt es über die Integration zur Umsetzung des revidierten bzw. neuen Konzeptes in der Praxis und mündet so in die Neuorientierungsphase.

Weil die ganze Biographie im Körper eingefangen ist, ist jede Körperintervention eine existentielle Intervention, die die Integrität beim Patienten fördern, stören oder zerstören kann.

Dies verlangt deshalb vom Therapeuten (leiborientierte Psychotherapie) eine große persönliche Integrität, hohes professionelles Können und im Setting eine gute Kontinuität (nur in fortlaufender Therapie oder in festen Ausbildungsprogrammen gegeben).

Wichtig ist bei der Körpertherapie die Klarheit bei der Interaktion, da die "Abstinenz" in der Eindeutigkeit der Beziehungsgestaltung liegt.

Literaturangabe

Maurice Merleau-Ponty (1966): Phänomenologie der Wahrnehmung, Walter de Gruyter & Co/Berlin

Hermann Schmitz (1982): System der Philosophie, Der Leib - Erster Teil, Bouvier Verlag Herbert Grundmann/Bonn

Hilarion G. Petzold (1977): Die neuen Körpertherapien, Junfermann Verlag

Hilarion G. Petzold (1988): Integrative Bewegungs- und Leibtherapie, Junfermann

Die klientenzentrierte Gesprächsführung nach Rogers in der Allgemeinpraxis

B. Panhofer (Ungenach)

Ich lese Ihnen ein Gedicht von Peter Turrini vor:

"Ich möchte meine Freunde so lange lieben, bis sie unter meiner Liebe zusammenbrechen. Ich möchte meinen Freunden so lange helfen, bis sie ihre Unfähigkeit einsehen. Ich möchte mit allen Mitteln ein guter Mensch sein".

In einem anderen Gedicht schreibt Turrini: "Wie lange noch werde ich auf alle eingehen und mich selbst mit freundlicher Miene vergessen?".

Ich kenne solche Gefühle sehr gut und ich vermute auch vielen hier Anwesenden kommen solche Worte eigentümlich vertraut vor. Was berührt daran so? Ich glaube, es ist das große Mißverständnis, unter dem viele in helfenden Berufen leiden: zu lieben, wenn mir nicht nach lieben zumute ist; offen sein zu wollen, wenn ich verschlossen bin; zu reden, wenn ich stumm sein möchte. Ich habe an mir in einem langen psychotherapeutischen Prozeß die beglückende Erfahrung gemacht, daß ich meine Gefühle, wie sie in mir existieren, leben kann.

Die theoretischen Grundlagen des personenzentrierten Ansatzes gehen auf Carl Rogers (geb. 1902, gest. 198 8) zurück. Mit ihm wurde die erste psychologisch fundierte Psychotherapie konzipiert, in deren Programm wissenschaftliche Forschung und Theoriebildung und wissenschaftlich kontrollierte Ausbildung und Praxis stehen. Zentraler Begriff der Persönlichkeitstheorie ist das Selbst, dessen wichtigste Funktion die Selbsterfahrung. Es wird angenommen, daß das Individuum die Tendenz besitz t, seine Erfahrungen zutreffend und richtig im Bewußtsein darzustellen. Die sich voll entfaltende Persönlichkeit stellt eine Art Idealpersönlichkeit dar, auf die hin die Selbstverwirklichung ausgerichtet ist.

Folgende Grundvoraussetzungen für eine theapeutische Haltung sind von seiten des Arztes notwendig:

1. Empathie

Rogers schreibt: "Die als empathisch einfühlend bezeichnete Möglichkeit mit einem anderen Menschen beisammen zu sein bedeutet, die persönliche Wahrnehmungswelt eines anderen zu betreten. Sie umfaßt jeden Augenblick Empfindsamkeit für die wechselnden Gefühlsbedeutungen, die in diesem anderen Menschen strömen. Einfühlendes Verhalten, so könnte man Empathie übersetzen, schließt das Mitteilen der eigenen Gefühle bezüglich der Erlebniswelt des anderen mitein. Ich betrachte den Patienten unvoreingenommen, das bedeutet auch, die Genauigkeit der eigenen Sinneswahrnehmungen zu prüfen.

Ich lege in dieser Zeit die Sichtweisen und eigenen Werthaltungen beiseite, um ohne Vorurteil die Erlebniswelt des anderen zu betreten. In gewisser Weise stelle ich mich Selbst zurück. Ich gehe sozusagen offen und neugierig in der Erlebniswelt des anderen spazieren und, was besonders wichtig ist, kehre in meine eigene Welt zurück, wann ich will. Wenn ich stabil in mir bin - Rogers spricht von personal power - kann ich die Welt des Patienten betreten, so bizarr und erschreckend sie auch manchmal ist.

2. Unbedingte Wertschätzung

Sie wird von Rogers vor allem als emotionale Qualität beschrieben. Er spricht von emotional warmth, von Warmherzigkeit, Zugewandtheit, Annahmebereitschaft, eine Art von Liebe dem Patienten gegenüber, so wie er ist.

Rogers meint damit nicht permanentes Wohlwollen oder Gernhaben, es geht vielmehr um eine auf den anderen gerichtete uneingeschränkte Aufmerksamkeit.

Wertschätzung beinhaltet ein Annehmen des Patienten, wie er jetzt gerade in dem Moment ist. Das Gegenteil davon wäre eine Haltung, die auf Vermutung, Abschätzung, Einschätzung, Urteil, aufgebaut ist.

Ein Teilaspekt der unbedingten Wertschätzung könnte so aussehen: Versuchen sie, wenn jemand schwer krank ist oder depressiv, sich vorzustellen, wie dieser Mensch aussehen könnte, wenn es ihm gut geht.

3. Kongruenz

Kongruenz hat etwas zu tun mit meinem authentischen Selbst, so wie ich bin, im Gegensatz zum Ich, das ich vorgebe zu sein, also das Gegenteil von Image-Bildung, von fassadenhaftem Verhalten.

Rogers schreibt: "Die eigenen Gefühle stehen dem Arzt zur Verfügung, er kann sie bewußt werden lassen. Er ist fähig sie zu leben und mitzuteilen, wenn das angezeigt ist. Dieser Zustand ist dann erreicht, je mehr der Arzt annehmen kann, was er wahrnimmt, wenn er in sich hineinhorcht, und je mehr er seine Gefühle in ihrer ganzen Komplexität ohne Angst leben kann. " Das Gefühl des Versagens, des Nicht-mehr-weiterkönnens wäre ein Beispiel eines Gefühles, daß manchmal in der Arztpraxis vorkommt, es ist ein quälendes Gefühl. Ich kann mir gut vorstellen, daß viele Ärzte Trost suchen, den sie nicht finden oder Quellen erschließen, die ihnen nicht guttun. Drogenmißbrauch ist unter Ärzten weitverbreitet.

Als Beispiel der von Rogers postulierten Grundhaltung führe ich eine Begebenheit aus meiner Praxis an:

Bei einer mir gut bekannten Frau übersah ich den Blasensprung. Es kam ein Gefühl des Schämens und des Genierens auf.

Was sollte ich tun mit meinem unangenehmen Gefühl? Ich ließ es einmal wirken und es entstanden Abwehrmechanismen: ist ja nichts passiert. Dabei stehen zu bleiben wäre inkongruent gewesen. Was aber dann entstand, war ein Gefühl der großen Sorge um das Kind, einer Anteilnahme und ein Nachgehen. Ich habe dann die Frau im Krankenhaus

besucht und ihr meine Sorge mitgeteilt. Daraus entstand eine tiefwirkende und vertrauens-
volle Beziehung. Ich denke, ohne meine Ausbildung in klientenzentrierter Gesprächsführung nach Carl Rogers wäre mir eine solche Haltung verschlossen geblieben. Solche Kurse
von ca. 5-jähriger Dauer werden in Österreich von 2 Vereinigungen angeboten:

ÖGWG, 4020 Linz, Altstadt 17, Tel. 0732/284630 (Mo u. Mi 9-13. 00)

APG, 1050 Wien, Castelligasse 5/5, Tel. 0222/541397.

Die noetische Dimension als wesentlicher Aspekt einer anthropologisch orientierten Ganzheitsmedizin

R. Karazman, E. Denk (Wien)

Aus historischer Perpektive ist die Rückkehr zur Ganzheitsmedizin selbst Medizin für eine an ihrer Detailsucht erkrankte Teilheitsmedizin, die als reduktionistische vor lauter Bäumen kaum mehr Wald gesehen hat. Diese Detail- und Methodenflut sinnvoll für den Menschen zu ordnen, bedarf es eines ganzheitlichen Paradigmenwechsels - auch in der Medizin. Wir verstehen darunter allerdings nicht die Schaffung eines neuen theoretischen Tempels, sondern Eröffnung neuer Räume für umfassenderes therapeutisches Denken und Handeln. Dabei brauchen wir keine Ganzheitsmedizin zu erfinden, sondern durch eine ganzheitliche Haltung im therapeutischen Denken, Fühlen und Handeln für die ohnehin vorhandene Ganzheit der Lebensprozesse offen zu sein. Das Leben selbst ist ganzheitlich strukturiert, ob wir es wollen, ob wir es sehen, ob wir danach handeln oder nicht. Das Problem jeder Medizin - wie jeder Wissenschaft - besteht in der Ausblendung einer zusammenhängenden Welt durch reduktionistische Paradigmen.

Um diese unbewußte Blindheit dem Leben gegenüber zu therapieren, um daraus wieder ein Schauen zu machen, bedarf es einer öffnenden Weltanschauung bzw. Anthropologie, die nicht durch voreilige Antworten und Modelle taub für die Fragen des Lebendigen ist. Die überwiegende Mehrheit der ganzheitsmedizinischen Modelle läßt sich in drei Modellkategorien einteilen:

1. in eine die Organe vereinheitlichende Denkweise.

2. in eine den Organismus und die Psyche vereinheitlichende Denkweise.

3. in eine das Psychophysikum und eine intraindividuelle Spiritualität vereinheitlichende Denkweise.

Allen dreien liegt ein Menschenbild der individuellen Abgeschlossenheit zugrunde.

Die von Viktor Frankl formulierte Anthropologie der "**Allgemeinen Existenzanalyse**" bietet durch ihr existentielles Paradigma eine Öffnung der Menschen- und Weltsicht über die Begrenztheit auf das Psychophysikum oder die Einengung auf spiritistisches Ganzheitsverständnis hinaus. "**Existenz**" bedeutet bei etwas anderem Seienden zu sein als es selbst, bedeutet Ganzheit menschlichen Lebens dort zu finden, wo das Selbst zum Nicht-Selbst hinaustritt. Diese Fähigkeit des Menschen, über die engen Gr enzen des Psychophysikums hinaus zum Anderen oder zu Anderem zu reichen, nennt Frankl die "**noetische Dimension**" im menschlichen Dasein bzw. das Geistige im Menschen. In der Anthropologie Frankls ist das Individuum unteilbar, also in-dividuum. Trotzdem differenziert er die Dimensionalität des Menschen in die somatische, in die psychische und in die noetische Dimension. Zur psychischen Dimension werden die Psychodynamik der Triebe, der Gefühle, der Stimmungen und der Bedürfnisse gezählt. Die psychische Dynamik besitzt parallelen Charakter zur physiologischen Dynamik: beide sind auf Homöostase, auf Spannungsabbau ausgerichtet und werden daher als "**Psychophysikum**" bzw. als Organismus zusammengefaßt. Die noetische Dimension erschließt aber eine prinzipiell andere und potentiell dem Psychophysikum entgegengesetzte Dynamik. Sie basiert auf der Attraktion durch das Andere, ist gerichtete Spannung, ist Intentionalität, die mobilisiert und Kraft gibt.

Zwar ist das Geistige auf den Organismus angewiesen, richtet diesen aber aus, instrumentiert diesen, um sich mit Wertvollem außerhalb des Selbst zu erfüllen, auch um den Preis des Anstrengenden, Unangenehmen, Gefährlichen, unter Umständen sogar Kränkenden und Krankmachenden. Dieses Prinzip der potenziellen situativen Unterordnung des Psychophysikums unter das Geistige nennt Frankl "**psychonoetischer Antagonismus**" bzw. **Trotzmacht des Geistes**. Auf diesem psychonoetischen Antagonismus gründet die Fähigkeit des Menschen, seiner biologischen und sozialen Anlage gegenüber- und entgegenzutreten, gegen Homöostase und Lustprinzip zu entscheiden, um bei Wertvollem zu sein, um sich an einer Aufgabe aufzugeben. Frankl nennt diese personalen Phänomene "**Selbstdistanzierung und Selbsttranszendenz**" und bezeichnet sie als grundlegend für einen erfüllten Lebensvollzug.

Erfüllter Lebensvollzug und psychophysische Gesundheit stehen in dialektischer Einheit, bedingen und bestimmen einander. Wo psychophysische Gesundheit fehlt, droht eingeschränkter Lebensvollzug, wo Lebensvollzug eingeschränkt wird, droht auch psychophysische Symptomatik, spürt und fühlt der Mensch das Fehlen von Sinn auch mit sein en Sinnen. Eine breite Palette an Beispielen könnte angeführt werden: der rasche organismische Verfall nach Partnerverlust, nach Pensionsbeginn, nach sozialen Katastrophen, nach vielfältigen Formen von Wertverlust; oder der komplikationsfreiere Therapieverlauf bei Menschen mit befriedigenden Beziehungen und Aufgaben. Viele weiteren Beispiele würden unterstreichen: wo die geistige Funktion nicht lebt, fehlt den somatopsychischen Strukturen der Sinn.

Die diagnostische Frage "Was fehlt Ihnen?" orientiert ja auf den existentiellen Raum menschlichen Daseins. Die Frage "Was fehlt Ihnen?" öffnet Therapeut und Patient für den ganzen Bereich des Lebendigen, nicht nuf für körperliche Erscheinungen. Die Frage verweist auf ein historisch-tradiertes ganzheitliches Verständnis von Krankheit und Existenz, welches in der biologistisch-reduktionistischen Praxis heutiger Therapiekultur verloren gegangen ist.

Frankls Menschenbild ermöglicht dort wieder anzuschließen, öffnet sich dem Menschen über den Organismus hinaus, und sieht dort Ganzheit, wo das Selbst und das Andere sich vereinigen. Wo das fehlt, fehlt dem Menschen, dem Therapierenden wie Therapierten, etwas. Reduziert sich die Ganzheitsmedizin auf das Psychophysikum - wie auch immer gekleidet -, verfehlt die Frage "Was fehlt Ihnen?" die Ganzheit. Nur Psychophysisches, also Intraindividuelles zu diagnostizieren und die Therapie auf Akupunktur, Massage, Herbarien oder Regulationen zu reduzieren, prolongiert den Status Quo der Medizin in alternativem Gewand.

Schon im diagnostischen Prozeß ermöglicht die existenzanalytische Anthropologie ganzheitliche Problemstellung: Ist durch die Krankheit bisheriger Lebensvollzug durch Werteverlust eingeschränkt Und: Wie kann trotzdem eine Öffnung neuen Sinnmöglichkeiten gegenüber erfolgen? Ist angesichts der Schwere der Krankheit die verbleibende Zeit nach tieferer Lebenserfüllung auszurichten? In welcher Beziehung zum Lebensvollzug stehen die präsentierten Symptome, ob sie larviert, psychosomatisch oder psychovegetativ etikettiert werden? Gerade letztere Gruppe an Patienten mit sogenannten larvierten Beschwerden ist nach meist erfolgloser Herbergssuche in der somatischen Medizin ein Paradeklientel der alternativen Medizin. Ist es im Interesse der Weiterentwicklung des Patienten gerechtfertigt, sich lediglich auf psychophysische oder spiritistische Erweiterungen biologistischer Menschenbilder zu stützen? Wie tief ist die Hilfe von Akupunktur-Therapien oder Shiatzu-Massagen, wo Sinnmangel sich auch in organischen Harmonie-Mangel niederschlägt? Wie erfolgreich sind die Nikotin-Entwöhnungen, die Gewichtsabnahmen, die unter Umgehung der Person erfolgen, und worin unterscheiden sie sich von Medikamenten-Therapien und deren begrenzten Nutzen?

Eine essentielle Struktur im Therapieprozeß ist die therapeutische Beziehung. Trotzdem wird ihr in den meisten ganzheitsmedizinischen Ansätzen kaum Stellenwert gegeben. Selbst Sigmund Freud's Psychoanalyse - ein Kind des physikalischen Zeitalters - sieht in der Übertragung ein wesentliches therapeutisches Agens, auch wenn dies primär kein Hinausreichen zum anderen, sondern lediglich ein Zurückreichen zur eigenen Vergangenheit ist. Die Existenzanalyse geht einen Schritt darüber hinaus. Jede therapeutische Beziehung gründet auf der noetischen Fähigkeit im Gegenüber das Potenial an Wertvollem wahrzunehmen. Diese Beziehungsgualität erst bietet die Grundlage für jede Therapie. Ganzheit der Beziehung ist nicht auf psychophysische Ebenen reduzierbar, geschieht dies aber, verliert die therapeutische Beziehung ihre menschliche Dimension.

Therapie besitzt existentielle Struktur. Therapie bedeutet Unannehmlichkeiten auf sich zu nehmen, um bereits vorhandene oder drohende Einschränkungen im Lebensvollzug durch Erkrankungen zu überwinden. Erfolgreiche Therapie reicht über sich hinaus, ist auf das Wertvolle in der Zukunft des Patienten gerichtet. Diese intentionale Ausrichtung auf Wertvolles in der Zukunft ermöglicht über Unangenehmes zu steigen und orientiert auch die Heilungskräfte des Organismus, weil dieser als Ganzer durch die noetische Fähigkeit ausgerichtet wird. Jede Therapie ist Ausdruck der Trotzmacht des Geistes, ist Ausdruck des psychonoetischen Antagonismus und gründet auf der noetischen Fähigkeit des Menschen. Von ganzheitlicher Medizin wäre zu erwarten, auch diese Tiefe auszuloten, um gemeinsam mit dem Patienten den "Grund" für die Therapie zu finden.

Analoge Vorstellungen vom Heilungsprozeß in Homöopathie und Psychoanalyse?

E. Bartosch (Wien)

1. Die Heilungsvorstellung in der Psychoanalyse

In der klassischen Psychoanalyse wird die Heilung mit dem Bewußtmachen und der Auflösung des Ödipuskomplexes verknüpft. Seit den späten sechziger Jahren wurde durch ein vertieftes Verständnis und eine breitere Diskussion der narzißtischen Phänomene der Blick auf die Entwicklung vor dem Ödipuskomplex geschärft, und wir verstehen die narzißtischen Beziehungen, richtiger die Selbstobjekt-Beziehungen, als die grundlegenden Bedingungen psychischen Lebens, darüber hinaus wohl des menschlichen Lebens überhaupt. An ihnen muß eine Theorie der Heilung ansetzen, jede Praxis der Heilung wird an diesen grundlegenden Lebensbedingungen orientiert sein.

Heilung muß bedeuten, etwas von Grund auf, sozusagen "nach seinem Plan" oder seiner Anlage wieder in Ordnung zu bringen.

Eine grundlegende Heilung, und nur einer solchen soll dieser Name zukommen, muß von der Art und Weise des Aufbaus menschlicher Beziehungsweisen ausgehen.

Welches Prinzip liegt den selbstpsychologischen Vorstellungen von Heilung im Gegensatz zu den herkömmlichen oder klassischen psychoanalytischen zugrunde? Der Beantwortung dieser Frage muß eine kurze Darstellung der selbstpsychologischen Vorstellungen vorangehen:

Im psychoanalytischen Setting bilden sich, sofern der Analytiker nicht störend eingreift, von selbst die diesem Patienten entsprechenden, vor allem die in ihrer Entwicklung gestörten, Selbstobjektübertragungen aus.

Das Deuten des Analytikers hat eine zweifache Funktion: Es schafft ein Band der Empathie einerseits, das den Patienten trägt und hält.

Andererseits enthält jede Deutung auch die Fremdheit, - vom Patienten erst langsam wahrgenommen - die in der Getrenntheit der Person des Analytikers von der Person des Analysanden begründet ist. Diese **jeweilige Fremdheit** in den Deutungen und Aktionen des Analytikers, die umso mehr wahrgenommen werden kann, je weniger der Patient die Phantasie der selbstverständlichen Einheit beider für die Erhaltung seiner inneren Konsistenz benötigt, ist die **optimale Frustration**, die Kohut als das eigentliche Agens der psychoanalytischen Heilung darstellt.

Diese optimale Frustration der Selbstobjektbedürfnisse des Patienten führt zur Anlage von inneren Strukturen anstelle der Selbstobjektbeziehungen, d. h. anstelle jener Beziehungen, die bis dahin lebenswichtige Funktionen für das Kind erfüllt haben. Diesen Vorgang nennt Kohut 'umwandelnde Verinnerlichung'. Optimale Frustration bedeutet, in dem Bemühen, über die Empathie ein Maximum an Gleichheit anzustreben, naturgemäß scheitern zu müssen.

Optimale Frustration darf nicht als ein Programm oder als eine pädagogische Maßnahme mißverstanden werden. Sie ist eine Naturgegebenheit, weil es nicht "zwei Gleiches" in der Welt gibt. Optimale Frustration ist so das **Prinzip der geringfügigen Abweichung,** das wir **Ähnlichkeit** nennen.

Fragen wir nochmals, was ist es also, was in der Psychoanalyse die 'Heilung' ausmacht, so kann die Antwort lauten: Im analytischen Prozeß wird ein, der ursprünglich schädigenden Situation ähnliches 'Trauma' gesetzt oder durchlebt. Dieses Trauma unterscheidet sich von dem ersten vor allem dadurch, daß es nicht schädigend ist.

In der Setzung des spezifischen Traumas, der optimalen Frustration liegt noch nicht die Heilung. Es handelt sich dabei um die Vorbedingung dafür, daß Heilung sich ereignen kann.

Die Ähnlichkeit des Traumas, das nun in nicht schädigender Weise gesetzt wird, führt zur entsprechenden Anregung der 'Selbstheilungskräfte', d.h. es wird ein entsprechender Anstoß dem 'lebenden System' gegeben, sich in dieser Situation neu zu organisieren. Das Individuum nimmt nun Funktionen, die das Selbstobjekt, der Analytiker bis dahin erfüllte, da gerade an ihnen die erträgliche Frustration erfolgte, als Strukturen seines Selbst in sein Inneres auf. Aus Funktionen werden Strukturen.

Als Beispiel: Das Bedürfnis des Kindes, zu bewundern, zu idealisieren, dem bis hierher der Analytiker zur Verfügung stand, wird in die Fähigkeit des Selbst umgewandelt, die Selbstachtung und die Wertschätzung der eigenen Person konstant zu regulieren, das bedeutet, diese notwendige Regulation erfolgt nun nicht mehr von außen, wofür das äußere Selbstobjekt notwendig war, sondern von innen.

2. Die Heilungsvorstellung in der Homöopathie

Die klassische Homöopathie (Hahnemann) geht davon aus, daß es **ein** Medikament ist, das es zu finden gilt und das die Heilung prinzipiell nicht für die Krankheit, sondern für diesen bestimmten Menschen, seiner Konstitution entsprechend, bringt.

Ich denke, wir sollten heute von folgender Hypothese ausgehen:

Die unbelebte Natur, die Tiere und die Menschen sind aus demselben 'Material' gemacht, aus dem die Sterne, der Kosmos 'gemacht' ist. Mit 'Material' meine ich allerdings mehr als nur 'Stoff'. Ich meine damit auch die Art und Weise des Vorkommens, also die jeweilige Verwobenheit oder Vernetztheit des Materials in seinen ursprünglichen Zusammenhängen. Es wäre damit also das Ganze aus 'hard-ware' und 'soft-ware' gemeint.

Die Arzneien der Homöopathie sind nun grundsätzlich 'Naturstoffe', d.h. es sind bestimmte Zubereitungen pflanzlicher aber auch mineralischer oder tierischer Art. Die Art der Zubereitung läßt die, diesen Substanzen eigenen Zusammenhänge bestehen, sie zerreißt oder zerstört sie nicht.

Diese Substanz wird nun nicht einfach in der Art und Weise verordnet, wie sie in der Natur vorkommt, sondern sie wird potenziert. Bei Hahnemann herrscht die Vorstellung vor, die Krankheit würde durch eine zweite, künstlich durch die Arznei erzeugte Krankheit, eine Kunstkrankheit also, - wir denken an die Übertragungsneurose - besiegt. Dabei steht der Gedanke der Energieanreicherung im Hintergrund.

Ich denke, man kann es auch anders sehen: Es scheint wahrscheinlich, daß durch das Potenzieren eine **'Entledigung vom Konkreten'** erfolgt, daß die Annäherung an die 'Feinstofflichkeit' durch Weglassen konkreter Ausprägungen erreicht wird. Das würde bedeuten, daß der ursprüngliche Stoff, der eine Botschaft hat, durch das Potenzieren immer mehr **zur Botschaft wird**. Noch einmal anders ausgedrückt: Durch das Potenzieren wird die Möglichkeit, vom Anderen - vom anderen System - gehört zu werden, immer größer. Wie nun wird dieses Gehörtwerden oder die Übermittlung der Botschaft erreicht?

Die Antwort in der Homöopathie ist eindeutig, sie ist es wahrscheinlich auch in der Psychoanalyse: Die Übermittlung erfolgt durch das Simile Prinzip.

Das Simile-Prinzip besagt: Similia similibus curentur - Ähnliches möge Ähnliches heilen.

Ich denke, wir können die Analogie mit dem psychoanalytischen Prozeß hervorheben:

1. Über die Empathie wird der Analytiker dem Patienten ähnlich, richtiger, dem von ihm vermißten Teil, seinem traumatisierenden Selbstobjekt. Je ähnlicher er diesem wird, was der Analytiker an der Gegenübertragung messen kann, umso größer dürften die Chancen für eine Heilung sein. Je mehr der Analytiker auf die feinen, aber für den Patienten oft entscheidenden Nuancen des narzißtischen Bereiches hören kann, umso ähnlicher wird er werden können.

2. Gleichzeitig damit wird der gegenwärtig ablaufende Prozeß jenem immer ähnlicher, der zum Entwicklungsstillstand führte. Mir erscheint das Simile Prinzip als ein umfassendes Prinzip des Werdens und der Entwicklung, der Evolution überhaupt.

Allerdings gibt es wohl einen Punkt, an dem Ähnlichkeit in Gleichheit umzukippen droht, die genauso entwicklungsbehindernd ist, etwa die Mutter, die sich voll mit dem Kind identifiziert. Darin liegt wohl auch der tiefste, eigentlich bio-psychische Grund des Inzesttabus: Gleiche dürfen sich nicht zur Zeugung neuen Lebens zusammentun, Liebesbeziehungen von Gleichen - Vater, Tochter, - Mutter, Sohn tragen keine progressive Tendenz in sich. Gleiches mit Gleichem ruft nichts hervor.

Warum eigentlich hat etwas "Ähnliches", ein Simile die Kraft, ein System zu verändern, während ein oft noch so starker, andersgearteter Reiz zu massiver Abwehr oder zur Zerstörung des Systems führt?

Ich meine, das Simile kann sich einschleichen und einen Prozeß des Sich-Aufeinandereinpassens, der gegenseitigen Anpassung also auslösen.

Es wäre vorstellbar, daß die "Feinstofflichkeit" gerade jene Ebene der Stofflichkeit trifft oder auf sie paßt, auf der - oder aus der heraus - Änderungen möglich sind.

Das könnte für die Änderungen auf der menschlichen, besonders der psychischen Ebene, aber auch auf der Ebene 'organischer' Heilungen die Ebene der Selbstobjektübertragungen sein. Vorstellbar deshalb, weil auf dieser Ebene noch ziemlich vieles, was später festgelegt sein wird, offen ist und damit Veränderungen leicht zugänglich ist. Auf dieser Ebene ist das ganze System auf ein anderes hingeordnet, es ist wie eine Fülle ausgestreckter Arme, die nach ihrer Ergänzung, ihrer Antwort, ihrem 'Dazupassenden' verlangen. In dem Zustand der Bedürftigkeit ist das System auch bereit, sich der Antwort anzupassen, d. h. die Arme werden sich so ausrichten, daß das Entgegenkommende darauf paßt. Es ist also ein wechselseitiger Prozeß.

Wir könnten uns also vorstellen, daß die neue Struktur geringfügig anders als die alte ist, ansonsten aber gleich, dann würde sie vom System angenommen, weil aufs erste nicht genug dagegen spricht. In einer "zweiten Prüfung" würde die Andersartigkeit festgestellt, nun aber nicht mehr als Ganzes abgestoßen. Nun verändert sich das System selbst und kommt so dem Andersartigen entgegen. Personen, die sich dem Bedürfnis des Patienten entsprechend als das benötigte Selbstobjekt zur Verfügung stellen können, sind sein Simile und aktivieren als solches die Selbstheilungskräfte des Systems. Sein Simile sind sie in der Psychoanalyse dadurch, daß sie die sich von selbst herstellende Übertragung nicht stören und durch die Empathie innerlich dem Selbstobjekt des Patienten, das ja ein Teil von ihm ist, ähnlich werden.

Wenn wir die Analogie nochmals hervorheben, so können wir sagen: Aus dem Simile Prinzip heraus heilt durch Aktivierung der Selbstheilungskräfte

1. die Beziehung, spezifisch ausgedrückt: die Selbstobjektübertragungsbeziehung und

2. aus demselben Grund, dem Simile Prinzip, auch der materiale Stoff, sofern er zur 'Botschaft' geworden ist.

Literatur:

H. Kohut, Wie heilt die Psychoanalyse? Frankfurt/M. 1987

R. Seitschek, Homöopathie im Spannungsfeld der modernen Medizin, Wien 1987.

Wie Erwartung heilt

Der Effekt kognitiver Schemata auf den Genesungsverlauf

G. Blasche (Bad Tatzmannsdorf)

0. Zum Konzept "Erwartung"

Erwartung ist einer der wichtigsten Elemente menschlicher Informationsverarbeitung. "Erwartung" meint dabei unsere bewußten und unbewußten Hypothesen über zukünftige Ereignisse und damit auch über die Struktur der Welt. Erwartungen gelten als gelernt. Was wir erwarten können, hängt von unserer Erfahrung mit der Welt ab. Erwartungen spielen auf allen Ebenen psychischer Vorgänge eine Rolle. Auf der Ebene der Wahrnehmung, auf der Ebene menschlicher Interaktion und auf der Ebene individuellen Verhaltens.

Die soziale Lerntheorie (1) unterscheidet zwischen spezifischen und generalisierten Erwartungen. Spezifische Erwartung spiegeln unsere Vermutungen über den Ausgang einer Handlung oder den Verlauf eines bestimmten Ereignisses wider, während sich generalisierte Erwartungen auf allgemeine Überzeugungen, vor allem über Kausalität und Kontrollierbarkeit der Welt, beziehen.

1. Effekt der Erwartung auf Wahrnehmung und Kommunikation

Wahrnehmung ist immer eine Interaktion zwischen sensorischen Rohdaten und Schematas, die diese Rohdaten selektieren und interpretieren. Erwartung beeinflußt nun diese Selektion und Interpretation der Rohdaten ständig, was sich in den Phänomenen der Projektion, Halluzination und selektiven Aufmerksamkeit zeigt. Bei der Wahrnehmung von Körperempfindungen können etwa physikalisch identische Reize je nach Erwartung ganz unterschiedliche Empfindungen hervorrufen (2). Erwarten wir eine Erwärmung der Hände, werden wir wärmere Hände spüren. Und das vorherrschende Körperschema beeinflußt auch stark den Umgang mit uns selbst, was sich erschreckend deutlich bei anorrektischen Patientinnen widerspiegelt.

Der zwischenmenschliche Bereich ist förmlich aus einer Kette von Erwartungen über uns selbst und andere aufgebaut, deren Wirkung vielfach subtil aber folgenreich sind. Eines der in diesem Zusammenhang bekanntesten Phänomene ist die selbsterfüllende Prophezeiung, bei welcher wir unbewußt, aufgrund unserer Erwartung über eine Situation, diese Situation herbeiführen (3). Ein anderes bekanntes Erwartungsphänomen ist der sogenannte Versuchsleitereffekt, worunter die erwartungskonforme Verzerrung experimenteller Abläufe durch den Versuchsleiter verstanden wird. Das läßt vermuten, daß die Erwartung des Therapeuten kein unwesentlicher Bestandteil der Therapie ist.

2. Kontrollerwartung, Gesundheit und Genesung

Die Erwartung, Kontrolle über eine wichtige Situation zu haben oder nicht, ist ein wesentlicher Faktor für Gesundheit und Befindlichkeit. Bei Versuchstieren hat Kontrollverlust eine Reihe somatischer Auswirkungen, von Magengeschwüren in Folge von Streß bis hin zu Schwächung des Immunsystems (4). Beim Menschen führt die Erwartung, keine Kontrolle über wichtige Lebensereignisse zu haben, unter anderem über das Syndrom der gelernten Hilflosigkeit zu Depression (5). Kontrollerwartung hingegen führt, auch bei objektiv geringer Einflußmöglichkeit, zu erhöhter Anstrengung (1). Grundsätzlich legen Personen, die eine hohe Kontrollerwartung haben, eine günstigeren Krankheitsumgang an den Tag (5).

Die Frage der Kontrolle spiegelt sich in den Fragen Schuld an und Vermeidbarkeit von Krankheit bzw. Unfall wider. In den wenigen Arbeiten in diesem Gebiet haben diese Kognitionen einen deutlichen Einfluß auf Genesung und Krankheitsbewältigung (6). Während bei schweren, irreversiblen Unfällen jene Patienten den Unfall am besten bewältigen, die sich selbst Schuld am Geschehnis geben, zeigen bei leichteren, ausheilbaren Unfällen diejenigen die rascheste Genesung, die sich selbst bei einem für unvermeidbar gehaltenen Unfall keine Schuld geben. In dieser Studie hatten die psychischen Faktoren sogar mehr Erklärungswert in der Vorhersage des Heilungsverlaufes als das Ausmaß der Verletzung.

Neben der Einordnung der Krankheitsursache spielt die Kontrollerwartung im Bezug zur Genesung eine wichtige Rolle.

Wie schon bei den Fehlattributionsstudien erwähnt, hat die Überzeugung, irgendwie doch noch "Herr der Lage" zu sein, eine stark beruhigenden Wirkung. Etwa hat die Rückführung außergewöhnlicher physischer Empfindungen auf die Zyklusphase bei Frauen einen positiven Effekt auf Streßbewältigung (7). Grundsätzlich hat die Erwartung, auf den Genesungsverlauf Einfluß nehmen zu können, etwa durch Antizipation des Heilungsprozesses, eine genesungsfördernd Wirkung (8). Eine eigene Arbeit über Erwartung und Kurverlauf weist dabei auf einen anderen Gesichtspunkt (9). Patienten mit der Erwartung, fremdbestimmt zu sein, zeigen bei einer Kur die größere Besserung, was einen Hinweis auf die Bezogenheit von Behandlungsgestaltung und Kontrollerwartung ist.

3. Die Auswirkung von Erwartungen im Bereich Therapie

Eine gewisse Berühmtheit hat sich dieser Bereich durch die Voodo-Tötungen und den Placebo-effekt erworben (10). Beiden Phänomenen liegen offensichtlich Erwartungseffekte zugrunde. Placebos wirken ähnlich wie das vorgetäuschte Medikament, indem sie eine parallele Wirkungsrichtung, eine proportionale Stärke, einen ähnlichen Zeiteffekt und ähnliche Nebenwirkungen haben. Die Placebowirkung beruht dabei auf der Erwartung, daß (a) der Arzt sein Bestes gibt und (b), daß das vom Arzt verschriebene Medikament eine bekannte und benennbare Wirkung hat. Diese Erwartungen dürften dann über das belastungsmindernde Gefühl der Krankheitskontrolle und selektiven Aufmerksamkeit bis in den somatischen Bereich etwa über die Ausschüttung von Endorphinen hineinwirken. Grundsätzlich scheint jede therapeutische Intervention eine Placebowirkung provozieren zu können, ein Faktum, das jedenfalls auch für Scheinoperationen und Psychotherapie erwiesen ist.

Genauerer Aufschlüsse über die psychologische Verarbeitung der placeboprovozierten Erwartungen geben die sogenannten "Fehlattributionsexperimente" (11). Hierbei werden Patienten Placebos verabreicht, mit dem Hinweis, sie würden Nebenwirkungen hervorrufen, die dem bestehenden Leiden ähnlich sind. In jedenfalls einem Experiment war diese Verschreibung wirkungsvoller als die traditionelle Placebo-Verschreibung der Symptomlinderung. Eine Erklärung für dieses Paradox ist, daß eine kontrollierbare Ursache für das Leiden gefunden werden konnte, im Gegensatz zu dem unklaren und unbeherrschbaren ursprünglichen Symptom. Und die Erwartung der Kontrollierbarkeit einer Situation ist eine wichtige Voraussetzung für Wohlbefinden.

4. Wie Erwartung heilt: Zusammenfassung

Die Ingredienzien optimaler Heilung sind (1) die Erwartung, überhaupt gesund werden zu können, (2) die Erwartung, daß der Therapeut sein bestes gibt und daß die Therapie das bewirkt, was sie bewirken soll und (3) die Erwartung, selber positiv auf die Heilung Einfluß nehmen zu können. In der Praxis müßte als ein erster Schritt der Patient mit seinen Befürchtungen ernstgenommen werden, Information über die Behandlung gegeben werden und der Patient aktiv in die Behandlung miteinbezogen werden. Als zweiter Schritt könnten systemische und hypnotherapeutische Verfahren herangezogen werden, die flexiblere und offenere Interventionen erlauben als die einfache Placebogabe und das Vertrauen auf den weißen Mantel.

Literatur:

(1) Herkner, Werner: Einführung in die Sozialpsychologie. Hans Huber, Bern 1975

(2) Skelton; J. A., Pennebaker, J. W.: The Psychology of Physical Symptoms and Sensations. In: Sanders, G. & Suls, J. (Hg): Social Psychology of Health and Illness. L. Erlbaum, Hillsdale 1982

(3) Watzlawick, P., Beavin, J. H., Jackson, Don D.: Menschliche Kommunikation; Formen Störungen Paradoxien. Hans Huber, Bern 1969

(4) Laudenslager, M. L. et al: Coping and Immunosuppression: Inescapable but Not Escapable Shock Suppresses Lymphocyte Proliferation. Sience 221, p568-570, 1983

(5) Brewin, Chris R.: Cognitiv Foundations of Clinical Psychology. L. Erlbaum, Hove 1988

(6) Rogner, O., Frey, D., & Havemann, D.: Der Genesungsverlauf von Unfallpatienten aus kognitionspsychologischer Sicht. Z. f. Klin. Psych. 16/1, S. 11-28, 1987

(7) Rodin, J.: Menstruation, reattribution and competence. J. of Personality and Social Psychology 33, p. 345-353, 1976 (8) Watts, F. N.: Attributional Aspects of Medicine. In: Antaki, Ch., Brewin, Ch. (ed): Attribution and Psychology of Change. Academic Press, London 1982

(9) Blasche, G. Marktl, W.: Der Einfluß von Erwartung und Einstellung auf den Kurverlauf und Kureffekt. In Vorbereitung (10) White, L. Turksky, B. Schwartz, G. (ed): Placebo, Theory, Research. Guilford, London 1985 (11) Haisch J. (Hg): Angewandte Sozialpsychologie. Hans Huber, Bern 1983

"Das Wesen der Krankheit ist so dunkel als das Wesen des Lebens"

K. F. Kastner (Allentsteig)

........meinte der romantische Dichter NOVALIS - sinngemäß zitiert- unter dem Eindruck der Tuberkuloseerkrankung seiner Verlobten Sophie von Kühn, die im 15. Lebensjahr verstarb.

Erst dem Versuch, das von Newton scher Mechanik -er selbst empfand sie als Spiegelbild des"Göttlichen" - abgeleitete wissenschaftliche Denken auf die Phänomene des Lebens Krankheit und Gesundheit anzuwenden, blieb es vorbehalten ein mehr oder weniger spezifisches Kausalprinzip zu definieren.

Als Beispiel des mechanistischen biologischen Denkens in der Medizin seien die Kochschen Postulate erwähnt, wo als Folge der Infektion mit Tuberkelbakterien die Tuberkuloseerkrankung eintritt; was die Gesunderhaltung betrifft sei auf die Reduktion des Risikos einer Herz-Kreislauf oder Lungenerkrankung durch Vermeiden von Zigarettenrauchen hingewiesen, wo ebenfalls eine lineare Kausalbeziehung vorliegt, allerdings statistisch belegbar. Diese Betrachtungsmöglichkeiten erhellten zweifelsohne das Dunkel der Unwissenheit, ließen aber der Vielschichtigkeit und den unbewußten Phänomenen der Krankheit bzw. Gesundheit als Individualerlebnis keinen Raum. Das Leben des Menschen, betrifft es Mann oder Frau, eingebunden in das evolutive Geschehen, kann auch mit Bildern vernetzten logisch-abstrakten Denkens nicht befriedigend gedeutet werden. Geburt, Kindheit, Adoleszenz, das Reifealter, Senium und Tod laufen als genotypisch gesteuerte Phasen seit dem Auftreten des Homo sapiens vor ca. 1 Million Jahren in Afrika in unveränderlicher Reihenfolge ab. Gestattet man ein der Evolution innewohnendes - aus und durch sich selbst wirkendes - Organisations- und Kulturationsprinzip, liegen den einzelnen Lebensphasen Sinnmuster zu Grunde, nämlich Entwicklung im Phasenwechsel, Werden und Altern. Neben dem evolutiven WERDEN durch VERGEHEN liegt sicher auch evolutive NEUSCHÖPFUNG durch HEILUNG vor, da die Gesamtheit der Artenvielfalt Wundheilung als Prinzip erkennen und messen läßt.

Akzeptiert man ein dem Lebendigen innewohnendes geistig-energetisches Prinzip, das sowohl in der sichtbaren als auch nicht sichtbaren Materie vorhanden und wirksam ist, ist es gestattet für beide Erscheinungsformen diese kleinsten Energieträger als Quanten zu bezeichnen.

Die Materiequanten lassen sich als physikalisch meßbares Phänomen durch die Gesetze der Quantenphysik beschreiben, die "Geistigen Quanten " können als intuitive Summe aller

Wahrscheinlichkeiten und Möglichkeiten aufgefaßt werden. Die Unschärferelation d. h. die Unmöglichkeit im subatomaren Bereich Position und Bahn bestimmter Elementarteilchen gleichzeitig anzugeben, definiert demnach jenen Raum, in dem die Fülle des Geistigen als Summe aller Möglichkeiten in der Zeit geborgen ist. Das Planksche Wirkungsquantum stellt in dieser Hinsicht einen GRENZSTEIN der Materie dar: diesseits Physik, jenseits die Ungewißheit des geistigen, die Metaphysik. Läßt man ein dem Materiequantum äqivalentes "Geistiges Quantum" als Wirkenergie in der Zeit zu, darf der Begriff des "HEILQUAN-TUMS" postuliert werden: Es ist jene Energie, die die Wechselwirkung und den Austausch der Quanten der Materie und der Quanten des Geistigen steuert.

Dieses Heilquantum könnte im subatomaren Bereich die Wechselwirkung von Geist und Materie durch Änderung des Elektronenspins, Induktion von Quantensprüngen und Schwingungsänderungen verschiedenster Elementarteilchen im Nucleus bewirken. Es wäre jene Größe, die über das Plank'sche Wirkungsquantum hinaus geistige Energie in der Materie wirksam werden lassen könnte. Dem zu Folge gäbe es a priori kaum unheilbare Krankheiten, sofern die für das Funktionieren biologischer Materie notwendigen atomaren und moleku-laren Muster ablaufen können. Lediglich die Unkenntnis oder "Unwissenheit" über die Möglichkeiten des Geistigen wären der limitierende Faktor bzw. falscher Umgang mit der Materie. Die Arbeitshypothese des "Heilquantums" kann der Medizin und den verschieden-sten Methoden der Heilkunde eine neue gemeinsame Grundlage und Orientierung geben, die den Mißbrauch des Heilwissens unwahrscheinlicher werden ließe.

Für den Schulmediziner impliziert das Heilquantum die exakt beschreibbare und vorherseh-bare Wirkung eines Remediums mit der Einschränkung der individuellen Reaktion z. B. der Wirkung von Digitalis oder gamma-Strahlen. Für den Komplimentärmediziner handelt es sich vorwiegend um die Wechselwirkung feinstofflicher Schwingungen und Frequenzen mit dem Grobstofflichen; für den Chirurgen ist es der fundierte Schnitt der Auswüchse der biologischen Materien vom Integren trennt, für den Akupunkteur sind es durch punktuelle Reizungen induzierte Energie verschiebungen, für den Schamanen und Geistheiler Wirk-kräfte unterschiedlicher Ebenen der Ganzheit, für den Musiktherapeuthen ist es der befrei-ende Ton, für den Kunsttherapeuthen das stillende und bewegende Bild, für den Krieger der Frieden, für den Romantiker die "Blaue Blume", für den Mystiker das Einswerden mit dem Göttlichen, für den Unterdrückten und Beladenen der Zugang zu Freiheit und Lebensfreude, die dieses Universum zuläßt, zuletzt bedeuetet es die Erfahrung der Liebe und Geborgenheit im evolutiven Weltenwandel.

Zusammenfassend wird die quantenmechanische Äquivalenz von Materie und Geist als Möglichkeit und potentieller Motor der Evolution vorgestellt. Das "Heilquantum" als energetisches Wirkprinzip im Materiellen und Geistigen wird postuliert. Es kann als unabdingbare Gemeinsamkeit unterschiedlichster Heilmethoden aufgefaßt werden. Mit dem Wissen um die heilendeWechselwirkung in Materie und Geist gewinnen Therapeut und Patient zueinander einen multidimensionalen Zugang, der beiden ein Miteinander als "Ebenbild Gottes" ermöglicht. Aus DEM heraus, bleibt das Wesen der Krankheit und des Lebens nur für den "Dunkel", der nicht das Wagnis unternimmt mit dem Licht der Erkenntnis auf Suche zu gehen.

Forumsdiskussion

Die Heilkraft der Gedanken

Pietschmann (Wien)

Der Vorsitzende führte zunächst in die Thematik ein:

Es ist ein wesentliches Merkmal des abendländischen Denkens, daß wir eine Trennung zwischen Geist und Materie durchgeführt haben. Es wird oft das "Descart'sche Weltbild" genannt, aber die Wurzeln gehen viel weiter zurück in unserer Kultur. Descartes hat unterschieden zwischen res extensa und res cogitans - das ausgedehnte Sein und das denkende Sein. Und im Gefolge ist dann eine Methode entwickelt worden, die wir Naturwissenschaft nennen, mit der es uns möglich ist, die Gesetze der Materie in Raum und Zeit in einer Weise zu erfassen, daß wir uns absolut darauf verlassen können. Es gibt eine eigene Disziplin an allen Universitäten, die Wissenschaftstheorie, wo darüber diskutiert wird, wieso das so ist. Es ist jedenfalls ein Faktum, daß wir uns auf die sogenannten Naturgesetze absolut verlassen können; damit meine ich nicht, daß wir sie nicht formal ändern können. Zwischen der klassischen Physik und der modernen Physik gibt es in der formalen Beschreibung natürlich Unterschiede! "Absolut verlassen", sei an einem Beispiel erklärt. Wenn ein Flugzeugunfall passiert, dann muß die Flugunfallkommission alle Möglichkeiten als Ursache zulassen. Wenn aber jemand beim verzweifelten Suchen nach der Ursache in der Kommission vorschlagen würde, vielleicht hat an diesem Tag das Bernoulli'sche Gesetz nicht funktioniert, würde man den doch mit Recht auf Urlaub schicken und sagen, er ist überarbeitet, um das vorsichtig zu formulieren. In diesem Sinn meine ich, sind wir imstande gewesen, die Gesetze der Materie in Raum und Zeit zu finden. Der Preis dafür war aber die Trennung zwischen res cogitans und res extensa. Die Trennung von Geist und Materie ist Voraussetzung dafür, daß wir die Materie in vollständiger Weise beherrschen. Das bedeutet aber, das wir nicht die geringste Ahnung haben über die Wechselwirkung zwischen Geist und Materie.

Wenn Sie eine Farbe sehen, dann sehen Sie ja nicht eine Wellenlänge, sondern Sie haben eine qualitative Empfindung. Niemand hat eine Ahnung, wie es dazu kommt; den "psychophysischen Parallelismus" nennt man das dann, um diese Unfähigkeit durch einen Begriff zu entschärfen. Wie es in der Materie funktioniert, das wissen wir, aber wie es dann zu den qualitativen Eindrücken kommt, das wissen wir nicht. Hier stehen wir vor einer Unmöglichkeit, die der Preis dafür war, daß wir die Gesetze der Materie finden können.

Die Einwirkung des Geistes auf unseren eigenen Körper ist so selbstverständlich, daß wir vollkommen vergessen haben, daß sie niemand auf der Welt erklären kann. Und daß das im

284

Grunde genommen ein genauso kompliziertes Phänomen ist, wie das, was man sich sonst noch unter Psychokinese vorstellen könnte! Immanuel Kant, sagt das, in etwas älterer Sprache, in einer kleinen Schrift, "Die Träume eines Geistersehers, erläutert durch Träume der Metaphysik": "... allein unter unzähligen Aufgaben, die sich selbst darbieten, diejenigen auszuwählen, deren Auflösung dem Menschen angelegen ist, ist das Verdienst der Weisheit". Sich den Problemen zuzuwenden, die wir lösen können, sei das Verdienst der Weisheit. Mit anderen Worten, wir haben die Descart'sche Trennung eingeführt, aber wir haben dadurch etwas gewonnen. Schlimm wird es erst, wenn wir vergessen, daß wir eine Trennung eingeführt haben und den Geist leugnen. Kant sagt weiter: "wenn die Wissenschaft ihren Kreis durchlaufen hat, so gelanget sie natürlicherweise zu dem Punkte eines bescheidenen Mißtrauens und sagt unwillig über sich selbst, wieviele Dinge gibt es doch, die ich nicht einsehe".

Und dann kommt die entscheidende Passage: "Ich weiß wohl, daß das Denken und Wollen meinen Körper bewege, aber ich kann diese Erscheinung als eine einfache Erfahrung niemals durch Zergliederung auf eine andere bringen und sie daher wohl erkennen, aber nicht einsehen. Daß mein Wille meinen Arm bewegt, ist mir nicht verständlicher, als wenn jemand sagte, daß derselbe auch den Mond in seinem Kreise zurückhalten könnte. Der Unterschied ist nur dieser, daß ich jenes erfahre, dieses aber niemals in meine Sinne gekommen ist". Das eine erfahre ich, aber das andere beobachte ich nie. Aber ich kann das eine sowenig beschreiben, wie das andere.

Was hat das alles mit Medizin zu tun? Nun, nichts im positiven Sinn, aber wohl sehr viel im negativen Sinn. Wenn wir nicht wissen können, wie der Geist und die Gedanken auf die Materie wirken, so können wir weder sagen, was da geschieht, noch können wir sagen, was nicht geschieht. Aber es wird uns bedauerlicherweise durch diese Trennung, nahegelegt, daß wir uns nur auf die Materie in Raum und Zeit konzentrieren sollen. Und nun ist die Medizin meines Erachtens nach in jener fatalen Position, die nur durch einen Widerspruch charakterisiert werden kann, und es ist die Frage, wie man mit diesem Widerspruch umgeht. Die Medizin darf nämlich einerseits die Erkenntnisse der Gesetze der Materie in Raum und Zeit nicht übersehen oder vernachlässigen. Denn der Mensch ist genauso wie alles andere Materie in Raum und Zeit. Und wenn wir die Gesetze der Materie in Raum und Zeit erfassen, werden wir auch über den Menschen einiges lernen. Die Medizin darf aber auch nicht übersehen, daß der Mensch nicht nur Materie in Raum und Zeit ist, sondern daß es zum Menschen ganz wesentlich dazugehört, genau diese Einheit darzustellen! Der Mensch ist ja die Einheit, die getrennt wurde. Die Medizin darf den zweiten Aspekt nicht eliminieren. Nun war aber das Absehen, die Trennung von Geist und Materie die Voraussetzung für den Erfolg auf dem Gebiet der Materie in Raum und Zeit. Und deswegen habe ich von einem Widerspruch gesprochen. Denn wir dürfen zwei Dinge nicht tun. Wir dürfen einerseits den geistigen Aspekt nicht völlig ausklammern, weil wir sonst den Menschen nicht ernst nehmen, am Wesen des Menschen vorbeigehen. Wir dürfen aber auch nicht versuchen, die Methoden, die sich in der Naturwissenschaft so bewährt haben, auf den geistigen Bereich anzuwenden, weil nämlich die Ausklammerung, diese Trennung geradezu die Voraussetzung war, daß diese Methoden funktionieren. Carl Friedrich v. Weizsäcker sagt das so schön: Philosophie stellt diejenigen Fragen, die nicht gestellt zu haben das Erfolgsrezept der Naturwissenschaft ist. Und das ist das Dilemma auch in der Medizin. Voraussetzung der naturwissenschaftlichen Methode in der Medizin ist es, gewisse Fragen nicht zu stellen. Diese Fragen nie zu stellen heißt aber, die Würde des Menschen zu verletzen. Weil nach

Kant die Würde des Menschen in seiner Einmaligkeit und Unauswechselbarkeit besteht, die gerade die Einheit von Geist und Körper voraussetzt. -

Nach dieser Einführung entspann sich ein engagierter Dialog, in dem zunächst die Bedeutung der Logotherapie nach Viktor Frankl gewürdigt wurde. Nach einhelliger Meinung aller Anwesenden ist die Einstellung des Patienten zu seiner Krankheit von wesentlicher Bedeutung für den Heilungsprozeß. Es wäre daher durchaus wünschenswert, wenn der Arzt vor dem Beginn einer Diagnose oder gar Therapie zunächst einmal in einem Gespräch mit dem Patienten dessen Bereitschaft für den Heilungsprozeß abklären könnte. Es entspann sich eine Diskussion zwischen praktischen Ärzten und Vertretern der psychotherapeutischen Methoden, wo die Grenze zu ziehen wäre, jenseits derer eine Zuweisung zum Spezialisten oder eine Beiziehung eines psychotherapeutisch ausgebildeten Arztes gegeben erscheint. Daß jedoch eine Beeinflussung der Gedankenwelt des Patienten im Hinblick auf eine positive Einstellung zum Heilungsprozeß in allen Fällen nützlich wäre, blieb dabei unbestritten. Leider konnte niemand unter den Anwesenden auf irgendeine medizinische Ausbildungsstätte verweisen, bei der derartige Überlegungen während der Lehrzeit auch nur angeschnitten werden.

Im weiteren wurde auf den wichtigen Unterschied zwischen "Lernen" und "Üben" aufmerksam gemacht. Während man den richtigen Umgang mit den materiellen Aspekten der Wirklichkeit lernen kann, muß man sich im Umgang mit den geistigen Aspekten also z. B. mit den eigenen Gedanken oder mit den Gedanken des Patienten - üben. So wie etwa ein Musiker nicht einfach abstrakt sein Instrument erlernen will, sondern bei einem großen Meister eingeübt sein will, so bedarf auch das Üben der zwischenmenschlichen Kommunikation der Anleitung eines erfahrenen Lehrers und kann nicht etwa aus Büchern gelernt werden.

Abschließend wurde der Wunsch ausgedrückt, daß die Berücksichtigung geistiger Aspekte - insbesondere die Auswirkung der Gedanken auf Gesundheit, aber auch Bildungsfähigkeit der Menschen verstärkt in das Bewußtsein unserer menschlichen Gemeinschaft dringen möge, insbesondere im Bildungswesen und bei der Ausbildung von Medizinern, aber auch Lehrern.

Forumsdiskussion

Anthroposophische Medizin

H. Siber (Wien)

1) Grundsätzliche Gesichtspunkte

In der einleitenden kurzen Charakterisierung der anthroposophischen Medizin wird betont, daß sie sich als eine Erweiterung der Heilkunst auf geisteswissenschaftlicher Grundlage versteht, die nicht in Opposition mit der naturwissenschaftlich orientierten Medizin steht, sondern deren Forschungsergebnisse voll anerkennt. Anthroposophische Medizin stellt somit keine Alternative sondern eine komplementäre medizinische Methode dar. Die in den Naturwissenschaften erforschten Gesetzmäßigkeiten der materiellen Welt reichen nicht aus, um komplexe biologische Systeme der Wirklichkeit entsprechend zu erkennen und zu beschreiben. Die anthroposophische Medizin bemüht sich um eine Erweiterung der Erkenntnismöglichkeiten über den Bereich des physisch Materiellen hinaus, indem die Methoden beschrieben werden, die zur Entwicklung jener Erkenntnisorgane führen, die Wahrnehmungen im übersinnlichen Bereich möglich machen. Neben der Beschreibung dieses Schulungsweges hat der Begründer der Anthroposophie Dr. Rudolf Steiner eine große Anzahl von Forschungsresultaten aus dem Bereich der geistigen Welt in seinen schriftlich vorliegenden Werken mitgeteilt, die auch vom nicht Hellsichtigen überprüft werden können, ohne die methodischen Prinzipien der Naturwissenschaft aufzugeben.

Geisteswissenschaftliche Forschungsergebnisse müssen durch naturwissenschaftlich empirische Forschung verifiziert werden. Das Verhältnis von Geisteswissenschaft zu Naturwissenschaft ist mit der Arbeitsweise beim Tunnelbau zu vergleichen – man beginnt unabhängig voneinander von zwei Seiten zu bauen und trifft bei exakter Vorgangsweise in der Mitte zusammen.

Ein tieferes Verständnis der methodischen und praktisch-therapeutischen Prinzipien der anthroposophisch erweiterten Medizin setzt ein intensives Studium des anthoroposophischen Welt-und Menschenbildes voraus, das in einer umfangreichen Primär - und Sekundärliteratur beschrieben ist und an der freien Hochschule für Geisteswissenschaft in Dornach (Schweiz) in Forschung und Lehre zur Anwendung gebracht wird. Die anthroposophisch erweiterte Medizin ist die einzige komplementärmedizinische Richtung, die weltweit sowohl über Forschungslaboratorien als auch über Krankenhäuser mit den verschiedensten Fachgebieten verfügt.

2) Das Menschenbild der anthroposophischen Medizin:

Die Gesetzmäßigkeiten des Lebendigen sind mit den Gesetzen der toten Materie nicht ausreichend zu beschreiben. Dieser Tatbestand läßt sich am Vergleich zwischen dem belebten Organismus und dem Leichnam anschaulich darstellen. Das ungehinderte Wirken der chemischen und physikalischen Kräfte, das die anorganische Natur charakterisiert, äußert sich im Leichnam im sofortigen Einsetzen der Fäulnis- und Verwesungsprozesse. Im lebendigen Organismus muß also eine Kräftewirksamkeit vorhanden sein, die dem Wirken dieser materiellen Kräfte entgegengesetzt ist. Diese Kräftewirksamkeit, die übersinnlicher Natur ist, wird als Ätherleib oder Lebensleib bezeichnet. Diese übersinnlichen Kräfte sind im Physischen zum Beispiel im Wachstum, in der Gestaltbildung und in der Reproduktion zu verfolgen und zu beobachten und somit indirekt zu erforschen. Das Prinzip, die Gesetzmäßigkeit des Lebendigen an Hand morphologischer Forschungen zu untersuchen, geht auf Goethe zurück.

So wie sich der Ätherleib der physischen Grundlage bedient, um einen lebendigen Organismus hervorzubringen, bedient sich der Seelenleib oder Astralleib des Lebendigen, um Seelisches in der Bewegung und Lautbildung zum Ausdruck, zum Bewußtsein zu bringen. In der Evolution wird damit der Schritt vom vegetativ Pflanzlichen zum seelisch Tierischen vollzogen.

Der Mensch als hierarchisch höchststehendes Naturreich verfügt außerdem noch über ein geistiges Wesensglied, das Ausdruck seiner Individualität, seiner Unvergänglichkeit ist. Das Ich des Menschen verleiht Bewußtsein seiner Selbst und gestaltet in den Taten die Biographie des Menschen, die Ewigkeitscharakter besitzt.

Das viergliedrige Menschenbild der Anthroposophie ist Ausdruck eines hierarchischen Ordnungsprinzips im menschlichen Organismus und damit auch Grundlage der anthroposophisch erweiterten Medizin.

3) Die Arzt-Patientenbeziehung in der anthroposophischen Medizin:

Auf Grundlage des geschilderten viergliedrigen Menschenbildes gehört es zur Aufgabe des anthroposophischen Arztes zunächst eine Diagnose zu stellen, die den Gesichtspunkten der naturwissenschaftlich orientierten Medizin Rechnung trägt. Darüberhinaus aber muß eine Berücksichtigung der ätherischen, seelischen und geistigen Dimmension des Menschen angestrebt werden.

Die Wesensgliederdiagnose hat zur Voraussetzung, daß durch Studium der Gesetzmäßigkeiten der übersinnlichen Welt und durch das Beschreiten eines Übungsweges schrittweise die Fähigkeit zur Wahrnehmung der übersinnlichen Wesensglieder entwickelt werden kann. Die anthroposophische Medizin befindet sich in dieser Hinsicht ganz am Anfang eines langen Weges, dessen Früchte erst in der Zukunft voll ausgebildet sein werden.

Aber auch indirekte Beobachtungsmöglichkeiten des seelisch-geistigen Zustandes des Patienten können zur Anwendung gebracht werden. Neben speziellen anamnestischen Verfahren stellt insbesondere die Miteinbeziehung der Biographie, als Abbild des Wirkens von Seele und Geist auf dem physischen Plan eine Möglichkeit dar, zum geistigen Wesenskern des Menschen vorzudringen. Die diagnostischen Verfahren in der anthroposophisch erweiterten Medizin zielen somit darauf ab, den Reduktionismus der materiell orientierten Medizin zu überwinden und die Gesetzmäßigkeiten des Lebendigen, des Seelischen und des

Geistigen miteinzubeziehen, um der Wesenheit des Menschen in Gesundheit und Krankheit gerecht werden zu können.

4) Die Krankheitsauffassung der anthroposophischen Medizin:

Die Frage nach dem Wesen der Krankheit ist in der Medizin eine Kardinalfrage. Die mechanistischen Krankheitstheorien, die hauptsächlich in der genetischen Determination und in der Infektionstheorie ihren Niederschlag finden, lassen das Wesen des Menschen außer Acht. Erst die neueren immunologischen Forschungen haben deutlich gemacht, inwieweit Krankheit unmittelbar mit der seelisch-geistigen Verfassung des Menschen in Zusammenhang steht. Nicht die Krankheitserreger oder die malignen Zellen stellen die eigentliche Ursache der Erkrankung dar, sondern die mangelnde Kraft des Ich, sich gegenüber den vegetativen Wucherungsprozessen der äußeren Natur abzugrenzen. Krankheit ist somit nicht als etwas von außen Bewirktes aufzufassen, sondern steht mit der geistigen-seelischen Wesenheit, mit der Biographie in unmittelbarem Zusammenhang.

Krankheitsprozeße sind physiologische Prozesse, die dadurch ihren pathologischen Charakter gewinnen, daß sie entweder am falschen Ort oder zum falschen Zeitpunkt auftreten. Krankheitsprozesse haben somit wesenhaften Charakter und sind mit der Möglichkeit zur Entwicklung im menschlichen Leben untrennbar verbunden.

Sie bringen oft schmerzhaft zum Bewußtsein, was verschlafen wurde, sie stellen ein Aufwacherlebnis dar, das die Möglichkeit zur Neuordnung in sich birgt.

Die Botschaft der Krankheit zu verstehen, ihre Wesenhaftigkeit aus dem Studium der Pathologie zu erkennen, sind Ziele der anthroposophisch erweiterten Medizin. Wer das Heil der ganzen Menschheit im Auge hat, muß die einseitige therapeutische Orientierung, die sich ganz auf die individuelle Symptomatologie stützt, und das Wesen der Krankheit leugnet (klassische Homöopathie), überwinden und eine rationelle Therapie ganz aus dem Krankheitsverständnis heraus erarbeiten.

5) Therapeutische Prinzipien der anthroposophischen Medizin:

Die medikamentöse Therapie benützt Substanzen als Heilmittler, die durch spezielle pharmazeutische Zubereitungsverfahren dem Krankheitsgeschehen angepaßt werden können. Die anthroposophische Medizin verwendet Heilmittel aus dem Mineral-, Pflanzen- und Tierreich, wobei neben dem homöopathischen Potenzierungsprozeß noch eine Reihe von speziellen Herstellungsverfahren der anthropsosophischen Pharmazie zur Anwendung kommen. Substanzen können innerlich, als Injektion oder als äußere Anwendung therapeutisch eingesetzt werden.

Im ärztlichen Gespräch kommen nicht stoffgebundene Kräfte zur Anwendung, wenn sie von Heilermut und Liebefähigkeit getragen werden. Das Gespräch bringt zur passiven Aufnahme des Heilmittels den Aspekt der aktiven Auseinandersetzung hinzu. Dieser Gesichtspunkt kann durch die künstlerischen Therapien, die in der anthroposophischen Medizin eine immer größere Bedeutung gewinnen, noch wesentlich unterstützt werden.

Die Heileurythmie stellt eine Weiterentwicklung der von Rudolf Steiner inauguriertem Bewegungskunst der Eurythmie dar, die Sprache und Musik in der Bewegung zum Ausdruck bringt. Die formende und heilende Kraft des Wortes kommt in der Sprachgestaltung zur Anwendung. Maltherapie, therapeutisches Plastizieren und Musiktherapie stellen weitere künstlerisch-therapeutische Möglichkeiten dar.

6) Misteltherapie des Carcinoms:

Die Misteltherapie ist ein typisches Beispiel der Anwendung eines geisteswissenschaftlichen Forschungsergebnisses in der praktischen Medizin, dessen Verifizierung erst Jahrzehnte nach der Einführung in die Krebstherapie mit den experimentiellen Forschungsmethoden der Naturwissenschaft erbracht wurde. Die zytostatische und immunstimulierende Wirkung der Misteltherapie ist durch ca. 50 Studien experimentiell gesichert und hat neben einer Verlängerung der Überlebenszeit eine deutliche Verbesserung der Lebensqualität bei Krebspatienten erbracht.

Gerade in Wien wird seit mehr als 17 Jahren klinisch-onkologisch mit der Misteltherapie gearbeitet und es sind eine Reihe von wertvollen statistischen Arbeiten durchgeführt worden.

7) Probleme des Wirksamkeitsnachweises in der Medizin:

Gerade die Medizin ist durch die Anwendung statistischer Verfahren, die auf die unbelebte Natur abgestimmt sind, mit methodologischen und ethischen Problemen konfrontiert. Prinzipiell muß festgehalten werden, daß die Statistik keine Erkenntnismethode darstellt, sondern lediglich eine Absicherungsmethode für ein therapeutisches Verfahren, dessen praktischen Wert es abzuschätzen gilt. Je kleiner die Zahl der herangezogenenen Parameter ist, umso signifikantere Ergebnisse können erzielt werden, je größer die Zahl der Parameter ist, umso geringer wird die Validität. Komplexe biologische Systeme wie der Mensch lassen sich durch wenige Parameter nicht der Wirklichkeit entsprechend beschreiben. Zur Erzielung eines statistisch brauchbaren Ergebnisses ist somit eine Reduktion des Menschen auf die wäg, meß- und zählbaren Parameter unumgänglich. Die Ausklammerung der Arzt-Patientenbeziehung in der Doppelblindstudie bzw. in der Randomisation stellt ein unärztliches Verhalten dar, daß tiefgreifende ethische Probleme aufwirft. Auch das Dogma der Reproduzierbarkeit statistischer Ergebnisse erscheint unter dem Gesichtspunkt der Chaosforschung fragwürdig.

Zusammenfassend ist zu sagen, daß trotz der geäußerten Bedenken statistische Verfahren einen relativen Wert für die Absicherung therapeutischer Verfahren aufweisen, daß aber der gut dokumentierte Einzelfall zumindest gleich großes Gewicht für den Wirksamkeitsnachweis haben sollte.

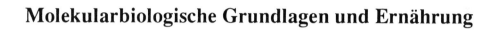

Molekularbiologische Grundlagen und Ernährung

Zytokine, Signalstoffe des Immunsystems.

E. J. Menzel (Wien)

Verschiedene Zelltypen wie Lymphocyten, Macrophagen, Thrombocyten, Endothelzellen und Fibroblasten produzieren auf bestimmte Reize hormonähnliche Substanzen, die sogenannten Zytokine. Was diese Glykoproteine aber von Hormonen unterscheidet, ist die Tatsache ihrer überwiegenden "Nahwirkung": d. h. sie signalisieren den unmittelbar benachbarten Zellen eine Botschaft, welche von den Empfängerzellen über Receptoren aufgenommen wird. Ähnlich den Hormonen sind auch die Zytokine in äußerst geringen Konzentrationen wirksam, Interleukin-1 (IL-1) etwa in 10^{-10}molarer, transforming growth factor ß (TGF-ß) sogar in femtomolaren Mengen. Entsprechend ist auch die Zahl der Receptoren auf den Zielzellen ungewöhnlich gering (10^2-10^3). Im Gegensatz zu den ebenfalls lokal wirkenden Neurotransmittern werden Zytokine kaum gespeichert (Ausnahme: in Mastzellen, die erst vor kurzem als Zytokinquelle näher studiert wurden), sondern bei Bedarf de novo synthetisiert, wobei es zu einer Zytokinkaskade kommen kann (z. B. IL-1 oder TNF löst Synthese von IL-6 aus, etc.). Man unterscheidet prinzipiell zwei Hauptgruppen von Zytokinen: Monokine und Lymphokine. Erstere werden von Monocyten/Macrophagen produziert, letztere von Lymphozyten. Am bekanntesten sind in der ersten Kategorie IL-1, TNF-alpha und IL-6, in der zweiten IL-2, Interferon-gamma und IL-4. Manche der entfalteten Wirkungen sind je nach dem zellulären Umfeld der zytokinproduzierenden Zellen sehr unterschiedlich (man spricht von pleiotropen Zytokinen): so wirkt der Tumor Nekrose Faktor, TNF, auf normale Fibroblasten aktivierend, es kommt zur Zellproliferation, die Biosyntheseaktivität nimmt zu (vermehrte Kollagensynthese). Gegenüber transformierten Fibroblasten und manchen Tumorzellen hingegen wirkt derselbe Faktor cytotoxisch oder zumindest cytostatisch. Dabei löst die Bindung von TNF in Trimeren-Paketen an die Zellmembran der Zielzelle über Vermittlung der sogenannten G-Proteine im Cytoplasma und Zellkern eine Kettenreaktion von Sekundärsignalen oder Botschaften aus, die je nach der aktuellen Stoffwechsellage der "attakierten" Zelle mehr oder minder schnell zum Zelltod führt.

Fibrogene Cytokine

Zelluläre Interaktionen bestimmen die Zusammensetzung eines Gewebes im Steady State. Dieser status quo kann durch Infektion oder Trauma aus der Balance gebracht werden. Die Zellgemeinschaft antwortet darauf sehr schnell mit der Freisetzung von Cytokinen. Der ungebremste überschießende Einsatz derartiger Signalstoffe führt zu irreversiblen Änderungen der Bindegewebestruktur ("Umbau" findet statt). Da den höheren Wirbeltieren die Fähigkeit zur Organ-und Gliedmaßenregeneration fehlt, hat sich in den Geweben ein komplexer Reparaturmechanismus entwickelt, an dem sowohl ortsansässige Mesenchymzellen als auch chemotaktisch angelockte Immunzellen beteiligt sind. Alex Carrel hat schon 1922 vermutet, daß dabei auch lösliche Mediatoren eine wesentliche Rolle spielen. Er beobachtete, daß "substances contained within embryonic juices" die Zellproliferationsraten in vitro beschleunigen. Dies war der erste Hinweis auf "growth factors"-Wachstumsfaktoren. Er postulierte auch, daß diese Stoffe im adulten Gewebe bei der Wundheilung wirksam werden könnten. Schon 1979 waren annähernd hundert distinkte durch Signalstoffe mediierte regulatorische Aktivitäten bekannt. Heute weiß man, daß dafür nicht ebenso viele verschiedene Cytokine verantwortlich sind, sondern 20 - 30 Cytokine multifunktioneller Natur. Ursprünglich wurden sie über ihre Aktivitäten als "Faktoren" definiert, die z. B. monocytäre Zellen anlocken, Fibroblasten proliferieren lassen oder auch Tumorzellen abtöten. Sie können aber noch wesentlich mehr. Heute sind die meisten wichtigen Zytokine gentechnologisch darstellbar, so daß sie sogar in medizinischen Studien hinsichtlich ihrer potentiellen therapeutischen Einsatzmöglichkeiten getestet werden können. Eine zentrale Rolle spielen Macrophagen als Zytokinproduzenten. Diese Zellen geben nach Lectinstimulation in vitro Zytokine ab. Ursprünglich dachte man an einen einheitlichen Faktor, den man MDGF (macrophage-derived growth factor) nannte. Heute wissen wir, daß diese Freßzellen, die auch immunologisch bei der sogenannten Antigenpräsentation von großer Bedeutung sind, mindestens sechs wichtige Zytokine sezernieren: IL-1, TNF-alpha, FGF (fibroblast growth factor), PDGF (platelet-derived growth factor) und TGF-ß (transforming growth factor). Vor allem die beiden letzteren werden als "fibrogene Zytokine" bezeichnet, weil sie bei der Entstehung von Fibrosen eine wesentliche Rolle spielen. Diese beiden Zytokine sind auch die einzigen, die sicher Fibroblasten zur Proliferation anregen. Das Homodimere von PDGF löst den Übergang vom Ruhezustand (G_0-Phase) zur G_1-Phase im Zellzyklus aus. Interleukin-1 kann dabei das Startsignal sein. TGF-ß hingegen wirkt für sich allein auf Fibroblasten proliferativ. Das andere Kennzeichen für fibrotische Abläufe, die Kollagensynthese, wird ebenfalls von diesem Zytokin programmiert. Seine Bedeutung für immunologische Abläufe gewinnt TGF-ß hingegen aus der Fähigkeit zur Inhibition der T-Zellproliferation, allerdings weit hinten im Proliferationszyklus der Lymphocyten. Besonders verblüffend ist der Konzentrationsbereich, in welchem dieser Faktor wirksam wird. Es handelt sich dabei um femtomolare Konzentrationen (10^{-15} M/l). Dies bedeutet, daß um die einzelnen Zellen nur mehr ein paar hundert bis tausend Moleküle vorhanden sind, die trotzdem noch Signale an die Zellen weiterleiten können. Dies wohl auch deshalb, weil die entsprechenden Receptoren auf der Zellmembran sehr hohe Affinität zu den Zytokinen besitzen (Dissoziationskonstanten bis zu 10^{-11}M/l herab). Dies bedeutet somit, daß faktisch alle Moleküle ihr Ziel erreichen müssen und die vorhandenen Receptoren voll belegen. Auch die Zahl der Receptoren für manche hochaktive Zytokine ist gering und beträgt z. B. für das hämatopoetische Zytokin IL-3 150 pro humanem Monocyt. Im Gegensatz zur eindeutig fibrogenen Grundausrichtung von TGF-ß, ist die Rolle von TNF-alpha in der Pathogenese der Fibrose (z. B. interstitielle Lungenfibrose) unklar. Hier gibt es sehr kontroversielle Literaturangaben. Manche Autoren finden eine steigernde, andere eine abbremsende Wirkung dieses Faktors auf die Kollagensynthese. Die proliferative Wirkung scheint bei kleinen Konzentrationen positiv zu sein, bei hohen TNF-Spiegeln hemmt der Faktor jedoch das Fibroblastenwachstum. Interferon-gamma wieder scheint ein negatives Signal zu geben, d. h. es stoppt die Kollagensynthese am Ende der Wundheilungsphase. Getestet werden alle diese Vorgänge in vitro an NIH 3T3 Fibroblasten, und zwar wird der Einbau von ^{3}H-Thymidin gemessen.

292

Die Rolle der Zytokine bei der Pathogenese der Fibrose

Der Reperaturprozeß, der auf die Verletzung verschiedener Gewebe einsetzt, ähnelt der Wundheilung der Haut. Die Initialphase ist durch Infiltration von Entzündungs- und Immunzellen sowie von mesenchymalen Zellen charakterisiert. Darauf folgen Mesenchymzellenproliferation und Kollagensynthese. In der Lunge erfolgt diese Bindegewebedeposition hauptsächlich in der Alveolärwand und den benachbarten Lufträumen. Auslösendes Moment ist hier die Inhalation von toxischen Chemikalien, organischen oder anorganischen Stäuben oder hohe Konzentrationen von Ozon. Neben TGF-ß wird auf der Zytokinebene TNF-alpha für diese Vorgänge mitverantwortlich gemacht. Dieser Faktor wirkt dabei weniger proliferativ als destruktiv hinsichtlich der Typ I Epithelzellen. Im Tierversuch konnte gezeigt werden, daß durch Gabe von Anti-TNF-antikörpern die bleomycin-induzierte Lungenfibrose vermindert werden kann. Als Therapiemaßnahmen sind "natürliche" biologische response modifiers (BRM) denkbar, wie Interferon-ß. Dieses Interferon wird von Fibroblasten nach Exposition gegenüber TNF-alpha oder PDGF (platelet-derived growth factor) gebildet. Auch Interferon gamma, das sogenannte Immun-Interferon der Lymphocyten, bremst die mitogene Aktivität von PDGF, der die Fibroblasten unterworfen werden.

Der multifunktionelle Charakter der Lymphokine

Ein Beispiel für die Vielfalt der Wirkungen von Zytokinen ist der TNF-alpha. Vom Namen her können wir seine tumorzerstörende Aktivität ableiten, meßbar etwa an virustransformierten Fibroblastenzell-Linien (L 929). Der Faktor bindet sich dabei meist als Trimeres an mehrere Receptoren (kooperative Signalverstärkung) und löst damit eine Reihe von intracellulären Sekundärsignalen aus. Gleichzeitig erfolgt Genexpression anderer Zytokine, wie IL-6 oder IL-8. Die Zelle kann aber auch lebenserhaltende Enzymsysteme aktivieren (z. B. die antioxydativ wirkende Mangan-Superoxiddismutase, welche normalerweise die stark mit Sauerstoffradikalen durchsetzten Mitochondrien schützt). Auf gesunde Fibroblasten oder Endothelzellen wirkt TNF in konträrem Sinn, also lebens-steigernd, aktivierend. TNF kurbelt auch die Angiogenese an. In systemischer Form - etwa durch Dauerinfusion verabreicht weist dieses Zytokin wie die meisten anderen auch unerwünschte Nebenwirkungen auf, die eine direkte Anwendung unmöglich machen. Die toxischen Effekte und die sehr kurze biologische Halbwertszeit stellen ganz allgemein Probleme bei der therapeutischen Anwendung dar. Ein anderes Beispiel der pleiotropen Wirkungen eines Zytokins ist Interleukin-6: Es bewirkt die Proliferation der B-Zellen (polyklonale B-Zelldifferenzierung), ebenso der T-Zellen über die Induktion der IL-2 Synthese und der Expression von IL-2 Receptoren. weiters induziert IL-6 in den Hepatocyten die Produktion von Akutphaseproteinen. Bei Autoimmunerkrankungen wie Rheumatoide Arthritis ist IL-6 sowohl lokal, also in der Synovialflüssigkeit, als auch in der Zirkulation vorhanden. Eine weitere wichtige Funktion hat IL-6 auch als hämatopoetischer Wachstumsfaktor, d. h. es fördert die Differenzierung und Vermehrung von Vorläuferzellen der Blutkörperchen, hier vor allem der Blutplättchen. Wachstumsfaktoren wie GM-CSF (granulocyte/macrophage colony stimulating factor) sind heute das Mittel der Wahl, um bei Tumorpatienten die im Gefolge einer Chemotherapie auftretende gefährliche Verringerung der weißen Blutkörperchen wettzumachen, indem diese im Knochenmark vermehrt aus Stammzellen entstehen und " in Umlauf" gebracht werden. Dies hat zwar nicht direkt mit der Bekämpfung des Tumors zu tun -die Faktoren hemmen die Krebszellen selbst nicht- kann aber lebenserhaltend wirken, weil durch die rasche Normalisierung der Monocyten-und Granulocytenwerte das Infektionsrisiko des ohnehin stark geschwächten Organismus eingedämmt werden kann. Freilich befinden sich diese neuen "Wunderfaktoren" erst in der klinischen Erprobung und zeigen leider auch beträchtliche toxische Effekte, als schlimmsten wohl die zu Beginn einer Dauerinfusion zu beobachtende Atemnot (Dyspnoe). Sie ist das Resultat der Expression von ICAM-1 (intercellular adhesion molecule) in der Membran der Endothelzellen, die zur Anhaftung der Granulocyten an der Kapillarenwand (Lunge !) führt.

Proteinalterung und Zytokine

Wir konnten feststellen, daß bei Normalpersonen im Altersbereich über 70 Jahre in vermehrtem Ausmaß erhöhte TNF-Plasmaspiegel zu beobachten sind (in einem Drittel der Fälle). Wir vermuten hier einen Zusammenhang mit der sogenannten nicht-enzymatischen Glykosylierung (NEG) der Plasmaproteine, die auch als Proteinalterung aufgefaßt werden kann. Gleichzeitig konnten wir nämlich bei betagten gesunden Menschen erhöhte Fructosaminwerte im Blut feststellen, die bei ungefähr der Hälfte der untersuchten Personen die Obergrenze des Normalbereichs von 280 μMol pro Liter deutlich überschritten. TNF- und Fructosaminerhöhung waren miteinander korreliert. Was passiert bei der NEG eigentlich? Der erste Schritt, die Schiff ' sche Basenreaktion ist zunächst noch reversibel. Die darauf folgende Amadoriumlagerung jedoch ergibt bereits ein irreversibles Produkt, welches dann in komplizierten und langsamen Folgereaktionen weiter chemisch verändert wird und als Endergebnis sogenannte AGEs (advanced glycosylated end products) entstehen läßt. Diese AGE-Gruppen auf den so gealterten Proteinen können nun mit spezifischen Receptoren auf Freßzellen interagieren, von ihnen gebunden und das gealterte Material so eliminiert werden. Entscheidend ist somit die "Alterungsdeterminante", die Struktur des Restmoleküls spielt eine geringere Rolle, wenn man von gewissen sterischen Effekten absieht. Es wird nun von bestimmten Autoren postuliert, daß durch den Eliminationsvorgang die Zytokinproduktion in dem Phagocyten angekurbelt wird, wodurch z. B. TNF-alpha vermehrt synthetisiert und sezerniert wird. Durch die freigesetzten Zytokine wiederum werden benachbarte Bindegewebezellen (Endothelzellen, Fibroblasten) aktiviert und zur Produktion eben jener Proteine angeregt, die durch Alterung bedingt aus dem Kreislauf gezogen wurden (also z. B. Kollagen oder Fibronectin). Ob dieser Circulus in vivo tatsächlich so abläuft, muß erst im einzelnen nachgewiesen werden, jedenfalls erscheint dies logisch und rationell. Zur Erläuterung: Figur 1.

Grenzen der Erkenntnis

Bei aller Euphorie, die im Hinblick auf die rasch fortschreitende Zytokinforschung verständlich erscheint, soll doch an die Grenzen der Erkenntnis erinnert werden. Zunächst bezüglich der Zytokinwirkung in vivo. Wie bereits erwähnt, ist diese Wirkung zu einem Großteil auf den "interzellulären Nahbereich" beschränkt. Man kann aber mit den heute zur Verfügung stehenden Techniken der biochemischen Analyse weder den Ort, noch die Aktivität (welche von vielen?), noch die tatsächliche Reception durch die Empfängerzelle für irgendein beliebiges Zytokin bestimmen. Es ist dagegen möglich, "spill over" Konzentrationen im Plasma oder der Synovialflüssigkeit zu ermitteln, die eine Folge von überschießender Zytokinproduktion aktivierter oder deregulierter Zellen sind. Aber das eigentliche Scenario der Signalabfolge im Nahbereich der Zelle ist undurchschaubar und wird es auch weiter bleiben, wenn es nicht gelingt, neue Sonden für diese Vorgänge im Mikrobereich zu

294

entwickeln. Die in situ Hybridisierung sowie die Anwendung von Gold-gelabelten Antikörpern sind hier positive Ansätze, aber auch nicht mehr.

Grenzen der therapeutischen Anwendung von Zytokinen

Nach einer ersten Phase der Euphorie, die übrigens auch schon bei der Einführung des Interferons zu beobachten war, ist nun eine etwas nüchternere Betrachtungsweise angebracht. Vorhersehbare aber auch unvorhersehbare Nebeneffekte machen den therapeutischen Einsatz der meisten Zytokine problematisch. Auch die hochgelobten hämatopoetischen Wachstumsfaktoren machen hier keine Ausnahme. Außer einer beachtlichen Erhöhung der Zahl der zirkulierenden Granulocyten und Monocyten/Macrophagen, bringen sie keine wirklich klinisch relevanten Resultate: der Beweis einer Infektminderung steht aus, sie wirken nicht gegen die Tumorzellen und die Überlebenszeit der behandelten Leukämie- oder Tumorpatienten wird nicht verlängert. Die Zukunft muß zeigen, ob sie die in sie gesetzten hochgespannten Erwartungen erfüllen.

Neurotransmitter - Botenstoffe des Gehirns

K. Jellinger (Wien)

Die auf antiken Philosophen fußenden mittelalterlichen Vorstellungen über die Lokalisation der Hirnfunktionen, die nach Albertus Magnus auf die in 3 Ventrikel sezernierten Flüssigkeiten bezogen wurden, sind durch die Erkenntnisse der modernen Neurobiologie zur Signalübertragung im Gehirn heute weitgehend geklärt. Das menschliche Gehirn setzt sich aus etwa 100 Milliarden Nervenzellen zusammen, die von Gliazellen gestützt und über die Gefäße ernährt werden. Die Besonderheit der Nervenzellen liegt in ihrer Fähigkeit Signale zu erzeugen, zu verarbeiten und weiterzuleiten, an ihren Membranen Konzentrationsgefälle von Ionen aufrecht zu erhalten und spezielle Botenstoffe, die **Neurotransmitter**, zu bilden und freizusetzen. Die Nervenzellen stehen miteinander über ihre Fortsätze, die Dendriten und Axone, durch spezialisierte Kontakte, die Synapsen, in Verbindung. Hier erfolgt die Impulsübertragung durch Freisetzung von Überträgerstoffen, die im präsynaptischen Neuron synthetisiert und in synaptischen Bläschen gespeichert sind. Bei Ankunft eines Nervensignals werden die Transmittermoleküle unter dem Einfluß von Kalzium-Ionen und "zweiten Botenstoffen" in den Synapsenspalt ausgeschüttet, diffundieren und reagieren mit Empfängerstellen oder Rezeptoren, spezifischen Proteinmolekülen an der postsynaptischen Membran, mit denen sie wie Schlüssel und Schloß aufeinander passen. Die Bindung des Transmitter mit dem Rezeptor führt, oft unter Mitwirkung eines "2. Botenstoffes", etwa des in der postsynaptischen Membran befindlichen Enzyms Adenylatcyklase, das die Umwandlung von ATP to zyklischem AMP katalysiert, zur vorübergehenden Änderung der Ionenpermeabilität und damit zur Aktivitätsänderung (Hemmung oder Erregung) der Rezeptorzelle. Nach Reaktion des Transmitters mit dem Rezeptor wird er inaktiviert oder durch an Energie und Ionen gebunden Rücktransport (Reuptake) vom präsynaptischen Neuron wieder in die Speichervesikel aufgenommen. Damit ist die Nervenzelle zur neuerlichen Impulsübertragung bereit (1).

Die Botenstoffe des Nervensystems gliedern sich in 3 Gruppen (1):

1. **klassische Neurotransmitter:** Substanzen deren Wirkung als nervöse Botenstoffe biochemisch und physiologisch gesichert ist;

2. **mutmaßliche** (putative) **Transmitter**, deren Wirkung als Botensubstanzen noch gesichert werden muß;

3. **Neuromodulatoren** oder Co-Transmitter, die modulierende Wirkung auf die Bildung oder Freisetzung von Transmittern ausüben. Heute sind über 50 Substanzen mit Wirkung als nervöse Botenstoffe bekannt, die sich chemisch in 4 Gruppen gliedern:

a) **Biogene Amine** (Monoamine): Dopamin, Noradrenalin,

b) **Aminosäuren:** Glutamin-, Asparaginsäure, gamma-Aminobuttersäure (GABA), Glycin, Taurin, Prolin;

c) **Neuropeptide** (nicht-klassische NT) mit endokrinen und Transmitterfunktionen: Endorphine, Enkephaline, Substanz P, Somatostatin u.a., die auch zu den Neuromodulatoren gerechnet werden;

d) **Purinderivate:** Adeninkomplexe, (cyklisches AMP, ATP, Adenin), die als "2. Botenstoffe" (second messenger) indirekte modulierende Wirkung auf Transmitterwirkung und Rezeptorbindung haben.

Wichtig sind: 1. Topik der Neurotransmittersysteme und ihrer Rezeptoren (Lokalisation, Verlauf und Projektionen von Neuronen bestimmter Transmitter, z. B. dopaminerge striatonigrale Bahn, neuropeptiderge Hirnstammsysteme; Beziehung und Koexistenz von Peptiden und klassischen Transmittern); 2. neurophysiologische und biochemische Effekte auf zellulärer (prä- und postsynaptische Effekte, wie Hemmung, Bahnung, Änderung der Ionenpermeabilität; hormonähnliche Wirkung) und Systemebene (Steuerung der Motorik, Regulation von Temperatur, Blutdruck, Nahrungsaufnahme, endokrinen Prozessen, Verhalten, Gedächtnis, psychisch und emotionellen Funktionen); 3. die pharmakologische Beeinflußung der Neurotransmission und ihre klinischen Auswirkungen (Substitution von Transmittermangel; Interaktion mit Pharmaka, Wirkung von Rezeptoragonisten und -antagonisten); 4. mit Transmitterstörungen einhergehende neuro-psychiatrische Erkrankungen, ihre Ursachen und Behandlungsmöglichkeiten.

Dopamin, der Prototyp der Katecholamine, wird aus der Aminosäure Tyrosin durch die Enzyme Tyrosinhydroxylase und Dopadekarboxylase synthetisiert. Der Abbau erfolgt durch die mitochondrialen Monoaminoxidasen MAO im Extrazellularraum durch Katechol-Methyltransferase mit Bildung von Homovanillinsäure. Dopamin-Neurone projizieren von der Substantia nigra zum Striatum, limbischen System und präfrontalen Kortex. Das nigrostriäre dopaminerge System ist für das motorische Verhaltensmuster verantwortlich; das mesokortikolimbische für psychische und kognitive Funktionen; das tuberoinfundibuläre System bewirkt über die Hypophyse die Sekretion von Prolaktin und Wachstumshormonen (2).

Noradrelanin entsteht aus Dopamin durch ß-Oxydation; wird zu Vanillinemandelsäure abgebaut. Im ZNS projizieren noradrenerge Fasern von Mittelhirn, Locus coeruleus und Oblongata zu Kortex, Hippokampus, Hypothalamus und Kleinhirn, andere zum Rückenmark. Physiologische Funktionen sind Aufrechterhaltung des normalen Wachzustandes, Einfluß auf Stimmungslage, Traum- (REM) Schlaf und Gedächtnis. Noradrenalin in autonomem Nervensystem und Nebenniere regelt den Blutdruck und wird bei Alarmreaktionen aktiviert.

Serotonin wird in der Nervenzelle aus der im Blut vorhandenen Aminosäure Tryptophan gebildet; im Synapsenspalt durch das Enzym MAO zu 5-Hydroxyindolessigsäure abgebaut. Serotonerge Systeme laufen von den Raphekernen im Hirnstamm zu zahlreichen Hirn- und Rückenmarksregionen. Serotonin ist wesentlich für Temperaturregulation, den langsamwelligen Schlaf, sensorische Funktionen und Stimmungslage. Im Dünndarm beeinflußt es die Peristaltik; in der Zirbeldrüse die Melatoninsynthese für die Tagesrhythmik.

Azetyloholin wird aus Cholin durch Cholinazetylase gebildet; sein Abbau erfolgt durch das Enzym Azetylcholinesterase. Azetylcholin ist Überträgersubstanz in allen Ganglien des vegetativen Nervensystems; es ist an der motorischen Endplatte für die Impulsübertragung vom Motoneuron auf den quergestreiften Muskel zuständig. Die cholinergen Neurone im Basalkern des Vorderhirns projizieren zum Kortex und limbischen System und steuern Gedächtnis und Verhalten.

Gamma-Aminobuttersäure (GABA), der wichtigste und verbreitetste hemmende Transmitter im ZNS, entsteht aus Glutaminsäure durch Glutamatdekarboxylase (GAD); sie wird über präsynaptische Membran und Glia über Glutamat und Glutamin rückgeführt. GABA ist im ZNS fast ubiquitär vorhanden und hat über zahlreiche Projektionen von Basalganglien zum Kortex hemmende Kontrollfunktionen für andere Systeme, etwa das dopaminerge nigrostriäre und Kleinhirnsysteme. Im Kortex führt seine Störung als Inhibitor zu Anfällen; im Rückenmark hat es modulierende Wirkung auf Motorik und Streckreflexe. Der GABA-A-Rezeptor ist an den hochaffinen Benzodiazepin-Rezeptor gekoppelt und wird von Benzodiazepinen moduliert (3).

Glutamat und **Aspartat** als exzitatorische Aminosäuren sind in Hippokampus, Striatum und Kleinhirn lokalisiert und bedingen über Ca-Kanäle die Glutamat-mediierte exzitorische Synapsenübertragung.

Neuropeptide sind nicht-klassische Transmitter, aufgebaut aus Polypeptiden, die aus Vorläuferpeptiden im endoplasmatischen Retikulum der Zelle gebildet werden. Die Aminosäuresequenzen von ca. 200 bekannten aktiven Neuropeptiden sind bekannt; die Synthese erfolgt über die in der chromosomalen DNS gespeicherten genetischen Informationen. Neuropeptide erfüllen endokrine, neuroendokrine und Transmitterfunktionen, überlappen sich mit klassischen Transmittern und Hormonen. Einige wirken als Neurohormone, andere gemeinsam mit klassischen Transmittern in der Frequenzmodulation (1). Neben hypothalamischen Neuropeptiden, den Releasing Hormonen, umfassen sie die Tachykinine (Substanz P, Neurokinine, Calcitonin, VIP=vasoaktives intestinales Peptid), Neurotensin, Neuropeptid Y, Cholezystochinin, Somatostatin und die Opioide (Enkephaline, Dynorphin, ACTH und Endorphine). Letztere sowie Substanz P und andere Peptide spielen wichtige Rollen in der Schmerzleitung und Übertragung im Rückenmark. Die endogenen Opioide steuern mit Serotonin, Noradrenalin und Substanz P die zentralen Schmerzkontroll- und Hemmsysteme; sie sind auch an der Vermittlung von Akupunktureffekten beteiligt (4, 5).

Neuromodulatoren oder Neuroregulatoren, wie Neuropeptide und Adeninkomplexe haben als " 2. Bodenstoffe" (second messenger) keine direkte Wirkung auf die Nervenzelle, sondern verändern die Wirksamkeit von Transmittern und ihre Bindung an Rezeptoren. Die Modulation der Informationsprozesse kann prä- und postsynaptisch mit Hemmung oder Aktivierung via Ionenkanäle oder cyclisches AMP etwa am Dopaminrezeptor, erfolgen (2). Verglichen mit anderen ZNS-Vorgängen arbeitet die Signaltransduktion über 2. Botenstoffe, die vorwiegend über Aktivierung von Proteinkinasen, proteinphosphorylierende Enzyme, verläuft, verhältnismäßig langsam und ermöglicht auch die Langzeitwirkung von Transmittern (1).

Die **Verteilung** von Transmittern und ihren Rezeptoren im ZNS ist durch Immunhistochemie, Autoradiographie und Positronenemissionstomographie mit radioaktiv markierten Liganden (Markern) gut aufgeklärt; mittels PET sind auch Funktionszustände von Transmittersystemen und die Wirkung von Pharmaka in vivo untersuchbar. Das sei am dopami-

298

nergen System und seinen Störungen demonstriert (6).

Die Topik der dopaminergen Systeme ist durch immunhistochemischen Nachweis der Tyrosinhydroxylase, dem Schlüsselenzym der Katecholaminsynthese, dokumentiert. Es markiert die dopaminergen Neurone im Mittelhirn und nigrostriären System. Das in den dopaminergen Nervenendigungen im Striatum gespeicherte Dopamin kann nach Gabe von 18-F-Fluorodopa in vivo mittels PET gemessen werden (6). Die Verteilung der Dopaminrezeptoren im Hirn wird durch autoradiographischen Nachweis radioaktiver Liganden markiert; die adenylatcyclase ab-/unabhängigen D-1 und D-2 Rezeptoren sind in unterschiedlicher Dichte im nigrastriären System angereichert (7).

Transmitterstörungen sind bei zahlreichen neurologischen und psychiatrischen Erkrankungen bekannt; hier einige Beispiele:

Der **M. Parkinson**, eine neurodegenerative Erkrankung des höheren Lebensalters, ist das erste durch Ausfall eines spezifischen Transmitters aufgeklärte ZNS-Leiden. Fortschreitende Funktionsstörung des dopaminergen nigro-striären Systems durch Ausfall der melaninhaltigen Nigraneurone führt zu striärem Dopaminmangel. Wegen zentraler Kompensationsmechanismen führt der grundlegende biochemische Defekt erst bei 75-80% Dopaminverlust zum klinischen Vollbild mit den Symptomen Rigor, Akinese und Tremor (2, 8). PET-Studien zeigen verminderte Dopaminaufnahme im Striatum. Die motorischen Symptome Rigor und Akinese sind durch Funktionsstörung des Putamen bedingt, das in Verbindung zum motorischen Kortex steht; die Genese des Tremors ist unklar. Trotz dopaminerger Denervation des Striatum bleiben die postsynaptischen Dopaminrezeptoren und efferente striäre Systeme und Regelkreise zum Kortex erhalten. Dadurch wird die Substitution des Dopaminmangels durch Gabe des Vorläufers L-Dopa möglich, da Dopamin die Bluthirnschranke nicht passiert. Mit dieser Standardbehandlung wird eine Besserung der Parkinson-Symptome erzielt, doch führt die progrediente Degeneration zum Fortschreiten der Symptome und nach Jahren zum Wirkungsabfall der Therapie. Das kann durch Stimulation des postsynaptischen Rezeptors durch Dopaminagonisten teilweise kompensiert werden. Der beim experimentellen MPTP-Parkinsonmodell wirksame MAO-B-Hemmer Deprenyl hemmt den Dopaminabbau und soll die Krankheitsprogression verzögern (8, 9). Kompliziert wird das Krankheitsbild durch Beteiligung anderer Transmittersysteme: Degeneration des L. coeruleus führt zu zentralem Noradrenalinmangel mit psychischen Störungen; Läsion der Raphekerne zu Serotoninmangel mit Depression; Ausfall cholinerger Vorderhirnsysteme, des dopaminergen mesokortikolimbischen Systems sowie von Neuropeptiden (Somatostatin, Neuropeptid Y) zur Demenz (10). Die als Parkinson Plus-Syndrome subsumierten Störungen sind im Gegensatz zum Dopaminmangel schwer therapierbar.

Biochemisches Spiegelbild des MP ist die **Chorea Huntington,** eine dominant Erbkrankheit durch Defekt am kurzen Arm von Chromosom 4 mit Degeneration des Striatum. Der Ausfall von striärer GABA und cholinergen Zwischenneuronen führt durch relative Hyperaktivität dopaminerger nigro-striärer Systeme zu den charakteristischen Hyperkinesen, ähnlich wie bei Dopa-Überdosierung oder durch Antiparkinsonmittel. Die Therapie besteht in Hemmung der Dopaminfreisetzung und Rezeptorblockade durch Neuroleptika und GABA-Mimetika (11).

Die **Alzheimer-Krankheit**, die weltweit 60-75% aller Hirnleistungsstörungen (Demenzen) im höheren Lebensalter ausmacht, ist morphologisch durch Amyloidablagerungen, Hirnatrophie mit neuronaler Zytoskelettdegeneration mit Bildung neuritischer Plaques, Fibrillendegeneration und Synapsenverlust gekennzeichnet. Sie geht mit frühzeitig im PET oder SPECT faßbaren Störungen des kortikalen Glukose- und O_2-Umsatzes sowie komplexen Transmitterstörungen einher: Degeneration des cholinergen Vorderhirns bewirkt frühen und dem Demenzgrad entsprechenden Aktivitätsausfall cholinerger Markerenzyme, Cholinazetyltransferase und Azetylcholinesterase, mit Abnahme präsynaptischer Muskarin-Rezeptoren in Rinde und Hippokampus, Verlust der Neuropeptide Somatostatin und Neuropeptid Y sowie der aktivierenden Aminosäure Glutamat. Befall von Hirnstammsystemen bedingt Abnahme von Noradrenalin und Serotonin; die Dopaminsysteme sind im Gegensatz zum MP nur gering betroffen (2, 10, 12). Wegen der multiplen Mediatorstörungen läßt die Substitution eines Systems keine klinischen Effekte erwarten; Therapieansätze beruhen auf einer Aktivierung des cholinergen Systems, Membranstabilisierung, hirnaktivierende Nootropika und Kalziumkanalblockern (13).

Eine Brücke zu psychischen Erkrankungen bilden organische Psychosen und metabolische Komata, etwa **hepatische Encephalopathien** bei Leberversagen. Neben Störungen im zerebralen Energiestoffwechsel, Verschiebung im Aminosäurespektrum (Zunahme aromatischer, Abnahme verzweigtkettiger Aminosäuren), Ammoniakintoxikation und Zusammenbruch der Bluthirnschranke finden sich massive Transmitterstörungen: Durch "falsche" Transmitter (Octopamin) werden Synapsenfunktionen blockiert. Im Vordergrund steht die Abnahme exzitatorischer Transmitter (Dopamin, Glutamat, Aspartat) und Zunahme hemmender NT, insb. Serotonin und GABA mit Überaktivierung der GABA-1 und damit der Benzodiazepinrezeptoren, vermutlich. durch Auftreten von Benzodiazepin-ähnlichen Substanzen im ZNS. Daraus ergeben sich neue Therapieansätze: Ammoniakentgiftung, Ausgleich der Imbalance zwischen aromatischen und verzweigtkettigen Aminosäuren (L-Valin) sowie Gabe von Benzodiazepinrezeptorantagonisten (Flumazenil), die in experimentellen Modellen und menschlicher HE günstige Wirkung auf Klinik (Erwachen aus dem Koma) und EEG-Anomalien zeigen (14, 15).

Bei **Schizophrenie**, einer durch Störungen von Gedanken und Persönlichkeit gekennzeichneten Psychose, wird seit langem eine Überaktivität dopaminerger Systeme vermutet. Hinweise sind 1. dopaminomimetische Stoffe, wie Amphetamin, erzeugen von akuter Schizophrenie nicht unterscheidbare Psychosen; 2. die Wirkung antipsychotischer Medikamente beruht auf einer Blockierung von Dopaminrezeptoren, die nach ihrer klinischen Effektivät abstufbar ist und durch Dopaminsynthese aktivierende Substanzen verstärkt wird. Sie erzeugen in hohen Dosen Parkinsonähnliche Symptome (16). Biochemisch ist bei Schizophrenie die Dichte der dopaminergen D-1-Rezeptoren unverändert, während jene der D-2-Rezeptoren konstant erhöht ist und eine bimodale Verteilung aufweist (17). Das weist darauf hin, daß produktive Subtypen der Schizophrenie mit relativer Überaktivität dopaminerger Systeme einhergehen, die auf Neuroleptika therapeutisch anspricht (16).

Bei **Depressionen**, die nach Angaben der WHO 3-5% der Weltbevölkerung betreffen, werden Fehlregulationen zentraler Transmitter angenommen. Neben Dopamindefizit im Striatum und Noradrenalinabnahme im Hirnstamm wird heute verminderte Serotoninaktivität mit klinischen Zeichen affektiver Psychosen (depressive Verstimmung, Störung von Tagesrhythmik, Schlaf, Motorik, Angst) verbunden. Darauf weisen Abnahme von 5-Hydroxyindolessigsäure, dem Hauptmetaboliten von 5-HT, in Liquor und Blutplättchen, Zunahme der 5-HT 2-Rezeptoren in Gehirn und Blut verstorbener depressiver Pat. , die nach chronischer Gabe von Antidepressiva normalisiert werden. Erste PET-Befunde mittels neuer Liganden (Ketanserin) am Menschen weisen auf altersbedingte Abnahme der korti-

300

kalen 5-HT -Rezeptoren (18). Die Mehrzahl der in der Depressionsbehandlung angewandten trizyklischen Substanzen sind aktive Hemmer der Noradrenalin- und Serotoninaufnahmevorgänge an der Synapse oder von 5-HT-Rezeptoren (16). Antidepressive Wirkung besitzen auch Substanzen, die eine erhöhte Verfügbarkeit von 5-HT durch Hemmung ihrer Wiederaufnahme an der Synapse bewirken, sog. Serotonin-Reuptakehemmer, wie Fluvoxamin. Der Therapieeffekt von Antidepressiva wirkt vielleicht nicht direkt über den Serotoninstoffwechsel, sondern über endogene Hirnsubstanzen, sog. Endocoide, die indirekte Wirkung auf serotonerge Synapsen besitzen (18).

Serotonin ist vermutlich auch in der Entstehung der **Migräne** beteiligt, bei der es durch Gefäßspasmen mit nachfolgender zerebraler Hyperperfusion zu halbseitigen Kopfschmerzen mit oder ohne neurologische Ausfälle kommt (19). Eine spezifische Hemmung der Serotoninfreisetzung durch Mutterkornpräparate (Ergotamine) und selektive Interaktion mit der 5-HT 1-Unterklasse von Serotoninrezeptoren soll perivasale Ödemverhütung durch Gabe von Sumatriptan die Migränentwicklung verhüten (18).

Zusammenfassend ist festzustellen, daß die komplexen biochemischen und funktionellen Interaktionen klassischer Neurotransmitter und Neuromodulatoren noch nicht völlig aufgeklärt sind. Die moderne Neurobiologie bietet aber bereits tiefgreifende Einblicke in die molekulare Biologie und Pathochemie zentraler Transmittersysteme und deren Bedeutung für neurologische und psychiatrische Erkrankungen. Daraus ergeben sich Ansätze für deren wirksame Behandlung im Rahmen einer biologisch orientierten Ganzheitsmedizin.

Literatur

1. Flückinger E, Müller EE, Thorner MO (eds). Transmitter molecules in the brain. Part I and II, Springer, Berlin 1985

2. Flückinger E, Müller EE, Thorner MO (eds). The role of brain dopamine. Springer, Berlin 1989.

3. Neuroscience Facts 1 (1990) 5.

4. Basler HD et al (Hrsg). Psychologische Schmerztherapie. Springer, Berlin 1990.

5. Jellinger K. DZA 4 (1984)77-93.

6. Sawle GV, Brooks DJ. J Neurol 237(1990)451-456.

7. Palacios J. Triangel 25(1986) 85-95.

8. Streifler M (ed). Parkinson's disease. Adv Neurol 53(1990)

9. Morbus Parkinson - Aktuelle Aspekte in Diagnose und Therapie. Wien Klin Wschr 102(1990) Suppl. 1-16.

10. Jellinger K. Molec Chem Neuropathol 1991 (in Druck)

11. Jankovic J, Tolosa E (eds) Parkinson's disease and movement disorders. Baltimore-Munich: Urban & Schwarzenberg 1988.

12. Bowen DM Brit J Psychiat 157(1990)327-330.

13. Krieglstein J: Hirnleistungsstörungen. Pharmakologie und Ansätze für die Therapie. Stuttgart: Wiss. Verl. Ges. 1990.

14. Jones EA Ann Int Med 110(1989) 532-546.

15. Neuroscience Facts 2 (1991) 3.

16. Meltzer HY. Psychopharmacology: The third generation of progress. Raven Press, New York 1987.
17. Pearce RB, Seeman P, Jellinger K, Eur Neurol. Supp 1 (1990) 9-14.
18. Neuroscience Facts 1 (1990) 7, 1-4
19. Kobari M., Meyer JS, Ichijo M, Kawamura J. Neuroradiol. 32(1990) 4-11

Grundlagen und Therapie eines Spurenelementmangels

F. O. Gruber (Wien)

Die wissenschaftliche und klinische Beschäftigung mit Spurenelementen hat in den letzten Jahren zunehmend an Bedeutung gewonnen. Auf der einen Seite sind Vergiftungserscheinungen durch toxische Spurenelemente im Rahmen der Umweltverschmutzung besonders aktualisiert worden, auf der anderen Seite kommt die moderne Medizin immer mehr zu der Erkenntnis, daß ein Mangel an essentiellen Spurenelementen zu den verschiedenartigsten Krankheitssymptomen Ausfällen und Gesundheitsstörungen führen kann.

Störungen in der Balance von essentiellen Spurenelementen finden sich bei zahlreichen Krankheiten wie in der Onkologie, Infektionskrankheiten, Gelenkserkrankungen, chron. Cardiopathien, Stoffwechselkrankheiten und vor allem in den letzten Jahren immer mehr als Ursache von neurologischen und psychiatrischen Erkrankungen. Last not least haben diese Mangelerkrankungen auch in der Geriatrie und Gerontologie besondere Beachtung gefunden.

Bei älteren Menschen ist es vor allem die Kombination von Vitamin-und Spurenelementmangelzuständen, welche zu den verschiedenartigsten Ausfällen führen kann.

Die heutige Situation und der derzeitige Stand der Forschung erinnern in vielen Belangen an die Pionierzeit der Vitaminforschung, wobei sich viele Erkenntnisse der damaligen Zeit heute wiederholen.

In der Praxis zeigt sich, daß es in Mitteleuropa kaum mehr Vitaminmangelkrankheiten gibt, aber die Möglichkeit einer Spurenelementmangelsymptomatik ständig zunimmt.

Neben diesem Fortschreiten des klinischen Wissens ist das KERNPROBLEM die methodische, analytische Erfassung der Spurenelemente, welche ja nur in geringsten Mengen im Körper vorhanden sind. Der analytische Nachweis ist aufwendig und schwierig, aber schon lange gelöst.

Die am meisten verwendete Methode zum analytischen Nachweis ist die Atom absorptionsspektroskopie. Die moderne Analytik ist heute in der Lage 0,1ppb. nachzuweisen. Das heißt 1 Gramm Metall in 10. 000 Tonnen Substanz.

Es geht heute wirklich nur mehr um den großzügigen Aufbau entsprechender Untersuchungsstätten.

Spurenelemente sind, wie der Name sagt chemische Grundstoffe die in sehr kleinen Mengen im Organismus vorkommen. Zehn dieser Elemente werden als essentielle Spurenelemente bezeichnet. Es handelt sich um Eisen, Chrom, Kobalt, Nickel, Kupfer, Zink, Jod, Mangan, Selen und Molybdän.

Im menschlichen Körper finden sich ca. 50 verschiedene Elemente. Ein Element wird nur dann als ESSENTIELL bezeichnet, wenn sein Mangel zu reproduzierbaren Krankheitsbildern führt, welche sich durch therapeutische Gaben dieses Elements zurückbilden oder durch prophylaktische Gaben verhindern lassen.

Die Wissenschaft ist heute der Ansicht, daß auch einige der Spurenelemente, welche mit den bisherigen Methoden nicht sicher als stoffwechselaktiv identifiziert sind, ebenfalls an den verschiedensten Funktionsabläufen des Körpers beteiligt sind. So werde schon heute Germanium, Silicium und Lithium in der Therapie eingesetzt.

Bedarf und Verwertung von Spurenelementen.

Die für das Leben notwendigen essentiellen Spurenelemente haben spezifische Stoffwechselfunktionen und sind Bestandteile oder Aktivatoren von Enzymen und Hormonen.

Im täglichen Leben kommt es durch Auf-und Abbau verschiedener Stoffwechselprodukte zu einem Verbrauch von Spurenelementen, welcher durch Resorptionsstörungen oder zu geringer Zufuhr aus den Lebensmitteln nicht mehr kompensiert werden kann. Es handelt sich hier um einen echten Nettobedarf an Spurenelementen, welcher gedeckt werde muß. Der Organismus verlangt eine optimale Bedarfsabsättigung mit Spurenelemente, um seine lebenswichtigen Funktionen aufrecht erhalten zu können. Besteht nur eine minimale Bedarfsdeckung, kommt es zum Auftreten von Mangelsymptomen. Schon eine subnormale Versorgung beim Auftreten von Belastungssituationen oder schweren Infektionskrankheiten kann zu echten Störungen führen. Das einzige Problem einer Therapie mit Spurenelementen liegt darin, daß eine Therapie, welche den optimalen Bereich überschreitet, subtoxisch oder toxisch werden kann. Gerade diese mögliche toxische Wirkung von Spurenelementen erfordert, daß diese Therapie in die Hand eines erfahrenen Arztes gehört und kontrolliert erfolgen soll. Eine Selbstmedikation ist daher unbedingt abzulehnen.

Klinik der Spurenelemente

Die Erkenntnisse über Spurenelementemangel und Krankheit sind gerade in der heutigen Zeit besonders wichtig.

In einer Zeit, wo die Angst vor dem"chemischen"Medikament immer größer wird und immer mehr Nebenwirkungen der Therapie publiziert werden, in einer Zeit wo die Patienten durch Bücher wie"Bittere Pillen"und die Beipackzetteln verunsichert werden, erscheint die Möglichkeit einer Behandlung von Krankheiten mit Spurenelementen als BIOLOGISCHE Therapie besonders faszinierend.

Wir alle suchen nach dem Prinzip einer biologischen Therapie, da die Nebenwirkungen von Medikamenten, die Interaktionen immer häufiger werden und auch für den praktizierenden Arzt immer unübersichtlicher werden.

Aus diesen Gründen erscheint die Beschäftigung mit den Spurenelementen, das echte Wissen um die Behebbarkeit von Mangelerscheinungen durch Substitution von Spurenelementen besonders wichtig.

Am Beispiel einer Sideropenie oder Jodmangelstruma sieht man überzeugend wie einfach Krankheitsbilder durch Substitution des fehlenden Spurenelements behandelt werden können und wie optimal man einem Patienten mit dieser gezielten Therapie helfen kann.

In gleicher weise ist es sicher möglich, durch eine gezielte "maßgeschneiderte" Substitution fehlender essentieller Spurenelemente den therapeutischen Erfolg vieler Krankheitszustände w. z. B. Immunschwäche, verzögerte Wundheilung u. v. a. zu optimieren.

Am Beispiel der Onkologie ergeben sich auf diesem Gebiet erfreulich neue Aspekte. Der gesamte menschliche Organismus, im speziellen das Knochenmark, wird durch die heute übliche Strahlentherapie und Polychemotherapie belastet und geschädigt, wodurch die Lebensqualität des Patienten zumindest vorübergehend reduziert wird.

Als Hoffnungsschimmer zeigt sich nun hier die Möglichkeit, durch eine gezielte Medikation von Spurenelementen, wie Selen und Zink, die Abwehrmechanismen des Körpers zu aktivieren, die Immunlage zu verbessern und so FLANKIEREND eine sozusagen-biologische, aufbauende Therapie durchzuführen.

Gerade auf dem Gebiet der Immunstimmulation, der Verbesserung des Allgemeinzustandes sind dadurch schon viele Teilerfolge erreicht worden.

Die Forschung und klinische Anwendung befindet sich hier noch immer in den Anfängen und es wird noch einer Menge Arbeit bedürfen, um den vollen Erfolg zu erlangen.

Nachfolgend sollen einige der bekanntesten Spurenelementmangelerkrankungen beschrieben werde. Neben den schon sehr lange bekannten Wirkungen einer Eisen, oder Jodsubstitution wird heute vor allem Zink und Selen in den Vordergrund der aktuellen wissenschaftlichen Erkenntnisse gestellt.

ZINK(Zn)

ist in ca 100 lebensnotwendigen Enzymen und Stoffwechselkatalysatoren nachgewiesen und für das menschliche Leben von entscheidender Wichtigkeit. Zinkmangel führt zu einer manifesten Störung des Immunsystems. Es kommt zu einer Hypoplasie des lymphatischen Gewebes, Änderung der Lymphozytenzahl, Hemmung der Zellproliferation, verminderter zellulärer Immunität, vermindeter Sensitivität der Hautteste. Im Tierversuch kommt es unter Zinkmangel zu einer schnelleren Atrophie der Thymusdrüse mit Absinken der Immunfunktion.

Im Vordergrund steht die Störung der Lymphozyten Helferzellen und die Reduktion der immunologisch wirksamen Killerzellen.

In der medizinischen Literatur findet man zahlreiche Arbeiten über besondere Anfälligkeit gegen Infektionskrankheiten, Verminderte Wundheilung oder unbefriedigendes Ansprechen auf eine Therapie auf Basis eines Zinkmangels.

Die Ursachen eines Mangels sind vielfältig:verminderte Aufnahme bei Extremdiäten, Resorptionsstörungen, Lebererkrankungen, Alkoholismus, schwere Infekte und Unfälle, Dialyse, neoplastische Erkrankungen, jatrogene Ursachen wie parenterale Ernährung Anabolica, intensive Entwässerung u. v. a.

Da die Spurenelemente wasserlöslich und thermostabil sind soll das Kochwasser nicht weggeschüttet, sondern verwendet werden.

Der tgl. Zinkbedarf liegt bei 10-15 mg. Zink ist besonders im Fleisch, Fisch, Leber, und Getreide enthalten, abhängig vom Zinkgehalt des Bodens und Tierfutters. Zinkdepots sind Muskeln, Knochen, Pankreas, Niere und Prostata, sowie Thymus. Im menschlichen Körper sind 2-3 Gramm Zink enthalten.

Als erstes zinkhältiges Enzym wurde 1939 die Carboanhydrase der Erythrocyten entdeckt. Heute sind es über hundert und man könnte sagen, daß ohne Zink im Organismus überhaupt nichts funktionieren würde.

Nachfolgende Enzyme sind zinkhältig:

RNA-Polymerasen, DNA-Polymerasen, alkalische Phosphatasen, Thymidin-Kinase, Delta Amino-Laevolinsäure-Dehydrasen, Alkohol Dehydrogenase, Glutamat-Dehydrogenase u. v. a.

Neben der Funktion als Bausteine von Enzymen stabilisiert Zink die Struktur vieler Proteine und Glucoproteine w. z. B. des Insulins, der Makroglobuline, Nucleoproteine, Mucopolysaccharide u. a.

Dieses vielseitige Eingreifen in fast alle lebenserhaltenden Prozesse der Zellen sind die Erklärung dafür, weshalb ein manifester Mangel rasch zu beträchtlichen Ausfallserscheinungen führen kann.

An klinischen Symptomen stehen im Vordergrund:Geruchs-und Geschmacksstörungen, Hautveränderungen, Wachstumsstörungen, neurologische und psychische Störungen, Gonadenunterfunktion, AIopezie, Nachtblindheit(Vit. A. refraktär).

Ähnliche aber nicht so dramatische Ausfallsmechanismen lassen sich bei fast allen essentiellen Spurenelementen nachweisen.

Ein Modellbeispiel für die Bedeutung von Zink ist die Cardboanhydrase(CA)ein typisches Zink-Metallo-Enzym. Die CA. in den Erythrocyten bewirkt das rasche Abatmen der CO_2 während ihrer Durchlaufzeit durch die Kapillaren der Alveolen. Bei einem Zinkmangel mit begleitendem Mangel an CA. ist die CO_2 Abatmung verzögert, wodurch es zu einer starken Stimmulierung des Atemzentrums mit einer respiratorischen Alkalose kommt.

Selen (Sn).

ist ein Antioxidans und der essentiale Bestandteil des Enzyms Glutathionperoxidase. Es ist ein 1000 mal aktiveres biologisches Antioxidans als zum Beispiel das fettlösliche Vit. E. Da Selen wasserlöslich ist, wirkt es im Gegensatz zum Vit. E sofort bei allen Reaktionen wo Oxide entstehen. Die Glutathionperoxidase schützt den Menschen vor einem eventuellen peroxidativen Streß, d. h. vor der Gefahr einer im Körper ablaufenden oxidativen Zersetzung z. B. "Ranzigwerden"des Körperfettes.

Der menschliche Körper enthält nur 12-15 mg. Selen, welches aber eine besonders hohe Aktivität entfaltet, Der Mindestbedarf mit 1 Mikrogramm/kg. Körpergewicht angegeben.

Klinik des Selenmangels:

Zahlreiche Erkrankungen insbesonders Immunmangelsymptome werden durch einen Selenmangel ausgelöst oder aktiviert.

Arteriosklerose durch die Gefäßschädigung durch die Lipidperoxide.

Neoplasien, wobei eine Korrelation zwischen Selenmangel und Krebshäufigkeit besteht. Selen wirkt hier direkt antiproliferativ, immunmodulierend, beeinflußt das Resistenzverhalten der Tumorzellen gegenüber einer Chemotherapie, reduziert die Toxizität von Zytostatica, übt eine Schutzwirkung gegenüber ionisierender Strahlung aus und verbessert die DNA-Repaturenzyme.

Blutgerinnung durch Aktivierung der Thrombocytenfunktion

Erkrankungen des rheumatischen Formenkreises. Typisch die Kaschin-Becksche Erkrankung. Beim chron. degenerativen Rheumatismus kommt es zur Besserung des Allgemeinzustandes und der Schmerzsymptomatik.

Lebererkrankungen besonders beim Alkoholismus haben eine besonders erhöhte Peroxidbildung mit kausalem Selenmangel.

Chron. Pankretatitis mit Auftreten eines Diabetes mell.

Augenerkrankungen:Begünstigung einer Kataraktentstehung durch die Peroxide. Verbesserung des Visus bei degenerativen Netzhauterkrankungen.

Chron. neurologische Krankheiten wie M. Alzheimer oder Parkinson über die gesteigerte Lipidperoxidation.

Glutenunverträglichkeit und Zoeliakie, da durch die glutenfreie Ernährung kein Selen zugeführt wird,

Selenmangel führt auch zu verstärkten Nebenwirkungen von Medikamenten, welche als starke Promotoren der Peroxidbildung gelten wie Phenobarbital, Phenacetin, Clofibrat, Bleomycin, Adriamycin, Nitrofurantoin, Chloramphenicol, Antimalariamittel, einige Sulfonamide,

Prinzipiell wirkt Selen vorbeugend bei körperlichem und psychischen Verschleiß und bewahrt durch Immunschutz vor Krankheitsanfälligkeit.

Kobalt (Co)

ist im menschlichen Körper mit 2-3 mg. enthalten. Es hat seine zentrale Stellung im Corringerüst des Vit. B 12. der Mensch benötigt zur Gesundheit nur tgl. 1-3 Mikrogramm Co. Ohne Co. gäbe es kein Vit. B 12. mit allen Folgen. Kobalt aktiviert eine Reihe von Enzymen. Es verbessert den Eiweißaufbau, steigert die Eisenresorption, beeinflußt die Jodaufnahme in die Schilddrüse.

In der Nahrung ist Co. vor allem in Nüssen, Gemüse, Leber und Hülsenfrüchten enthalten.

Nickel(Ni.)

kommt im Körper mit ca. 10 mg. vor. Die tgl. Zufuhr soll 0,2-0,5 mg. betragen Ni. ist besonders in Bohnen, Soja, Spinat, Kakao und Hefe enthalten. Die große Bedeutung von Ni. liegt im Kohlehydratstoffwechsel. Bei Nickelmangel kann Glycogen nicht in die Leber eingelagert werden. Nach Glucosegaben steigt der Nickelgehalt des Blutes parallel zum Insulin und Chromspiegel an und fällt mit diesen wieder ab. Es besteht somit ein echter Zusammenhang mit dem Chromspiegel. Nickel verstärkt die Wirkung von Insulin und Vasopressin und vermindert die Adrenalinwirkung. Nickelmangel verursacht auch Eisenmangel.

CHROM (Cr.)

ist ein besonders wichtiger Bestandteil des Glucosetoleranzfaktors (GTF). Im Experiment zeigt sich, daß ohne Anwesenheit von GTF auf der Zelloberfläche Insulin völlig unwirksam ist. Damit lassen sich viele Diabetesfälle erklären, welche mit verschlechteter Glucosetoleranz, erhöhtem Insulinspiegel und oft auch mit Übergewicht einhergehen. Bei Chrommangel findet sich nicht nur eine Störung des Kohlehydratstoffwechsel, sondern auch des Lipidstoffwechsels mit Ausbildung einer Neuropathie. Raffinierter Zucker verschlechtert die Chrombilanz. Nicht raffinierter Zucker enthält 8 mal soviel Chrom, Melasse 13 mal soviel. Der Chromgehalt des Körpers ist ca. 8 mg. die tgl. Aufnahme soll 100 Mikrogramm betragen.

MANGAN (Mn.)

ist im Körper zu etwa 20 mg. enthalten, wobei eine ausgeglichene Manganbilanz erst bei einer Zufuhr von 3 Mg. erreicht wird. Die Bedeutung von Mangan liegt in der Synthese der Mucopolysaccharide. Mn. ist auch im Zusammenhang mit Vit. K für die Bildung von Blutgerinnungsfaktoren wichtig. Mn. ist ein Bestandteil der Enzyme Arginase und alkalische Phosphatase, sowie der Pyrovatcarboxylase. Es zeigt sich auch hier wie bei Chrom, eine gewisse Bedeutung für die Erhaltung der normalen Glucosetoleranz. Klinisch gibt es auch Erfolge bei Erkrankungen des epileptischen Formenkreises durch Manganzufuhr.

KUPFER (Cu.)

ist im menschlichen Körper mit ca. 100 mg. vertreten, wobei die Hauptmenge in den kupferhältigen Enzymen, welche praktisch allen zur Gruppe der Antioxidasen gehören, enthalten ist. Am bekanntesten ist die Superoxiddismutase, sowie das Kupferenzym Ceruloplasmin.

Der Kupferbedarf des Menschen wird mit 2mg. /tgl. angegeben.

Die Bedeutung von Kupfer zeigt sich bei der Erythropoese, dem Eisenstoffwechsel, Pigmentstoffwechsel, sowie bei der Immunmodulation.

Die kupferhältige Superoxiddismutase und die selenhältige Glutathion-Peroxiddase scheinen die potentesten Schutzenzyme gegen, Infekt-und Krebsanfälligkeit, gegen Alterung, aber auch bei radioaktiver Belastung zu sein.

Kupferdepots im Körper sind Leber, Knochen, Zähne, Muskeln, Gehirn.

Kupferquellen in der Ernährung sind Leber, Hülsenfrüchte, Hirse, Hefe, Marillen, Bananen, Mais, Kakao u. a.

Kupfermangel führt zur Sideropenie Anämie, Inappetenz, Schwäche, zentralnervöse Störungen, Immunmangelsyndrom prolongierte Entzündungen wie Sinusitis, Prostatitis Hypotonie, Hypothermie.

Interessant ist in der Volksmedizin das Tragen von Kupferreifen bei chron. entzündlichen Prozessen z. B. Rheuma.

MOLYBDÄN

ist eines der Schlüsselelemente des menschlichen Lebens, ohne das die Evolution der Pflanzen und Tiere nie hätte stattfinden können. Die wichtigste Funktion von Molybdän ist seine Mitwirkung an der fixierung von atmosphärischem Stickstoff. Ohne diese Funktion könnte auf der Erde kein pflanzliches Protein synthetisiert werde.

Im menschlichen Körper ist Molybdän mit 5 mg. enthalten. Seine Bedeutung liegt in den molybdänhältigen Enzymen Sulfidoxidase, Nitratreduktase, Nitrogenase, sowie vor allem in der Xanthinoxidase. Letztere katalysiert die Bildung von Harnsäure aus allen überschüssigen Purinen, welche mit der Nahrung aufgenommen oder im Stoffwechsel gebildet werde. Ohne diese Entgiftungsfunktion würde das entstehende Hypoxanthin die Nieren rasch zerstören

SILICIUM Si.

wurde erst im letzten Jahrzehnt als essentielles Spurenelement etabliert. Vor 50 Jahren wurden die toxischen Eigenschaften des Siliciums bekannt, vor allem bei der Staublungenerkrankung (Silikose, Anthracosilikose).

Heute ist bewiesen, daß Silicium besonders wichtig für den Aufbau des Bindegewebes sowie des Knochen und Knorpelgewebes ist.

Silicium wird Kollagen-und Glycosaminoglycanbildung benötigt und festigt die Matrix. Silicium ist das Hauption der Osteoblasten und ist hier im Mitrochondrium enthalten.

Silicium festigt das Bindegewebe und macht es elastisch. Es fördert das Wachstum der Haare, der Fingernägel und verbessert den Kalkstoffwechsel, weshalb im Alter zur Behandlung einer Osteopathie sowohl Calcium als auch Silicium nötig sind.

Bei den Pflanzen festigt Si. ebenfalls das Stützgewebe. Si. ist vor allem in Gräsern, Kartoffeln, Hirse, Hafer, Knöterich und Schachtelhalmen enthalten.

Der Tagesbedarf liegt bei 20-30 mg., eine Menge welche ca. in 100 g. Kartoffeln enthalten ist.

Bekannt wurde Silicium in den letzten Jahren durch Artikel in der Regenbogenpresse, wo über sensationelle Erfolge bei der Behandlung mit Kieselerde berichtet wurde.

GERMANIUM Ge.

ist chemisch ein Halbmetall und steht in seinem chemischen Verhalten zwischen Silicium und Zinn.

Ge. wurde vor allem durch japanische Arbeiten als Immunmodulans bekannt.

Ge-123 wurde mit großen Hoffnungen beim Bronchusca., Prostataca., Melanomen, Lymphatischer Leukämie als Adjuvans eingesetzt. Es wurde auch über eine Antiarthritische und analgetische Wirkung berichtet. Die bisher vorliegenden Ergebnisse sind jedoch nicht überzeugend.

In den USA wird Ge. zur Leistungssteigerung empfohlen und ist frei erhältlich.

SCHLUßFOLGERUNG

Die zunehmende Übervölkerung der Erde mit geänderten Ernährungsbedingungen, und der Erhöhung des mittleren Lebensalters, führt in immer größeren Maße zu Mangelerscheinungen verschiedenster Art, insbesonders mit Spurenelementen.

In den hochzivilisierten Industrieländern muß man hier von einem"Mangel im Überfluß " reden.

Um die optimale Funktion des Körpers aufrechtzuerhalten, ist neben der Kalorien und Vitaminzufuhr, vor allem auch die Versorgung mit den essentiellen Spurenelementen lebensnotwendig. Man könnte die Spurenelemente als die "neuen anorganischen Vitamine"bezeichnen.

Es stellt sich hier die Frage, ob nicht zu bestimmten Grundnahrungsmitteln, ähnlich wie bei Salz-Jod, automatisch gewisse Mengen Spurenelemente zugeführt werden sollen, um einen eventuellen Mangel zu verhüten.

Auf diesem Gebiet müssen in Zukunft noch viele Forschungen durchgeführt und Erfahrungen gesammelt werden, um die theoretischen Erkenntnisse in die entsprechende praktische Nutzanwendung überführen zu können.

Eine reichliche Versorgung des Menschen mit essentiellen Mineralstoffen und Spurenelementen ist ein Ziel, welches mit Blick auf die günstige Auswirkung für den Gesundheitszustand der Bevölkerung unbedingt verfolgt werden muß.

Im Vergleich zu anderen therapeutischen Maßnahmen ist gerade die ausreichende Versorgung mit Spurenelementen in der Hand des Arztes besonders preisgünstig, ökonomisch und nebenwirkungsarm. Es ist eine BIOLOGISCHE Therapie im Sinne der GANZHEITSMEDIZIN.

Nutritional Flat - Earthers

St. Davies (London)

"Nutritional flat-earthers" war der Begriff, der im Leitartikel der ersten Nummer des "Journal of Nutritional Medicine" (1) verwendet wurde, um Leute zu beschreiben, die glauben, daß "wenn man sich ausgewogen ernährt, man auch keinen Mangel an essentiellen Nährstoffen haben kann." Solche Leute gebrauchen einen Denkprozeß, der dem verwandt ist, welcher von den ursprünglichen "flat-earthers" eingeführt wurde, wenn sie behaupteten, daß die Erde flach, nicht rund, sei, trotz überwältigender Hinweise, die für das Gegenteil sprachen. Die vorliegende Arbeit untersucht dieses Phänomen ausführlicher.

Schlüsselwörter: "nutritional flat-earthers"; "recommended daily allowances (RDA)": empfohlene Tagesaufnahme an verschiedenen Nährstoffen; Beurteilung der Nährstoffversorgung; Mangel; medizinisches Ethos; Xeno-Biotika (dem Körper fremde, organische Substanzen); genetische Veränderungen; embryonale Fehlbildungen.

Bipolare Logik

Die "nutritional flat-earthers" vertreten einen Standpunkt, der rein logisch betrachtet unsolide, und jetzt auch wissenschaftlich unhaltbar ist; sie erliegen einer zweiwertigen Logik, wenn sie einfach erklären, daß "alles, was nicht schwarz ist, weiß ist, und umgekehrt - ohne jegliche Grauschattierungen." Auf den Ernährungsbereich übertragen: "Wenn Sie keinen klinisch eindeutigen Skorbut haben, dann haben Sie auch genug Vitamin C." Das ist bipolare Logik. Sie nimmt keinerlei Rücksicht auf die Tatsache, daß klinisch diagnostizierter Skorbut ein Zustand extremen Mangels an Vitamin C ist, wobei eine Vielzahl an Abstufungen zwischen Optimalversorgung und einem Mangel im Endstadium existiert. Diese Grauschattierungen beziehen sich auf Überlegungen bezüglich der antibakteriellen und antiviralen Aktivität von Vitamin C; seiner Rolle im Cholesterin- und Purinstoffwechsel; seiner Regulierung der Peptidhormonsynthese und der Synthese bestimmter Neurotransmitter des Zentralnervensystems; seiner starken Wirkung als Antioxidantium, und einer Reihe von Eigenschaften, die Entgiftung und andere Funktionen erfüllen.(2-7).

Abgesehen davon erfaßt diese bipolare Logik nicht die Beobachtung, daß weitverbreitete Umweltgifte, landwirtschaftliche Chemikalien, synthetische Nahrungsmittelzusätze usw.; Faktoren der persönlichen Lebensweise, wie Alkohol, Rauchen, sowie Medikamente wie Aspirin, Schlankheitsmittel, Antiepileptika und Tetrazykline , alle auf biochemischer Ebene den Bedarf an Vitamin C erhöhen (7,8). In ähnlicher Weise werden weder die Qualität des Nahrungsangebotes noch die Wirkungen von Ernte-, Lagerungs-, Verarbeitungs- und

Kochvorgängen berücksichtigt. Und das alles betrifft erst einen der vielen essentiellen Nährstoffe.

"Recommended daily allowances" (RDAs)

(Empfohlene Tagesmenge an Nährstoffen.)

Das Thema der RDAs ist in einem früheren Leitartikel behandelt worden (10.) Viele "flat-earthers" verwenden den Begriff "RDA", ohne zu verstehen, daß die "Empfohlenen Tagesrationen" im medizinischen Kontext und in Bezug auf Einzelindividuen absolut nichts bedeuten. Und zwar deshalb, weil RDAs weder das Konzept der genetotrophischen Krankheiten (11) noch der biochemischen Individualität (12) in Betracht ziehen, obwohl das "UK Committee on Medical Aspects of Food Policy" (das Komitee, das im Vereinigten Königreich die RDAs festsetzt) selbst so weise ist, zu sagen: "Die Empfehlungen berücksichtigen keine durch Krankheit verursachten zusätzlichen Erfordernisse...", und "Aufnahmemengen differieren zwischen verschiedenen Individuen ... jene, die mehr als der Durchschnitt essen, könnten einen hohen Bedarf haben und ... immer noch nicht ihrem großen Erfordernis gerecht werden." Umweltgifte werden im Konzept der "recommended daily allowances" jedenfalls nicht berücksichtigt. Genausowenig anerkennt der "flat-earther", daß bestimmte Krankheiten, Medikamente, Lebensgewohnheiten und Lebensbedingungen, den Bedarf an verschiedenen Nährstoffen, vor allem Antioxidantien, verändern. Die Einschränkung durch eine zweiwertige Logik ist hier, daß sie verhindert, daß das Konzept der optimalen Ernährung (2,14) übernommen wird, und nur die Vorbeugung gegen einen Nährstoffmangel im Endstadium anerkannt wird.

Fixe Ideen:

Die "fixe Idee" ist ein weiteres Phänomen, das unter den "flat-earthers" weit verbreitet ist. Eine fixe Idee ist eine Idee, die benutzt wird, um ein Paradigma selbst angesichts überwältigender Belege für die Unzulänglichkeit dieses Paradigmas zu verteidigen. Da das System der bipolaren Logik so begrenzt ist, hat es für eine große Bandbreite an beobachteten Phänomenen keinen Platz; folglich fühlen sich alle, die einer solchen Denkweise anhängen, bedroht, wenn sie sich mit Beobachtungen konfrontiert sehen, die nicht innerhalb ihres "logischen" Gerüstes erklärt werden können. Unter diesen Umständen werden derartige Beobachtungen nur ignoriert oder abgetan. Ein Beispiel für so eine fixe Idee im Bereich der Ernährung: "Wenn Sie sich gesund und ausgeglichen ernähren, so können Sie einen Mangel an essentiellen Nährstoffen bekommen". Einhergehend mit einer gleichzeitigen Nichtbeachtung von Beobachtungen, die darauf hinweisen, daß das einfach nicht wahr ist. Eine fixe Idee wird angenommen, wenn ein Paradigmenwechsel stattfindet, und dem Erscheinen eines neuen Paradigma "geht im allgemeinen eine Periode ausgeprägter professioneller Unsicherheit voraus" (15). Eine fixe Idee kann aber auch offen vertreten werden, um ein erworbenes Recht zu schützen, ohne Rücksicht auf wissenschaftliche Integrität.

Wenn eine fixe Idee vertreten und Hinweise ignoriert werden, die die Aufmerksamkeit auf die Unangemessenheit der eigenen Betrachtungsweise oder die Unrichtigkeit der eigenen Annahmen lenken, so verletzt man einen fundamentalen Aspekt des wissenschaftlichen Verfahrens, und ist schon allein dadurch "unwissenschaftlich". Wenn eine Stellungnahme oder eine Schlußfolgerung auf einer fixen Idee basieren und dennoch als Resultat eines wissenschaftlichen Vorganges präsentiert werden, so sollten sie automatisch als "Pseudowissenschaft" klassifiziert werden, ungeachtet des Renommès des Urhebers. Das wissenschaftliche Modell wurde an anderer Stelle detaillierter und auf elegante Weise diskutiert, wie übrigens auch die historischen Aspekte und die Mechanismen des Widerstandes gegen neue, sukzessive Theorien und größere Paradigmenwechsel (15).

Das Amhängen an eine fixe Idee ist eine Barriere gegen Wahrnehmung und Lernen und in der Folge gegen Wissen. Klinische Mediziner, die die Bewahrung ihrer eigenen fixen Ideen vor die Interessen des Patienten stellen, verletzen ein vorrangiges Gebot der klinischen Medizin und sollten daher nicht in diesem Bereich tätig sein.

Kritik an Extremisten

Der Vertreter einer fixen Idee kritisiert Ernährungsextremisten, die jede Krankheit als Konsequenz schlechter Ernährung sehen. Dieser extreme Standpunkt bezüglich der Ernährung basiert ebenfalls auf zweiwertiger Logik. Deshalb das Thema Ernährungsmedizin und seine Grundregeln von sich zu weisen (siehe "Editorial", Ausgabe 1.1.), einfach weil es "Ernährungsspinner" und Extremisten gibt, heißt, das Kind mit dem Bade auszugießen und dieselbe schlampige "Logik" an den Tag zu legen, wie die ursprünglichen "flat-earthers".

Einschätzung des "Ernährungszustandes"

Ein "nutritional flat-earther" wird Serumspiegel von Mikro-Nahrungsstoffen zur besten Methode für die Einschätzung des Ernährungszustandes erklären - zum Beispiel Serum-Kalium als beste Methode, um die Zulänglichkeit der Kaliummenge im Körper zu bewerten. Diese Position verleugnet, daß Kalium in erster Linie ein intrazelluläres Kation ist, und daß wir sowohl aus theoretischen Gründen als auch aufgrund praktischer Erfahrung wissen, daß der Körper Homöostase-Mechanismen besitzt, um Serum-Kalium innerhalb relativ enger Grenzen zu halten - wegen seiner essentiellen Rolle bei der Erhaltung einer normalen Myokardfunktion. Dasselbe gilt für Magnesium. Theoretisch ist es wahrscheinlich, daß Kalium- oder Magnesiumspiegel im Serum auf Kosten anderer Gewebe stabil gehalten werden, falls die Gesamtvorräte an diesen Nährstoffen erschöpft sind. Warum also sollte man erwarten, die Kalium- oder Magnesiumwerte im Serum spiegelten den Gesamtstatus des Körpers wider? Weil ein solcher Glaube nicht die Gültigkeit des bipolaren Denkprozesses untergräbt. Und entsprechend dieser Logik wird dann auch argumentiert: "Wenn der Kalium- oder Magnesiumspiegel im Serum normal ist, dann liegt kein Kalium- oder Magnesiummangel vor."

Dasselbe kann auch für viele andere Mikro-Nährstoffe gesagt werden, einschließlich Zink (16,17). Leider ist dieses Denken in der klinischen Medizin und in der klinischen Biochemie verbreitet und führt (daher) unvermeidlich zu mangelhafter Versorgung des Patienten. Die Anschauung, daß der Serumspiegel eines Mikro-Nährstoffes den Status des gesamten Körpers abbildet, beruht einzig und allein auf "geschichtlichem" Präjudiz und kann nicht länger als wissenschaftlich haltbar betrachtet werden.

Prädisposition und Umweltbelastung

Nährstoffmängel können genetische Veränderungen und daher embryonale Fehlbildungen verursachen (18). Zugleich beinhaltet unsere Umwelt genverändernde Gifte in Mengen wie sie in der Geschichte des HOMO SAPIENS noch nie vorgefunden wurden. Der Einfluß des Ernährungsstandes auf die Empfindlichkeit gegenüber genverändernden Substanzen aus der

Umwelt ist von Fratta (et al.) (19) elegant gezeigt worden (siehe "Klassische Arbeit", Journal of Nutritional Medicine, I, S.231), der an Ratten nachgewiesen hat, daß Mängel an Riboflavin (Vitamin B2), Vitamin B5, Vitamin E etc. die genverändernde Wirkung von Thalidomid erhöhen (können).

Jackson und Schumacher zeigten bei Ratten, daß ein Thalidomid-Analogon nur in der (Test)gruppe die einen Zinkmangel aufwies, zu embryonalen Fehlbildungen führte (20). Das Testverfahren für genomverändernde Wirkungen von Arzneimitteln wird an Tieren durchgeführt, die ein nährstoffreiches Laboratoriumsfutter erhalten und hat nur geringfügig Bedeutung bezüglich der genomverändernden Wirkung der selben Arzneien bei Menschen mit Mangel an einem oder mehreren Mikro-Nährstoffen. Dadurch wird die Richtigkeit des gesamten Vorganges der Beurteilung der genverändernden Wirkung von Medikamenten in Frage gestellt. Dies ist ein Gebiet, auf dem viel gearbeitet werden muß, und es wird Thema einer späteren Abhandlung in dieser Publikation sein.

Das Konzept einer Schnittstelle zwischen Ernährungszustand und Umwelttoxikologie ist von Calabrese (21,22) und Hathcock et al. (23-25) gut abgehandelt worden. Es ist eine grundlegende Idee, die in ihren weitestreichenden Konsequenzen erfaßt werden muß, falls Fortschritte in Prävention und Behandlung von Krankheiten gemacht werden sollen (26,27). Wenn man eine zweiwertige Logik anwendet, so erscheint keine dieser entscheidenden Erwägungen als relevant.

Conclusio

Durch das Eintreten für bipolare Logik und fixe Ideen bezüglich des Ernährungsstatus von Individuen und der Vorbeugung und Behandlung von Krankheiten, beraubt der "nutritional flat-earther" in der klinischen Praxis den Patienten der hochwirksamen und relativ ungefährlichen therapeutischen Methode der Diätintervention und des vernüftigen Einsatzes von Ernährungszusätzen (Nutritional Supplements).

Wir erleben derzeit einen Pradigmenwecvhsel bei der Verwendung der Ernährung in der Behandlung und Prävention von Krankheit und unter dem Optimum liegender (physiologischer) Funktion. Geduld und Verständnis sollten gegenüber den "nutritional flat-earthers" geübt werden, die aus zutiefst persönlichen Gründen nicht gewillt sind, ihr altes Paradigma aufzugeben und das neue anzunehmen, denn sie werden sich bedroht und unsicher fühlen, angesichts solch neuer und unvertrauter Möglichkeiten. Mitgefühl mit dem "nutritional flat-earther" sollte jedoch nicht vermengt werden mit einer Tolerierung des Festhaltens an persönlichen fixen Ideen zum Schaden des Patienten. Das Hauptaugenmerk auf die Regulierung von nährstoffabhängigen Stoffwechselbahnen durch potentiell schädliche, körperfremde Arzneien zu richten, anstatt zuerst Lebensstil, Umweltfaktoren und Ernährung zu beachten, könnte als Verletzung hippokratischer Prinzipien betrachtet werden.

(Übersetzung: Christoph Bösch, Weidlichgasse 15 d, 1130 Wien)

Pathogenetische Überlegungen über westliche Ernährungsgewohnheiten als Hauptursache der Atherosklerose

A. Hässig, J. Hodler, Liang Wen-Xi, K. Stampfli (Bern)

PADMA 28 ist ein tibetisches Pflanzenpräparat. Es stammt aus einer Rezeptsammlung von Dr. med. W. N. Badmajew (1986-1966). Das Präparat verbessert die Blutzirkulation bei atherosklerotischen Durchblutungsstörungen und fördert die Ausheilung chronischer Entzündungen. Eindeutig nachgewiesen wurde die antiatherogene Wirkung bei Patienten mit Claudicatio intermittens. Gut dokumentiert ist ferner die günstige Beeinflussung von chronischen Hepatitiden des Typs B, bei denen die Antigenämie verschwand und durch vermehrte Antikörperbildung abgelöst wurde.

Das Studium der Wirkungsweise dieses Phytotherapeutikums war für uns Anlaß zu einer Reihe von pathogenetischen Überlegungen über die Bedeutung westlicher Ernährungsgewohnheiten bei der Atherogenese.

Beim Studium seiner antiatherogenen Wirkungen sind wir auf die mögliche Bedeutung der in der Extrazellulärflüssigkeit frei zirkulierenden Glykosaminoglykane (GAG) wie Heparin und Heparansulfat als endogene Gegenspieler zur proatherogenen Wirkung cholesterinreicher Plasmalipoproteide wie "low density" Lipoproteine (LDL) aufmerksam geworden. In diesem Zusammenhang fragten wir uns, ob die antiatherogene Wirkung polyanionenhaltiger nutritiver Ballaststoffe darauf beruhen könnte, daß diese im Colon abgebaut und zum Teil in Form von Oligomeren resorbiert werden, was dazu beiträgt, den Polyanionengehalt im Plasma und der Extrazellulärflüssigkeit zu erhöhen. Aus dem Umstand, daß die Wirkung einer Behandlung mit PADMA 28 in vielem einer niedrig dosierten Heparintherapie gleicht, äußerten wir die Vermutung, daß dieses Präparat der Gruppe von Ballaststoffen mit systemischer Wirkung zuzuordnen ist. Um in dieser Hinsicht näheren Aufschluß zu gewinnen, versuchen wir in den nachstehenden Ausführungen, die proatherogenen Einflüsse einer fett- und kohlenhydratreichen Ernährung mit der antiatherogenen Wirkung einer ballaststoffreichen Ernährung in eine kohärente Beziehung zu bringen.

Proatherogene Wirkungen von raffinierten Kohlenhydraten und Fetten

Bei der Suche nach dem nutritiven "Primum movens" der Lipideinlagerung in atherosklerotische Plaques muß man sich zunächst daran erinnern, daß Kohlenhydrate nur im obersten Abschnitt des Jejunums in Form von Monosacchariden resorbiert werden. Im Laufe der Evolution hat sich der Mensch daran gewöhnt, aus komplex gebauten Kohlenhydraten wie z. B. Getreidekleie durch enzymatischen Abbau langsam Monosaccharide freizusetzen, wobei diese über längere Zeit in kleinen Mengen resorbiert werden. Im Laufe des vergangenen Jahrhunderts wurden die komplexen Kohlenhydrate mehr und mehr durch raffinierte Kohlenhydrate wie Rohrzucker und dergleichen ersetzt, wobei sich die Menge der konsumierten Kohlenhydrate vervielfachte. Beim Genuß größerer Mengen von raffinierten Kohlenhydraten kommt es durch die rasche Resorption großer Mengen von Monosacchariden zu einer ausgeprägten Hyperglykämie. Diese ruft nach einer brüsken Ausschüttung von Insulin, gefolgt von einer komplexen hormonalen Gegenregulation durch Ausschüttung von Magen-Darm-Hormonen (GIP, VIP, Darm und Pankreasglukagon), Katecholaminen, Glukokortikoiden und Wachstumshormon. Der Sinn der Gegenregulation besteht offensichtlich darin, die Insulinaktivität dergestalt in Schach zu halten, daß eine überschießende Hypoglykämie ausbleibt. Die brüske Resorption großer Mengen von Monosacchariden im oberen Jejunum hat somit eine neuroendokrine Situation zur Folge, die man bezüglich ihrem Hormonprofil in vieler Hinsicht einer Akut-Phasen Reaktion bei Traumen und Infektionen wie auch einem psychogenen Streß bei "Fight or Flight"-Situationen zur Seite stellen kann. Eine bekannte Reaktion der Leber auf eine solche Situation besteht darin, daß sie die Leistung des Ruhestoffwechsels bezüglich der Produktion von Albumin und Gallensäuren drosselt und die Produktion von Akut-Phasen-Proteinen aus der Gruppe der α und β-Globuline erhöht. Die Minderproduktion an Gallensäuren vermindert den Einbau von Plasmacholesterin bei der hepatischen Gallensäuresynthese. Dadurch kommt es zum Rückstau cholesterinreicher Plasmalipoproteide, was in der bekannten Verschiebung der LDL-HDL-Relation zugunsten von LDL seinen Ausdruck findet. Vieles spricht dafür, daß die brüske Resorption großer Mengen von Monosacchariden im oberen Jejunum ein "Primum movens" sowohl beim Diabetes mellitus Typ II wie auch beim Lipideinbau im Rahmen der Atherosklerose darstellt. Eine übermäßige Zufuhr cholesterinreicher Fette hätte bestenfalls die Funktion eines "Secundum aggravans", wobei in diesem Zusammenhang zu bemerken ist, daß die Cholesterinresorption im Darm begrenzt ist und mengenmäßig bei weitem nicht an die Cholesterineigenproduktion in der Leber heranreicht. Die überragende Bedeutung der Kohlenhydrate bei der Atherogenese ist auch aus alten Fütterungsversuchen bei Hühnern ersichtlich, bei denen mit einer Fett-Zuckerdiät eine Atheromatose erzeugt wurde. Bei isokalorischem Ersatz der Kohlenhydrate durch zusätzliches Fett war die Athermoatose wesentlich weniger ausgeprägt als bei der Fett-Kohlenhydrat-Mischdiät. In dieselbe Richtung deuten auch ältere Befunde bei Fütterungsversuchen an Ratten. Bei Umstellung der Tiere von der ballaststoffreichen Normalkost auf eine zuckerreiche Ernährung fiel die hepatische und fäkale Gallensalzausscheidung stark ab. Gleichzeitig stieg der Gehalt des Plasmas an cholesterinreichen Lipoproteiden an. Durch Zugabe von Ballaststoffen zur Zuckerdiät konnte deren dämpfender Einfluß auf die Gallensäurebildung behoben werden. Dabei erwies sich der Ballaststoffeffekt als abhängig von mikrobiellen Fermentationsleistungen im Colon, was daraus zu ersehen war, daß eine Teilsterilisation des Darms mit Sulfonamiden bzw. mit Tetracyclin den Ballaststoffeffekt aufhob. Diese am Tier gewonnen Beobachtungen decken sich mit klinischen Erfahrungen, wonach bei ballaststoffarmen Formeldiäten wie auch bei der parenteralen Ernährung oft Leberfunktionsstörungen wie Hyperbilirubinämien in Erscheinung treten, die auf eine Störung der Conjugationsleistung der Leber hindeuten könnten.

Antiatherogene Wirkungen von Ballaststoffen

Nach diesen Ausführungen über die proatherogenen Wirkungen raffinierter Kohlenhydrate und Fette stellt sich die Frage nach den Mechanismen der antiatherogenen Wirkung der Ballaststoffe. Bei den Ballaststoffen handelt es sich um grobstrukturierte Bestandteile pflanzlicher Zellen wie Zellulose, Hemizellulose, Pektin, Lignin und andere, sowie um pflanzliche Mukoidstoffe aus Getreidekleien, Bohnen, Psyllium, Agar, Guar und dergleichen. Ihre Wirkung im Magen-Darmtrakt läßt sich wie folgt vermuten: Grobstrukturierte Pflanzenbestandteile bewirken in größeren Mengen ein rasches Sättigungsgefühl und dadurch eine verminderte Nahrungsaufnahme. Die in ihnen enthaltenen Kohlenhydrate werden im oberen Jejunum langsam freigesetzt; die Monosaccharidresorption erfolgt über längere Zeit; die postprandiale Hyperglykämie und damit die neuroendokrinen Reaktionen bleiben gering und haben kaum Auswirkungen auf den Leberstoffwechsel. Bei der kombinierten Verabreichung raffinierter Kohlenhydrate mit schleimigen Ballaststoffen wird der Zucker nur langsam vom Gel zur Resorption freigegeben, womit die brüske Hyperglykämie bei Zufuhr größerer Mengen raffinierter Kohlenhydrate gedämpft wird. Im unteren Ileum bewirken die Ballaststoffe zufolge von Adsorption von Gallensalzen und Cholesterin im Verein mit der verkürzten Transitzeit eine Minderung der Rückresorption dieser Metabolite im Rahmen des enterohepatischen Kreislaufs. Die fäkale Auscheidung von Gallensalzen und Cholesterin wird erhöht. Im Colon dienen die fermentierbaren Ballaststoffe den Fäkalkeimen als Nährstoff; die Bakterienmasse und damit die Stuhlmenge wird erhöht; die Transitzeit wird verkürzt und die Flatulenz gesteigert. Nach heutiger Lehrmeinung beschränkt sich die Resorptionsleistung im Colon auf die Aufnahme kurzkettiger Fettsäuren. Im vorangegangenen Artikel haben wir darauf hingewiesen, daß vieles dafür spricht, daß auch polyanionische Oligomere pflanzlicher Herkunft resorbiert werden. Dies wurde für Oligomere tierischer Glykosaminoglykane wie Heparin und Heparinoide zweifelsfrei nachgewiesen. Danach hätten polyanionische Ballaststoffe neben ihren lokalen Funktionen im Darm nach ihrer Fermentation noch systemische Funktionen beim Ionenaustausch an Zelloberflächen.

Ionentauschfunktionen von Heparin, Heparinoiden und anderen Glykosaminoglykanen

Seit Jahrzehnten stehen die gerinnungshemmenden Wirkungen von Heparin im Vordergrund des Interesses. Unabhängig daneben stehen die chondro- und osteoprotektiven Wirkungen von GAG-haltigen Knorpel- und Knochenpräparaten in der Rheumatologie, wo sie erfolgreich zur Arthrose- und Osteoporose-Behandlung eingesetzt werden. In neuerer Zeit hat man im Bereich der Atheromatoseforschung die antiproliferativen Wirkungen bei der Plaquebildung studiert und gezeigt, daß diese auch von nicht gerinnungshemmenden Heparinfraktionen wie von Heparinoiden erbracht werden. Nachdem kürzlich gezeigt worden ist, daß Calciumantagonisten wie Nifedipin antiatherogene Wirkungen zeigen, die denjenigen von Heparin und Heparinoiden in vieler Hinsicht entsprechen, ist anzunehmen, daß die antiproliferative Wirkung der letzteren ebenfalls auf Hemmwirkungen auf den zellulären Calciumstoffwechsel beruht. In der Tat sind Heparin und andere GAG zur Kationenbindung, namentlich von Ca^{2+}-Ionen, befähigt. Ein Großteil der seinerzeit von **Regelson** zusammengestellten antimitotischen Wirkungen können durch polyanionische Hemmwirkungen auf den Calciumstoffwechsel der Zellen erklärt werden. Nachdem **Haden** darauf hingewiesen hat, daß der gemeinsame Nenner jeder Immunstimulation auf einer Verschiebung des intrazellulären cAMP-cGMP- Verhältnisses zugunsten von cGMP beruht, ist die Annahme naheliegend, daß die entzündungshemmenden und immunstimulierenden Eigenschaften der GAG den Zellstoffwechsel in gleicher Weise beeinflussen. Dasselbe gilt wohl auch für die Rückführung der Leberzelleistungen aus der ergotropen Akut-Phasen-Situation zum trophotropen Grundzustand mit normaler Conjugations- und Entgiftungsleistung.

Zur Bewertung plasmatischer Hyperlipoproteidämien und Hypercholesterinämien

In den vergangenen Abschnitten haben wir dargelegt, daß bei der Atherogenese die brüske Zufuhr größerer Mengen raffinierter Kohlenhydrate die Conjugationsleistung der Leber beeinträchtigt. Die Umwandlung von Plasmacholesterin zu Gallensäuren wird gedrosselt; es kommt zum Stau von cholesterinreichen Lipoproteiden wie LDL. Wie **Engelberg** schon vor vielen Jahren gezeigt hat, sind plasmatische Erhöhungen von LDL und Cholesterin mit einem Mangel an plasmatischem Heparin korreliert. Dies ist wohl Ausdruck eines generellen Mangels an polyanionischen Oligomeren im Plasma und der Extrazellulärflüssigkeit. Dieser Mangel kann durch eine ballaststoffreiche Ernährung korrigiert werden, was die Ausscheidung lipophiler Xenobiotika in die Galle und den Urin verbessert. Dasselbe gilt wohl auch für körpereigene lipophile Metabolite, z. B. für Glukokortikoide.

Durch diese Gegebenheiten wird der Sinn, die mit Atheromatose korrelierte plasmatische Hypercholesterinämie prophylaktisch und therapeutisch mit einer fett- und cholesterinarmen Diät anzugehen, in Frage gestellt. Wie wir in unserer ersten Arbeit dargelegt haben, ist denn auch der Erfolg einer solchen Behandlung gering. Seit aber die Anti-Cholesterin-Laienpropaganda das Denken auf das Schlagwort "Gesundheitsrisiko Cholesterin"reduziert hat, ist die Sicht auf komplexere Mechanismen generell eingeengt. Dies wird sich ändern. Denn es mehren sich die Arbeiten, die zeigen, daß die durch eine solche Diät erreichbare Senkung der Reinfarktinzidenz durch Umverteilung der Todesursachen keineswegs zur angestrebten Lebensverlängerung führt.

Zur Bedeutung von Antioxydantien bei der Atherogenese

Es ist seit längerem bekannt, daß Peroxidationen an Plasmalipiden durch Sauerstoffradikale die Endothelschädigung und die Plaquebildung in den Arterien fördern. Namentlich **Gey** hat die diesbezüglichen Beobachtungen gesammelt und kritisch gesichtet, wobei er die Bedeutung der Vitamine A, C und E heraushob. In diesem Zusammenhang erinnerten wir uns an eine alte Arbeit, in der gezeigt worden war, daß grüner Tee eine beachtliche antiatherogene Wirkung entfaltet, was kürzlich von chinesischen Autoren auf dessen Gehalt an Flavonoidpigmenten zurückgeführt werden konnte. Beim Studium der pflanzlichen Flavonoide waren wir erstaunt, daß dieser wichtigen, nach **Kühnau** semiessentiellen Nährstoffgruppe, in der Schulmedizin eine derart geringe Bedeutung beigemessen wird, daß sie z. B. im bekannten Lehrbuch der Ernährungsmedizin von **Kasper** überhaupt nicht erwähnt werden. Die Flavonoide sind ausschließlich in der Pflanzenwelt vorkommende 2-phenyl-benzo-¥-pyrane. Ihre strukturelle Vielfalt ist enorm. Man kennt heute über 800 verschiedene Verbindungen. Therapeutisch werden sie als Rutine zur Behandlung venöser Permeabilitätsstörungen gebraucht. Silymarinflavonoide erwiesen sich gegenüber Leberschädigungen durch Knollenblätterpilzgifte, Tetrachlorkohlenstoff, Alkohol etc. als protektiv wirksam; bereits gesetzte Schäden blieben aber unbeeinflußt. Ihre Aktivität beruht im wesentlichen auf ihrer Fähigkeit zur Unschädlichmachung von Sauerstoffradikalen und der Komplexierung mit Metallen, namentlich Kupfer. Als Antioxydantien sind sie den Vitaminen C und E zur Seite zu stellen. Bei Durchsicht der Literatur über Pflanzen- und Teedrogen fanden wir eine ganze Zahl von Hinweisen auf cholesterinsenkende Wirkungen flavonoidhaltiger Pflanzen und ihrer wässerigen und alkoholischen Extrakte. Von den im PADMA 28 verarbeiteten 22 Pflanzen enthalten deren sechs Flavonoide, sodaß es durchaus möglich wäre, daß auch diese Stoffgruppe an den therapeutischen Wirkungen dieses Präparates beteiligt ist. Uns macht es heute den Anschein, daß man bei der Pathogenese der westlichen Zivilisationserkrankungen den Flavonoiden bisher nicht die gebührende Aufmerksamkeit geschenkt hat. In dieser Hinsicht sei auf eine kürzlich erschienene Arbeit von **Kuklinski** hingewiesen, der gezeigt hat, daß in der DDR das am Selen und Vitamin-E-Mangel gemessene Antioxydantiendefizit eine höchst bedeutsame Ursache multipler Krankheiten darstellt. In diesen Arbeiten wurde ebenfalls dargelegt, daß ein solcher Mangelzustand durch fett- und cholesterinarme Ernährung zufolge des damit verbundenen Antioxydantiendefizits verstärkt wird, womit die in jüngster Zeit beobachtete Umverteilung der Todesursachen von den Reinfarkten auf andere Krankheiten, eine plausible Erklärung findet. Der große Einfluß eines Antioxydantienmangels auf die Atherogenese ist auch an kürzlich durchgeführten Populationsstudien zu ersehen, bei denen sich zeigte, daß die Herzinfarktsterblichkeit mit einem Vitamin-E-Mangel enger korreliert ist als mit der Hypercholesterinämie.

Unsere bei diesen Studien gewonnene Auffassung bezüglich der **nutritiven Einflußmöglichkeiten auf den Gesundheitszustand des Organismus** möchten wir in den nachfolgenden Leitlinien zusammenfassen:

* Vermeiden einer kalorischen Überernährung. Umstellung der Ernährung auf eine Minimalkost bezüglich zuckerhaltiger Nährstoffe. Reichliche Zufuhr von Ballaststoffen.
* Korrektur von Mangelzuständen bezüglich des systemischen Polyanionen- und Antioxydantienstatus, der Vitamine, Mineralstoffe und Spurenelemente.

Abschließend möchten wir dem englischen Marinearzt **T. L. Cleave** unsere Hochachtung bezeugen. Er hat während vieler Jahre auf Grund epidemiologischer Vergleiche der Ernährung von Völkern des Westens und Afrikas im Verein mit Grundgesetzen der Evolution die These verfochten, daß die westlichen Zivilisationserkrankungen auf dem erhöhten Genuß raffinierter Kohlenhydrate beruhen müssen. Er stieß damit anfänglich auf große Zweifel. Unseres Erachtens verdienen heute seine Auffassungen vollumfänglich Beachtung. Dasselbe gilt für den Winterthurer Kinderarzt **Eugen Ziegler**, der über viele Jahre den übermäßigen Zuckerkonsum als Hauptursache der westlichen Zivilisationskrankheiten bezeichnet hat und von dem posthum eine ausgezeichnete Übersicht über "Zucker, die süße Droge" veröffentlicht wurde. Diesen beiden ist der Londoner Ernährungswissenschafter **John Yudkin** zur Seite zu stellen. Er hat seinerzeit in temperamentvoller Weise auf gesundheitliche Zuckerschädigungen aufmerksam gemacht. Schließen möchten wir diese Übersicht mit einem Satz des berühmtesten aller Schweizer Ärzte, nämlich **Paracelsus**, der 1537 folgendes gesagt hat: "Wir Schweizer werden nicht mit Feigen erzogen, noch mit Met und Weizenbrod, aber mit Käse, Milch und Haferbrod"!

Diese Arbeit wurde in verdankenswerter Weise durch die Hans Eggenberger Stiftung in Zürich unterstützt.

Weitere Einzelheiten und Literaturhinweise finden sich in den folgenden zwei Arbeiten:

A. Hässig, K. Stampfli: Hinweise auf therapeutische Wirkungsmechanismen eines tibetischen Pflanzenpräparates. Schweiz. Zschr. Ganzheits-Medizin 2, 234-239 (1990)

A. Hässig, J. Hodler, Liang Wen-Xi, K. Stampfli: Westliche Ernährungsgewohnheiten als Hauptursache der Atherosklerose.

Schweiz. Zschr. Ganzheits Medizin 3, 128-133 (1991) im Druck

Ernährung aus der Sicht von F. X. Mayr

E. Kojer (Wien)

Wahrscheinlich ist die Erkenntnis, daß richtige Ernährung den Gesundheitszustand der Menschen maßgeblich beeinflußt so alt wie die Medizin selbst. Erst in unserem Jahrhundert gerieten derlei "attavistische" Überlegungen vorübergehend in Mißkredit, doch jetzt erleben wir wieder eine Trendwende. Apparative Medizin und Massenmedikation haben ihre Grenzen erreicht, ja oft schon überschritten und deshalb darf man wieder von richtiger Kost und Diät sprechen ohne belächelt zu werden.

Dank heutiger wissenschaftlicher Möglichkeiten muß man sich nicht mehr mit allgemeinen Erwägungen oder Erfahrungswerten begnügen, kann man doch die in den Nahrungsmitteln enthaltenen Stoffe bis in den Milli- und pikogrammbereich exakt bestimmen.

Wir Mayr-Ärzte haben diese Entwicklung in den letzten Jahren aufmerksam und mit einiger Freude verfolgt, wenn auch unsere Überlegungen nicht immer mit den gerade modernen Erkenntnissen übereinstimmen. Wenn man heute allgemein allein in der Wahl wertvoller und ballaststoffreicher Nahrungsmittel bereits den Garanten von Gesundheit und Lebensfreude sieht, so ist für Mayr die richtige Ernährung erst im Produkt der Faktoren NAHRUNGSMITTEL und individuelle VERDAUUNGSKRAFT zu deren ordnungsgemäßer Aufschließung gegeben. Erst die Beachtung BEIDER Faktoren kann auf Dauer befriedigende Ergebnisse bringen.

Der menschliche Organismus wird gerne mit einer chemischen Fabrik verglichen in der eine Unzahl von Umsetzungen erbracht werden. Der Vergleich ist naheliegend, aber aus unserer Sicht doch hinkend: Im Reagenzglas oder sonstigen Apparaturen sind die Bedingungen für die chemischen Abläufe konstant, doch der Leistungszustand des Verdauungssystems ist sehr großen zeitlichen und sonstigen Schwankungen unterworfen und garantiert keineswegs eine stets gleichbleibende Nährstoffaufschließung und -verwertung. Durch die oft wesentlich verlängerte Verweildauer in einzelnen Abschnitten des Verdauungskanals kommt es allzuleicht zu pathogenen Chemismen wie Gärung und Fäulnis. Dies ist unschwer nach einer zu reichlichen, schlampig verkauten und eingespeichelten oder zum falschen Zeitpunkt genommenen Mahlzeit zu kontrollieren: Gibt es nach wenigen Stunden erhebliche Gasblähungen, wacht man am nächsten Morgen mit dumpfem Kopf und belegter Zunge auf oder kommt es zu deutlichen Abweichungen vom normalen Stuhlgang wie Obstipation oder Abgabe eher breiiger, übelriechender Stühle, in denen auch noch makroskopisch erkennbar Speiseresten vorhanden sind, dann ist man eben mit der aufgenommenen Kost nicht ganz zurechtgekommen.

Mayr versteht unter richtiger Ernährung oder gar Diät mehr als die bloße Nahrungsmittel-wahl, sondern nach dem DIÄTA der alten Griechen, die der individuellen Natur des Einzelnen gemäße Lebensweise in toto. Aus dieser Sicht ist ihm die Nahrungsmittelwahl eine CURA POSTERIOR, solange die CURA PRIMA, die ordnungsgemäße Aufschließung und Aufnahme der Kost nicht gewährleistet ist. Das WIE der Nahrungsaufnahme hat für uns besondere Bedeutung:

Der unzureichend verkaute und ausgekostete Bissen hat zu wenig Kontakt mit dem Verdau-ungssaft Speichel und die Geschmacksrezeptoren werden nicht ausreichend stimuliert; die cephale Phase der Verdauungssaftproduktion läuft somit mangelhaft ab und die tieferlie-genden Verdauungsabschnitte erhalten zu wenig vegetative Impulse. Schon daraus ergibt sich die Erkenntnis, daß es ungünstig sein muß, am Abend eine größere Mahlzeit zu nehmen. Dem circadianen Rhythmus entsprechend, schaltet das autonome Nervensystem mit Ein-bruch der Dämmerung von der ergotropen, vom Sympathicus dominierten Leistungsphase auf die trophotrope, parasympathicotone Nachtphase, in der alle vegetativ gesteuerten Leistungen gebremst ablaufen. In den frühen Morgenstunden kommt es dann zur Umschal-tung und damit auch zur teilweisen Resorption während der Nachtruhe im Verdauungsbe-reich entstandener Störstoffe. Nicht zuletzt sehen wir darin eine ganz wesentliche Mitursache etwa für das gehäufte Auftreten von Asthmaanfällen, pectanginösen Zuständen und Herzrhythmusstörungen gerade zu diesem Zeitpunkt.

Auch das WIEVIEL spielt bei der Nahrungsaufnahme eine wichtige Rolle, hat doch jedes Organsystem, so auch die Verdauung, Leistungsgrenzen. Diese sind nicht nur von Mensch zu Mensch sehr verschieden, sie schwanken auch im Tagesablauf und es wird verhängnis-voll immer mit dem Optimum zu rechnen.

Die Zahl der täglich genommenen Mahlzeiten hat ebenfalls große Bedeutung für den geregelten Ablauf des Verdauungsgeschehens. Jedes Organ bedarf nach der Leistung einer kompensatorischen Ruhe; auch das Verdauungssystem ist durchaus kein PERPETUUM MOBILE. Da eine mittlere Mahlzeit erst nach fünf Stunden mit ihren letzten Resten den Magen verläßt, kann nach einem nicht zu spät genommenen Frühstück erst wieder zu Mittag gegessen werden. Am Abend ist die kleinstmögliche und leichtest verdauliche Kost gerade richtig. Besteht Ursache zur Entlastung des Organismus, so muß auf das Abendessen verzichtet werden.

Bei bestehender Dysfunktion der Verdauung werden auch wertvollste Nahrungsmittel an der Zersetzung teilhaben, ja Dank ihres hohen Nahrstoff- und Ballastgehaltes, besonders toxische Zerfallsprodukte liefern.

Schon das geringste Bemühen in der Lebens- und Ernährungsweise obigen grundsätzlichen Forderungen einigermaßen zu entsprechen ist im weitesten Sinne bereits Therapie nach F. X. Mayr. Eine gegebenenfalls notwendige tiefergreifende Einflußnahme ist aber nur mit intensiver Entlastung und Schonung des Verdauungssystems zu erwarten. Schonen heißt die Forderung an das Organ weitest reduzieren und ist aus unserer Schau und Erfahrung mit jedweder Form von Belastungskost absolut unvereinbar. Selbstverständlich darf Schonkost nicht zur Dauerkost werden, muß doch der gesundete Darm stets mit der seiner Leistungs-kraft adäquaten Forderung konfrontiert werden.

Einen bleibenden Erfolg wird die Therapie nach Mayr nur dann haben, wenn es gelungen ist, den Patienten davon zu überzeugen, daß er seine ganz persönliche DIÄTA beibehalten muß. Rückkehr zur krankmachenden Lebensweise muß, früher oder später, Rückkehr zur Krankheit bedeuten. Erst für den, der die für seine Natur gemäße Lebensweise als selbstverständliche Grundhaltung erkannt und angenommen hat, wird es sinnvoll, ernsthaft darüber nachzudenken, welche Nahrungsmittel für ihn ganz besonders wertvoll wären.

Ein Leitsatz von F. X. Mayr zum Abschluß:

Wann wir essen, wie wir essen und ganz besonders in welchem Zustand – körperlich, geistig und seelisch – wir uns zum Essen setzen, das alles ist mit Abstand wichtiger als was wir essen.

Hat die Ernährung Einfluß auf den Verlauf einer Tumorerkrankung?

A. Riedler (Steyr)

In der Ganzheitsmedizin war und ist die Ernährung des Krebskranken eine der wesentlichen Therapiesäulen. Der Grund ist in der differenzierten Betrachtungsweise dieser Krankheit als eine Erkrankung des Gesamtmenschen zu sehen.

Was Medizinerpersönlichkeiten wie Zabel, Issels, Windstosser oder Budwig größtenteils empirisch erkannt und erfolgreich praktisch umsetzten, wird zunehmend durch " naturwissenschaftliche " Forschungserkenntnisse im orthodoxen Sinn belegt.

Es ist für einen tumorkranken Menschen von allergrößter Wichtigkeit, seinen Organismus überreichlich mit all jenen Stoffen zu versorgen, die als essentiell identifiziert sind. Ebenso nötig ist aber auch die ausreichende Zufuhr jener unzähligen noch nicht klassifizierten, essentiellen Nahrungsbestandteile.

Um diese notwendige optimale Versorgung zu gewährleisten, muß die Nahrung einen möglichst geringen Be- und Verarbeitungsgrad aufweisen. **Vollwertigkeit** im Sinne Kollaths!

Gleichzeitig soll die Nahrung beim Tumorkranken nur so minimal wie irgend möglich zur weiteren Belastung mit bekannten aber auch mit noch nicht bekannten Carcinogenen beitragen.

Das stellt sehr große Ansprüche an die Produktionsmethoden von lebenswichtigen Grundnahrungsmitteln.

Gesunde, biologisch landbauerisch bewirtschaftete Böden und die daraus gewachsenen Produkte werden den hier nötigen hohen Qualitätsansprüchen entsprechen können.

Zu den gut bekannten alimentär aufgenommenen Schadstoffen gehören: Nitrate/Nitrosamine, Aflatoxine,
Röst- und Räucherstoffe,
Schwermetalle, Herbizid- und Pestizidreste (Dioxin, ...)

Überreichlicher Verzehr tierischer Fette, übermäßiger Alkoholkonsum und ballaststoffarme Ernährung haben gesicherte Zusammenhänge mit dem Tumorgeschehen.

Auf der Seite der in der Nahrung vorhandenen Krebsschutzstoffe haben wir die Dithiolthione der Kreuzblütler (Broccoli, Kraut, Sprossenkohl, u. a.). Sie erhöhen den intrazellulären Glutathiongehalt und aktivieren so Zellentgiftungsmechanismen.

Wegen ihrer Bedeutung für ein funktionstüchtiges Immunsystem, Intermediärstoffwechsel und Entgiftung sind zahlreiche Spurenelemente als bedeutend erkannt worden.

Erwähnen muß man Zink, Selen, Kupfer, Eisen, Mangan, Lithium und Jod und Magnesium.

Unter den Vitaminen haben A, C, D und E besonderen Stellenwert für das Tumorgeschehen.

Vitamine und Spurenelemente sind für die Elimination freier Radikale notwendig und bilden zusammen mit den entsprechenden intrazellulären Enzymen das oxydative Schutzsystem.

Falls eine ausreichende Versorgung nicht sicher ist, muß substituiert werden (Selen).

Die Nahrung des Tumorkranken muß ballaststoffreich sein, denn diese führen einerseits über eine Passagebeschleunigung und anderseits über gesteigerte Absorbtion von Gallensäuren zur Entlastung von Darm und Organismus.

Die komplexen Kohlenhydrate aus dem Vollkorngetreide werden langsamer und gleichmäßig im Zuckerstoffwechsel bereitgestellt. Die Tumorzelle mit ihrem, durch exzessiven Gärungsstoffwechsel bedingten, hohen Kohlenhydratbedarf kann durch leicht verwertbare Auszugskohlenhydrate in ihrem Stoffwechsel geradezu angefacht werden.

So können nach Seeger im Tumor innerhalb von 24 Stunden D(-) Linksmilchsäuremengen anfallen, die das Eigengewicht des Tumors erreichen.

Das stellt einen indirekten Proliferationsreiz für die Tumorzelle dar.

Die Korrektur der begleitenden Übersäuerung über eine basenüberschüssige Nahrung ist wichtig.

Als Folge der Ernährungsgewohnheit präsentiert sich das Darmorgan bei Tumorkranken in meist schlechter Verfassung. Es liegen bakterielle Fehlbesiedelung und Pilzüberwucherung vor.

Die Korrektur der Dysbiose ist unumgänglich, denn erst dann kann der Organismus aus hochwertigen Nahrungsmitteln seinen Nutzen ziehen.

Nahrungsauswahl und Zusammensetzung, Säure- Basenhaushalt und Darmgesundheit im Zusammenspiel tragen zur Verbesserung der Befindlichkeit des Tumorkranken bei und sind Teil einer ganzheitlichen Tumortherapie.

Literatur beim Verfasser

Ernährungshinweise bei chronischen Krankheiten und bei Krebserkrankungen

Karla Hahn (Hildesheim)

Ich möchte in diesen wenigen Minuten zu folgenden grundsätzlichen Punkten Stellung nehmen:

a) praktische Ernährungshinweise

b) die strittige Frage der pH-Werte im Urin als Stoffwechselindikator

c) Erfahrungen mit Therapiemöglichkeiten zur Stoffwechselentlastung

zu Punkt a):

Die Ernährung soll für Gesunde und Kranke nützlich und nicht stoffwechselbelastend sein.

Da aber jegliche Nahrung mehr oder wenig viel Stoffwechselschlacken in Form von Milch- und Harnsäure produziert, ist es wichtig, die Nahrung richtig auszuwählen.

Der erste Punkt heißt: reichlich neutrale Flüssigkeit trinken. Das sind 2 Liter täglich. Sie sind als Lösungsmittel für die Stoffwechselschlacken nötig.

Neutrale Flüssigkeit ist mineralstoffarmes und kohlensäurearmes Wasser, ist Kräutertee, dünn aufgegossen, z. B. ein Lit Wasser auf 10 Kamillenblüten. Säuerlinge, Obstsäfte und Früchtetees sind zu reduzieren, um eine Übersäuerung des Körpers zu vermeiden.

Dieses gilt auch für Kaffee und Tee. Hier sind etwa 2 Tassen täglich mit etwas frischer Milch gestattet.

Die Kost soll so naturbelassen, schadstoffarm und ortsständig wie möglich sein.

Es sollen viel Gemüse und grüne Salate genossen werden. Etwa ein Drittel der Gesamtnahrung sollte Rohkost sein. Obst ist wegen seines Säureanteiles zu reduzieren.

Raffinierter Zucker ist als Stoffwechselgift und VitaminB- Räuber zu meiden.

Weißes Mehl ist wertlos und sollte durch vollwertiges ersetzt werden.

Scharfe exotische Gewürze verhärten das Zellularsystem und sollten deshalb reduziert werden.

Hefe ist stoffwechselbelastend.

Als Fett ist frische Butter - in Maßen genossen - am gesündesten. An den Salat nehme man etwas kaltgepreßtes Öl.

Das diffizilste Problem unserer heutigen Ernährung sind die tierischen Eiweiße. Fleisch, Fisch, Käse, Quark, Joghurt usw. werden von breiten Bevölkerungskreisen in viel zu großen Mengen genossen.

Aber genau sie sind es, die den höchsten Anteil an Stoffwechselschlacken in Form von Milch- und Harnsäure haben und deshalb den Endstoffwechsel belasten.

Außerdem schwächen sie als Fremdeiweiß das Immunsystem. Schon von daher sollten sie von allen Allergikern weitgehend gemieden werden.

Tierische Eiweiße müssen in der täglichen Ernährung zugunsten von Gemüse und Salaten stark reduziert werden. Dabei ist Feldsalat als säureneutrales Nahrungsmittel besonders zu empfehlen. Es sollte nicht mehr als 50 g reines Eiweiß täglich gegessen werden. Das heißt, der gängigen Meinung 1g Eiweiß pro kg Körpergewicht muß widersprochen werden. Diese Eiweißmenge belastet lt. durchgeführter Messungen den Gesamtstoffwechsel zu stark. Insgesamt gilt der Grundsatz: je kränker der Mensch, desto strenger die Ernährungsrichtlinien. Denn ein kranker Organismus ist weniger belastungsfähig als ein gesunder.

zu Punkt b):

Der Erfolg einer Ernährungsumstellung ist meßbar.

Der Stoffwechsel ist optimal, wenn der pH-Wert im Urin 5-5,5 beträgt. Das bedeutet nämlich, daß der Körper in der Lage ist, die intrazelluläre Säure als Abfall- und Endprodukt des Zellstoffwechsels auszuscheiden.

Leider gibt es in diesem Punkt in naturheilkundlichen Kreisen divergierende Meinungen.

Man ist sich zwar in dem Punkt einig, daß die überschüssige Säure aus dem Stoffwechsel ausgeleitet werden muß. Man blockiert aber mit den verschiedensten falschen Maßnahmen wie milchsaure Kost, ungeeignete Mineralstoffgaben usw. genau das, was man erreichen will. Der häufig genannte ideale pH-Wert des Urins von 7 - 7,5 irritiert, weil er ja bedeutet, daß die Säure im Stoffwechsel verbleibt.

zu Punkt c):

Ist der Körper von sich aus nicht mehr in der Lage, die Säure auszuscheiden, kann man ihn mit entsprechenden homöopathischen Medikamenten dazu anregen.

Ich arbeite seit Jahren mit den REGENA PLEX-Arzneispezialitäten. Diese umfassen u. a. eine Reihe von sehr wirksamen, stoffwechselaktiven Zusammensetzungen, die ich bei anderen Präparaten so nicht wieder gefunden habe. In vorgenannter Problematik werden die Nummern 50a-51a-39a-105-21d-21e- u. a. verordnet. Spätestens nach einigen Tagen wird mit Hilfe dieser Mittel die intrazelluläre Säure gelöst und im Urin ausgeschieden.

Die hier kurz vorgetragenen Ernährungsrichtlinien stellen keine Diätanweisung dar. Sie sollten vielmehr als grundsätzliche Hinweise für Gesunde und Kranke angesehen werden.

Sie verringern ganz wesentlich die Krankheiten, die vorwiegend als Zivilisationskrankheiten angesehen werden und bei uns in der Skala der Erkrankungshäufigkeiten ganz weit oben angesiedelt sind.

Bluthochdruck, Gefäßkrankheiten mit ihren Folgen wie Apoplexie und Herzinfarkt, Arteriosklerose, Arthrose, die ganze gichtig - rheumatische Diathese sind im Wesentlichen Eiweißspeicherkrankheiten. Zu ihrer Behandlung werden völlig unbefriedigend Milliardenbeträge für Medikamente nach erfolgter Schädigung eingesetzt. Eine frühzeitige Ernährungsumstellung kann diese Krankheiten aber verhüten. Es ist deshalb ein Gebot der Stunde, eine frühzeitige, geeignete Gesundheitserziehung dafür zu betreiben.

Forumsdiskussion

Spurenelemente in der Praxis

Leitung: F. O. Gruber (Wien)

Standortbestimmung:

Die Wertigkeit der essentiellen Spurenelemente für die Gesundheit und optimale Stoffwechselfunktion ist heute unbestritten und ausreichend dokumentiert.

Trotzdem ist der Einsatz der Spurenelemente in der täglichen Therapie noch immer nicht ärztliches Allgemeingut.

Leider gibt es für die Praxis noch viele Probleme, welche nach einer raschen Lösung rufen.

1. In Österreich gibt es viel zu wenig Stellen, welche eine Analyse machen.

2. Die Kosten für die Bestimmung sind zu hoch, einerseits wegen der doch aufwendigen Analyse, andererseits wegen der zu geringen Quantität der Untersuchungen.

3. Die meisten Spurenelement Präparate sind keine registrierten Medikamente, sondern sind alsNährmittelsublemente deklariert und dadurch nur bedingt verschreibbar.

4. Die verfügbaren Spurenelementpräparate sind in Österreich wesentlich teurer als in den USA, England oder Deutschland.

Ein zusätzliches Problem ist die Methodik der Analysen und das Material für die Analysen.

Aus welchem Material?

Vollblut, Serum, Haare, Zellpunktion, Stuhl, Harn.

Die verschiedenen Spurenelemente sind auf der einen Seite besser im Vollblut andere im Serum nachweisbar.

In der tgl. Praxis ist die Vollblutanalyse am zielführendsten.

Die Bestimmung aus dem Serum berücksichtigt nicht die Spurenelemente in den korpuskulären Bestandteilen des Blutes.

Die Haaranalyse ist von der Methodik besonders einladend, hat aber viele Möglichkeiten einer Fehlinterprätation.

Optimal nachweisbar sind toxische Mengen von Elementen im Haar.

Der Nachweis einer Mangelsymptomatik ist jedoch abhängig von exogenen Faktoren, z. B. Waschen mit Shampoo, Luftverschmutzung, endogen durch Mangeldurchblutung der Kopfhaut, Atrophie, Alopezie. Zellpunktion ergibt die genauesten Werte, ist aber für die Praxis zu aufwendig.

Bestimmungen aus dem Harn und Stuhl ergeben die Ausscheidungswerte.

METHODEN der Analysen.

Am bekanntesten und effektivsten ist die Atomabsorptionsspektroskopie (AAS).

NORMALWERTE - KLINISCHE Umsetzung.

Die heute üblichen Werte sind vorwiegend aus der amerikanischen Literatur übernommen und für Mitteleuropa sicher zu hoch. Vor allem in Österreich sind die Normalwerte niedriger als in den USA.

Wo gibt es in Österreich Untersuchungsstellen?

Bundesforschungsstelle Arsenal; Prof. Dr. Dostal

1190; Prof. Dr. Birkmayer 1090; Gerichtsmedizin. Institut, Wien; Institut für med. Biochemie Prof. Wawschinek Graz.

Einzelne Spurenelemente müssen heute noch nach Stuttgart zur Analyse geschickt werde.

KOSTEN der Untersuchung.

Werden meist von der Krankenkasse nicht übernommen. Eine kompl. Haaranalyse kostet z. B. S 2. 000, -.

Die Hauptprobleme sind heute noch:

1. die prinzipielle Schwierigkeit einen echten Mangel festzustellen, da es sich ja teilweise um Werte im Bereich 10^{-18} und von ppb (parts per billions) handelt. Eine fast unvorstellbare Nachweisempfindlichkeit.

2. Der Nachweis ob das Spurenelement überhaupt noch BIOLOGISCH aktiv ist, ob es nicht durch die Bindung an ein Schwermetall inaktiviert ist.

Wie kann man Spurenelemente verordnen?

Die meisten Spurenelemente sind nicht als Arzneimittel sondern als Nährmittelsublement im Handel. Das heißt sie sind nicht registriert. Bei der Rezeptur eines ausländischen Spurenelements z. B. Selenium ACE reicht die Apotheke das Rezept im Gesundheitsministerium ein, wo eine Einfuhrbewilligung erteilt wird, Dauer bis zu 2 Wochen. In den USA bekommt man das gleiche Medikament im Supermarkt oder Fitneßcenter vom Regal im Handverkauf ohne Rezept um 1/5 des Preises, also wesentlich billiger.

Die Folge davon ist das sich viele Patienten bei Auslandsreisen diese Medikamente mitnehmen und dadurch unkontrolliert und oft unkritisch eine Selenmedikation durchführen, ohne Beratung durch den Arzt und oft ohne Notwendigkeit

Grundlage jeder erfolgreichen Therapie ohne Nebenwirkungen ist die richtige Diagnose und danach eine richtige maßgeschneiderte Therapie.

Allgemeine klinische SYMPTOMATIK Zum Erkennen eines Spurenelementenmangels gehört unbedingt das Wissen um die speziellen klinischen Symptome eines Mangels. Die Durchführung eines kompletten Analyseprogramms im Rahmen einer Vorsorgeuntersuchung wäre begrüßenswert ist jedoch dzt. noch zu kostenintensiv.

Besser ist es bei einem bekannten Symptomenbild gezielt zu untersuchen. Als Beispiel bei Haarausfall, brüchigen, weichen Fingernägeln und Müdigkeit, soll man Eisenspiegel, Transferrin, Haematokrit, Haemoglobin, Zink und Silicium untersuchen.

Bei der Beurteilung eines Mangels aus der Analyse, muß man sich darüber klar sein, daß ein normaler oder subnormaler Befund nicht immer beweisend ist. Im Vordergrund muß immer die Symptomatik stehen.

Laborwerte können durch die verschiedensten biologischen Faktoren verändert sein. So gibt es z. B. zirkadiane Rhythmen der Spurenelementkonzentration. Die Werte sind auch vom Alter des Patienten und der Ernährung abhängig. Ebenso können verschiedene Medikamente die Werte durch Komplexbildung verändern. z. B. Östrogene eine Steigerung der Kupferkonzentration verursachen.

In der täglichen Praxis findet man sehr viele Pat., welche chron. krank sind aber völlig normale Befunde haben und daher mit ihrer Krankheit oft nicht ernst genommen werde, wodurch sich die Leiden fixieren und die Lebensfreude reduzieren und zu Depressionen führen.

Bei diesen sogenannten "**Befindkranken**" findet man oft, wenn man daran denkt, dem Pat. bei der ausführlichen Anamnese gut zuhört, einen klassischen Spurenelementenmangel.

Hier gilt das alte Sprichwort "**gewußt wo**" und dann kann man auch durch eine maßgeschneiderte Substitution der fehlenden essentiellen Elemente eine Gesundung erreichen.

Klinik und spezielle Therapie der einzelnen essententiellen Spurenelement

Selen wurde in den letzten Jahren in der Literatur und in der Medikamentenwerbung besonders hervorgehoben. Vor allem seine positive Beeinflußung von Immunmangelsymptomen bis zu Aids stand im Vordergrund der Diskussion.

Schrauzer (San Diego) hat als Nichtkliniker vor allem die Beeinflussung der Krebskrankung durch Selenmangel besonders mit epidemiologischen Argumenten untermauert. Vor allem auch in der Prophylaxe der Krebserkrankung wurde der Slogan aufgestellt, wenn sie heute noch kein Selen nehmen sind sie selbst schuld, wenn sie Krebs bekommen!

Selen ist ein echtes Modemedikament geworden, welches von sehr vielen Menschen unkontrolliert prophylaktisch eingenommen wird. Selen wird vorwiegend an Hefe gebunden als Selenhefe eingenommen. Hier muß man darauf hinweisen, daß Selen nicht unbegrenzt lagerfähig ist und es zur Inaktivierung kommt. Die Frage einer Selenallergie kann verneint werden.

Obwohl bei Selen das Band der therapeutischen und toxischen Wirkung sehr schmal ist, ist bei der Langzeittherapie, wenn nicht extrem hohe Dosen verwendet werden, keine toxische Nebenwirkung zu erwarten.

In der Arbeitsmedizin findet man bei Berufsgruppen wie Lichtelektrodenbauer, Kupferschmelzern, Glasarbeitern, bei der Herstellung von elektrischen Gleichrichtern, Pestiziden, Halbleitern u. v. a. erhöhte Selenspiegeln.

St. Davies (London) lehnt die Selenbestimmung aus den Haaren als zu wenig verlässlich ab.

Der Nachweis von Selen über das Enzym Superoxydperoxidase ist zu ungenau und erfasst nicht das gesamte biolog. wirksame Selen.

In Österreich ist das Trinkwasser noch in Ordnung (Dr. Lang) Es ist nur bemerkenswert, daß in unserem Wasser primär wenig Selen enthalten ist, was die Annahme bestätigt, daß Österreich zu den eher selenarmen Ländern zählt. Leider gibt es bei uns noch immer keine großräumigen Bodenuntersuchungen auf den Gehalt an essentiellen Spurenelementen.

Die Situation der Beurteilung eines primären Mangels wird in Mitteleuropa noch durch folgende Tatsache erschwert. Eine der Hauptnahrungsquellen für Selen ist Vollwertgetreide. Es wäre daher naheliegend einen Zusammenhang zwischen Boden, Getreide und Selenpool des Menschen anzunehmen. Hier ergibt sich aber das Problem, daß durch den internationalen Handel z. B. der Österreicher amerikanisches Getreide, der Pole österreichisches Getreide u. s. w. verzehrt, wodurch man auch hier die Übersicht verliert.

Ein anderes Problem liegt in der Tatsache, daß bei einer Umweltverschmutzung mit Schwermetallen zum Beispiel nicht Blei allein eliminiert werden kann, sondern alle Elemente gemeinsam entfernt werden müssen, nach dem Gesetz "alles oder nichts". Wir stehen hier in der Forschung sicher erst am Anfang. Aber sie erkennen wie komplex die Problematik auf dem Gebiet der Spurenelemente ist.

Von mehreren Diskussionsteilnehmern wurde beklagt, daß die meisten Ausführungen zu hochwissenschaftlich und zu wenig praxisbezogen sind.

Diese Feststellungen bestehen grundsätzlich zu recht. Das Gebiet der Spurenelementmangelerkrankungen ist so vielfältig um umfangreich, daß man sich wirklich sehr lange und intensiv beschäftigen muß. Ich selbst arbeite über 10 Jahre auf diesem Gebiet und lerne, lerne und lerne.

Ein echter Vorteil wäre die Gründung einer eigenen Gesellschaft für Spurenelemente um die Interessenten noch mehr zu erfassen. Die Internat. Akademie für Ganzheitsmedizin bietet Seminare und am 9. Nov. 1991 einen Ganztageskongress über Spurenelemente an der Universität Graz.

Leider gibt es in Österreich keine große, potente Pharmafirma welche die Spurenelemente in ihrem Programm hat. Unsere bisherigen Forschungen wurden als echte Pionierleistungen aus Eigenmittel ohne jede finanzielle Unterstützung erbracht. Im Namen der Volksgesundheit würde ich eine echte Förderung der verschiedenen kompetenten Stellen erwarten und fordern, da durch Umweltverschmutzung, Zivilsationsschäden und Änderung unser Lebensform die Folgen von Spurenelementmangel progredient in Zunahme begriffen sind.

Ozontherapie

Radikale und Scavenger in Grundlagenforschung und Klinik der ionisierten Sauerstoff intensiv Therapie (IO$_2$ITh/Engler)

I. Engler, Ch. Atzmüller, M. Huber, B. Krammer, P. Pohl (Salzburg)

Die Hauptfunktion der Sauerstoff-Formen ist der Austausch von Elektronen, Photonenfreisetzung als grundlegende Bioinformation und die physikalische Wirkung im Bereich von 400 - 700 nm Wellenlänge. Dies ist der Bereich, in dem sich die meisten biochemischen Prozesse des Organismus abspielen.

Definition der IO$_2$ITh/Engler

Die IO$_2$ITh ist eine kurzzeitige (ca. 10 min), kurmäßige Inhalation (6 - 12 Behandlungen), Insufflation, Instillation mit einer definierten Mischung von medizinischem Sauerstoff und wahlweise negativen oder positiven Sauerstoffionen (100. 000 Ionen/cm^3 O$_2$) zu therapeutischen oder präventiven Zwecken. Es handelt sich bei der IO2ITh um eine direkte partielle und polare Ionisation des medizinischen Sauerstoffes mit einem speziellen Sauerstoffionisationsgerät *, das ein geeignetes Ionisationsspektrum aufweist, es darf zu keiner Beimischung von Ozon, Stickstoffoxyden, Metallionen kommen. Auch die Bildung von Aerosolen sollte möglich sein.

Bei der IO$_2$ITh wird nur jedes 100 billionste neutrale Sauerstoffmolekül ionisiert bzw. energetisch angereichert. Der ionisierte Sauerstoff wird in einer homöopathischen Dosis verwendet, die im Piko-Fento Bereich liegt (D 12).

Ionisierte Sauerstoff-Formen sind naturgemäß die reaktiven Arten des Sauerstoffes. Ohne deren biochemische Reaktionen wären insbesondere die Rückgewinnung von Energie aus Nährstoffen und die Abwehr im Körper undenkbar.

Engler führte diese aktivierten Sauerstoff-Formen erstmals 1981 in die medizinische Inhalationsbehandlung ein, als Katalysator, als "homöopathisches Mittel", nicht nur zur Verbesserung des Sauerstoff-Therapie-Effektes sondern auch als Regulationstherapie besonders bei Radikalenentgleisungen. Für eine weitere Intensivierung der Wirkung wurde ebenso zum ersten Mal 1988 mit ionisiertem Sauerstoff angereichertes Wasser bzw. wurden Wasseraerosole therapeutisch angewendet.

Radikale - "- Oxydantien" (freie Radikale - ROTS - reactive oxygen toxic spezies, O$_3$ O$_2$-, ^{1}O$_2$, H$_2$O$_2$, OH$^-$, H$^-$) sind Stoffe, die mindestens ein ungepaartes Elektron (- Ladung) ohne s. g. Spinverbot aufweisen. Die Radikale sind meistens magnetisch, biologisch sehr aktiv, sie können in verschiedene Reaktionen eingehen. Ohne Radikale wäre Leben (Teilung der

Zellen, Regeneration, Stoffwechsel, Abwehr, Gen-Repair-Mechanismus, Energierückgewinnung aus Nährstoffen) unmöglich. Radikale werden durch energetische Anreicherung (Strahlen, UV-Licht, Hochspannung) gebildet aber auch durch Streß, Rauchen, Alkohol, Nahrungsmittel, Sauerstoffmangel, Sauerstoffüberangebot, Chemotherapie, Luftverschmutzung, Viren, Bakterien, usw. (siehe Bild 1)

Allergien	Immunsupression
alimentäre Belastung	Insolatio
Alkohol	Krebs
Apoplexie	Luftbelastung
Arthritis	Menstruation
Asthma	Multiple Sklerose
Atherosklerose	Nephritis
Blutung	Neurodermitis
Cataracta	Psoriasis
Cancerogene	Radiatio
Chemotherapie	Rauchen
Contusio	Spurenelemente-Mangel
Diabetes	Streß (körperlich, psychisch)
Drogen	Thrombosen
Durchblutungsstörungen	Ulcera
Infarkte	Vitamin-Mangel
Infekte (viral, bact., parasit.)	Wasserbelastung
Geopathie	Herde

Abb. 1: Möglichkeiten einer Radikalenentgleisung (O_2^-, H_2O_2, OH^-, H^-)

Beim Übergang der höheren Energiestufe des ionisierten oder angeregten Sauerstoffes in die ursprüngliche niedrige energetische Form des molekularen neutralen Sauerstoffes werden Photonen- Lichtquanten frei. Kohärente Photonen-Emissionen sind die wichtigsten biologischen Informationen bzw. Signale im biokybernetischen Regelkreis des Menschen.

Durch s. g. energetische Radiolyse des Wassers (H_2O) entstehen Radikale (H^-, OH^-, O_2^-, e^-_{agu}). Bei Überflutung des Körpers mit Radikalen kommt es zu Regulationsstörungen, zu Gewebeschädigungen, zu Infarkt, Rheuma, Allergien, MS, Psoriasis, ja sogar zu Krebs.

Auch bei Chemotherapie und bei Röntgenstrahlenbelastung kommt es zur übermäßigen Bildung von Radikalen. Im Sinne der Yin-Yang Polarität ist Wasser und Sauerstoff ein sehr guter Radikalenscavenger aber auch die Ausgangsmaterie für die Radikalenbildung.

334

Therapie mit Radikalen

In den Experimenten mit Zellkulturen verhielt sich der bei der IO_2ITh verwendete O_2^+ als Scavenger, der verwendete O_2^- (Superoxidanion, Supersauerstoff, elektronenaktivierter O_2) ist ein Radikal und fördert alle Radikalenabläufe. Nach dem homöopathischen Umkehreffekt ist O_2^- bei Inhalation ein Yin-Mittel, ein Sedierungsmittel, bei Wasserbegasung ein Yang-Mittel, also ein tonisierendes Mittel. Der O_2^+ ist bei Inhalation ein Yang-Mittel, ein tonisierendes Mittel, bei Wasserbegasung ein Yin-Mittel, ein Sedierungsmittel.

Scavenger - "Antioxidantien" sind eine Spezies, die durch Bindung von freien Elektronen Radikale neutralisieren bzw. abfangen können, wie z. B. O_2^+, O_2^-, O_2^+ in Wasser, Vitamine, Enzyme, usw. Es können aber auch Radikale wiederum Radikale neutralisieren wie dies im Rahmen der IO_2ITh erfolgt. Bei einem Mangel an Scavenger und einer Entgleisung von Radikalen könnte es zu einer kaskadenförmigen Reaktion im Körper kommen, wobei die Zellen, das Gewebe geschädigt werden, es kommt zu Erkrankungen. Ein polares Gleichgewicht von Radikalen und Scavengern ist für den beschwerdefreien Ablauf der Körperfunktionen notwendig. Die Sauerstoffmischung, die bei der IO_2ITh zur Anwendung kommt, ist fähig als biologische Information die Radikalenentgleisungen abzufangen, das Radikale-Scavenger Gleichgewicht regulativ zu fördern und im Sinne von Normotonie - Ordnung zu wirken. Bei der Behandlung ist für die Wahl der Polarität (O_2^- oder O_2^+) die vegetative Regulationslage ausschlaggebend. (siehe Bild 2)

H_2O O_2				
O_2^-	Superoxid	SOD Ceruloplasmien Melanin Aminosäuren Rutin	Zn, Cu, Mn, Fe	Umwelt Ernährung Akupunktur Neuraltherapie
H_2O_2	Hydrogen Peroxid	Catalase Proteine Glutatinperoxidase	Topfen, Joghur Se Getreideöle, Soja	O_2
OH	Hydroxil Radikal	Anthocyane Manitol (pl. exp.) Cholesterol Amygdalin DMSO Benzoate	Vit C Acid. formic	IO_2ITh H_2O
$^1O_2$	Singulett Sauerstoff	Cholesterol BHT Histidine	Vit A Vit E	Psyche Lebensweise
O_3	Ozon	Cystein PABA SOD Gluthation	Vit C Vit E	

Abb. 2: Radikale - Scavenger System

Experimente bezüglich Radikale

In der Zeit nach dem Supergau von Tschernobyl haben wir experimentell folgendes zeigen können:

1 Menschliche embryonale Lungenfibroblastenkulturen (WI-38), die mit Radon und verschiedenen Sauerstoffarten (medizinischem, positiv und negativ ionisiertem O_2, Ozon) behandelt wurden, reagierten auf die Radonbegasung mit einer Erniedrigung des TMRPs. Die zusätzliche Begasung mit positiv ionisiertem O_2 kompensierte diesen Effekt, bei negativ ionisiertem O_2 war dieser Effekt etwas geringer. Medizinischer O_2 zeigte diese Kompensation nicht. Die Zugabe von Ozon schädigte erwartungsgemäß die Zellen und führte nach einigen Tagen zum Absterben der Kulturen.

2 Menschliche embryonale Lungenfibroblasten, die mit SV-40-Viren zu Krebszellen (VA-13) transforme irt wurden, reagierten auf eine Begasung mit positiv ionisiertem O_2 mit einer Erhöhung des TMRps. Diese TMRP-Erhöhung unter positiv ionisiertem O_2 endete mit der Destruktion der Krebszellen. Bei Behandlung mit negat iv ionisiertem O_2 lagen die Werte der Versuchskulturen ständig über denen der Kontrollen, ohne sich jedoch signifikant von diesen zu unterscheiden.

3 Die Wirksamkeit der photodynamischen Lasertherapie ist abhängig von der Präsenz von Sauerstoff am Zielort: die in den Tumoren selektiv angereicherten Photosensibilisatoren können nach Aktivierung mit Licht größtenteils nur über die Umwandlung von O_2 zu Singulett Sauerstoff zytotoxische Reaktionen hervorrufen. Targetmoleküle sind vor allem Proteine und Lipide. In dieser experimentellen Studie wurden Sauerstoffverbrauchsmessungen bei Bestrahlung von Sensibilisator-Protein-Gemischen durchgeführt, wobei der Luftsauerstoff in der Lösung teilweise gegen verschiedene reaktive Sauerstoffspezies ausgetauscht wurde. Die Effizienz des Sensibilisators nahm bei der Verwendung von positiv bzw. negativ ionisiertem O_2 und Ozon ab, was auf ein Abfangen der Singulett-O_2-Moleküle durch diese reaktiven Moleküle deutet.

<u>Klinische Studien</u> als Beispiele für den Einsatz der IO_2ITh gegen Radikalenentgleisungen

1 Bei 6 Patienten mit beidseitigem Verschluß der inneren Kopfschlagader (A. carotis interna) mit starker Gehirnschädigung durch Durchblutungsstörungen kam es nach 20 Behandlungen mit der IO2ITh zu einer überraschenden Besserung folgender Symptome:

* der Verkrampfung (Spasmen)
* der nächtlichen Verwirrtheit
* der gestörten Empfindungen an oberen und unteren Extremitäten (Parästhesien)
* der psychischen Funktionen
* des subjektiven Empfindens bezüglich Konzentration, Merkfähigkeit, Vitalgefühl
* der Durchblutungsstörungen in den beinen und der Netzhaut des Auges

2 15 Patienten mit chronisch progredienter Multipler Sklerose wurden während drei Wochen täglich mit der IO2ITh behandelt, dann 3 Wochen Pause und anschließend wieder täglich für 3 Wochen mit der IO2ITh behandelt. Der Beobachtungszeitraum beträgt 2 Jahre im Vergleich mit 15 Patienten mit MS, die nicht mit der IO2ITh behandelt wurden. Folgende Ergebnisse können bei der mit der IO2ITh behandelten Patientengruppe berichtet werden:

* Abnahme der Spastizität und dadurch Möglichkeit der Reduktion von antispastischen Medikamenten

336

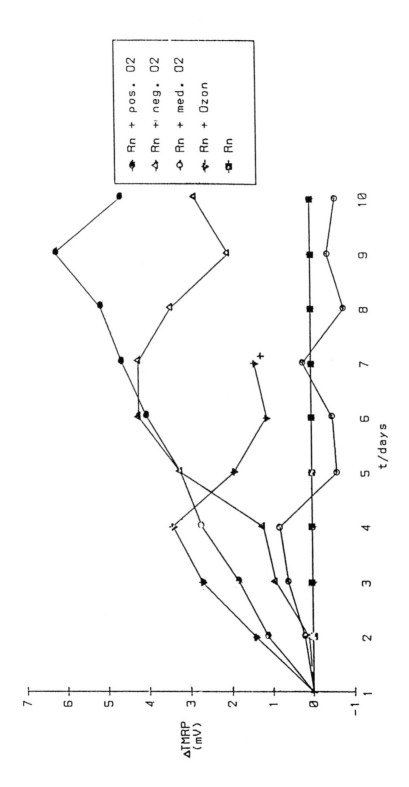

Abb. 3: TMRP-Differenzen von mit O2 und Rn behandelten WI-38 Kulturen zu nur mit Rn behandelten WI-38 Kulturen

338

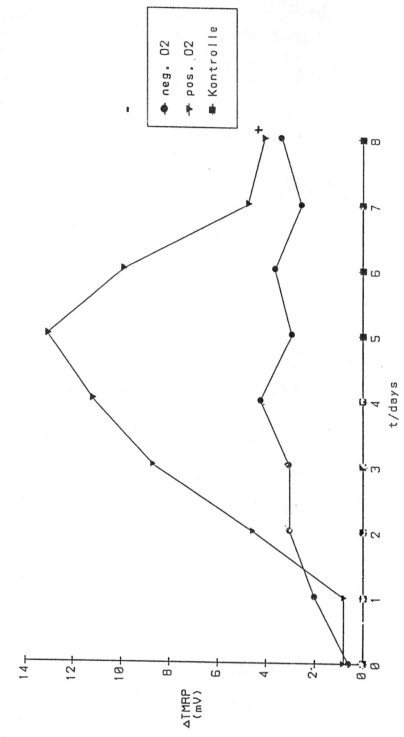

Abb. 4: TMRP-Differenzen von mit O2 behandelten VA-13 Kulturen zu unbehandelten VA-13 Kulturen

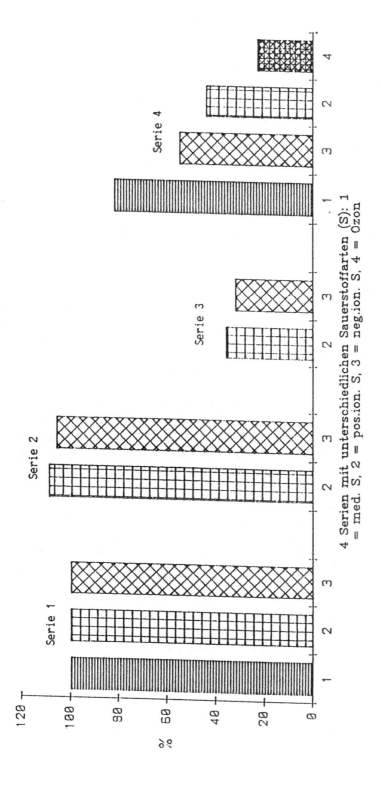

Abb. 5: *Relative Sauerstoffsverbrauchsrate (%/min) bei Belichtung eines PSIII-BSA-Gemisches nach Zufuhr verschiedener Sauerstoff-arten, bezogen auf 100% Luftsauerstoff*

339

* Verbesserung bzw. Stabilisierung des durchschnittlichen Leistungsvermögens, dadurch Möglichkeit der Reduktion der Cortisonstöße, Verbesserung um 16 Punkte auf einer Skala. von insg. 64 Punkten (siehe Bild 6)
* subjektive Besserung und Wohlbefinden

3 Anhand von Erfahrungen an 60 Krebspatienten hat sich gezeigt, daß die IO2ITh eine äußerst günstige Zusatzbehandlung ist. Bei gleichzeitiger Röntgen- und Chemotherapie wird bei zusätzlicher IO2ITh die klinische Therapie verstärkt, die unerwünschten Nebenwirkungen dieser aggressiven Verfahren (Müdigkeit, Leukozytenabfall, Haarausfall, etc.) werden drastisch gemildert und der Karnofsky Status erhöht sich.

Diskussion

Jede Zelle benötigt für den Ablauf ihrer Lebensprozesse Betriebsstoff, den Wasserstoff. Dieser wird in den Mitochondrien aus den Nahrungssubstraten nach folgender Gleichung entzogen:

$$4H^+ + 2O_2^- = 2H_2O + E \text{ (4e, cca. 52 kcal.)}$$

Nach P. G. Seeger kann bei einer Störung der wichtigsten Enzyme der Atmungskette, des Zytochroms a/a3 oder Zytochromoxydase der molekulare O_2 nicht zum O_2^- aufgewertet werden, es kommt zur Stauung mit einer H^+ Übersäuerung der Zelle, Radikalenentgleisung und als Kompensation des gestörten O_2^-abhängigen Energiegewinns schaltet die Zelle auf eine Energiegewinnung ohne ionisierten O_2 durch Gärung. Durch Radikale werden Lipoide-Eiweißverbindungen der Zellmembran, den Mitochondrien bzw. Kernmembranen denaturiert.

J. Gutschmidt beschreibt in Krebszellen vorkommende Fermente (Abwehrproteinasen nach Abderhalden), welche das durch Radikale denaturierte Eiweiß der Krebszelle in harnförmige Bruchstücke spalten. Es wird ein Azotierungsfaktor bestimmt; ein Karzinochromreagens gibt eine Rotfärbung an, die über Photometrie exakt definiert wird (s. g. CCR Reaktion) und über Präcancerose bzw. Krebsbefall Auskunft geben kann.

R. W. Bradford behauptet, daß die ROTS (reactive oxygen toxic species - O_2^-, H_2O, OH, H) durch Schädigung von Elastin, Protein und Collagen zur extrazellulären Matrixfragmentierung führen, zu mikroskopisch sichtbaren morphologischen Veränderungen an Ery, Thr, Le und Plasma und in einem direkten Verhältnis mit dem Spiegel der ROTS stehen (HLB Blood test). ROTS sind seiner Meinung nach für eine Reihe von Störungen und Krankheiten verantwortlich. Ein Mangel an Vit E und ungenügender Konsum von ungesättigten Fettsäuren bedeutet ein erhöhtes Risiko dieser Lipidperoxidation durch ROTS. Patienten mit MS haben niedrige Spiegel von Cholesterol (Radikalenscavenger), essentiellen Fettsäuren und RBK Arachidonsäure. Sie sind daher im Vergleich mit gesunden Individuen mehr dem oxydativen Streß von H_2O_2 ausgesetzt.

A. Weber bringt den Befall von Mikroparasiten = Ca Protozoen mit einigen chronischen Erkrankungen und dem Krebsgeschehen, welche durch Radikale verursacht sind, in Verbindung. Außer der eindrucksvollen Beweglichkeit, Teilungsfähigkeit, invasiven mikroparasitären Verhaltens sind die verursachten morphologischen Veränderungen an Ery, Thr, Le denen von Bradford mit dem HLB Bluttest beschriebenen veränderungen ähnlich. Parasitärer viröser Befall führt sicher zur Radikalenbildung und Radikale können zu degenerativen Veränderungen bis zum Zerfall von allen zellulären Strukturen führen.

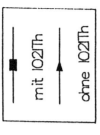

mit IO2ITh

ohne IO2ITh

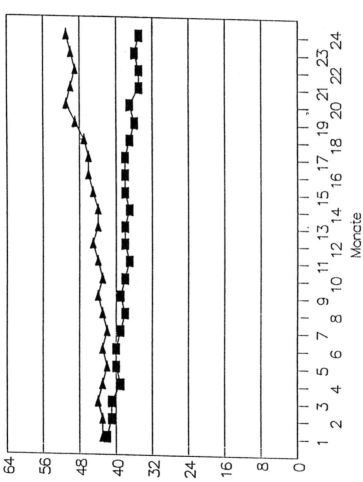

Leistungsvermögen

Monate

Abb. 6: IO2ITh bei chronisch-progredienter MS durchschnittliches Leistungsvermögen

341

Zusammenfassung

Die Grundlagenforschung über Radikale mit embryonalen humanen Lungenfibroblasten, die mit Radon begast wurden und mit Virus transformierten Krebs-Lungenfibroblasten zeigte eine signifikante Wirkung des ionisierten Sauerstoffes auf die TMRP. Die klinischen Studien mit der IO_2ITh zeigen die therapeutisch günstige Wirkung als Radikalenscavenger bei Krankheiten wie zentrale Durchblutungsstörungen, MS, Krebskrankheit, Krankheiten aus dem rheumatischen Formenkreis, etc. Die IO_2ITh ist radioprotektiv und krebszellenfeindlich.

Die Rolle des Radikalen-Scavenger Gleichgewichtes ist bei verschiedenen Störungen und Krankheiten evident. Die IO_2ITh ist eine einfache und unschädliche Methode, das Verhältnis von Radikalen und Scavengern harmonisch aufeinander abzustimmen.

Literatur

Bradford, R. W., Allen, H. W., Culbert, M. L. : Oxidology, The Study of Reactive Oxygen Toxic Species (ROTS) and their Metabolism in Health and Disease. Robert W. Bradford Foundation, ATRUST Los Altos, California 1985.

Engler, I. (Hrsg.): Ionisierte Sauerstoff Inhalations-, Instillations-, Insufflations- Therapie. Grundlagen, Radikale, Regulation, Praxis. Medizinisch Literarische Verlagsgesellschaft mbH, Uelzen 1988.

Engler, I. (Hrsg.): Wasser - Polaritätsphänomen, Informationsträger, Lebens- Heilmittel. Sommer verlag, Teningen 1989.

Seeger, P. G. : Krebs - Entstehung, Erkennung, biologische Behandlung. Zum Thema Nr. 8 Vortragsreihe, Fa. Phönix Labor GmbH, D-7048 Bondorf

Seeger, P. G. : Krebsspezifische Eiweißabbauprodukte als Voraussetzung für eine Frühdiagnose des Krebses aus dem harn mit Hilfe des Carcinochromreagens. Ars medici Verlag Lüdin AG, Separata Heft 11, 56 Jhrg., 1966, Liestal Schweiz.

Krammer, B., Huber, M., Engler, I. : Der Einsatz von ionisiertem Sauerstoff in der photodynamischen Lasertherapie (PDT). Deutsche Zeitschrift für Onkologie, 22, 178-180, 1990.

Pohl, P., Engler-Plörer, S., Engler, I. : Inhalationstherapie mit IO_2ITh bei Patienten mit chronisch progredienter Multipler Sklerose. Erfahrungsheilkunde, im Druck

Weber, A. : Haben wir potentielle Krebserreger im Blut? ES Verlag AG, 1983, D-4630 Bochum 1

---

* verwendetes Ionisationsgerät: Ionopront BME Super, Fa. Biomed-Electronic, D-2150 Buxtehude

Grundlagenforschung und Klinik der Ozontherapie

O. Rokitansky (Wien)

Die aus der Erfahrungsheilkunde hervorgegangene Ozontherapie reicht mit ihren Anfängen in die Zeit des ersten Weltkrieges zurück. Bis zu ihrer praxisbezogenen Etablierung hat sie mehrere Anläufe genommen, weil man über lange Zeit die Herstellung und die Dosierung des Ozons technisch nicht im Griff hatte.

Anfang 1970 begann ich die Ozontherapie im chirurgischen Indikationsbereich bei den peripheren, arteriellen Durchblutungsstörungen mit ihren Folgekrankheiten einzusetzen und hier vor allem bei den Fällen des Stadiums III und IV nach Fontaine, bei denen gefäßrekonstruktive Eingriffe nicht mehr möglich waren. Unter der intravasal und lokal angewandten Ozontherapie stellten sich sehr rasch Besserungen sowie beachtenswerte Heilungserfolge bei diesem Krankengut ein.

Dementsprechend war für uns die Frage nach dem Wirkungsmechanismus des in die Blutbahn applizierten Ozons, neben seinen bekannten des infizierenden Eigenschaften, von größtem Interesse.

Der Biochemiker Albers von der Univ. Mainz hat 1959 mit seinen Untersuchungen die selektive Reaktivität des Ozons mit den Doppelbindungen der ungesättigten Fettsäuren der Blutlipide nachgewiesen, wobei sich kurzkettige Peroxide bilden, die oxydationskatalytische Eigenschaften besitzen. Im Zusammenhang damit wies Albers weiters nach, daß bei Anwesenheit dieser kurzkettigen Peroxyde die Sauerstoff - Aufnahme im Blut mit höherer Sauerstoffsättigung viel schneller erfolgt, als bei Zuführung normalen Sauerstoffs.

Aufbauend auf diesen Arbeiten haben wir den Wirkungsmechanismus des in die Blutbahn applizierten Ozons mit biochemischen, blutgasanalytischen und rheologischen Untersuchungen in den vergangenen Jahren in Zusammenarbeit mit Prof. DDr Washüttl von der technischen Universität Wien weitgehend geklärt.

Bei dem Ozon - Blutkontakt sind als zelluläre Elemente in erster Linie die Erythrozyten kompetent. Durch die selektive Reaktivität des Ozons erfolgt über die Peroxydbildung eine direkte Aktivierung des Erythrocyten-Stoffwechsels.

Der erste Schritt besteht in der elektrophilen Addition des Ozons an die Doppelbindung der ungesättigten Fettsäuren der Phospholipidschicht in der Erythrocyten-Membran, so daß kurzkettige Peroxyde in den Erythrocyten gelangen und dessen Metabolismus charakteristisch beeinflussen.

Unter Mitwirkung des Glutathionsystems erfolgt über den Pentosephosphatweg eine Aktivierung der Glykolyse, was unmittelbar einen Anstieg von 2,3-Diphosphoglycerat und der Wasserstoff-Ionen (Bohr!) zur Folge hat.

Sauerstoffbindungsvermögen des Hämoglobins und Konzentration von 2,3-DPG in den Erythrocyten verhalten sich umgekehrt proportional. Dem 2,3-DPG kommt eine Schlüsselfunktion für die kurative Wirkung des Ozons zu, da es die Hämoglobin-Sauerstoffbindung lockert und die Sauerstoffabgabe an das Gewebe erleichtert.

Mit der chemischen Gleichung ausgedrückt, heißt das:

Jegliche Erhöhung von 2,3-DPG erleichtert die Sauerstoffabgabe durch die Verschiebung des HbO_2/Hb-Gleichgewichtes in Richtung des desoxygenierten Hämoglobins.

Unsere vor, während und nach der Ozontherapie durchgeführten blutgasanalytischen Untersuchungen ergaben eindeutig ein Ansteigen des arteriellen PO_2 und ein Absinken des venösen PO_2, wodurch es zu einer zunehmenden Vergrößerung der arterio-venösen Sauerstoffdifferenz kam

Mit dem Ansteigen des 2,3-DPG-Spiegels wurde mehr Sauerstoff von der Blutbahn an das Gewebe abgegeben, was zu einer Steigerung der Zellpermeabilität für Glukose und Phosphate führt.

Bei der Ozonbehandlung der chronisch arteriellen Verschlußkrankheit darf nicht unerwähnt bleiben, daß dieselbe mit pathologisch veränderter Blutbeschaffenheit einhergeht.

Das Ausmaß der Fluiditätsverschlechterung wird vom verbleibenden Perfusionsdruck und von den Fließeigenschaften des Blutes selbst bestimmt.

Erythrocytensedimentation und Flexibilitätsverlust führen zur Blockade nutritiver Kapillaren, deren Gefolge weitere Perfusionsverschlechterung ist. Daher ist die Verschlechterung der Fließeigenschaften ein limitierender Faktor für die Gehleistung des Patienten.

Aus diesem Grunde sollten rheologische Parameter verstärkt in der Sekundärprävention beachtet und Risiko-Patienten durch Untersuchung der Blutfließeigenschaften identifiziert werden. Die Rigidität der Erythrocyten bei Arteriosklerotikern und Diabetikern ist nachgewiesen. Unsere unter Ozontherapie durchgeführten rheologischen Untersuchungen haben gezeigt, daß die Verformbarkeit der Erythrocyten durch Änderung ihrer Membranfluidität deutlich zunimmt.

Durch die Kürzung der Fettsäureketten der in der Unit Membran enthaltenen Phospholipide wird die molekulare Struktur der Erythrocyten-Membran gelockert und die Sauerstoffdiffusion erleichtert.

In diesem Zusammenhang ist auch das Verhalten der Mikrocirkulation unter Ozontherapie von großer Bedeutung, wie experimentelle kapillarmikroskopische Arbeiten gezeigt haben.

Vorangestellt sei, daß nur bei exakt niedrig gehaltener Dosierung die an den Gefäßen der Endstrombahn eintretenden Veränderungen, - morphologisch und funktionell, - einen reversiblen Charakter zeigen.

Dieser betrifft passager sichtbare Strömungsverlangsamungen, Prästasen, Vasokonstriktion und nachfolgende Dilatation.

Nach den vorliegenden vitalmikroskopischen Aufnahmen erfolgt nach intravasaler Ozonapplikation eine Dilatation der Arteriolen, die 30 Sekunden später von einer kurzzeitigen

344

Vasokonstriktion gefolgt ist. Bereits nach einer Minute sind die Arteriolen wieder weit gestellt und der kapillare Anteil maximal perfundiert.

Bei gleichmäßiger Durchblutung ist eine höhere Stoffwechselaktivität gegenüber der Ausgangslage deutlich sichtbar und es finden sich keinerlei toxische Störungen an der Mikrocirkulation.

Mit noch stärkerer Vergrößerung ist die gesteigerte Flexibilität der Erythrocyten und deren hochfluides Verhalten deutlich wahrnehmbar. Bei Ozon-Überdosierung zeigt sich hingegen das deletäre und irreversible Bild einer Diapedeseblutung als Folge eines metabolisch induzierten Gefäßwandschadens.

Die von uns erarbeitete und angegebene Dosis-Wirkungsbeziehung ist damit erneut unter Beweis gestellt.

Nach diesen wesentlichen Details aus der Ozongrundlagenforschung nun zu den klinischen Heilungsergebnissen bei den peripheren arteriellen Durchblutungsstörungen und ihren Folgekrankheiten.

Das zahlenmäßig ausgewertete Krankengut umfaßt 445 Fälle, aufgeschlüsselt nach der Stadieneinteilung nach Fontaine.

Im Stadium II konnten bei 80% die Claudioatio intermittens Beschwerden beseitigt werden und im Stadium III wurden 70% von den Nacht- und Ruheschmerzen befreit.

Nun zum wichtigen Stadium IV:

Hier handelte es sich zum Großteil um Fälle mit amputationsgefährdeter Extremität, bei denen sozusagen als "ultima ratio" ebenfalls ein Versuch mit der Ozontherapie unternommen wurde.

Bei 54,1% wurde eine Abheilung der akralen Weichteilläsionen erreicht. Bei 27,7% wurde mit Grenzzonen-Amputationen die Extremität erhalten, die Amputationsstümpfe heilten unter lokaler und intravasaler Ozontherapie überwiegend komplikationslos ab.

Bei 24% mußten Oberschenkelamputationen durchgeführt werden. Wenn man aus dem Vorgestellten bedenkt, daß bei der chronisch arteriellen Verschlußkrankheit nach dem Auftreten einer Gangrän innerhalb der folgenden 3 Jahre unter den üblichen konservativen Behandlungsmaßnahmen über 50% Oberschenkelamputationen nach übereinstimmenden Erfahrungen durchgeführt werden müssen und mit der Ozontherapie diese Amputationsrate auf 24% gesenkt werden kann, kann wohl von einem sehr befriedigendem Behandlungsresultat gesprochen werden.

Nach diesen Ergebnissen aus Grundlagenforschung und Klinik ist die Ozontherapie als ein klinisch gesichertes und biochemisch begründetes Behandlungsverfahren zu werten.

Ozontherapie im Rahmen des Routinebetriebes einer zahnärztlichen- chirurgischen Spitalsabteilung

G. Rothbauer (Wien)

Seit etwas mehr als 5 Jahren verwenden wir Ozon in der Form des ozonisierten Wassers im täglichen Betrieb.

Wir konnten mit Einführung der Ozontherapie die Palette unseres therapeutischen Angebotes erfolgreich erweitern.

Es ist nicht so, daß wir ohne Ozon nicht mehr weiterarbeiten könnten, aber ein Ausfall oder auch ein Aufhören dieser Methode würde für uns alle (Ärzte, Krankenschwestern, zahnärztliche Assistentinnen) einen echten Rückschritt bedeuten.

Im folgenden möchte ich Ihnen kurz die hauptsächlichen Indikationen für die Anwendung des Ozons in unserem Tagesablauf schildern:

A.)Die Behandlung der marg. Gingivitis.

Aufgrund von Statistiken wissen wir, daß diese auch "Schmutzgingivitis" genannte Erkrankung leider immer größere Bevölkerungs- und damit Patientenkreise erfaßt.

Aus der Verkaufsstatistik wissen wir alle, daß nicht jeder Bürger dieses Staates jährlich eine Zahnbürste kauft.

Entsprechend schlecht ist der Pflegezustand der Gebisse.

Diese mangelnde Mundhygiene ist besonders erschwerend während eines Krankenhausaufenthaltes, wo ja die Patienten aus ihrem normalen Alltag herausgerissen und meist noch weniger als üblich einer täglichen Mundpflege nachkommen.

Hier setzen wir nun mit unserer Ozon-Spray-Behandlung ein und erreichen zweierlei:

a.)die rein mechanische Reinigung der Zahnfleischränder und damit die Reduzierung ihrer verstärkten Blutungsneigung

b.)über die rein mechanische Massagewirkung des Sprays hinausgehende Wirkung, daß Ozon einen rapiden Rückgang der entzündlichen Komponente bewirkt.

Wir haben nie genaue statistische Aufzeichnungen in dieser Richtung gemacht, aber allen meinen Mitarbeitern und mir selber fällt die weitaus geringere notwendige Zahl von Sitzungen deutlich auf, nach welchem wir eine zumind. grobe klinische Abheilung der marg. Gingivitis feststellen können.

Über den Daumen gepeilt: innerhalb einer Woche können wir mit dem gewünschten therapeutischen Erfolg rechnen.

Die routinemäßigen zahnärztlichen Tätigkeiten, wie Zahnsteinentfernung, "Glätten" von Füllungs- bzw. Kronenrändern, u. a. m. , müssen selbstverständlich möglichst bei der ersten spätestens bei der zweiten Ozon-Behandlung gemacht werden.

B. Wenn es im Laufe einer degenerativen Parodontopathie bereits zu tiefen Taschenbildungen gekommen ist, sehen wir hier in der gründlichen 2 bis 3maligen Ozon-Spray-Behandlung die beste präoperative Vorbereitung zur Durchführung der im Einzelfall notwendigen Parodontalbehandlung.

C. Für den operierenden Facharzt für Hals-, Nasen- und Ohrenkrankheiten, insbes. wenn er im Bereich des Rachens oder Kehlkopfes operiert, ist auch eine saubere Mundhöhle eine große Hilfe zur Vermeidung postoperativer entzündlicher Komplikationen. Die HNO-Abteilung unseres Krankenhauses läßt routinemäßig vor derartigen Eingriffen, aber auch vor Radikaloperationen der Kieferhöhle (LUC-CALDWELL) bei uns 1 bis 3malige Spraybehandlungen mit Ozon durchführen.

D. Im zahnärztlich-chirurgischen Bereich, also unserem Hauptarbeitsgebiet, setzen wir den Ozon-Spray praktisch bei jeder Operation vor der definitiven Wundversorgung ein.
Die feinen Rückstände des Bohrens im Knochen sind durch kein noch so sorgfältiges Abtupfen und Absaugen aus dem Gewebe entfernbar, hier hat der Ozon-Spray eine echte ungeheure Verbesserung unserer Operationsergebnisse gebracht (bes. bei Wurzelspitzenresektionen, operative Entfernung von Wurzelresten oder Sequestern - hier arbeiten wir ja im Bereich von chron. entzündetem Kieferknochen -, aber auch bei operativer Entfernung von verlagerten Zähnen oder ihrer Freilegung vor kieferorthopädischer Therapie).

E. Wenn es, egal aus wessen Verschulden, zu einer entzündlichen Komplikation in einer Extraktionswunde oder einer nicht vernähten Operationswunde kommt - das ist für den Zahnarzt ein typischer jauchenartiger Mundgeruch - kann man diese Komplikation mit maximal 2 bis 3 Sitzungen einwandfrei beherrschen.

Zusammenfassend können wir-wie schon Eingangs angedeutet - unseren Betrieb ohne Anwendung des ozonisierten Wassers voll aufrecht erhalten, bei der Anwendung desselben, aber viele Eingriffe vereinfachen und die Behandlungsdauer chron. Entzündungen im Mund und Kieferbereich deutlich verkürzen.

Homöopathie

Homöopathie
Original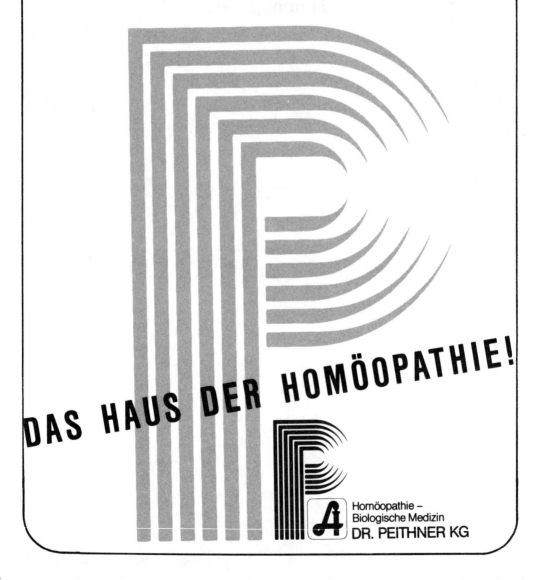

DAS HAUS DER HOMÖOPATHIE!

Homöopathie –
Biologische Medizin
DR. PEITHNER KG

Forschung in der Homöopathie

M. Haidvogl (Graz)

Einleitung

Homöopathische Forschung dient grundsätzlich zwei Zielen:

1. Forschung mit direkten Nutzen für den Fortschritt der Homöopathie. Dazu gehören Arzneimittelprüfungen, Fallberichte oder die Probleme der Herstellung und Auswahl der Potenzen und die Frage der Haltbarkeit und Qualitätsprüfung homöopathischer Arzneien. Hiezu gehört aber auch eine Diskussion über den Sinn von Krankheit und Heilung und über die Stellung der Homöopathie im System anderer ganzheitlicher Heilmethoden.

2. Grundlagenforschung zur Wirkungsweise homöopathischer Hochpotenzen und klinische Studien zum Wirksamkeitsnachweis homöopathischer Mittel im klinischen Sinn. Ihr Ziel ist die wissenschaftliche Anerkennung der Homöopathie. Die folgenden Ausführungen sollen sich nur auf diesen zweiten Forschungsschwerpunkt beziehen und bisherige Ergebnisse, aber auch Probleme dieser naturwissenschaftlichen Forschung darstellen.

Grundlagenforschung in der Homöopathie

Grundlagenforschung in der Homöopathie bedeutet praktisch immer Auseinandersetzung mit dem Problem, daß homöopathische Hochpotenzen eine starke Wirkung auf Patienten zeigen, obwohl sie kein Molekül des ursprünglichen Arzneimittels mehr in der verwendeten Lösung enthalten.

Zu diesem Problem wurden in den letzten 50 Jahren zahlreiche grundlegende Untersuchungen durchgeführt. Sie sollen im folgenden nur in tabellarischer Form dargestellt werden, ausführlichere Besprechungen finden sich bei Boiron und Belon (1990), Haidvogl (1990), Poitevin (1990), Righetti (1988), Wurmser (1969) und Unselt (1974).

Die von mir im weiteren angeführten Arbeiten, stellen nur eine Auswahl aus der großen Zahl der Forschungsarbeiten dar, die einzelne Forschungsschwerpunkte illustrieren sollen. Es mag durchaus sein, daß die eine oder andere bedeutende Arbeit nicht darin zu finden ist.

Tierexperimentelle Studien

In tierexperimentellen Studien wurde vor allem an Vergiftungsmodellen die Wirkung von Homöopathika gezeigt. So konnten Lapp und Wurmser 1955 zeigen, daß Arsen C7 vor Arsenvergiftung schützt und die Arsenausscheidung erhöht, Cier et al. (1966) berichtet über eine Schutzwirkung von Alloxan C9 bei experimentellen Alloxandiabetes, Bildet et al. (1975) und Harisch et al. (1986) konnten eine schützende Wirkung von Phosphor C15 bei experimenteller Tetrachlorkohlenstoff- Vergiftung der Leber nachweisen. In dieser letztgenannten Arbeit wird die Wirkung des Homöopathikums sehr exakt durch den Verlauf der verschiedenen lysosomalen Enzyme der Leber dargestellt. Schließlich veröffentlichten Harisch und Kretschmer vor kurzem eine ausführliche Publikation, in der der Einfluß verschiedener homöopathischer Hochpotenzen auf lysosomale Enzyme der Ratte dargestellt wird.

In Österreich konnte eine Arbeitsgruppe der Veterinärmedizinischen Universität Wien und des Ludwig Boltzmann Institutes für Homöopathie eine deutliche Wirkung von Apis D30 auf ein experimentell gesetztes Rattenpfotenödem nachweisen, in dem die Wirkungskurve von Apis D30 parallel zu der von Cortison verlief. Über eine derzeit am LBI für Homöopathie laufende Versuchsreihe über den Einfluß von Thyroxin D 30 auf die Metamorphose von Kaulquappen wird einer der folgenden Vorträge berichten(Endler et al.)

Botanische Modelle

Kolisko konnte 1923 erstmals zeigen, daß potenzierte Mineralsalze bis zu einer Potenz von D30 einen deutlichen Einfluß auf das Wachstum von Pflanzenkeimlingen ausüben. Diese Versuche wurden später von verschiedenen Autoren wiederholt, u. a. von Pelikan und Unger(1965) und Jones und Jenkins(1981). Alle diese Untersuchungen zeigten einen typischen reproduzierbaren Kurvenverlauf der Sproßlänge mit Maxima und Minima bei ungefähr denselben Potenzhöhen. Eine Nachprüfung dieser Versuche erfolgt derzeit am Institut für strukturelle medizinische Forschung in Graz. Recht interessant erscheinen auch die Untersuchungen von Pongratz und Heyse aus dem selben Institut, die zeigen konnten, daß Hochpotenzen des Wachstumshormons Kinetin zu einer praktischen Aufhebung des Wachstums von Pflanzenzellkulturen führen

Auch bei den botanischen Untersuchungen hat sich das Vergiftungsmodell bewährt, so konnte Netien(1965) zeigen, daß Kupfersulfat C15 vor einer Kupfersulfatvergiftung von Pflanzen schützt.

Immunologische Modelle

Für immunologische Untersuchungen wurde das Modell der Degranulation von mit IgE beladenen Basophilen durch Anti-IgE herangezogen. Auf diesem Gebiet arbeiten zahlreiche französische Arbeitsgruppen. So konnte Boiron et al. 1982 zeigen, daß Histamin C7 diese Basophilendegranulation hemmt, Sainte Laudy et al. konnten 1986 dasselbe mit homöopathischen Verschüttelungen von Vollblut erreichen.

Am bekanntesten wurde die Arbeit von Davenas et al. aus dem Institut Inseru 200 von Professor Benveniste, die in der Zeitschrift Nature 1988 publiziert wurde. Davenas konnte zeigen, daß potenziertes Anti-IgE bis zur Verdünnung 1:10120 zu einer Degranulation von mit IgE beladenen humanen basophilen Leukozyten führt. Diese Arbeit wurde von verschiedenen Seiten massiv angegriffen, vor allem gelang es meines Wissens bis jetzt nicht, die Ergebnisse an anderen Stellen eindeutig zu reproduzieren.

Die Reproduzierbarkeit scheint überhaupt ein immanentes Problem jeder Forschung in einem so feinen Bereich wie dem der homöopathischen Hochpotenzen zu sein. Die Ergebnisse sind hier in weit höherem Maße als im Gebiet der pharmakologisch Forschung von der Ausgangslage, also der Reaktionsbereitschaft des Untersuchungsmaterials abhängig, die von zahlreichen, bisher kaum vorhersagbaren Variablen bestimmt wird.

350

Physikalische Messungen

In zahlreichen physikalischen Messungen wurden signifikante Unterschiede zwischen Hochpotenzen von homöopathischen Mitteln gegenüber den leeren, verschüttelten Lösungsmitteln gefunden und zwar in der Infrarotresonanz (Heintz 1941), elektrischen Leitfähigkeit (Beier 1974), Dielektrizitätskonstante (Gay und Boiron 1953), Kapillarsteighöhe (Jussal et al. 1985), Kernspinresonanzspektren (Young 1975, Weingärtner 1990) und Thermoluminiszenz (zitiert bei Gutmann 1986).

Eine Reihe von Untersuchungen läßt den Schluß zu, daß die homöopathische Information elektromagnetischen Schwingungen entspricht. So konnte Smith(1985, 1987) zeigen, daß sich die homöopathische Information auch auf kurze Entfernungen übertragen läßt. Mit einem entsprechenden Gerät (Mora- Gerät) läßt sich diese Information auch elektronisch verarbeiten und über kürzere Entfernungen über Sender und Empfänger übertragen (Brüggemann 1985). Schließlich konnte Ludwig 1985 in interessanten Versuchen spezifische Resonanzfrequenzen homöopathischer Potenzen darstellen.

Auf Grund all dieser Forschungen lassen sich also mit Popp(1978) folgende Sätze über die Wirkungsweise homöopathischer Hochpotenzen postulieren:

1. Die Wirkung homöopathischer Arzneimittel kann keine pharmakologisch molekulare sein, sondern beruht auf einer physikalischen Information.

2. Biologische Systeme müssen diese Information erkennen können, d. h. es müssen Wechselwirkungen zwischen dem Lebewesen und dem Arzneimittel auftreten, die den Charakter von Resonanzkoppelungen zeigen. Dabei ist nicht die Intensität der Signale entscheidend, sondern die Abstimmung von "Sender" und "Empfänger".

3. Lösungsmittel, die in der Homöopathie verwendet werden (Wasser, Alkohol, Milchzucker) müssen ein Gedächtnis für die Information der Wirkmoleküle haben, da in höheren Potenzen die Arzneimoleküle selbst nicht mehr vorhanden sind.

Information des Lösungsmittel

Tatsächlich gibt es dafür verschiedene physikalische Modelle:

Im Jahr 1989 fand in Graz ein international besetztes Symposion zum Thema "Wasser und Information" statt, bei dem verschiedene Theorien zur Strukturänderung des Wassers als Grundlage für die Wirksamkeit von Homöopathie und verwandten therapeutischen Verfahren dargestellt wurde. Ein Kongreßband ist in Arbeit. Auf diesem Kongreß wurden vor allem Modelle der Informationsspeicherung über Clusterbildungen in Lösungsmitteln diskutiert. Diese Clusterstrukturen sind in stetigem Auf-und Abbau begriffene Ketten bzw. Netze von Wassermolekülen, die sowohl strukturelle Informationen als auch Schwingungsinformationen speichern und weitergeben können.

Eine sehr bestechende Theorie ist auch die Darstellung der Strukturdynamik flüssiger Systeme von Resch und Gutmann (1986), die in den folgenden Vorträgen dargestellt wird.

Die allen diesen Modellen zugrunde liegende Grundidee ist folgende: homöopathische Arzneimittel in hoher Konzentration können im Rahmen der Potenzierung (Verschüttelung) ihre Information auf das Lösungsmittel übertragen und so das Lösungsmittel informieren. Dieses "informierte Lösungsmittel" kann im Rahmen der weiteren Potenzierungsschritte die in ihm gespeicherte Information auch dann noch weitergeben, wenn keine Moleküle des ursprünglichen Medikaments mehr in der Lösung sind. Durch diese weiteren Potenzierungsschritte wird die Information sogar noch verstärkt und gereinigt (Popp). Dies würde erklären, warum hohe Potenzen oft sogar stärker wirksam sind als Tiefpotenzen und warum Hochpotenzen vor allem auf den geistigen Bereich wirken, während Tiefpotenzen mehr zur Behandlung von Organleiden eingesetzt werden können.

Klinische Studien zum Wirksamkeitsnachweis homöopathischer Arzneimittel

Von Seiten der klinischen Medizin wird der Homöopathie immer wieder vorgeworfen, daß kann gute kontrollierte Studien zum Wirksamkeitsnachweis homöopathischer Arzneimittel existieren. Dies hat mehrere Gründe:

Die homöopathische Medizin ist praktisch noch nicht in die Kliniken integriert, sondern wird nur von Ärzten in der Praxis durchgeführt. Der praktisch tätige homöopathische Arzt ist aber von seiner Tätigkeit im allgemeinen befriedigt und auch zeitlich voll ausgefüllt und sieht wenig Gründe, seine karge Freizeit klinischen Studien zu widmen. Vor allem bestehen aber begründete ethische Bedenken gegen die Durchführung von Doppelblindstudien, die ja immer bedingen, daß einem Teil der Patienten ein Medikament vorenthalten wird, von dessen Wirksamkeit der Arzt überzeugt ist.

Zum zweiten stehen diesen Studien auch methodische Schwierigkeiten entgegen. Bei einer lege artis durchgeführten homöopathischen Behandlung wird das Medikament nicht nach einer bestimmten Diagnose, sondern nach den eigenheitlichen Symptomen des individuellen Patienten ausgewählt. Der der Homöopathie adäquate klinische Wirkungsnachweis ist also die kontrollierte, gut durchgeführte Einzelfallanalyse.

Randomisierte Doppelblindstudien sind in der Homöopathie nur mit zwei Einschränkungen möglich:

1. Eine randomisierte Doppelblindstudie ohne individuelle Mittelauswahl ist nur dann möglich, wenn nur ein genau definiertes, eng umschriebenes vollständiges Lokalsymptom herangezogen wird.

2. Eine randomisierte Doppelblindstudie bei einer bestimmten Diagnose ist nur dann sinnvoll durchzuführen, wenn die Mittelauswahl im ersten Schritt individuell erfolgt, und erst dann dieses individuell ausgewählte Homöopathikum im Doppelblindverfahren versus plazebo verabreicht wird.

Als Beispiel für kontrollierte Studien mit individueller Mittelauswahl seien zwei Rheumastudien zitiert:

Die Studie von Shipley über die Wirkung von Rhus tox. bei Patienten mit chronischer Knie und Hüftarthrose zeigt deutlich die Grenzen einer Studie ohne individuelle Mittelauswahl bei einer chronischen Krankheit:Rhus tox. kann nicht das richtige Mittel für alle Patienten mit ihrer individuellen Reaktionslage sein.

Dagegen wurde in den Studien von Gibson et al. (1978, 1980) ein individuelles Homöopathikum ausgewählt, das sich dann in einer Doppelblindstudie gegen Aspirin und plazebo signifikant überlegen zeigte.

In einer ebenfalls kontrollierten Studie mit individueller Mittelauswahl bei Migränepatienten fand Brigo eine signifikante Überlegenheit der Homöopathika gegenüber Plazebo. Während in der Plazebogruppe die Zahl der Migräneanfälle nach 4 Monaten von 9,9 pro Monat auf 7,9 zurückging, sank in der Homöopathika-Gruppe die Zahl der Anfälle von 10,10 pro Monat auf 1,8.

352

Ein gutes Beispiel für eine Studie ohne individuelle Mittelauswahl ist die Untersuchung über die Wirkung von Pollen C30 bei Heuschnupfen von Reilly et al. (1986), bei der sich ebenfalls eine signifikante Wirkung des potenzierten Pollenpräparates zeigte. Allerdings fanden sich in dieser Studie zahlreiche

Erstverschlimmerungen, die ebenfalls ein guter Hinweis auf die Wirkung eines Homöopathikums sind.

Kontrollierte klinische Studien sowohl mit individueller als auch ohne individuelle Mittelauswahl werden derzeit am Ludwig Boltzmann Institut für Homöopathie durchgeführt.

Insgesamt läßt sich also zeigen, daß durch die homöopathische Forschung sowohl zahlreiche Hinweise auf die Wirkungsweise als auch auf die Wirksamkeit homöopathischer Arzneimittel erbracht werden konnten. Trotzdem ist noch viel Arbeit nötig. Bei allen weiteren Studien muß darauf Wert gelegt werden, daß diese Untersuchungen im experimentellen Design und in der statistischen Auswertungen höchsten derzeitigen naturwissenschaftlichen Ansprüchen genügen, da homöopathische Arbeiten in viel stärkerem Maße der Kritik ausgesetzt sind, als vergleichbare Arbeiten, die sich im derzeitigen wissenschaftlichen Paradigma bewegen. Vor allem ist zu bedenken, daß mit jeder Widerlegung einer Arbeit über die Wirksamkeit von Hochpotenzen für viele Außenstehende auch die Homöopathie selbst widerlegt scheint.

Das Ziel der Arbeit muß immer darauf gerichtet sein, daß auch eine Publikation in anerkannten wissenschaftlichen Zeitschriften möglich ist. Dazu muß möglichst die Zusammenarbeit mit anerkannten theoretischen oder klinischen Instituten gesucht werden, da nur dies entsprechende Publikationsmöglichkeiten sichert. Unter diesen Umständen sollte es trotz aller oben gemachten Einschränkungen gelingen, homöopathische Forschung so weit zu treiben, daß eine solide Gesprächsbasis mit der klinischen Medizin hergestellt werden kann.

Literatur

Beier, K.: Inaugural Dissertation Leipzig, zitiert nach Unseld 1974

Bildet, J.: Dissertation Bordeaux, zit. bei Righetti (1988)

Boiron, J., Belon, P.: XXXV. Congress Liga Med. Homeop. Internat. Brighton (1982)

Boiron, J., Belon, P.: Berlin J. Res. Homeopathy 1, 34-45 (1990)

Boyd, W. E.: Br. Hom. J. 44: 6-44 (1954)

Brigo, B.: Vol. of Proceedings, Congress Liga Med. Homeop. Internat., Arlington (1987)

Brügemann, H.: (Hrsg.): Diagnose- und Therapieverfahren im ultrafeinen Bioenergiebereich. 2. Aufl., Haug, Heidelberg (1985)

Cier, A., Boiron, J. et al.: Ann. Hom. Fr. 2 (1966)

Gay, A.; Boiron, J.: Edit. Lab. P. H. R., Lyon 1953, zit. nach Righetti (1988)

Gibson, R., gibson sheila, L. M. et al.: Br. J. Clinical Pharmacol. 6: 391-395 (1978)

Gibson, R., gibson sheila, L. M. et al.: Br. J. Clinical Pharmacol. 9: 453-459 (1980)

Haidvogl, M.: Kinderarzt 21, 75-84 (1990)

Harisch, G., Andresen, M. et al.: Dtsch. Apothekerzeitung 126: 1973-1975 (1986)

Harisch, G., Kretschmer, M.: Jenseits von Milligramm; Die Biochemie auf den Spuren der Homöopathie. Springer, Berlin-Heidelberg 1990

Heintz, E.: Naturwissenschaften 20, 713 (1941) und Naturwissenschaften 30, 642 (1942). Zitiert nach Unseld 1974

Hoffmann, Th.: Inaugural Dissertation Würzburg 1986, Verlag der Deutschen Homöopathie Union

Jussal, R. L., Mishra, R. K. et al.: Vol. des Rapports, Congrès Liga Med. Homeopath. Internat., Lyon 1985

Kolisko, L.: Arbeitsgemeinschaft anthroposoph. Ärzte, Stuttgart (1961)

Lapp, C., Wurmser, L. et al.: Thérapie 10:625 (1955)

Lasne, Y. et al. 1976 zit. bei Righetti (1988)

Ludwig, W.: Vol. des Rapports, Congrès Liga Med. Homeopath. Internat., Lyon 1985

Metien, G.: Ann. Hom. Fr. 4: (1965)

Niebauer, G. W., Kläring, W. J., Dorcsi, M.: Documenta Homeopathica 2, 343-352, 1981

Pelikan, W., Unger, G.: Die Wirkung potenzierter Substanzen. Philosoph.-Anthroposoph. Verlag, Dornach (1965)

Poitevin, B.: Berlin J. Res. Homeopathy 1, 46-60 (1990)

Pongratz, W. Heydel, B: Mitteilungen des Institutes für strukturelle medizinische Forschung, Graz 2, 8-13 (1990)

Popp, F. A.: Allg. homöopath. Ztg. 223, 46 (1978) u. 223, 93 (1978)

Reilly, D., Taylor, M.: Lancet II: 881 (1986)

Resch, G., Gutmann, V.: Wissenschaftliche Grundlagen der Homöopathie. O.- Verlag, Wien (1986)

Righetti, M.: Forschung in der Homöopathie; Grundlagen, Problematik und Ergebnisse. Burgdorf, Göttingen 1988

Saint Laudy, J. L., Haynes, D. et al.: Int. J. Immunotherapie II: 247-250 (1986)

Shipley, M., Berry, H. et al.: Lancet I: (1983)

Smith, C. W.: Brit. Hom. Research Group, Comm. 14, 36-40 (1985)

Unseld, E.: Einführung in das homöopathische Arzneimittelpotenzierungsverfahren. Sonderdruck aus AHZ 1973/74. Verlag der Deutschen Homöopathie Union

Weingärtner, O.: Berlin J. Res. Homeopathy 1, 61-68 (1990)

Wurmser, L.: AHZ 214: 337-353, 387-399, 439-443 (1969)

Young, T. M.: J. Amer. Inst. Hom. 68: 8-16 (1975)

Physiko-chemische Grundlagen
der Arzneimittelpotenzierung

V. Gutmann (Wien)

Ganzheitsmedizin setzt Ganzheitserkenntnis der Natur voraus. Da innerhalb des Ganzen nur die Teile. nicht aber die kontinuierlichen Zusammenhänge direkt erfahrbar sind, geht die Naturwissenschaft von den beobachtbaren Teilen, den Molekülen aus. Die Teile werden nach weitgehender Abstraktion aller Umgebungseinflüsse genau untersucht und sodann versucht, das sie Verbindende zu "rekonstruieren". Da bei jeder Zerlegung das die Teile Verbindende unwiderruflich verlorengeht (1), kann der Informationsgehalt eines materiellen Systems, z. B. eines Arzneimittels. nicht aus den Teilinformationen seiner weitgehend isoliert gedachten Moleküle abgeleitet werden.

Jedes Teilsystem reagiert immer als "Einheit" auf Einflüsse seiner Umgebung und kann daher den natürlichen Zusammenhängen nicht wirklich entnommen werden. Dazu bedarf es bestimmter "Organisationsformen" aller beteiligten Teilsysteme (2).

Diese Feststellungen betreffen nicht nur die Frage nach der Wirksamkeit von Hochpotenzen, sondern alle Fragen nach den Qualitäten und den Qualitätsveränderungen materieller Systeme. unabhängig davon. ob es sich um lebende oder nicht lebende Systeme handelt. Die zuletzt gemachte Feststellung ist im Hinblick auf die Frage der Wirksamkeit von Hochpotenzen deshalb so wichtig, weil ein nicht-lebendes System, das Arzneimittel, auf ein hochorganisiertes lebendes System. den Menschen. einwirkt, wovon Herr Dr. Resch im folgenden Referat berichten wird.

Im Hinblick auf die konkrete Frage nach dem Informationsgehalt von Hochpotenzen gilt es zu erkennen, in welcher Weise die spezifische Heilmittelinformation eines sogenannten "Urstoffes" im Verlaufe des Potenzierungsvorganges derart auf das immer verdünntere System "ausgebreitet" wird, daß sie nicht nur nicht verlorengeht, sondern vielmehr in hochspezifischer Weise "herausgearbeitet" wird (2). Dazu bedarf es eines umfassenderen Verständnisses über die Natur wäßriger Lösungen.

Strukturelle Aspekte des flüssigen Wassers oder von Wasser- Alkohol-Gemischen sind nur aus statistischer Sicht bekannt. Für flüssiges Wasser beziehen sich die Ergebnisse auf Grund der mittleren Relaxationszeiten der Wassermoleküle von 10^{-11}s auf die sogenannte "diffusionally averaged structure" (3). In den statistischen Ergebnissen kommen die direkt nicht beobachtbaren Unterschiedlichkeiten der Moleküle nicht zum Ausdruck. Sie werden daher als weitgehend gleichartig erachtet und ihre Unterschiedlichkeiten nicht gewürdigt.

Wir wollen nun die vorliegenden Beobachtungen über die Unterschiedlichkeiten der Wassermoleküle zusammenfassen und vier Gruppen von Wassermolekülen unterscheiden (4):

1. Jede Flüssigkeit bedarf einer Phasengrenzfläche, an der die Wassermoleküle besonders energiereich (Oberflächenenergie, Oberflächenspannung) und dynamisch sehr aktiv sind (Dampfdruck, hohe Amplituden und Frequenzen ihrer Schwingungen). An den Oberflächen ist die Wärmekapazität höher (5), die Oberflächenspannung und die Dichte niedriger und die Erstarrungstemperatur wesentlich tiefer (6) , als in allen anderen Bereichen der Flüssigkeit. Obwohl die Wassermoleküle an der Phasengrenzfläche besonders fest an die Flüssigkeit gebunden sind, ist die Struktur im unmittelbar darunter liegenden Bereich deutlich aufgelockert. Diese Eigenschaften ermöglichen die defensiven und die aktiven Missionen gegenüber ihrer Umgebung, d. h. das jeweilige "Eingehen" auf äußere Einflüsse, unter Beibehaltung der Grundcharakteristik der Flüssigkeit. Dabei können die Oberflächenmoleküle selbst nicht im thermischen Gleichgewicht stehen, d. h. sie haben auch eine Art primitives Erinnerungsvermögen.

2. Während es selbstverständlich ist, daß eine Flüssigkeit eine Phasengrenzfläche haben muß, erscheint es weniger offenkundig, daß auch die Gegenwart gelöster Gasmoleküle eine der Voraussetzungen für die Existenz der Flüssigkeit ist (7).
Die Temperaturkoeffizienten der Löslichkeit von Gasen sind in der Regel negativ, so daß bei hohen Temperaturen die Instabilität der Flüssigkeit mit dem mangelnden Gehalt an gelösten Gasen im Zusammenhang stehen könnte. So können z. B. in Benzoylbenzoat kleinste Wassertröpfchen bei 279^{0}C erhalten werden, die aber innerhalb der nächsten Sekunden explodieren. Bei dieser Temperatur kann der flüssige Zustand nur durch erhöhten Druck aufrechterhalten werden, da hiedurch die Gaslöslichkeit zunimmt. Selbst flüssige Legierungen und geschmolzene Salze enthalten zumindestens Spuren gelöster Gase.
In flüssigem Wasser sind Sauerstoff- und Stickstoffmoleküle in Hohlräumen untergebracht (8), in denen sie rotieren (9). Dieses Bewegungsverhalten wird durch die flexiblen und eher widerstandsfähigen inneren Oberflächen der Hohlräume mitbestimmt, und damit durch das Schwingungsmuster der Flüssigkeit, welches zwangsläufig das Schwingungsverhalten der Gasmoleküle mitprägt (2). Somit sind Strukturinformationen der Lösung im Schwingungsverhalten der Gasmoleküle integriert, welches seinerseits das Schwingungsverhalten der Flüssigkeit aufrechterhält. Es muß also eine Harmonie zwischen dem Schwingungsverhalten der Flüssigkeit und der gelösten Gasmoleküle geben.

3. Nicht genügend beachtet wird die Tatsache, daß in flüssigem Wasser immer hydratisierte Teilchen vorliegen müssen, da Wasserstoffionen und Hydroxidionen auf Grund der Eigenionisation vorhanden sind (10). Die gelösten hydrophilen Teile übertragen Strukturinformationen auf die Hydrathülle und letztlich auf das gesamte Schwingungsmuster der Flüssigkeit. Die strukturellen Veränderungen sind an den äußeren und inneren Grenzflächen ausgeprägt, d. h. sie erreichen die Schwingungen der Gasmoleküle und beeinflussen diese. In anderen Worten: die in der Hydrathülle eher statische Strukturinformation der hydrophilen Teile wird von den gelösten Gasmolekülen in dynamischer Weise angenommen und in ihr Schwingungsmuster "dynamisch eingeschrieben" (2). Das bedeutet, daß hydrophile (z. B. Urstoffmoleküle) und hydrophobe Teile (z. B. die gelösten Gasmoleküle) für den Informationsgehalt der Lösung entscheidend sind, erstere strukturprägend und letztere strukturbewahrend (11). Sie üben unerläßliche und einander

ergänzende Funktionen innerhalb der Flüssigkeit aus, ohne die eine Flüssigkeit nicht existieren könnte. Ihre unterschiedlichen Einflüsse auf die Eigenschaften der Lösung mögen Tab. 1 entnommen werden.

Tab. 1

Wirkungen hydrophiler und hydrophober Stoffe
auf die Eigenschaften der wäßrigen Lösung

Eigenschaft	Hydrophile Stoffe	Hydrophobe Stoffe
Dampfdruck	Erniedrigung	Erhöhung
Dichte	Erhöhung	Erniedrigung
Oberflächenspannung	Erhöhung	Erniedrigung
Spezifische Wärme	Erniedrigung	Erhöhung
Wirkung auf Lösungsstruktur	verdichtend-prägend	lockernd-bewahrend
Teilchenbewegung	eindimensional	Rotation

4. Alle anderen Wassermoleküle stehen unter den Einflüssen aller bisher genannten Wassermoleküle. Sie sind die Hauptträger der materiellen Eigenschaften der Flüssigkeit, wie Dichte, Viskosität, Kompressibilität usw. sowie der thermodynamischen und strukturellen Eigenschaften. Sie bieten den eher statischen Rahmen für die eher dynamischen Eigenschaften der unter 1. bis 3. genannten Wassermoleküle.

Da die Flüssigkeit immer als Einheit reagiert, müssen ihre unterschiedlichen Moleküle aufeinander abstimmbar sein, und zwar jeweils im Hinblick auf die gegebenen Erfordernisse. Ein Teilchen, das über bestimmte Eigenschaften verfügt, die ein anderes nicht hat, ist diesem überlegen. Daher müssen Über- und Unterordnungen vorliegen, wie sie für eine sogenannte hierarchische Ordnung, für eine Systemorganisation charakteristisch sind. Diese "regelt" das Verhalten aller Moleküle, so daß wir von einer **übermolekularen Systemorganisation** sprechen können.

Gemeinsam mit Herrn Dr. Resch haben wir die Grundcharakteristik der Systemorganisation von flüssigem Wasser mit Hilfe von vier hierarchischen Ebenen illustriert (2,7). Die Moleküle an der Phasengrenzfläche haben wir der höchsten erkennbaren Ebene zugeordnet und dieser unmittelbar untergeordet die gelösten Gasmoleküle und die sie umgebenden Wassermoleküle. Als diesen nachgeordnet erachten wir alle hydratisierten gelösten Teilchen mit den Wassermolekülen in den "Hydrathüllen". Der untersten Ebene haben wir alle anderen Wassermoleküle zugeordnet. Eine höhere Ebene kontrolliert alle ihr untergeordneten Ebenen, bietet aber diesen zugleich die eher statischen Randbedingungen, denen sich das Höhere fügt (2, 7). Das bedeutet, daß die Dynamik der höheren Ebenen das ihr Untergeordnete "respektiert" und "benützt", keinesfalls aber "ausbeutet" oder "versklavt", wie dies in der Synergetik zum Ausdruck gebracht wird.

Je besser die Systemorganisation entwickelt ist, desto anpassungsfähiger ist das System an veränderte Bedingungen. Wenn flüssiges Wasser bei Temperaturen bis zu -44C noch flüssig erhalten wird, so muß seine Systemdynamik entsprechend erhöht worden sein. Das erfolgt durch erhöhte Differenzierung der hierarchisch höchsten Ebenen, nämlich durch Vergrößerung der Phasengrenzfläche und durch die mit sinkender Temperatur stark zunehmenden Gaslöslichkeiten (13). Andererseits muß das Wasser so rein wie möglich sein, d. h. es soll die Konzentration hydrophiler Teilchen minimal sein, da ansonsten zusätzliche Strukturprägungen auf der untersten Ebene erfolgen, die die Informationsübertragung von den höchsten Ebenen auf die unterste Ebene stören würden (7). Die Lockerung der Gesamtstruktur wird von den hierarchisch höchsten Ebenen gesteuert, die als "Anomalien" bezeichneten Eigenschaften des unterkühlten Wassers sind Ausdruck der erhöhten Systemdynamik (7). Wir gelangten zu dem Schluß, daß die Systemorganisation des flüssigen Wassers umso besser entwickelt ist, desto größer die Differenziertheit in den beiden obersten Ebenen und desto kleiner die Differenziertheit in den hierarchisch niedrigen Ebenen ist (7).

Diese Aussage scheint für das Verständnis des Systemverhaltens von Hochpotenzen deshalb so wichtig, weil - wie wir nun sehen werden - den genannten Bedingungen durch die Potenzierung entsprochen wird.

In der Urtinktur ist die hydrophile und damit auch die unterste hierarchische Ebene hochdifferenziert. Zugleich ist wegen des Aussalzeffektes die Gaslöslichkeit geringer als im reinen Lösungsmittel. Beim Verdünnen treffen zwei unterschiedliche Systemorganisation aufeinander, wobei ein neues System, nämlich das der verdünnten Lösung entsteht. Das reine Lösungsmittel (gemisch) ist dynamischer, es ist besser organisiert als die zu verdünnende Lösung, deren Struktur vom "Urstoff" mitbestimmt ist. Durch die Verdünnung werden die eher statischen Strukturmerkmale der Urtinktur vom Lösungsmittel "angenommen" und über die verdünnte Lösung in eher dynamischer Weise "ausgebreitet". Die Struktur wird einheitlicher, lockerer und dynamischer als die Urtinktur: Dichte und Viskosität nehmen ab, Dampfdruck, molare Leitfähigkeit und Gaslöslichkeit nehmen zu.

Die dabei stattfindende Ausbreitung der Information der Urtinktur auf die verdünnte Lösung wird durch kräftige Schüttelschläge in hohem Maße begünstigt. Durch die mechanischen Stöße erfolgen nicht nur zusätzliche Kontakte zwischen allen Teilen, sondern es wird die Oberfläche - wenn auch nur vorübergehend in ungeahntem Ausmaß vergrößert und die zusätzliche Aufnahme von Gasmolekülen gefördert (14). Das bedeutet, daß die beiden oberen hierarchischen Ebenen höher differenziert und deutlich gestärkt werden, die unteren Ebenen hingegen weniger differenziert werden. Beim Schütteln fangen die Moleküle in den höheren Ebenen mehr Energie ein als die hierarchisch niedrigeren, so daß das hierarchisch Höhere auf diese Weise weiter gestärkt wird und den Urstoffmolekülen weitere Informationen "entlockt". Dabei kommt es auch zu einer durchgreifenden energetischen Reorganisation, ohne daß dabei die Gesamtenergie des Systems merklich verändert wird. Das Gesamtsystem schwingt quasi auf die Strukturinformationen ein, wobei die stärker elastischen Bereiche um die Gasmoleküle sich auf die weniger beweglichen Bereiche der Urtinktur "einspielen" und ihre ursprüngliche Strukturinformation über das gesamte schwingende System ausbreiten und festhalten.

In der Hochpotenz liegen schließlich keinerlei statische Strukturmerkmale der Urtinktur vor, so daß auf den unteren hierarchischen Ebenen keine strukturellen Störungen vorhanden sind, die dem Durchgreifen der auf die höheren Ebenen ausgebreiteten Dynamik entgegenstehen könnten. In der Hochpotenz ist die Systemorganisation in ähnlicher Weise optimiert wie im unterkühlten Wasser und damit das System dynamisiert, was schon von Hahnemann ausgesprochen wurde (15). Die Widerstandsfähigkeit sowie die Fähigkeit der dynamischen

Informationsbewahrung und Informationsübertragung ist optimiert und die in ihr enthaltenen Informationen sind mit denjenigen im reinen Lösungsmittel(gemisch) nicht vergleichbar. Die Hochpotenz reagiert als Einheit mit spezifischem Informationsgehalt.

Schließlich sei mir der Hinweis gestattet, daß durch Zusatz von Alkohol die Systemorganisation des flüssigen Wassers entscheidend verbessert wird (16), so daß der Vorschlag Hahnemanns, Wasser-Alkohol-Gemische zu verwenden, geradezu als genial bezeichnet werden muß.

Die vorgetragenen Erkenntnisse wären ohne die grundlegenden Überlegungen von Herrn Dr. Gerhard Resch nicht möglich gewesen. Mein Dank gilt auch meinen treuen Mitarbeitern, Herrn Dr. Edwin Scheiber und Frau Christiana Kuttenberg.

Literaturhinweise

1 V. Gutmann, Fresenius J. Anal. Chem. 337, 166 (1990)

2 G. Resch und V. Gutmann, "Wissenschaftliche Grundlagen der Homöopathie", 2. Auflage, O-Verlag, 1987 - "Scientific Foundations of Homoeopathy", Barthel Publ. , Germany, 1987

3 E. Eisenberg und W. Kauzmann, "The Structure and Properties of Water", Clarendon Press, Oxford, 1969

4 V. Gutmann und G. Resch, Pure Appl. Chem. 53, 1447 (1983)

5 F. M. Etzler und D. M. Fagundux, J. Colloid Interface Sci. 93 585 (1983) - 115, 513 (1987)

6 M. Chikazawa, T. Kanazawa und T. Yamaguchi, KONA, Powder Science and Technology in Japan 1984, 54

7 V. Gutmann, E. Scheiber und G. Resch, Monatsh. Chem. 120, 671 (1989)

8 M. v. Stackelberg und H. R. Müller, Z. Elektrochem. 58, 25 (1954)

9 D. W. Davidson, Can. J. Chem. 49, 1224 (1971)

10 G. Resch und V. Gutmann, in "Advances in Solution Chemistry", Eds. I. Bertini et al. , p. 1, Plenum Press, New York und London, 1981

11 V. Gutmann und G. Resch, Therapeutikon 11, 245 (1988)

12 H. Haken, "Synergetics - an Introduction", 3rd Ed., Springer, Berlin, 1983

13 E. Scheiber, Diss. TU Wien, 1990

14 D. Auerbach, 8. Int. Conf. "Liquid Properties in Thin Layers", Kiev, 1990

15 S. Hahnemann, "Organon der Heilkunst", herausgeg. v. R. Haehl im K. F. Haug Verlag, Ulm, 1958

16 C. Kuttenberg, Diplomarbeit, TU Wien, 1991.

Hochpotenz und Arzneimittelwirkung

G. Resch (Wien)

Aus ungewohnter Sicht haben wir dem vorhergegangenen Referat die Bedeutung des Wassers für das Arzneimittel, insbesondere für eine Hochpotenz entnommen. Demnach ist eine Hochpotenz eine unverwechselbare Einheit mit hohem und präzisem Informationsgehalt, der innerhalb der hierarchischen Gliederung der Flüssigkeit dynamisch aufrechterhalten und weitergegeben werden kann. Dazu dient eine bestimmte innere Differenziertheit, die es erlaubt, mit der Umgebung abgestimmte Impulse vom hierarchisch Höchsten netzartig über alle Systembereiche auszubreiten und damit dem Gesamtsystem eine charakteristische Prägung zu erteilen.

Damit ein System einheitlich reagieren kann, muß über der materiell erfaßbar höchsten Ebene noch ein Bereich vorliegen, dem die Differenziertheit zugrundeliegt, und durch den die Differenziertheit zusammengefaßt ist, ohne selbst differenziert zu sein. Diese Feststellung gilt für alles in der Natur, für unbelebte wie auch für belebte Systeme.

Bei einem Menschen nennt man diesen Bereich die Seele. Sie ist jene Triebkraft und Informationsquelle, der alle Aktionen des Organismus nachgeordnet sind, die aber nicht selbst, sondern nur an ihren Wirkungen an Hand materieller und energetischer Veränderungen erkannt werden und demnach wissenschaftlich nicht untersucht werden kann. Sie gibt dem Menschen Einheit, Ausrichtung und geordnet gestuften Aufbau. Jeder Mensch ist eine unverwechselbare Einheit von Seele und Körper (1).

Innerhalb des Körpers liegt eine hohe Differenziertheit vor, wie sie für eine hierarchische Ordnung erforderlich ist. Dazu müssen alle Bereiche des Organismus untereinander verbunden sein. Wir stehen damit vor der Aufgabe, jenen Stoff zu finden, der es dem Organismus ermöglicht, als Einheit in der Differenziertheit zu reagieren, d. h. auf allen hierarchischen Ebenen seine jeweiligen Aufgaben zu erfüllen, alle Bereiche des Organismus zu durchdringen und untereinander zu verbinden.

Zu etwa zwei Drittel besteht der menschliche Körper aus Wasser. Seine in den verschiedenen Körperbereichen unterschiedlichen Eigenschaften richten sich nach seiner jeweiligen Umgebung und nach den jeweiligen Erfordernissen. Die eher nicht wäßrigen Randbereiche sind als eher statische Randbedingungen aufzufassen, die untereinander durch die wäßrige Körperflüssigkeit in Verbindung stehen (2).

Während in einem Festkörper die konservativen Strukturaspekte deutlich erkennbar sind, ist in einem Gas die Dynamik des Veränderungsvermögens in jedem seiner Moleküle vollständig gegeben. Flüssiges Wasser ist dadurch ausgezeichnet, daß sowohl die statischen

360

Aspekte (durch relativ starke Wechselwirkungen zwischen den Molekülen) als auch die dynamischen Aspekte (vor allem durch die Gegenwart gelöster Gasmoleküle) stark ausgeprägt sind. Dadurch hat flüssiges Wasser die Fähigkeit, verschiedenartigste Ausformungen seiner dreidimensional-netzartigen Struktur zu bilden und dynamisch zu erhalten. Wasser hat unter allen Flüssigkeiten das umfassendste Veränderungsund Formerhaltungsvermögen, ohne dabei seine innere Einheit preiszugeben, so daß es umso eher universeller Mittelpunkt zu sein scheint, als es von äußeren Randbedingungen geprägt wurde. Mit diesen besonderen Eigenschaften scheint flüssiges Wasser geradezu der Schlüssel zu einem umfassenden Naturverständnis zu sein. Es ist umfassender Informationsbewahrer bei einerseits hoher Dynamik (hohe Relaxationsgeschwindigkeit) (3) und andererseits erheblicher Widerstandsfähigkeit gegenüber Veränderungen (wie die Fußballspieler in Bewegung dem Spiel untergeordnet sind, bei voller Aufrechterhaltung ihrer Individualitäten).

Der Organismus eines Lebewesens ist durch sein eigenes Wasser charakterisiert, das in engen Grenzen sein ganzes Leben lang "in gewisser Weise" gleich bleiben muß. Im ersten Embryonalstadium erfolgt die Entwicklung zwischen zwei Flüssigkeitsblasen, wobei die unterschiedliche Dynamik zwischen den beiden Blasen die Ausbildung der charakteristischen Differenzierung herbeiführt. Bei der Geburt löst sich der Mensch aus dem wäßrigen Medium und geht in die gasförmige Umgebung, wobei tiefgreifende Veränderungen im Organismus erfolgen. Dieser Schritt ist der wesentliche in der Emanzipation des Menschen, in dessen Körper jedoch die Wasserphase im wesentlichen erhalten bleibt.

Der Temperaturbereich, in dem sich das menschliche Leben abspielt, liegt zwischen 36 und 40° C, in dem die Systemorganisation des flüssigen Wassers optimal entwickelt ist (1,4). Alle in Wasser löslichen Substanzen haben unmittelbar Einfluß auf den Organismus. Die für das Wasser am schwersten zu verändernden Körperbereiche sind die sogenannten "hydrophoben", d. h. Wasser abweisenden Strukturen, wie z. B. das Gehirn. Es ist daher auch das Gehirnnervensystem, das am empfindlichsten und deutlichsten auf jede Veränderung reagiert.

Jede Veränderung im Organismus - und zwar im Hinblick sowohl auf Krankheit als auch auf Gesundheit - läßt sich auf die für den jeweiligen Zustand optimale Verfassung des Wassersystems zurückführen. Dieses stellt die Einheit her zwischen

(i) Seele und Körper

(ii) allen Bereichen des Körpers untereinander

(iii) Körper und Außenwelt,

also auch zwischen Mensch und Arzneimittel.

Damit bietet der Organismus eine weitgehend einheitlich reagierende und gleichzeitig hochdifferenzierte Einheit. Die alle Bereiche verbindende Körperflüssigkeit ist strukturell durch die jeweiligen Randbedingungen mitgeprägt, enthält jedoch in jedem seiner Bereiche die volle Information des betreffenden Organismus, und damit auch die volle Krankheitsinformation des erkrankten Menschen.

Ähnlich wie ein Sinnesorgan die intentionelle Form aufnimmt und im Erinnerungsvermögen speichert, so kann Wasser auf Grund seines Formveränderungsvermögens und seiner hierarchischen Ordnung die intentionelle Form jedes Naturkörpers aufnehmen und in Form einer Überstruktur festhalten. Im Körper kann nur das stattfinden, was sich im Wasser widerspiegelt.

Diese Aussage gilt für alle Lebewesen und wahrscheinlich auch für alle nicht-lebendigen Objekte, die in der Natur angetroffen werden. Man kann wohl sagen, daß das Wasser unseren Organismus mit allen anderen Naturordnungen verbindet, und daß sich das Vermögen der natürlichen Dinge - wie immer sie erfaßbar sein mögen - durch ihr Wassersystem bis ins Letzte abfragen läßt.

Demnach stellt das Wasser jene Einheit dar, die eine "gemeinsame Sprache " zwischen Arzneimittel und Organismus ermöglicht. Die in der Hochpotenz besonders gut "herausgearbeitete " Arzneimittelinformation (1,5) verfügt über ein gezieltes Handlungsvermögen gegenüber den im Organismus vorliegenden Wasserstrukturen.

Im erkrankten Organismus ist die Fremdinformation der Krankheit in jedem seiner Wasserbereiche - wenn auch in unterschiedlicher Weise - "eingeschrieben".

Zur Erstellung der Diagnose werden sowohl Veränderungen der Humores, also der Körperflüssigkeiten, als auch der mehr statischen Aspekte des Organismus in Betracht gezogen. Vollständige Erkenntnis erfordert die volle Berücksichtigung beider Aspekte, die jedoch in ihren hierarchischen Bedeutungen unterschiedlich gewertet werden müssen.

In der Hochpotenz ist die an der höchsten materiell möglichen Ebene der Hierarchie angreifende Seite der Arzneimittelwirkung herausgearbeitet: das Dynamische, Umfassende, Informierende und mehr auf das Zentrum des Organismus Eingreifende. Die Hochpotenz hat umfassende und tiefe Wirkung, weil sie über die Körperflüssigkeit den Menschen tief und nachhaltig zu verändern vermag. Die Heilmittelinformation erreicht über die alle Teile des Organismus verbindenden Körperflüssigkeiten jeden Teil desselben und kann überall, wo sie Ausdrucksmöglichkeit finden kann, "gelesen" und "verstanden" werden. In der Hochpotenz ist die Sprache des Arzneimittels angeglichen der Sprache, die auf der höchsten materiellen Ebene des Körpers "gesprochen" wird.

Ähnlich wie das Lesen eines Mikrofilms der Zuhilfenahme eines entsprechenden Gerätes bedarf, so sind auch "apparative " Voraussetzungen am Organismus erforderlich. Die Flüssigkeit verbindet alle Bereiche des Organimus durch unentwegte Wechselwirkungen untereinander, aber die einzelnen Bereiche haben unterschiedliche "apparative" Eigenschaften. Daher wird die Wirkung am besten dort entfaltet werden, wo die apparativen Voraussetzungen zur Aufnahme und Umwandlung in entsprechende Impulse am besten erfüllt sind. Demnach haben z. B. die Rezeptoren Eigenschaften, die in der Körperflüssigkeit auf höherer Ebene schon vorhanden sind. Auf die Rezeptoren können nicht nur angepaßte konservative Strukturen (z. B. Eiweißkörper, Antigene) Einfluß nehmen, sondern sie sind auch über die spezifische Umformung der Wasserstrukturen im Körper erreichbar und angreifbar. Daher können durch Gaben von Hochpotenzen auch schwere Allergien ausgeheilt werden. Die wesentliche und entscheidende Information der Hochpotenz wird auf den Organismus über die universelle Ebene des Wassers übertragen.

Die konservativen Strukturen wirken dominierend auf die Formstruktur des Wassers, in dem sie ihre äußeren Formen in gewisser Weise dem Wasser aufzwingen. Dadurch wird die Eigendynamik des Wassers langsam verändert. Jede Veränderung der Dynamik des Gesamtwassersystems wirkt wiederum formverändernd auf die konservativen Randbedingungen. Dies möge am Beispiel eines fließenden Gewässers illustriert werden (1): Diesem dienen als konservative Randbedingungen das Flußbett mit den Ufern und die Schwerkraft. Das Flußbett wird nur dann annähernd beibehalten, wenn die in der Zeiteinheit fließende

Wassermenge gleichbleibt. Wird sie vermindert, so kommt es zur Einengung, Versandung oder Verschlammung des Flußbettes. Wird sie hingegen erhöht, so kann Überflutung eintreten, die Ufer sind verändert und das Flußbett wird vertieft. In beiden Fällen werden sowohl die konservativen Randbedingungen als auch die dynamischen Aspekte verändert, Strudel und Wellen werden sich nach den jeweiligen Strömungsbedingungen richten, denn sie werden durch die jeweiligen konservativen Randbedingungen mitbestimmt.

Auch in Globuli oder Tabletten wird die wesentliche Arzneimittelinformation in erster Linie im Wasseranteil gespeichert (1).

Im unmittelbaren Kontakt des Arzneimittels mit der Körperflüssigkeit kommt es zur Auflösung des Arzneimittels, d. h. durch vollständige gegenseitige Durchdringung der beiden zur Ausbreitung der Arzneimittelinformation in der Einheit des Wassersystems über den gesamten Organismus.

Literaturhinweise

1. G. Resch und V. Gutmann, "Wissenschaftliche Grundlagen der Homöopathie", 2. Auflage, O-Verlag, 1987

2. G. Resch und V. Gutmann, in "Wasser - Polaritätsphänomen, Informationsträger, Lebens-Heilmittel", Ed. I. Engler, Sommer Verlag, 1989

3. E. Eisenberg und W. Kauzmann, "The Structure and Properties of Water", Clarendon Press, Oxford, 1969

4. V. Gutmann, E. Scheiber und G. Resch, Mh. Chem. **120,** 671 (1989)

5. V. Gutmann und G. Resch, Therapeutikon **11,** 245 (1988).

Einfluß von hochpotenziertem Thyroxin auf die Metamorphose von Hochland-Kaulquappen

Endler, PC., Pongratz, W. , Haidvogl, M. (Graz)

Zusammenfassung

In drei unabhängigen Untersuchungsstellen in Graz und Utrecht konnte ein, wenngleich meist schwacher, hemmender Einfluß von Thyroxin D30 auf die Metamorphose von Hochlandamphibien festgestellt werden.

Einleitung

Die Metamorphose von Amphibienlarven erfolgt physiologischerweise unter dem Einfluß von Schildrüsenhormonen, insbesondere von Thyroxin. Ein experimenteller Zusatz von Thyroxin führt darüberhinaus zu einer verfrühten und beschleunigten Metamorphose der Kaulquappen. Dies führte zu dem Gedanken, daß potenziertes Thyroxin möglicherweise die Metamorphose beeinflussen und sich so ein Modell für den Nachweis der Wirkung von Hochpotenzen ergeben könnte. Nach Vorversuchen am Institut für Strukturelle Medizinische Forschung (Graz) im Jahre 1989 wurde diese Hypothese im Jahr 1990 am Ludwig Boltzmann-Institut für Homöopathie (Graz) in Zusammenarbeit mit dem Zoologischen Institut der Universität Graz und dem Dept. of Molecular Cell Biology der State University of Utrecht ausführlich überprüft. Im weiteren sollen Teile der Ergebnisse der Studie des Jahres 1990 (Endler et al. 1991a, c)) vorgestellt werden.

Methodik

Untersuchungsmaterial:

Für die Untersuchungen wurden Kaulquappen des Grasfrosches (Rana temp.) aus einem Hochlandteich (Seehöhe 1600 m) im Koralpengebiet (Steiermark) verwendet. Diese zeichnen sich gegenüber Tieflandtieren durch eine spät im Jahr (August-Oktober) einsetzende und relativ lang andauernde Metamorphose aus.

Stadieneinteilung:

Für die Bewertung der Metamorphosestadien wurde ein differenziertes Einteilungssystem verwendet, dessen markante Punkte im folgenden Text dargestellt werden.

Labors:

Versuche wurden von drei Experimentatoren an zwei getrennten Stellen in Graz und an einer Stelle in Utrecht durchgeführt.

Herstellung der Testsubstanzen:

Für die Grazer Untersuchungen wurden die Potenzen Thyroxin D30 (d. i. Thyroxin in wäßriger Lösung, in Schritten von 1:10 Gew. Teilen ab der Verdünnungsstufe log 4 nach jedem weiteren Verdünnungsschritt durch kräftiges Verschütteln behandelt) und Wasser D30 von der Fa. Dr. Peithner KG, Wien, nach der Mehrglasmethode entsprechend dem HAB hergestellt, für die Versuche in Utrecht wurden die Potenzen von der Fa. VSM, Alkmaar, bereitgestellt.

Untersuchung auf Verunreinigungen:

Proben aller in Graz verwendeten Lösungen wurden vom Labor der Medizinischen Universitätsklinik Graz auf Spuren von Thyroxin, Trijodtyronin und TSH untersucht, eine Untersuchung auf Spuren von Jod erfolgte an der Meßstelle für Spurenanalyse Graz. Es konnten derartige Verunreinigungen innerhalb der Meßgenauigkeit der verwendeten Methoden ausgeschlossen werden.

Kodierung der Substanzen:

Die Kodierung von Verum und Placebo für Graz wurde von Prof. Dr. Fachbach vom Zoologischen Institut der Universität Graz vorgenommen. Auch die Versuche in Utrecht wurden blind durchgeführt.

Zugabe der Proben:

Die Proben wurden dem Wasser der Becken, in denen sich die Tiere während der Beobachtungszeit aufhielten, in zweitägigem Abstand in der Dosis von jeweils 2 Tropfen zugetropft und leicht verrührt.

Vermeidung von Kontaminationen:

Um Kontaminationen mit Spuren der Potenzen zu vermeiden, die eventuell am Becken haften könnten, wurde jedes Becken nur einmal verwendet. Die metallenen Netze, die für das Versetzen der Tiere verwendet wurden, wurden entsprechend den Angaben von Boyd (1954) eine Stunde trockener Hitze ausgesetzt.

Set-Up für die Beobachtung der Metamorphose:

In einer für beide zu untersuchenden Gruppen jeweils identen Zahl paralleler Ansätze (Becken) wurden jeweils gleich viele Tiere beobachtet (z. B. je 16 Tiere in 2 x 5 Becken). Die Tiere befanden sich für den Übergang vom Zwei- zum Vierbeistadium in Plastikbecken (weiß, lebensmittelecht, 35x22x14,5cm), die mit je 5l Leitungswasser gefüllt waren, für den Übergang vom Vierbeistadium zum juvenilen Frosch in ebensolchen Becken, die 0,5l Wasser enthielten. Die Becken wurden regelmäßig vertauscht, um den Einfluß eventueller Gradienten wie Wärme, Licht etc. zu vermeiden.

Set-Up für die Beobachtung der Kletteraktivität:

Die Kletteraktivität der juvenilen Frösche wurde in jeweils 0,5l Wasser enthaltenden Becken beobachtet (Wasserhöhe ungefähr 1cm). Die Tiere erkletterten spontan die senkrechten Beckenwände (Meßhöhe 14,5cm). Verglichen wurden jeweils Tiere aus einem mit Thyroxin D30 und einem mit Wasser D30 behandelten Aquarium. Der Versuch wurde am 10. , 11. , 12. , 13. und 14. Tag nach Behandlungsbeginn jeweils 5 mal täglich wiederholt, wobei die Tiere jeweils wieder ins Wasser zurückgesetzt wurden.

Statistische Bearbeitung:

Die statistische Bearbeitung wurde mit Hilfe des Chi-Quadrat-Tests durchgeführt, indem die kumulativen Häufigkeiten der Tiere in den untersuchten Gruppen verglichen wurden. Durch Normalisation war ein Vergleich aller jeweiligen Experimente eines Typs (Zweibein- zu Vierbeinübergang bzw. Übergang von der vierbeinigen Kaulquappe zum juvenilen Frosch) möglich. Als Beendigung des Experimentes wurde jeweils jener Zeitpunkt angenommen, an dem 90% der Tiere der Kontrollgruppe das jeweils untersuchte Merkmal aufwiesen. Weiters wurde die Methode der "survival analysis" (Number Cruncher Statistical System) verwendet. Dieses Verfahren verechnet nicht wie der Chi-Quadrat-Test die Differenzen an den einzelnen Meßpunkten, sondern bewertet die Gesamtheit aller Meßpunkte. In wichtigen Punkten wurde in Utrecht und in Graz eine wechselseitige Kontrolle der statistischen Berechnung anhand der Urdaten durchgeführt

Ergebnisse

Beobachtung 1: **Der Einfluß der Potenzen Thyrin D30 und Wasser D30 auf den Übergang vom Zweibein- zum Vierbeinstadium.**

Insgesamt wurden in Graz und Utrecht zehn Experimente zu diesem Übergang durchgeführt. Tab. 1 zeigt die Daten ihrer Beendigung (siehe Methoden), die Zahl der verwendeten Tiere und die ermittelten statistischen Signifikanzen.

Experiment	Ende des Versuches	Zahl der Tiere	P (Chi-Quadrat-Test)
Utrecht 1	11. Aug	180	—
Utrecht 2	11. Aug	180	< 0,05
Graz 1/1	27. Aug	160	—
Graz 1/2	27. Aug	128	—
Graz 1/3	2. Sept	160	< 0,01
Graz 1/4	20. Sept	54	< 0,01
Graz 1/5	1. Nov	47	—
Graz 2/1	7. Sept	100	—
Graz 2/2	22. Sept	40	< 0,05
Graz 2/3	24. Sept	90	< 0,01

Tabelle 1. Erklärung im Text

In folgenden werden die Experimente in drei Gruppen gegliedert dargestellt.

(a) Zwei Experimente mit insgesamt 360 (steirischen) Tieren wurden im August von Doz. van Wijk in Holland durchgeführt. Zusammengelegt erbrachten diese an zwei der vier Meßpunkten einen statistisch signifikanten Unterschied (P,05 bzw. P,01), und zwar in dem Sinn, daß Thyroxin D30 im Vergleich zu Wasser D30 die Metamorphose verlangsamte.

366

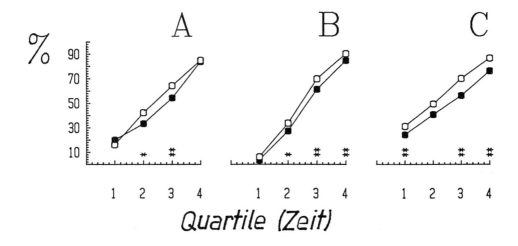

Abb. 1: Das Erreichen des Vierbeinstadiums in Abhängigkeit von der Zeit. Links: Experimente in Utrecht, Mitte: Graz 1, rechts: Graz 2, geordnet entsprechend den Beendigungsdaten der Versuche. Erklärung im Text und in Tabelle 1.

(b) Fünf Experimente mit insgesamt 549 Tieren wurden in Stelle 1 in Graz zwischen August und Oktober durchgeführt. Wurden alle Experimente zusammengelegt, so erbrachten sie an drei der vier Meßpunkte signifikante Unterschiede. Auch hier verlangsamte Thyroxin D30 die Metamorphose.

(c) Drei Experimente mit insgesamt 230 Tieren wurden in Stelle 2 in Graz durchgeführt; sie alle dauerten bis in den September. Signifikante Unterschiede im erwähnten Sinn zeigten sich nach 1/4, 3/4 und 4/4 der Beobachtungszeit (P,01).

Für den Gesamtdatenpool aller durchgeführten Experimente zeigte sowohl der Chi-Quadrat-Test als auch die "survival analysis" signifikante Unterschiede auf (P0,01). Summiert man die Ergebnisse aller Beobachtungszeitpunkte, so ergibt sich nur für die Grazer, nicht für die Utrechter Experimente ein signifikanter Wert. Für eine weitere Datenexploration wird hier die Berücksichtigung einer anfänglichen Latenzzeit ins Auge gefasst.

Im allgemeinen zeigten sich deutlichere Unterschiede zwischen den mit Thyroxin D30 und mit Wasser D30 behandelten Gruppen bei den später im Jahr durchgeführten Versuchen (z. B. "c" in Abb. 1; siehe auch Tabelle 1).

Beobachtung 2: **Der Einfluß der Potenzen auf den Übergang von der vierbeinigen Kaulquappe zum juvenilen Frosch**

Insgesamt wurden in Graz und Utrecht sieben Experimente zu diesem Übergang durchgeführt.

(a) Zwei Experimente mit insgesamt 360 Tieren wurden im August in Utrecht durchgeführt, hier zeigte sich nur im Chi-Quadrat-Test und nur an einem der vier Meßpunkte ein signifikanter Unterschied (P,05) im Sinne einer Metamorphoseverlangsamung durch Thyroxin D30.

(b) Drei Experimente mit insgesamt 230 Tieren wurden in Stelle 2 in Graz durchgeführt, beide Experimente dauerten bis in den September. Signifikante Unterschiede traten an zwei Meßpunkten auf (P,01).

(c) Zwei Experimente mit insgesamt 207 Tieren wurden in Stelle 1 in Graz durchgeführt, die dauerten bis in den September bzw. November. Die Unterschiede zwischen den Gruppen waren an drei Meßpunkten signifikant (P,05 bzw. ,01, siehe Abb. 2).

Die Auswertung des Gesamtdatenpools ergab sowohl für den Chi-Quadrat-Test als auch für die "survival analysis" einen signifikanten Unterschied im Sinne einer Metamorphosehemmung durch Thyroxin D30, für die Einzelergebnisse waren die Verhältnisse analog Beobachtung 1.

Beobachtung 3: **Die Kletteraktivität juveniler Frösche gegen Ende der Metamorphose.**

Bei seit dem Zweibeinstadium mit den Potenzen behandelten Tieren wurde gegen Ende der Metamorphose die spontane Kletteraktivität beobachtet. In zwei parallel beobachteten Becken wurden hiezu täglich 5 sukzessive Messungen aufgezeichnet. Vom 10. Tag an ließ sich in der mit Thyroxin D30 behandelten Gruppe (25 Tiere mal 5 - 125 Fälle) eine signifikante Verminderung der Kletteraktivität gegenüber der mit Wasser D30 behandelten Gruppe (22 Tiere mal 5 - 110 Fälle) nachweisen.

368

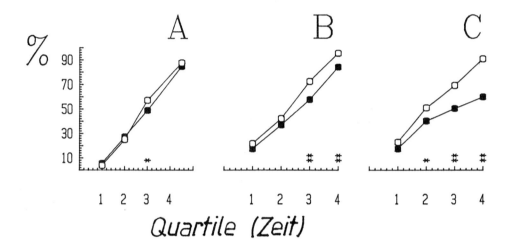

Abb. 2:   Das Erreichen des juvenilen Stadiums in Abhängigkeit von der Zeit. Links:
          Experimente in Utrecht, Mitte: Graz 2, rechts: Graz 1. Erklärung im Text.

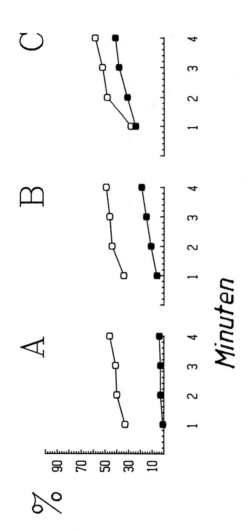

Abb. 3

370

Diskussion

In der vorliegenden kontrollierten Studie konnte an drei unabhängigen Stellen gezeigt werden, daß eine Hochpotenz von Thyroxin einen, wenn auch meist schwachen, so doch signifikant hemmenden Einfluß auf die Metamorphose von Froschkaulquappen ausübt.

Es bleibt aber noch eine Vielzahl von Fragen zu klären. So deuten die bisherigen Resultate darauf hin, daß die Beeinflussung der Metamorphose durch Thyroxin D30 spät in der Metamorphosesaison (September) zunimmt, wogegen sie zu Beginn der Saison (August) noch gering ist.

Die Ergebnisse scheinen also sehr stark von der (physiologischen) Ausgangslage der Untersuchungstiere abhängig zu sein. Dies entspricht der homöopathischen Erfahrung, daß die Wirkung eines Arzneimittels in besonderem Maße von der gerade bestehenden Reaktionslage eines Patienten bedingt wird. In homöopathischen Pflanzenexperimenten etwa zeigte sich, daß die Wirkungen einer Hochpotenz umso deutlicher werden, je mehr die Pflanze Mangel leidet (M. Moser, pers. Mitteilung).

Ausgehend von den Ergebnissen des Jahres 1990 soll eine weitere Versuchsreihe mit Thyroxin D30 durchgeführt werden, um die erzielten Resultate zu erhärten, wobei vor allem das 1990 erarbeitete, unter Punkt 3 der Ergebnisse genannte Modell herangezogen werden soll. Da wir zudem abgesehen von allgemeiner homöopathischer Erfahrung keinen besonderen Grund für die Wahl der 30. Potenz hatten, möchten wir die Untersuchungen auch mit einer Potenzreihe durchführen. Was die Generalisierbarkeit betrifft, so sind noch weitere unabhängige Überprüfungen an anderen Orten wünschenswert.

Insgesamt aber scheinen Experimente mit Amphibienlarven und potenziertem Hormon ein brauchbares Modell für die homöopathische Forschung darzustellen. In diesem Zusammenhang sei auch auf die in Graz durchgeführten weiteren Beobachtungen zur Aktivität juveniler Frösche hingewiesen (1991 c, d), die u. a. zur Unterstützung des Postulates elektromagnetischer Wechselwirkungen zwischen Homöopathikum und Organismus dienlich sein können.

In diesen wie in weiteren Untersuchungen fühlen sich die Urheber des Amphibienmodells der Forderung nach unblutigen Tierversuchen verpflichtet.

Danksagung

Für ihre wissenschaftliche Hilfe und ihren oft kritischen Rat möchten wir vor allem Doz. Dr. R. van Wijk, Dept. of Molecular Cell Biology, State University of Utrecht und Doz. Dr. G. Kastberger, Zoologisches Institut der Universität Graz, danken, die Mitautoren einer ausführlichen Publikation sein werden. Weiters gilt unser Dank dem Institut für Strukturelle Medizinische Forschung in Graz, an dem die Vorstudien zu dieser Arbeit durchgeführt wurden (Prof. Dr. Th. Kenner, Dr. M. Moser, Dr. F. Muhry, Dr. E. Lehner, Dr. E. Clar und Y. Clar) sowie Prof. Dr. K. Hagmüller, Prof. Dr. G. Fachbach, Prof. Dr. B. Paletta, Prof. Dr. W. Pieringer, Prof. Dr. F. Moser und Doz. Dr. G. Passat, Graz, Prof. Dr. G. Timischl und Dr. F. Müller, Wien, Dr. P. Kokoschinegg, Salzburg, Prof. Dr. Z. Bentwich, Israel, G. Karmapa, Indien, und Dr. F. A. C. Wiegant, Utrecht.

Die für die experimentelle Arbeit notwendige finanzielle Hilfe wurde von der Deutschen Homöopathie-Union (Mitglied der Schwabe Homöopathie-Gruppe) und der Ludwig Boltzmann-Gesellschaft zur Förderung der wissenschaftlichen Forschung bereitgestellt. Die

Firmen Dr. K. Peithner KG, Wien, und VSM, Utrecht, sorgten für die Herstellung der Potenzen.

Literatur

Boyd, W. E.: Biochemical and biological evidence of the activity of high potencies. Br. Hom. J. 44:6-44 (1954)

Endler, PC, Pongratz, W. , Van Wijk, R. , Kastberger, G. , Haidvogl, M.: Effects of highly diluted succussed thyroxine on metamorphosis in highland frogs. Angenommen von: ßerlin J. Res. Homoeopathy (1991a)

Endler, PC, Pongratz, W., Wiegant, FAC, Haidvogl, M.: Effects of higjly dilented successed Hydroxine on climbing activity in Grogs. Angenommen von: Br. Hom. J. (1991 c)

Zur Praxis der Homöopathie

W. Gawlik (Bad Tölz)

Gesundheit wünschen wir jedem, den wir treffen. Es ist ja doch das Wichtigste. "Wir wünschen Dir Gesundheit!" so hört es der Mensch von heute nicht selten am Geburtstag, an Weihnachten, an Neujahr und an allen möglichen Festtagen, auch zur Hochzeit und überhaupt, wenn man etwas zu wünschen hat. Nun ist Gesundheit sicher sehr wichtig; wäre sie allerdings das "Wichtigste", dann wäre das menschliche Leben von vorneherein eine Tragödie, denn an dessen Ende steht jedenfalls der Tod und durch ihn wäre es mit dem "Wichtigsten" vorbei.

Der Kult, den die westlichen Gesellschaften um die Göttin "Gesundheit" treiben, steht in engem Zusammenhang mit den anderen Götzen "Konsum und Komfort", "Lust und Langeweile", "Freizeit und Freikörperkultur". Sie alle sind ja um das Subjekt, um das "Ego" zentriert und sie verlieren ihre Anziehungskraft wenn dieses Objekt krank ist. Daraus hat sich ein Anspruchsdenken entwickelt, das von den Ärzten und der Gesellschaft erwartet, alles in ihrer Macht stehende zu tun um den Kranken sofort wieder gesund zu machen.

Allerdings ist dieses Anspruchsdenken zweischneidig: Umgekehrt erwartet nämlich die Gesellschaft von ihren Mitgliedern, schon aus rein ökonomischen Gründen, daß sie gar nicht erst krank werden. Eine gewisse Tendenz geht dahin, daß der Kranke sozial geächtet wird, daß er schließlich selbst an seiner Krankheit schuld sei. Und sollte er gar unheilbar krank oder zu alt sein, dann ist psychischer Druck auf ihn nicht auszuschließen

Er soll die Bühne endlich verlassen und die "Gesellschaft für humanes Sterben" sollte dann angerufen werden.

Nun, der Kult um Gesundheit und Fitneß ist heute sehr groß geworden. Die Krankheit als solche wird ja vom Kranken an den Arzt herangetragen und der nun ist gefordert, dem Patienten zu helfen, die Krankheit möglichst zu vernichten oder den Patienten so stark zu machen, daß er mit der Krankheit fertig wird.

Im Laufe der Jahrhunderte, ja Jahrtausende haben sich immer wieder neue Theorien entwickelt, neue Grundsätze sind aufgestellt worden und immer wieder gab es, angefangen vom Götterdenken über das religiöse philosophische Denken bis zum naturwissenschaftlichen Handeln neue Aspekte.

"Die homöopathische Arzneibehandlung " Samuel Hahnemanns, der von 1755 bis 1843 gelebt hat, hat im Gegensatz zur naturwissenschaftlich orientierten Pharmako-Therapie als **Gegenstand das Individuum**, die Person des kranken Menschen. Bereits der Begründer der Homöopathie befindet in seiner"Heilkunde der Erfahrung", geschrieben 1805, "daß jeder vorkommende Krankheitsfall als eine individuelle Krankheit angesehen und behandelt werden muß...... "

Zur Gegenstandsbetrachtung der Homöopathie ist auszuführen, daß das Individuum keine Meßgröße, einem quantifizierenden Vorgehen, also unzugänglich ist. Das einzig denkbare Maß dafür in der Arzneitherapie ist das analoge Quale, der Inbegriff analoger Qualitäten aus der "Materia medica homöopathica".

Das heißt mit anderen Worten, wir müssen hier Symptome, die bei einem Patienten aufgetreten sind bei einer Erkrankung und die ja nichts anderes darstellen, um Hahnemann zu zitieren "wie die nach außen gekehrten Zeichen einer Krankheit", die müssen wir in Parantese setzen und zwar zu den Symptomen, die wir bei einem Arzneimittel und seiner Prüfung am gesunden Menschen finden. Einer ungeheuerlichen Tatsache, die Hahnemann damals bereits und die bis heute noch nicht wieder in der Medizin in anderen Fächern durchgeführt worden ist. Wir müssen die Zeichen und Symptome die am Gesunden gefunden werden bei der Prüfung der Arznei in ähnlichem Verhältnis zueinander setzen und da, wo wir eine solche Ähnlichkeit herausfinden, da ist das "Similia similibus" curentur gewahrt.

Hahnemann hat immer darauf hingewiesen, daß die Totalität der Symptome und die Wertigkeit der Symptome nach hierarchischer Ordnung das Grundprinzip der Behandlung sein muß.

Interessant dabei ist, daß grundsätzlich einmal die Diagnose notwendig ist und diese Diagnose zunächst nach den üblichen schulmedizinischen Methoden. Denn wir müssen hier die Entscheidung treffen, können wir, dürfen wir, müssen wir eine Krankheit unter Umständen mit den konventionellen Methoden behandeln, weil diese in diesem Fall zweifelsohne besser sind. Haben wir die Entscheidung zugunsten der homöopathischen Behandlung gefällt, dann sind wir angewiesen, das Arzneimittel aufgrund des Simile-Prinzips zu finden.

Ein homöopathischer Arzt der keine Diagnose stellt und die homöopathische Therapie einfach so anwendet, handelt wie ein Maulwurf: " Er arbeitet im Dunkeln und hinterläßt sehr viele frische Erdhügel. " Und das ist nicht der Sinn der Homöopathie.

Ganz kurz möchte ich Ihnen nur zeigen, was die Homöopathie will. Bei der Betrachtung der Homöopathie wollen wir davon ausgehen, daß lebende Systeme im Gegensatz zur toten Materie eine von außen kommende Actio mit einer Reactio beantwortet.

Man kommt zur Erkenntnis, daß der lebende Organismus seine jeweilige Antwort so ausrichtet, daß jede Störung seines Gleichgewichtes im lebendigen System elastisch abgefangen und ausgeglichen wird, um jenen optimalen Zustand wieder herzustellen, den wir schlechthin Gesundheit nennen.

Gelingt dieser Akt der Selbstheilung nicht, dann ist entweder die störende Actio zu stark oder die individuelle Reaktion zu schwach.

Ob nun eingedrungene Erreger durch Immunsysteme angefangen, toxische Schadstoffe durch Entgiftungsmechanismen ungiftig gemacht und ausgeschieden werden, oder Traumen durch chronologisch sinnvoll aufeinander abgestimmte Regenerationssysteme zum Endstand einer Narbe geführt werden sollen, immer ist ein Gleichgewicht zwischen Actio und Reactio, also zwischen Störung und Organismus, zwischen außen und innen notwendig, wenn es zur Heilung kommen soll. Beide Seiten müssen also, wie auf dem Bild zu sehen, wie zwei Waagschalen ausgewogen sein.

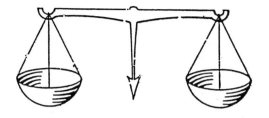

actio
exogene Störung
z. B. Erreger
z. B. Schadstoffe
z. B. Traumen

anzustrebendes
Gleichgewicht

reactio
endogene Antwort
Resistenz, Immunität
Entgiftungsmechanismen
Regenerationssysteme

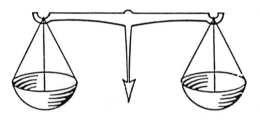

Pathogenetisch
Kausal-Diagnostik
(so weit möglich)
Denken in Strukturen

Diagnose

Individualistisch
Symptomen-Diagnostik

Denken in Funktionen

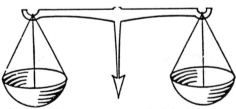

Dezimieren der Erreger
(Antibiotika, usw.)
Chemotherapie
(Substitution, Inhibition,
Suppression)
Passive Immunisierung
(große Dosis Antitoxin)
Konträrtherapie
Allopathie

Therapie

Stärkung der Resistenz

Anregung der
Eigenregulationen

Aktive Immunisierung
(Toxin in Minimaldosis)
Gleichsinnige Therapie
Homöopathie

Abbildung 1

Die Diagnostik muß und kann beide Seiten dieses Balance- Aktes erfassen. Für die linke Seite gilt die exakte klinische Diagnostik nach pathogenetischen Gesichtspunkten, die soweit wie irgend möglich die Ursache erfassen soll. Hier ist das Denken in Strukturen in Quantitäten notwendig. Erregerbestimmung, Laborparameter, Organdiagnostik und was sonst noch alles notwendig wird. Also ein Denken in Strukturen.

Die andere Seite, die rechte auf dem Bild zu sehen, das ist die Seite des Organismus. Hier muß die Diagnostik die individuelle Reaktionslage, die vorhandene Reaktionsmöglichkeit zu erkennen suchen. Und das ist nur über die jeweils zu unterscheidende Symptomatik des Patienten möglich. Also das individuelle Bewältigungsprogramm. Hier ist ein Denken in Funktionen und Regulationen gefordert.

Genau so sollte man schließlich auch die Therapie auf beiden Seiten der Waage erwägen. Andererseits ist die Therapie über die Störungsminderung, andererseits die Therapie über die Stärkung der Eigenfunktion des Organismus möglich.

Wir haben zahlreiche virulente toxische Bedingungen, wir haben aber auch die Antibiotika, die Chemotherapie, ein zuwenig an Vitaminen und Fermenten erfordert Substitution, Spurenelemente das gleiche. Ein zuviel, da ist die Supression oder die Inhibition notwendig.

Stets wird bei diesen von außen eingreifenden Therapien versucht, das körperliche Bewältigungsprogramm, wenn es gefährliche Formen annimmt, zu modifizieren und lebensrettend zu verändern. Dazu wird es notwendig sein, Antibiogramm durchzuführen.

In der Pharmakotherapie kennen Sie die Antitoxine, die Antibiotika, die Antiallergica, die Antipyretika, die Antiphlogistica und viele andere anti, anti, anti-Mittel, die in relativ hoher Dosis gegeben werden müssen, da die körpereigene Reaktion entweder unterdrückt oder überspielt werden muß. Es wird natürlich schwierig sein, die für das Individuum genau richtige Dosis zu treffen. Und hier trennen sich die wissenschaftliche Erkenntnisse der Schulmedizin, der ortodoxen Medizin und der besonderen Therapierichtung, also auch der Homöopathie. Hier müssen wir die wissenschaftliche Erkenntnis einmal klar betrachten.

Und wir können heute bei kritischer Betrachtung etwas sagen, was wir als offizielle Aussage des Deutschen Bundesgesundheitsamtes kennen, nämlich "Die wissenschaftliche Erkenntnis ist die prinzipiell irrtumsfähige Mehrheitsmeinung."

Hier sehen Sie ein Diagramm (Abb. 2), in dem 3 Säulen zu sehen sind, wie ein Tempel aufgebaut.

Da ist einmal der kranke Mensch auf der linken Seite. Was zeigt er alles für Symptome. Die Krankheit bringt verschiedene Symptome, das was wir die pathologische Physiologie nennen.

Die zweite Säule, das ist die Medizin, genau ausgedrückt die Pharmakokynetik. Hier haben wir das Arzneimittel, durch die Arzneimittelprüfung am Gesunden herausgestellt und in seiner Symptomatik deutlich erschlossen.

Und schließlich in der 3. Säule die Zubereitung der Arznei.

Man wirft uns immer wieder vor, daß wir keine modernen wissenschaftlichen Untersuchungsmethoden haben, daß wir uns nicht an mathematisch-physikalisch-chemische Daten halten und die als die Grundlage unserer Therapie anwenden.

Die 3 Säulen der Homöopathie und die 7 Schichten der Ähnlichkeit

(§ 71 Organor. der Heilkunst)

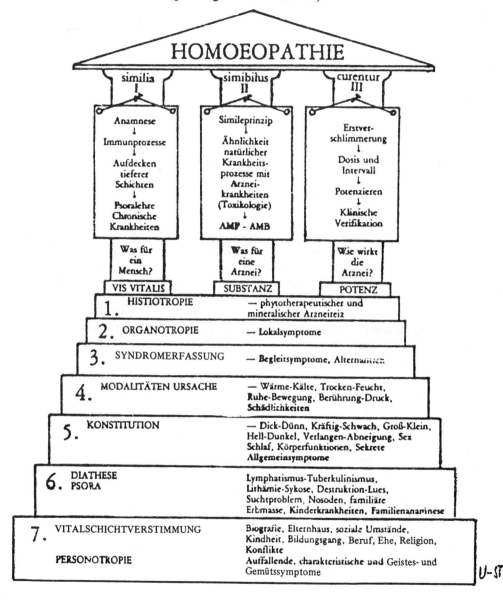

Abbildung 2

Meine Damen und Herren, die Realität unseres Daseins besteht nicht nur aus Sinneswahrnehmungen und aus Meßprozessen alleine. Wir sind uns darüber im klaren, es gibt eine riesige Zahl von Realitäten, zu deren Wahrnehmung uns kein Sinn zur Verfügung steht.

Und hier komme ich auf die Symptome, die wir homöopathischen Ärzte suchen. Man wirft uns vor, wir machen Symptom-Akrobatik und ein Puzzle-Spiel mit Symptomen. Wir suchen aus Symptomen, die der Mensch hat, Symptome die objektiv feststellbar sind, eine Diagnose für Arzneimittel. Also nicht allein aus objektiven Parametern der physikalischen und chemischen Untersuchungen.

Wenn uns von Seiten des Schöpfers zur Wahrnehmung viele Sinne nicht zur Verfügung gestellt werden, denken Sie nur an Ihr Gefühlsleben, das ist so real wie Feuer und Wasser. Gefühle nehmen wir auch ohne Sinnesorgane wahr. Vielleicht auch dasjenige, auf dem alle wissenschaftliche Tätigkeit, sogar die naturwissenschaftliche Tätigkeit aufgebaut ist, nämlich das Denken. Das Denken nehmen wir auch ohne Sinnesorgane wahr und können es sogar mitteilen. Dazu brauchen wir allerdings wieder Sinnesorgane.

Und was wir mit den Sinnen wahrnehmen können sind doch Ausdrucksformen des Denkens und alle Ausdrucksformen die man mit dem Denken wahrnehmen kann, sind Erscheinungen der Natur. Also sind das auch naturwissenschaftliche Begriffe.

Ich möchte noch weiterdenken. Da gibt es das Phänomen "Leben". Ein Phänomen, das den Methoden der exakten Naturwissenschaft völlig unadäquat ist. Das Leben ist immer eine Ganzheit, nicht eine Vielfalt von Kleinigkeiten. Die sind zwar vorhanden in dem Ganzen. Es ist eine Ganzheit und das Leben ist dasjenige, das im Reagenzglas bisher immer verschwunden ist und nie gesehen werden konnte. Die Welt in der wir leben, ist eine andere Welt, nicht die Welt der exakten Naturwissenschaftler, in der noch das Machbare und Meßbare existiert. Das Leben ist nicht machbar. Und das Erwachsenenzeitalter der Medizin mit seinen Streßereignissen, den überstürzenden Erfolgen der medizinischen Technik, der Entwicklung von Gesundheitsingenieuren, der Gigantismus, der mit moderner Dinosaurier-Medizin, geht einem Höhepunkt zu. Und so muß man neben den Methoden der konventionellen Medizin eine Reihe von Alternativen, oder wie man sie früher nannte, auch Außenseiter-Methoden tatsächlich in die Therapie von Krankheiten annehmen, die wir heute im bundesdeutschen Gebiet als gesetzlich und dargestellt als "besondere" Therapierichtung bezeichnen.

Das ist genau jener Platz, der als Grauzone der konventionellen Medizin sich auszeichnet. Es ist eine Grauzone des mangelhaften Erkenntnisstandes der medizinischen Wissenschaften, der prognostischen Unsicherheiten und eine Grauzone der Handlungszwänge, eine Grauzone der unsicheren Risikoabschätzung. Hier ist die Homöopathie zu Hause.

Die Symptome, von denen ich vorhin schon gesprochen habe, das Befinden der Patienten, ist gleichrangig mit der Objektivität meßbarer Befunde dessen, was wir im Labor hören. Jeder weiß doch, daß unserer Schmerz, unsere Empfindung und andere Gefühlsaktivitäten eine Objektivität für denjenigen hat, der diese Empfindungen hat. Genau so, wie seine photometrisch bestimmte Aktivitäten.

Stellen Sie sich bitte einmal vor, daß jeder von Ihnen hier im Saal eine Flasche Cognac bekommen würde, die er sofort austrinken muß. Was passiert im Endeffekt? Krankenhaus, Intensivstation, einige werden sich völlig danebenbenehmen, vielleicht der eine oder andere beim gleichen Cognac, bei der gleichen Marke wird er aufstehen und sagen, wenn die betrunken sind, dann fahre ich nach Hause.

Das gleiche passiert doch auch, wenn Sie sich eine Stunde in die Sonne legen, im Sudan z. B., direkt unter dem Äquator im Zenit der Sonne zwischen 11 und 1 Uhr. Und noch schlimmer wird es, wenn wir die Symptomatik so weit treiben mit dem Verliebtsein. Alle waren schon einmal verliebt und wie sieht das aus, dieses "Krankheitsbild" des Verliebtseins, noch schlimmer das "Krankheitsbild" des Liebesverlustes. Hier können Sie nicht mehr mit biochemischen Parametern arbeiten. Hier sind physikalische Methoden nicht mehr angebracht, hier kommt die Psyche, hier kommt das Individuum, das unteilbare Subjekt wieder zum Vorschein, die Person, das "personare", das Klingen eines solchen, die Ausstrahlung eines solchen Menschen spielt eine große Rolle dabei.

Hier haben Sie die Unterschiede in wissenschaftlich-theoretischen methodologischen Konsequenzen von Hahnemanns Entscheidung für das Individuum. Hahnemann war sich darüber im klaren und hat in seinem "Organon der rationalen Heilkunde", 1810, später dem "Organon der Heilkunst" eine gegenstandsadäquate Arzneitherapie auf dem Boden des Simile-Prinzips entwickelt.

Die Kritik an den qualitativen Methoden der Homöopathie, an ihrer Methode des vorgegebenen, andersgearteten Exaktheitsideals und an ihrer unaufgeschlossenen Art gegenüber messenden, statistischen Verfahren, ist entweder der Ausdruck einer groben Unkenntnis des Wesens der Homöopathie oder aber eines wissenschaftlich nicht zu vertretenden Methoden-Dogmatismus der naturwissenschaftlichen Seite.

Aus der Doppelnatur dieser beiden Therapierichtungen ergeben sich zwei verschiedene Wege des arzneilichen Heilens:

Einmal der homöopathische Weg über das Ganze und die Pharmakotherapie über die vielen Billionen Teile.

So kann es also sein, daß ein und dieselbe Krankheit, beispielsweise ein Lumbago, bei dem einen sehr empfindlichen, äußerst sensiblen Patienten, die Therapie mit Pulsatille erfolgt mit einer verhältnismäßig hohen Potenz. Während der andere, ein robuster, gewalttätiger, brutaler Mensch ist, der schwere körperliche Arbeit leistet und da einen solchen Lumbago erlitten hat. Der braucht vielleicht Nux vomica oder Bryonia und das in einer tiefen Potenz.

Das heißt also, wir haben die Möglichkeit hier die Individualität des Patienten, seine Persönlichkeit mit hereinzunehmen in die Therapie, ihn individuell zu behandeln.

Wie weit die individuelle Therapie reicht, vielleicht an einem kleinen Beispiel:

Apothekerin, absolut naturwissenschaftlich eingestellt, sagt im Beginn ihrer Behandlung, daß sie sowieso nicht an das homöopathische Prinzip glaubt. Alle ihre Symptomatik deutet auf ihre Polyarthritis der kleinen Gelenke, die seit 10 Jahren klinisch und in bestem Maße schulmedizinisch behandelt worden ist, auf Causticum hin.

Und sie bekommt Causticum verordnet mit dem Erfolg, daß sie nach 3 Wochen wieder in der Praxis erscheint und sagt, es geht mir wieder gut. Dabei erwähnt sie ganz am Rande Dinge, die vorher gar nicht zur Sprache gekommen waren, nämlich die Tatsache, daß sie früher auch noch immer wieder ein lästiges Tröpfeln beim Lachen, Husten und Nießen aus der Blase gehabt hätte. Das wäre völlig verschwunden. Außerdem sind zwei Warzen an der Fußsohle auch verschwunden.

Beides Symptome des Arzneimittels "Causticum", das nur zum Zweck der Polyarthritis verordnet worden war und das in seinem Arzneimittelbild die Symptome der Warze und des Harntröpfelns beinhaltete. Hier kommen wir jetzt an die Situation heran, daß die Individualität, das wirkliche Einzelindividuum in seiner Gesamtheit tatsächlich das Objekt der Therapie ist und als solches auch mit den anderen Krankheiten, die gar nicht erwähnt worden waren, reagiert.

Über die Wirkung der Hochpotenzen haben Sie bei Dr. Resch gehört. Sie haben bei Prof. Gutmann gehört die physiologisch-chemische Grundlage der Arzneimittelpotenzierung. Ich will mich darüber gar nicht auslassen. Ich will Ihnen nur aus meiner Praxis noch berichten. Daß ich seit 40 Jahren in meiner Praxis tätig bin, daß ich nach 40 Jahren in meiner eigenen Praxis in steigendem Maße homöopathische Behandlungen durchgeführt habe. Bei klarer Diagnosestellung immer mit der Entscheidung, welche Therapie ist für den Patienten die beste, welche wird dem Patienten am meisten helfen können und dann homöopathisch, entsprechend den Hahnemann ' schen Grundsätzen, das Simile gesucht zu den mir bekannten Arzneimittelbildern der einzelnen, aus Pflanzen, Mineralien, Salzen und Tiergiften und Metallen bestehenden Arzneimitteln.

Zu dieser Denkweise und zur Homöopathie bin ich gestoßen als Assistent einer naturwissenschaftlich ausgerichteten großen Universitätsklinik. Nach dieser Assistentenstelle bin ich dann, als der Krieg zu Ende war, in Gefangenschaft gekommen und war dann viele Jahre in russischer Gefangenschaft. Dort hatte ich Fleckfieber mit einer konsecutiven, absoluten retrograden Amnaesie, die bei zehn Kameraden auch noch aufgetreten ist, die bei dieser Epidemie von 800 Erkrankten übrig blieben. Wir alle konnten uns an nichts mehr erinnern, weder Vergangenheit, noch Kindheit, noch Schulzeit, noch Ausbildung.

Ein homöopathischer Arzt hat uns im Rekonvaleszenten-Lager behandelt, er hat Opium potenziert in mühseliger Arbeit bis zur 30. Potenz und hat uns jedem, zunächst einmal nur fünf von uns, 10 Tropfen dieser Substanz gegeben. Wir fünf wachten am nächsten Morgen auf und der Vorhang war offen, wir konnten uns an alles wieder erinnern. Auch die anderen bekamen dann diese Tropfen und es erging ihnen genau so bis auf einen, bei dem andere Krankheiten noch vorlagen.

Dieses Erlebnis, dieser wahnsinnig große, unglaubliche psychische Schock eines positiven Erlebnisses vom Krank sein zum Gesund werden der hat mich mit einem Fußtritt direkt in die Homöopathie hineingetrieben. Ich habe sie mit Begeisterung gelernt und durchgeführt.

Ich kann Ihnen nur eines sagen, es gibt nichts Schöneres für einen Arzt als homöopathisch tätig zu sein und dem Patienten mit Arzneimitteln zu helfen, deren Toxizität und deren Verhältnis von Nutzen und Risiko besser ist als das allopathische Arzneimittel.

Beeinflussung des Wachstums von Weizen durch hörbare Töne

S. Grivetz, F. Muhry, H. Kovac, M. Moser (Graz)

Einleitung

In der Medizin werden Musik oder einzelne Töne des öfteren für spezielle Therapieformen genutzt. Das menschliche Ohr ist durch seine Physiologie sehr gut in der Lage, Dissonanzen und Konsonanzen zu unterscheiden.

Einem bestimmten Tonintervall, dem Tritonus (32:45), werden ganz besondere Eigenschaften im Zusammenhang mit verschiedenen physiologischen Vorgängen zugeschrieben. Er steht zwischen Quart (3:4) und Quint (2:3), zwei konsonanten Intervallen, ist selbst aber eine Dissonanz. Wir wollten nun untersuchen, ob, wie in der Literatur berichtet eine Wirkung von Schall auf Keimung und Wachstum von Pflanzen vorliegt, und ob auch Pflanzen auf dem menschlichen Ohr konsonante oder dissonante Töne unterschiedlich reagieren. Zu diesem Zweck wurden die Quint und der Tritonus ausgewählt.

Material und Methode

Für die Versuche wurde Winterweizen verwendet. Die Weizenkörner wurden in Keramikschalen, die mit Knop'scher Nährlösung gefüllt waren gehalten. Für jede Gruppe wurden 4 Schalen mit 50 Körnern beschickt. Folgende Gruppen wurden untersucht: - Kontrolle (K): unbespieltes Tonband - Tritonus (T) [82 dB (A)]: c -fis (262 bzw. 370 Hz) - Quint (Q) [78 dB(A)]: c -g (262 bzw. 392 Hz) - Tritonus und Quint (T+Q): diese Gruppe bekam beide Intervalle. Die Pflanzen erhielten während der gesamten Versuchsperiode zwei mal pro Tag (8^{00} - ca. 11^{00} und 14^{00} - ca. 17^{00}) für je 45 Minuten mittels Tonband eine "Tonbehandlung". Die Behandlung erfolgte in einem 30 m entfernten Raum, um ein "Mithören" der anderen Gruppen zu verhindern.

Ergebnisse

Keimverlauf

Bereits am 1. Tag waren bei allen vier Gruppen über 90 % der Körner gekeimt. Am dritten Tag hatten alle Gruppen eine Keimrate von 99 % erreicht.

Sproßpole:

Bei der Kontrolle und auch bei der Quint setzt die Entwicklung der Sproßpole deutlich später ein, nähert sich aber bereits am 2. Tag den Werten für T und T+Q. Alle drei beschallten

Gruppen sind signifikant verschieden von der Kontrolle (alle $p < 0,006$). Der Tritonus unterscheidet sich signifikant von der Quint ($p < 0,04$) und von T+Q ($p < 0,001$), die beiden letzteren unterscheiden sich nicht voneinander.

Wurzelpole:

Bei den Wurzelpolen liegt die Kontrolle am 1. Tag extrem tief, während Q und T+Q nahe beieinander etwas tiefer als der Tritonus liegen. Die Kurven nähern sich einander bald an, doch sind alle voneinander signifikant verschieden (alle $p < 0,04$).

Haupt- und Seitenwurzeln:

In der ersten Woche des Wachstums war die Entwicklung der Haupt- und Seitenwurzeln unterschiedlich. Bei beiden Wurzeltypen wuchsen die unbehandelten Wurzeln langsamer (Hauptwurzeln: $p < 0,007$; Seitenwurzeln: $p < 0,002$), aber die behandelten Gruppen waren auch uneinheitlich. Nach ca. 7 Tagen wird von allen 4 Gruppen annähernd das gleiche Niveau erreicht.

Sproßlänge

In den ersten drei Wochen wuchsen die beschallten Gruppen schneller als die unbehandelte Kontrolle (Abb. 1). An 10 Tagen weisen alle drei beschallten Gruppen signifikant höhere Halmlängen auf als die Kontrollen, an zwei weiteren Tagen war ein signifikanter Unterschied zwischen Tritonus und Tritonus+Quint und der Kontrolle zu beobachten. An einem Tag war nur ein signifikanter Unterschied zwischen Tritonus und Kontrolle gegeben. Es unterscheiden sich aber nur am 4. Tag auch alle drei Gruppen voneinander. Zu Versuchsende nach 28 Tagen ist die Sproßlänge aller Gruppen wieder annähernd gleich.

Frisch- und Trockengewicht:

Beim Frisch- und Trockengewicht gibt es eine Tendenz zu erhöhten Gewichten bei den mit dem Tritonus behandelten Pflanzen, besonders deutlich beim Frisch- und Trockengewicht der Sprosse und dem Frischgewicht der Wurzeln.

Wachstumsperiodik:

Der tägliche mittlere Längenzuwachs wies drei große Maxima auf. Diese Maxima liegen für alle vier Gruppen im gleichen Bereich: um den 7. /8. Tag, den 12. /13. Tag und den 20./22. Tag. Obwohl sich die Amplituden der verschiedenen Kurven an den Maxima und Minima etwas unterscheiden, bleibt der Charakter des Kurvenverlaufs mit einer Periodik von ca. 7 Tagen erhalten.

Diskussion

Das Wachstum von Winterweizen wurde durch die Beschallung gefördert. Dieses Ergebnis stimmt mit den Untersuchungen von MEASURES und WEINBERGER (1969, 1979) überein, die ebenfalls ein verstärktes Wachstum durch eine Tonbehandlung von Weizenkörnern bzw. Pflanzen feststellen konnten. MEASURES und WEINBERGER konnten 1973 bei ihren Versuchen mit Weizenkörnern weiters beobachten, daß die Mobilisierung und der Abbau von Speicherproteinen im Endosperm des Weizenembryos durch eine Tonbehandlung gefördert wird. Möglicherweise ist diese Stimulierung des Aminosäurestoffwechsels für das schnellere Wachstum verantwortlich.

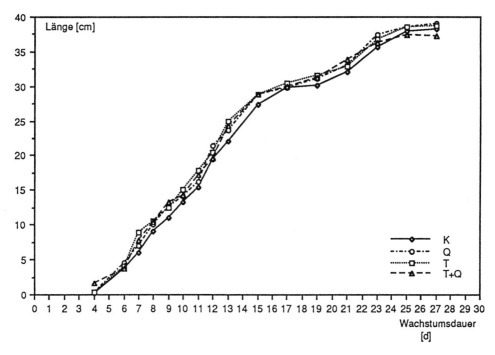

Abb. 1: Median der Sproßlänge

Aus den vorliegenden Ergebnissen kann nicht beurteilt werden, ob die Frequenz oder die Schallenergie für die Stimulation des Wachstums verantwortlich ist. Es wurde für den Tritonus ein etwas größer Schalldruck (82 dB) als für die Quint (78 dB) verwendet. Wenn die Schallenergie von den Pflanzen absorbiert wird, könnte dieser Unterschied in der zugeführten Energiemenge die größeren Zuwächse beim Tritonus bewirkt haben.

Der Einfluß der Töne kann - zumindest unter unseren Versuchs-bedingungen - die normale Wachstumsrhythmik der Pflanzen mit einer Periodik von ca. 5-7 Tagen nicht verändern. Das heißt, Beschallung beschleunigt die Entwicklung des Weizens, fördert während eines gewissen Zeitraumes das Halmwachstum und beeinflußt auch das Gewicht. Nicht beeinflußt werden dagegen qualitative Merkmale, wie zum Beispiel die Keimrate bzw. die Wachstumsrhythmik.

Wie stark diese Wirkungen von der Schallenergie, der Frequenz oder dem Frequenzverhältnis abhängen, läßt sich aus unseren Versuchen noch nicht klären.

Danksagung

Die Anregung und finanzielle Unterstützung für diese Versuche kam von Frau Yvonne Clar und Herrn Dr. Ernst Clar.

Unser besonderer Dank gilt Herrn Prof. Heinrich und dem Institut für Pflanzenphysiologie, die uns die Benutzung der Glashäuser sowie institutseigener Geräte erlaubten und uns mit gutem Rat zur Seite standen.

Literatur

Measures M., P. Weinberger: The effect of four audible sound frequencies on the growth of Marquis spring wheat, Can J Bot 48: 659-662, 1970

Measures M., P. Weinberger: Effect of an audible sound frequency on total amino acids and major free alcohol-soluble amino acids of Rideau wheat grains, Can J Plant Sci 53:737-742, 1973

Weinberger P., M. Measures: Effects of the intensity of audible sound on the growth and development of Rideau winter wheat, Can J Bot 57: 1036-1039, 1979

Weinberger P., U. Graefe: The effect of variable-frequency sounds on plant growth, Can J Bot 51: 1851-1856, 1973

Die Wirkung von potenziertem Silbernitrat auf das Wachstum von Weizen

W. Pongratz, E. Bermardinger und F. Varga (Graz)

Im Herbst 1989 wurden Versuche mit Silbernitrat und Weizen begonnen. In einem ersten Schritt wurde versucht, Experimente zu wiederholen, die KOLISKO (1926) und PELI-KAN/UNGER (1974) beschrieben haben. Um den Einfluß von potenziertem Silbernitrat auf das Wachstum von Weizen zu testen, wurde zu Beginn der Studie eine Potenzreihe von D24 bis D34 geprüft.

Im zweiten Schritt wurde Silbernitrat D24 für eine genauere Untersuchung ausgewählt, da sich bei dieser Potenz von Silbernitrat ein maximaler Einfluß auf das Keimwachstum von Weizen zeigte.

In einem dritten Schritt wurden verschiedene andere Institute um Wiederholung der Experimente gebeten; der Weizen und auch die verschlüsselten Potenzen wurden von uns zur Verfügung gestellt. Insgesamt wurden 4 Versuchsreihen durchgeführt.

Methode

Für die Versuchsreihen wurden Glasschalen mit einem Durchmesser von 11 cm verwendet. Die Reinigung der Schalen erfolgte mit heißem Wasser und vor Verwendung wurden sie mit Aqua dest. ausgespült. Die Schalen wurden mit 20 ml Silbernitrat D24 bzw. Kontrolle (Aqua dest. D24) beschickt. Danach wurden nicht nach Größe sortierte Weizenkörner aus deklariert organisch biologischem Anbau mit der Keimfurche nach unten in die Flüssigkeit gelegt. Zerbrochene Körner wurden nicht verwendet. Pro Schale wurden 30 bzw. 20 nicht vorgequollene Weizenkörner verwendet. Die Schalen wurden in einer Doppelreihe aufgestellt und die Plätze jeden Tag getauscht.

Die Herstellung der Potenzen erfolgte durch die Firma Peithner in Wien bzw. durch Mitarbeiter des Institutes. Potenziert wurde nach der Mehrglasmethode, mit 30 Schüttelschlägen und ohne Pausen zwischen den Potenzierungsschritten.

Die Versuche 1 bis 5, 8 und 10 wurden bei Tageslicht durchgeführt, die Temperatur betrug 21 bis 23^0 Celsius. Die Versuche 6, 7, 9 wurden bei Kunstlicht in der Klimakammer durchgeführt. Die Temperatur betrug am Tag 20^0C und 15^0C in der Nacht, die relative Luftfeuchtigkeit wurde auf konstant 50% gehalten.

Alle Ansätze wurden kodiert durchgeführt und die Kodierung wurde nach jedem Ansatz geändert. Die Kodierung wurde den Durchführenden der Versuche erst nach abgeschlossener Auswertung bekanntgegeben.

Nach einer Versuchsdauer von 5 Tagen wurden bestimmt:

* Zahl der gekeimten Körner
* Länge der einzelnen Sprosse
* Sproß und Wurzel wurden abgeschnitten und das gemeinsame Trockengewicht gewogen. Statistische Auswertung: Die Unterschiede in der Sproßlänge zwischen Silbernitrat D24 und Kontrolle wurden mit Hilfe des nicht parametrischen U-Tests (Mann-Whithney) ermittelt, da keine Normalverteilung vorausgesetzt werden konnte.

Ergebnisse

Keimung (Abb. 1):

In allen Versuchsreihen zeigt Silbernitrat D24 (heller Balken) eine höhere Keimungsrate als Wasser D24 (dunkler Balken). Die Versuche wurden von November bis April durchgeführt. Aus der Abbildung kann man sehen, daß die Keimungsrate durch den Einfluß der Jahreszeit in diesem Zeitraum zunimmt (von ca. 30 % bis ca. 90%).

Trockengewicht (Abb. 2):

Bei den Ansätzen 1 bis 5 und bei den Ansätzen 7 und 8, nimmt das Trockengewicht der einzelnen Halme in beiden Gruppen deutlich von November bis April ab. Die Versuche 6 und 9 heben sich deutlich ab - sie wurden in einer Klimakammer durchgeführt. Versuch 7, obwohl ebenfalls in der Klimakammer durchgeführt, verhält sich wie die Zimmerversuche. Mit Ausnahme der Ansätze 4 und 5 ist das Trockengewicht der Silbernitratgruppe größer als das Gewicht der Kontrollgruppe.

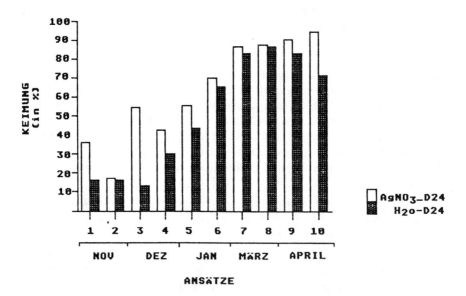

Abb. 1: *Keimungsrate von Weizen unter dem Einfluß von Silbernitrat in den Monaten November bis April. Helle Balken: AgNO₃ D24, dunkle Balken: Kontrolle (H_2O D24).*

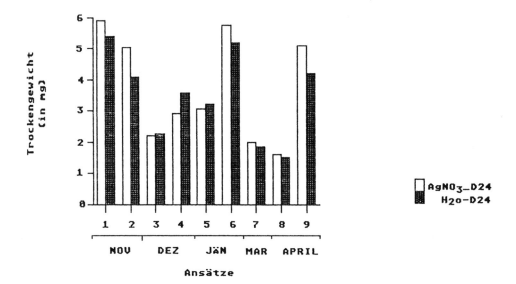

Abb. 2:   *Trockengewicht von Weizen (pro Korn, Wurzel und Sproß gemeinsam) unter dem Einfluß von Silbernitrat in den Monaten November bis April.*

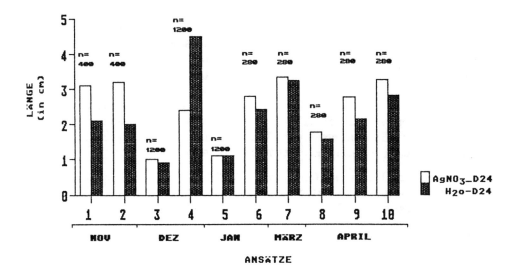

Abb. 4:   *Mediane der Sproßlängen unter dem Einfluß von Silbernitrat D24 in den Monaten November bis April.*

Länge der Sprosse (Abb. 3):

In den Serien 1, 2, 3, 8, 9, 10 sind die Längen der Sprosse signifikant verschieden von der Kontrolle. Bei Serie 4 ist der Wert für Wasser signifikant höher als für Silbernitrat. Die Statistik wurde mit dem U-Test (Mann-Whithney) durchgeführt.

Die Versuche 6, 7 und 9 wurden von Dr. E. Bermardinger (Institut für Pflanzenphysiologie, Graz) durchgeführt. Den Versuch 10 führte Dr. F. Varga (Pflanzenphysiologie, Wien) durch.

Diskussion

Die Ergebnisse der Untersuchung zeigen mit wenigen Ausnahmen eine Förderung der Keimung und des Wachstums durch Silbernitrat D24.

Die Resultate stimmen mit den von KOLISKO und PELIKAN/UNGER beschriebenen überein. Aus den Ergebnissen ist eine Abhängigkeit von der Jahreszeit ersichtlich, die nicht nur auf Temperatureffekte zurückgeführt werden kann (auch bei den in der Klimakammer durchgeführten Versuchen treten Schwankungen auf). Die Keimungsrate nimmt von November bis April zu, das Trockengewicht pro Weizenpflanze (Sproß und Wurzel) nimmt ab.

Ein Weizenkorn ist ein auf Umwelteinflüsse besonders empfindlich reagierendes biologisches System im Fließgleichgewicht. Schon geringfügige Störungen der Versuchsanordnung (Temperatur, Licht, Jahreszeit) können sich in den Ergebnissen niederschlagen. Dies zeigen auch die uneinheitlichen Ergebnisse der in der Klimakammer durchgeführten Versuche, wobei nicht klar ist, wodurch die starken Unterschiede zwischen den Versuchen 6 und 7 erklärbar sind.

Um ein Verfälschung der Versuchsergebnisse durch Silber zu vermeiden, wurden die verwendeten Wachstumsmedien vom Institut für Analytische Chemie (DI Leitner) auf Spuren von Silber untersucht (Atomabsorptions-Methode). In den ersten Experimenten wurden kleine Mengen von Silber sowohl in der Kontrolle als auch in der potenzierten Silberlösung (0,2 g/l in beiden Lösungen; die Nachweisgrenze beträgt 0,1 g/l; D10=0,06 g/l) nachgewiesen. Das Silber war offensichtlich bereits im Lösungsmittel vorhanden. Die Auswirkungen von ionischem Silber in Kontrolle und Verum sollten darum die gleichen sein. In den letzten 4 Experimenten wurden Wachstumsmedien ohne nachweisbaren Silbergehalt verwendet. Die Resultate der ersten Ansätze konnten bestätigt werden.

Prof. Benveniste und Dr. Davenas (Paris) und Dr. Müller führten ebenfalls je einen Versuch durch, wobei sie einen anderen Versuchsaufbau und eine andere Auswertung der Ergebnisse wählten. Aus diesem Grund konnten diese Ergebnisse nicht bei unseren Auswertungen berücksichtigt werden. Bei diesen beiden Ansätzen konnte keine Auswirkung von $AgNO_3$ auf das Wachstum von Weizen beobachtet werden.

Danksagung:

Für das Potenzieren der verwendeten Wachstumsmedien danken wir der Fa. Dr. Peithner, Wien, sowie meinen Kollegen Dr. E. Lehner und Dr. S. Novic.

Literatur

Kolisko, L: Physiologischer Nachweis der Wirksamkeit kleinster Entitäten bei Metallen. Wirkung von Licht und Finsternis auf das Pflanzenwachstum, Philosophisch-antroposophischer Verlag am Goetheanum Dornach (Schweiz), 1926.

Pelikan, W., Uuger, G.: The activity of potentized substances. The Homoeopathic Journal 4, 233-268, 1971.

Der Einfluß von potenziertem Gold (Aurum met. praep.) auf Keimung und Wachstum von Getreide

E. Lehner, S. Novic, F. Muhry, H. Kovac, W. Pongratz,
S. Grivetz, M. Moser, Th. Kenner (Graz)

Durch die Arbeiten einiger Autoren (KOLISKO, 1926; JUNKER, 1928; PELIKAN/ UNGER, 1965; JONES/JENKINS, 1981, 1983) angeregt, die Wirksamkeit homöopathisch potenzierter Substanzen an Hand von Pflanzenmodellen darzustellen, haben wir den Einfluß homöopathisch potenzierten Goldes auf Keimung und Wachstum von Weizen untersucht. Insbesondere wollten wir die Angaben der Autoren nachprüfen, die im Pflanzenkeimversuch aufeinanderfolgende Potenzen (Potenzreihen) untersucht hatten und zu interessanten Ergebnissen gekommen waren: Sie beschreiben in ihren Arbeiten einen typischen, reproduzierbaren Kurvenverlauf der Sproßlängen mit Maxima und Minima an jeweils ungefähr denselben Potenzhöhen.

Unsere gesamte Versuchsreihe wurde als randomisierte Doppelblindstudie durchgeführt und besteht aus 11 Einzelversuchen mit einer Versuchsdauer von 5 bzw. 6 Tagen. Ausgehend von einem handelsüblichen homöopathischen Präparat (Aurum met. praep., Fa. Weleda) wurde am Vortag jedes Versuches eine Potenzreihe von D18 bis D30 in destilliertem Wasser frisch zubereitet.

Die nicht aussortierten Weizenkörner wurden in einer feuchten Kammer im Dunkeln kultiviert. Als Kontrolle wurde jedem Versuch ein Ansatz mit destilliertem Wasser beigegeben. Da uns keine Klimakammer zur Verfügung stand, liefen die Versuche bei Temperaturen zwischen 18 und 26°C ab.

Als Meßparameter wurden die Länge der Halme, sowie deren Frisch- und Trockengewichte gewählt.

Die Resultate erbrachten wiederholt Übereinstimmung der Kurvenverläufe, insbesondere der Längenkurven. Weiters hat sich herausgestellt, daß die, den einander ähnlichen Kurven zugrunde liegenden Versuche zumeist auch auf gleichem Temperaturniveau abliefen. Ein Beispiel dafür zeigt Abb. 1.

Die Temperaturverhältnisse der jeweils ähnlichen Versuchspaare (1.6. und 8.6., 18.7. und 20.7.) lagen auf demselben Niveau. Dies trifft auch für die beiden Experimente der Abb. 2 zu.

Bei beiden Abbildungen sind noch folgende Charakteristika erkennbar: Eine zyklische Abfolge von wiederkehrenden Maxima und Minima, sowie ein größeres Maß an Ähnlichkeit im ersten Teilbereich der Potenzreihe bis ca. D25. Abb. 3 liefert ein Beispiel für

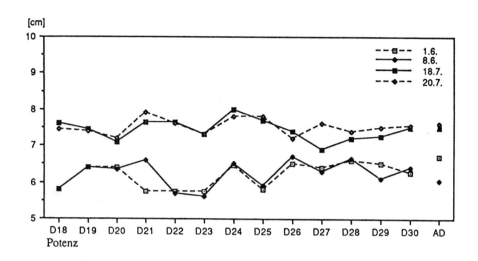

Abb. 1: *Vergleich der Halmlängen bei verschiedenen Potenzen von vier 5-Tagesversu-*
chen. Aufgetragen sind die Mediane der Halmlängen vom 1.6., 8.6., 18.7. und
20.7.

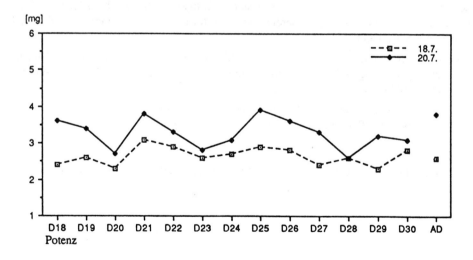

Abb. 2: *Vergleich der Trockengewichte bei verschiedenen Potenzen von zwei 5-Tages-*
versuchen. Aufgetragen sind die mittleren Einzelhalmgewichte vom 18.7. und
20.7.

Experimente, bei denen die Temperaturen verschieden war. Die Ähnlichkeit der Kurven beschränkt sich auf den ersten Teilbereich der Potenzreihe.

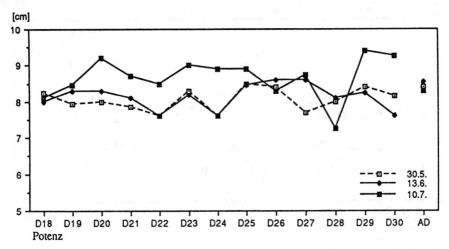

Abb. 3: *Vergleich der Halmlängen bei verschiedenen Potenzen von drei 6-Tagesversu-chen. Aufgetragen sind die Mediane der Halmlängen vom 30.5., 13.6. und 10.7.*

Aus unseren Experimenten kann daher geschlossen werden, daß die Temperatur einen entscheidenden Einfluß auf die Wirkung einzelner Potenzen auszuüben scheint und folglich konstante Temperaturverhältnisse eine unabdingbare Voraussetzung darstellen. Insbesondere höhere Potenzen ab ca. D25 haben sich anfälliger für Störeinflüsse gezeigt. Diese Potenz liegt etwa in demjenigen Bereich, wo kein Molekül des potenzierten Stoffes mehr erw artet werden kann.

Zusätzlich zur qualitativen Untersuchung wurden die Ergebnisse auch einer statistischen Auswertung unterzogen. Tabelle 1 gibt diejenigen Potenzen an, deren Halmlängen einen signifikanten Unterschied zu denen der Kontrolle aufweisen.

Tab. 1: *Ergebnisse des U-Tests. Nur die Ergebnisse mit signifikantem Unterschied zwischen Potenz und Kontrolle sind angegeben.*

5 - Tagesversuche

	D18	D19	D20	D21	D22	D23	D24	D25	D26	D27	D28	D29	D30
16.5.	+	+	+				+	+					
18.5.	-				+				+				
8.6.				+					+		+		

6 - Tagesversuche

	D18	D19	D20	D21	D22	D23	D24	D25	D26	D27	D28	D29	D30
22.5.			+					+					
30.5.				-	-		-			-			
10.7.			+									+	+

+ = Halmlängen größer als Kontrolle, - = Halmlängen kleiner als Kontrolle

392

In 6 von 11 Versuchen finden sich mehrere Potenzen, deren Werte einen signifikanten Unterschied zur Kontrolle (Aqua dest.) aufweisen. Sie sind jedoch regellos angeordnet und zeigen keine Bevorzugung bestimmter Potenzbereiche.

Als mögliche Ursachen der uneinheitlichen Versuchsergebnisse - es konnte kein allen Versuchen gemeinsamer Kurventypus nachgewiesen werden - werden einerseits die ungleichen Temperaturverhältnisse, sowie die große Streuung der Werte aufgrund des nicht sortierten Saatgutes angesehen.

Für zukünftige Versuche sollten daher folgende Parameter beachtet werden:

l.) Konstanz der Temperatur

2.) Saatgutauswahl

Literatur

Kolisko, L.: Physiologischer Nachweis der Wirksamkeit kleinster Entitäten bei 7 Metallen. Wirkung von Licht und Finsternis auf das Pflanzenwachstum.

Philosophisch-Anthroposophischer Verlag am Goetheanum, Dornach (Schweiz), 1926.

Junker, H.: Die Wirkung extremer Potenzverdünnungen auf Organismen.

Pflügers Archiv, 219, 647-672, 1928.

Jones, R. L., Jenkins, M. D.: Plant responses to homoeopathic remedies. British Homoeopathic Journal, 70, 120-128, 1981.

Jones, R. L., Jenkins, M. D.: Comparison of wheat and yeast as in vitro models for investigating homoeopathic medicines.

The British Homoeopathic Journal, 72, 143-147, 1983.

Pelikan, W., Unger, G.: Die Wirkung potenzierter Substanzen. Philosophisch-Anthroposophischer Verlag am Goetheanum, Dornach (Schweiz), 1965.

Dosisabhängige Umkehreffekte - Ausdruck regulativer und adaptiver Prozesse ?

K. Linde, D. Melchart und H. Wagner (München)

Naturheilverfahren zielen auf eine aktive Beteiligung und Nutzung der natürlichen Fähigkeiten des Organismus zu Regulation und Anpassung, zu Regeneration und Abwehr (Amelung und Hildebrandt [1]). Die Förderung der Selbstheilung soll, so wird postuliert, durch regulative und adaptive Reaktionen des Organismus auf einen Reiz vermittelt werden. Dieser indirekte Effekt eines Reizes wird im Gegensatz zu der direkten Einwirkung des Reizes auf den Organismus ("Primärwirkung") als "Sekundärwirkung" bezeichnet (Kalbermatten [8]). Die Unterscheidung von Primär- und Sekundärwirkungen in experimentellen und klinischen Untersuchungen ist jedoch außerordentlich schwierig.

Einige der in der wissenschaftlichen Literatur beschriebenen dosisabhängigen Umkehreffekte werden als Ausdruck derartiger Sekundärwirkungen interpretiert. Als dosisabhängiger Umkehreffekt wird die Umkehr der Wirkung eines Reizes in Abhängigkeit von seiner absoluten Stärke bezeichnet. Sollte die Interpretation solcher Phänomene als Sekundärwirkungen tatsächlich zutreffen, könnten sie für die Erforschung der Wirkungsmechanismen von Naturheilverfahren von erheblicher Bedeutung sein. Im Rahmen der wissenschaftlichen Arbeit des "Münchener Modells" wurde daher eine große Zahl von Literaturbeispielen dosisabhängiger Umkehreffekte zusammengetragen, verglichen und differenziert.

Es zeigte sich, daß keineswegs alle dosisabhängigen Umkehreffekte als Sekundärwirkungen aufgefaßt werden können. Die gegensätzlichen Wirkungen niedriger und hoher Adrenalindosen auf den arteriellen Mitteldruck (Forth und Henschler [7]) oder die gegensätzlichen Effekte des pflanzlichen Alkaloids Ryanodin auf den intrazellulären Ca^{2+}-Austausch in Muskelzellen (Lattanzio et al. [9]) kommen beispielsweise durch das Vorhandensein mehrerer unterschiedlich großer, spezifischer und antagonistisch wirkender Rezeptorpopulationen zustande. Ein weiteres Beispiel für derartige selektive Antagonismen sind die immunstimulierenden Effekte niedriger Dosen von Cyclophosphamid. Hier wird angenommen, daß die Suppressorzellen eine geringere Toleranz gegenüber Cyclophosphamid besitzen als die Helferzellen und durch die einseitige Schädigung der Suppressorzellen eine gesteigerte Immunantwort ausgelöst wird (Berd et al. [2]).

Weitgehend unklar ist dagegen der Wirkmechanismus von Hormesiseffekten. Nach Stebbing sind Hormesiseffekte unspezifisch stimulierende Effekte niedriger Dosen von Inhibitoren [13]. Eine große Anzahl von Hormesiseffekten unterschiedlichster chemischer Agenzien (Calabrese [4], Stebbing [13], Luckey [10], Neafsey [12]) und ionisierender

Strahlen (Luckey [11]) wurde beschrieben. Ein gesetzmäßiger Zusammenhang, wie er beispielsweise von der Arndt-Schulz'schen Regel oder dem Hormesiskonzept Luckeys [10] postuliert wurde, kann durch die vorliegenden Ergebnisse nicht belegt werden (Boxenbaum et al. [3]).

Im Hinblick auf die Differenzierung von Primär- und Sekundärwirkungen gibt es jedoch einige äußerst interessante Ansatzpunkte, die zeigen, daß die Untersuchung der zeitabhängigen Veränderungen der Meßparameter von größter Bedeutung ist.

Stebbing und Mitarbeiter [14] untersuchten die Auswirkungen unterschiedlicher Dosen mehrerer Metalle und anderer Inhibitoren auf das Wachstum verschiedener Organismen bei einmaliger Applikation. Unabhängig von der Substanz und dem untersuchten Organismus verminderten die hohen Dosen das Wachstum gegenüber dem unbehandelter Kontrollen, niedrige Dosen dagegen führten zu erhöhtem Wachstum. Stebbing und seine Mitarbeiter überprüften daraufhin die Kinetik der beobachteten Effekte, indem sie die spezifischen Wachstumsraten ($\overline{R} = \log_e \Delta w/t$) bestimmten und diese als $\overline{R}\%$ der Kontrollen in Abhängigkeit von der Zeit darstellten. Es zeigte sich, daß $\overline{R}\%$ nach der einmaligen Applikation des Inhibitors bis zur Wiedererlangung eines Gleichgewichts in dosisabhängiger Weise in einer Folge von Oszillationen fluktuierte. Die plausibelste Erklärung für einen Wirkungsmechanismus eines derartigen Effektes ist nach der Ansicht Stebbings [14] die Antwort eines kybernetischen Regelkreises auf eine Perturbation.

Eine Gruppe amerikanischer Forscher (Neafsey [12], Boxenbaum et al. [3]) hat versucht, an einem Modell Primär- und Sekundärwirkungen zu unterscheiden. Sie reanalysierten Daten einer Reihe toxikologischer Studien, die die Effekte chronischer Applikation toxischer Agenzien auf die Mortalität einer homogenen Population von Labortieren untersucht und zum Teil positive Effekte niedriger Dosen beschrieben hatten.* In diesem Fall wurden die Daten in spezifische Mortalitätsraten transformiert, logarithmisiert und gegen die Zeit aufgetragen. Mithilfe verschiedener mathematischer Modifikationen konnte gezeigt werden, daß die resultierende Gerade durch eine Primärwirkung in ihrer Neigung verändert wurde, ein Hormesiseffekt dagegen eine Parallelverschiebung der Geraden bei gleicher Neigung zur Folge hatte.

Diese analytischen Ansätze können zwar den Wirkmechanismus von Hormesiseffekten nicht aufklären, jedoch sind sie als deutliche Hinweise dafür aufzufassen, daß es sich hier um unspezifische Adaptationsprozesse handelt. Möglicherweise könnten ähnliche analytische Ansätze in Studien zu der Wirkung in Naturheilverfahren angewendeter Reize diesbezügliche Hinweise erbringen.

Auch die Effekte homöopathischer Verdünnungen werden als Sekundärwirkungen interpretiert. Ob die in der homöopathischen Grundlagenforschung beobachteten dosisabhängigen Umkehreffekte, wie z. B. die erhöhte Arsenausscheidung bei experimenteller Arsenvergiftung durch Potenzen von Arsenicum album (Cazin et al. [5]), mit Hormesiseffekten vergleichbar sind, ist fraglich. Die Effekte homöopathischer Verdünnungen scheinen zumindest zum Teil substanzspezifisch zu sein (siehe z. B. Davenas et al. [6]) und die Dosen deutlich niedriger, bzw. die Verdünnungen deutlich höher. Dennoch könnte auch hier eine

---

* Neafsey [12] und Boxenbaum et al. [3] betonen jedoch ausdrücklich, daß aus diesen Ergebnissen keinesfalls auf die Ungiftigkeit oder gar auf positive Effekte von Umweltgiften unter Feldbedingungen geschlossen werden kann.

modifizierte Analyse der Ergebnisse über die Reaktionskinetik vielleicht neue Hinweise erbringen.

Zusammenfassend ist zu sagen, daß dosisabhängige Umkehreffekte differenziert bewertet werden müssen und eine einheitliche Interpretation nicht sinnvoll erscheint. Ob Hormesiseffekte und Effekte homöopathischer Verdünnungen Sekundärwirkungen sind, kann bisher nicht mit Sicherheit beurteilt werden.

Literatur

1. Amelung, W., und Hildebrandt, G. (1985) Balneologie und medizinische Klimatologie, Bd. I: Therapeutische Physiologie; Grundlagen der Kurortbehandlung, Springer-Verlag, Berlin/New York.

2. Berd, D., und Mastrangelo, M. J. (1987) Canc. Res. 47, 3317-3321.

3. Boxenbaum, H., Neafsey, P. J., und Fournier, D. J. (1988) Drug Met. Rev. 19,2, 195-229.

4. Calabrese, E. J., McCarthy, M. E., und Kenyon, E. (1987) Health Physics 52,2, 531-541.

5. Cazin, J. C., Cazin, M., Boiron, J., Belon, P., Gaborit, J. L., Chaoui, A., Cherrault, Y., und Papapanayotou, C. (1987) Hum. Tox. 6, 315-320.

6. Davenas, E., Poitevin, B., und Benveniste, J. (1987) Eur. J. Pharm. 135, 313-319.

7. Forth, W., Henschler, D., und Rummel, W. (1983) Allgemeine und spezielle Pharmakologie und Toxikologie, Bibliographisches Institut, Mannheim/Wien/Zürich.

8. Kalbermatten, R. (1990) Natur- und Ganzheitsmedizin 3,11, 341-350.

9. Lattanzio, F. A., Schlatterer, R. A., Nicar, M., Campbell, K. P., und Sutko, J. L. (1987) J. Biol. Chem. 262,6, 2711-2718.

10. Luckey, T. D. (1975) in Heavy metal - toxicity, safety und hormology (Luckey, T. D., Venugopal, B., und Hutcheson, D., eds.), pp. 81-103, Georg Thieme Publ., Stuttgart-New York-San Francisco-London.

11. Luckey, T. D. (1980) Hormesis with ionizing radiation, CRC Press, Boca Ration.

12. Neafsey, P. J. (1990) Mech. Ageing Dev. 51, 1-31.

13. Stebbing, A. R. D. (1982) Science of the Total Environment 22, 213-234.

14. Stebbing, A. R. D. (1987) Health Physics 52,5, 543-547.

Chinesische Medizin

Chinesische Arzneitherapie

F. Friedl (Wasserburg)

In der langen Geschichte der chinesischen Medizin, deren Anfänge zumindest zwei Jahrtausende zurückverfolgt werden können, hat von Anfang an die Verabreichung von Arzneimitteln die wichtigste Rolle gespielt. Obwohl sich der Westen schon mehrmals wellenförmig für die Medizin der Chinesen interessiert hat, standen bisher jedoch die Behandlungsmethoden im Vordergrund, die einfach «abgeschaut» und imitiert werden können - Akupunktur, Taiji, Heilmassagen etc.

Erst in den 70er Jahren wurde der Westen darauf aufmerksam, daß es auch eine sehr umfassende Arzneitherapie und ein flächendeckendes Netz traditioneller Apotheken gibt. Seitdem sind mehrere Bücher geschrieben worden, in denen die zahlreichen pflanzlichen, tierischen und mineralischen Substanzen der chinesischen Arzneitherapie dem Westen nahegebracht worden sind. Praktiziert wurde diese Therapieform zunächst lediglich von, Auslandschinesen, z. B. in Großbritannien, USA (v. a. Kalifornien), Kanada, Australien. In Europa haben sich in den letzten zehn Jahren einzelne Therapeutengruppen gefunden, die Behandlungserfahrungen gemacht haben, so in Belgien, den Niederlanden, Frankreich, Italien, Deutschland und der Schweiz.

Die chinesische Arzneitherapie wird auf dreierlei Weise verwirklicht:

1. durch Individualrezepturen. Hier werden aus einem Kontingent von Rezepturarzneimitteln individuelle Rezepturen nach ständiger diagnostischer Verlaufsbeobachtung erstellt und in Dekoktform verabreicht. Dabei muß der klinische Befund, aber auch das synergistische Verhalten der Arzneimittel exakt erlernt und angewandt werden. Vorteil: hohe Individualisierbarkeit; Nachteil: hoher Kenntnisstand des Therapeuten erforderlich; die Rezepturen müssen auf Bedarf frisch hergestellt werden.

2. klassische chinesische Rezepturen in festen Mischungen, die vorabgefüllt und konfektioniert werden können. Vorteil: bessere Handhabung der Arzneimittel. Nachteil: Dosierung von Einzelkomponenten kann nicht verändert werden.

3. neuzeitliche pharmazeutische Produkte in modernen galenischen Zubereitungen (Tabletten, Pillen, Kapseln, Granulate, Injektionslösungen, Trinkampullen etc.). Vorteile: teilweise hoher pharmazeutischer Standard. Nachteil: Wildwuchs. Nicht alle in China angefertigten Arzneimittel sind erprobt und nach den Kriterien der traditionellen Medizin sinnvoll. Fragwürdige Mischungen sind auf dem Markt, z. B. Rheumapillen mit Vielkräutergemischen und Anteilen von Steroiden, nichtsteroidalen Antirheumatika westlicher Herkunft etc.

Warum, so kann man sich fragen, verlassen wohl studierte Ärzte das relativ sichere Gebiet der westlichen Arzneitherapie, um ihren Patienten exotische Mischungen zu verabreichen, die in ihrer Pharmazeutik, ihrer Verpackung und ihrer Indikationslyrik eher etwas zu repräsentieren scheinen, was man hierzulande glaubt, erfolgreich hinter sich gelassen zu haben. Warum wohl? Der Schlüssel zum Verständnis liegt nicht in den Arzneimitteln selbst, sondern in den Grundlagen der chinesischen Medizintheorie und der Diagnostik.

Der Wandel zur Naturwissenschaft hat der westlichen Medizin einen ungeheuren Fortschritt in der Technik des Messens und Wiegens gebracht. Entsprechend diesen Möglichkeiten beschäftigt sich unsere Medizin am liebsten mit den klar meßbaren, somatischen Veränderungen des Organismus. Zum Problem aber sind Patienten geworden, deren technische Parameter unauffällig sind, obwohl sie sich selber als keineswegs gesund fühlen. Diese psychosomatischen Störungen, die sich hinter wohlklingenden Diagnosen wie «vegetative Dystonie», «Neurasthenie», «psychovegetatives Syndrom», aber auch hinter somatischen Diagnosen wie «Kreislaufdysregulation», «spastisches Colon» oder «paroxysmale Tachykardie» verbergen können, nehmen in der Praxis des niedergelassenen Arztes mittlerweile den größten Teil ein und lassen viele Ärzte verzweifeln, weil sie entweder die Beschwerden ignorieren können, mit dem schlechten Gewissen, dem Patienten möglicherweise Unrecht zu tun, oder andererseits die Beschwerden ernst nehmen können, aber weder das diagnostische noch das therapeutische Rüstzeug haben, um der Situation gerecht zu werden.

Dieses Dilemma verspüren vor allen Dingen niedergelassene Allgemeinärzte, und nicht wenige unter ihnen haben sich deshalb auf die Suche nach neuen Erkenntnissen und Therapiemethoden gemacht. Dabei hat die chinesische Medizin großes Interesse auf sich ziehen können, und sie ist weltweit Gegenstand zahlreicher Publikationen geworden. Diese bewegen sich jedoch in erster Linie auf medizintheoretischer, medizinsoziologischer oder wissenschaftstheoretischer Ebene und stellen meist ein theorielastiges, kompaktes System dar, wobei die Nähe zur therapeutischen Praxis oft schmerzlich vermißt wird. Daneben existieren «Rezeptbücher», in denen, unter Verzicht auf philosophische Ausführungen, einfache Behandlungsschemata für die Behandlung von westlichen Krankheitsbildern genannt wurden, und diese haben wegen ihrer Praxisnähe zunächst am meisten Beachtung gefunden.

Mit der Zeit hat sich jedoch die Erkenntnis verbreitet, daß wohl nur die Vernetzung mit der chinesischen Medizintheorie tiefere Erkenntnisse über die Möglichkeiten der chinesischen Medizin erlauben kann. Die Versuche, die Akupunktur aus der Sicht der naturwissenschaftlichen Medizin zu erklären, blieben ohne Erfolg, ohne theoretischen Hintergrund aber erbrachte die Akupunktur keine reproduzierbaren Ergebnisse und konnte sich wissenschaftlich nicht durchsetzen. Trotz einer gewissen Neugierde in Bezug auf die chinesische Medizintheorie, die Schwierigkeit liegt für den europäisch erzogenen Arzt im konsequenten Eintauchen in die Denk- und Handlungsweise der chinesischen Diagnostik, wo ihn in der Regel ein Wust an chinesischen oder fach-chinesischen Begriffen, die nicht exakt definiert zu sein scheinen, an einem weiteren Eindringen in die Materie hindert.

Interessanterweise schmelzen die sprachlichen Probleme bei der inhaltlichen Auseinandersetzung mit den medizinischen Erfahrungen wieder zusammen; ja, man beobachtet sogar transkulturelle Sprachbrücken. So ist beispielsweise der Begriff «xùe» weitgehend deckungsgleich dem Begriff «Blut» - allerdings nur, wenn man ihn im mittelalterlichen Sinne, wie bei Goethe, als Ausdruck des Temperaments, der stofflichen Vitalität, und nicht als chemischen Baustoff versteht.

Zu den wenigen Begriffen der chinesischen Medizin, die man sich aneignen muß und die nicht übersetzbar sind, zählt auch der Begriff «qi». Das qi ist diejenige Kraft, die Materie bewegt und alle Funktionen des Organismus in Gang hält. Die chinesische Medizin offenbart hier einen zentralen kommunikativen Aspekt: In der anschauungsreichen Sprache der Chinesen verbindet sich das qi des Menschen mit dem «himmlischen qi». Dieser Kopplungsvorgang ermöglicht Leben, er erlischt im Moment des Todes und läßt dann einen funktions- und kommunikationsunfähigen Körper zurück, dessen Koordinationsleistung schlagartig zusammenbricht und den Untergang herbeiführt.

Der Organismus aber braucht den physiologischen qi-Fluß, um seine Gesundheit erhalten zu können. Ist der Fluß des qi gewährleistet, so differenzieren sich die Lebenskräfte in Yin und Yang. Yin und Yang sind gegengerichtete Bewegungen, die sich keineswegs ausschließen, sondern gegenseitig ergänzen und erzeugen. So mündet der Tag in die Nacht und die Nacht wieder in den Tag, und die Erfüllung des einen wird immer zur Voraussetzung für das andere. Solche zyklischen Verläufe begegnen uns auch in den Naturwissenschaften, beispielsweise in der Darstellung des Zellzyklus durch Meiose und Mitose. Analog der chinesischen Denkweise kontrastiert in solchen Abläufen immer eine dynamisch-aktive Komponente (Yang) mit einer statisch-struktiven (Yin). so finden sich im Zellzyklus die bewegten Komponenten der Zellteilung in der Mitose (Yang), während die Phasen der genetischen Korrektur, der Veränderung des Zellkerns (Yin) in der Meiose stattfinden.

Yang ist also Aktivität, die ein Ziel ansteuert, die auslöst, bewegt, das Bestehende verändert. Der Begriff beschreibt selbstverständlich nicht nur körperliche Vorgänge, auch die mentale und geistige Beweglichkeit ist Ausdruck des Yang: alle Intentionen, Ideen, physikalischen Kräfte, aktiven Potentiale, die sich als Aktives, Veränderndes, Bewegendes auswirken können. Das Yin entwickelt Ordnung, Struktur, stoffliches Substrat, struktive Potentiale, die sich als Ordnendes, Wachsendes, Werdendes auswirken. Es entspricht der stillen Ordnungskraft, ist also durchaus nicht passiv, sondern konstruktiv, indem es vollendet, verdichtet, organisiert - und damit die Voraussetzungen für neue Aktivität schafft.

Diese beiden Begriffe lassen sich beispielhaft hervorragend in der soeben stattfindenden Situation darlegen. Ein Redner tritt mit einem dicht-gefüllten und in langer Nachtarbeit strukturierten Manuskript (Yin) vor ein Auditorium mit der Aufgabe, vermittels seiner Yang-Kräfte einen Interaktionsprozeß zu starten, der eine Veränderung des geistigen Ordnungszustandes seiner Zuhörer anstrebt. Er erhebt seine Stimme und bringt, je nach seinen Yang-Fähigkeiten, sein Konzept an den Mann - oder auch nicht. In jedem Fall bewegt er seine Zuhörer: qualitativ, indem er Zuspruch oder Ablehnung bewirkt, quantitativ, indem er fesselt oder langweilt. Nur vordergründig ist die Situation aber einseitig festgelegt. Denn im Unterschied zu einer auf Video aufgezeichneten Rede, bei der Aktivität verströmt, gleich ob sie aufgenommen wird oder nicht, so «reagiert» ein Publikum durch Blicke, Husten, Unruhe, wohlwollendes Nicken, Zwischenfragen, aggressives Schweigen usw., also durch aktive Einflußnahme (Yang) auf den Gedankenfluß des Redners. Dieser wiederum entnimmt den Reaktionen (oder sollte es zumindest tun), inwieweit er bei seinen Zuhörern einen geordneten qi-Fluß ausgelöst hat, d. h. er struiert (Yin), modifiziert sein Konzept und paßt es den Zuhörern an. Die Situation ist lebendig, wenn keine starren Interaktionsformen aufgebaut werden, sondern wenn der Redner laufend das Ergebnis seiner Ausführungen überwacht und stets in der Lage ist, über sein Festkonzept hinausblickend die Reaktionen zu berücksichtigen. Es handelt sich um «entfesseltes Yang», wenn monoton und ohne

Rücksicht auf das Publikum das vorgefertigte Konzept auf das Publikum niederprasselt und dessen sensible Versuche, den Fluß der Rede zu beeinflussen, ungehört bleiben. Solches Verhalten würde aber das gewünschte Ziel verfehlen: das Yin des einzelnen Zuhörers bleibt unverändert, denn er schaltet ab und beschränkt sich darauf, den Ordnungszustand wieder einzunehmen, den er bereits vor der Veranstaltung gehabt hat.

Dieses Beispiel möge zeigen, daß der Übertragungsfluß durch verschiedene Störungen beeinträchtigt werden kann, je nachdem, in welcher Phase ein Störimpuls auftritt. Ebenso werden nun Störungen im Funktionsablauf innerhalb eines Organismus, also in der Kommunikation zwischen Zellen, Organen, Systemen geortet.

Wer sich so weit auf die Theorie der chinesischen Medizin einlassen kann, der findet nun in der chinesischen Diagnostik eine verblüffend systematische Darstellung darüber, wie Krankheitszeichen sich im Laufe eines Krankheitsbildes entwickeln können. Dabei stellt er fest, daß die Richtung der Entwicklung in der Regel vom Delokalisierten zum Lokalisierbaren, vom Diffusen zum Konkreten, vom Funktionellen zum Somatischen führt. Ein Symptom kann also unter zweierlei Gesichtspunkten beurteilt werden: nach dem Schweregrad der somatischen Veränderung (das ist der Blickwinkel der westlichen Medizin) oder nach der Information, die es abgibt über die Richtung, in der sich eine Funktionsstörung manifestiert. Die chinesiche Diagnostik gliedert und strukturiert die Noch-nicht-somatischen Beschwerden, bevor die Störung sich am "locus minoris resistentiae" niederläßt und somatisch sichtbar wird. Entsprechend dieses diagnostischen Verstehens nutzt die chinesische Arzneitherapie die regulatorische Kraft "weicher" Phytopharmaka, um zu verhindern, daß die Symptomatik sich somatisch manifestieren muß.

Die westliche Phytopharmakologie kann, entsprechend ihrer wissenschaftlichen Prägung, die Wirkung starker Phytopharmaka nachweisen, sie muß aber folgerichtig mit den "weichen" Mitteln grundlegende Probleme haben. Der Eindruck schwacher oder mangelnder Wirkung erscheint aus westlicher Sicht, weil eine deutliche Wirkung nur bei Übereinstimmung von Diagnose und Therapie auftritt, denn die Wirkung ist abhängig vom Ist- Zustand des Organismus und damit **individuell unterschiedlich.**

Der Prozeß der diagnostischen Zuordnung ist zwangsläufig einer ständigen Weiterentwicklung unterworfen, da sich auch Krankheitsbilder ständig verändern. Sowohl die Belastbarkeit eines Organismus, aber auch die ihn beeinflussenden Störungen hängen im hohen Maße vom gesamten Umfeld ab und verändern sich durch die Art und Qualität der Ernährung, Umweltbedingungen, durch zwischenmenschliches Klima und soziale Kommunikationsformen, Lebensgewohnheiten etc. Es bedarf wohl keiner besonderen Erklärung, daß hier große Unterschiede zwischen Asien und Europa bestehen, und daß verwertbare Therapieerfahrungen deshalb in unserem Kulturkreis getätigt, dokumentiert und verarbeitet werden müssen. Aus diesem Grunde können die chinesischen Therapieerfahrungen nicht kritiklos auf den europäischen Menschen übertragen werden, denn der hohe theoretische Anspruch der chinesischen Medizin, der sich wohl nur mit Individualrezepturen erfüllen läßt, lebt ja gerade davon, daß sich die Rezeptur an das Individuum anpaßt werden, und nicht umgekehrt der Mensch an das Rezept. Die Faszination der chinesischen Arzneitherapie besteht somit in der Präzision einer funktiotropen Diagnostik und der geradlinigen Umsetzung in eine intelligente, an der jeweiligen Situation orientierten, Arzneitherapie.

Diese erfolgt mit Arzneimitteln pflanzlicher, tierischer oder mineralischer Herkunft. Das Angebot ist überaus groß, neuere Enzyklopädien beschreiben rund 6. 000 verschiedene

Arzneimittel. In Deutschland erscheint soeben beim Deutschen Apotheker Verlag das «Arzneibuch der Chinesischen Medizin», in dem Einzelmonografien über die Pharmakognostik und die Pharmazeutik der Arzneimittel Aufschluß geben. Erstmals ist es anhand dieses Materials möglich, die Identität des Pflanzenmaterials zweifelsfrei zu überprüfen, wodurch die Voraussetzungen für eine ernsthafte Auseinandersetzung mit den chinesischen Arzneipflanzen erheblich verbessert werden.

Obwohl exotische tierische Produkte gerne in den Vordergrund gerückt werden, sind es zu fast 90 % pflanzliche Arzneimittel, die in der chinesischen Pharmakopoe Verwendung finden. Verwendet werden stets ganze Pflanzen oder Pflanzenteile, also Radix, Rhizoma, Cortex oder Flos, niemals isolierte Einzelstoffe. Teilweise werden verschiedene Pflanzenteile ein und derselben Pflanze mit unterschiedlichen Wirkungen belegt.

Die ursprüngliche Anwendungsform für die Arzneimittel ist das Dekokt. Dabei wird die gesamte Rezeptur in einer entsprechenden Flüssigkeitsmenge eingeweicht, erhitzt und abgekocht. Die Kochdauer wird vom jeweiligen Material bestimmt (z. B. Wurzeln wesentlich länger als Blüten). Nach dem Kochen wird das Dekokt abgekühlt und mehrfach gefiltert, um feste Bestandteile und Verunreinigungen abzusondern. Ein solches Dekokt ist zur sofortigen Einnahme bestimmt, evtl. verwendete Konservierungsmittel dürfen den Charakter der Arzneimittel nicht verändern.

Entsprechend ihrer Fähigkeiten, gestörte Funktionen zu beeinflussen, werden die Arzneimittel in einer Monografie bezüglich des Temperaturverhaltens (wärmend/kühlend), ihrer Wirktendenz, ihres Funktionskreises (d. i. der von der chin. Diagnostik definierte Wirkbereich, in dem die Störung lokalisiert ist) näher spezifiziert. Entsprechend der diagnostischen Situation hat der Behandler dann seine therapeutischen Absichten in die Mittelfindung zu übertragen. Dieser Prozeß ähnelt in Bezug auf Zeitaufwand und Vorgehensweise der homöopathischen Mittelfindung. Er unterscheidet sich aber wesentlich darin, daß, je nach Komplexität des Krankheitsbildes, mehrere therapeutische Absichten unter einen Hut gebracht werden müssen. Wird beispielsweise in der Diagnostik festgestellt, daß eine Divergenz besteht und eine Funktion A durch eine zu stark ausgeprägte Funktion B opprimiert wird, so beinhaltet die Rezeptur 1. die Stärkung der Funktion A, 2. die Absenkung der Funktion B und 3. die Korrektur der Verteilungsstörung, die das Ungleichgewicht zwischen A und B ermöglicht hat.

Das Beispiel zeigt, daß eine diagnostische Feststellung regelmäßig mehrere therapeutische Absichten unterschiedlicher Gewichtung nach sich zieht. Die Umsetzung dieser therapeutischen Absichten wird nur in Ausnahmefällen durch eine Monotherapie zu erfüllen sein. Vielmehr hat sich in China eine Rezepturenlehre entwickelt, die besonders die günstigen und ungünstigen Wechselwirkungen zwischen Arzneimitteln zum Gegenstand hat. Diese Synergismen sind ebenfalls essentieller Bestandteil der Arzneimittelbilder.

In der Praxis schreckt man in China zum Teil nicht vor Multi-Rezepturen mit zwanzig oder noch mehr Bestandteilen zurück. Bei solchen Rezepturen sind die therapeutischen Absichten meist nicht mehr nachvollziehbar, es entsteht der Eindruck, daß eine ungenaue Diagnostik durch ein Rezept ausgeglichen werden soll, in dem sich "der Körper das Richtige aussuchen soll". Rational nachvollziehbar sind Rezepturen wohl maximal bis zu einer Bestandsliste von ca. acht Ingredienzien, wobei straffere Rezepturen weniger Gefahr laufen, von fraglichen Interaktionen der Einzelmittel verändert zu werden.

Die in Deutschland beheimatete DECA betreibt eine Datenbank, in der europäische Therapieerfahrungen gesammelt, nach einem einheitlichen Konzept dokumentiert und wissenschaftlich aufbereitet werden. Daten werden erhoben und gespeichert in sieben Arztpraxen (Berlin, Köln, Wuppertal, Frankfurt, Tübingen, Zürich, Wasserburg), in allen Filialen werden regelmäßige Fallbesprechungen und Supervisionen durchgeführt. Ca. 30 niedergelassene Ärzte sind derzeit am Erfahrungsaustausch aktiv beteiligt. Diese Initiative ist entstanden aus der Erfahrung heraus, daß die Übertragung der chinesischen Medizin auf europäische Verhältnisse die Entwicklung eigenständiger, den hiesigen Krankheitsbildern angemessene Therapiestrategien voraussetzt, und daß diese Entwicklung nur durch einen intensiven Dialog zwischen den Therapierenden ermöglicht wird. Hier zeichnen sich bereits jetzt wichtige Ergebnisse ab. So entwickeln sich beste Therapieerfahrungen mit gegenüber chinesischen Verschreibungsgewohnheiten deutlich abgespeckten Rezepturen, sowohl was die Anzahl als auch was die Dosierung der Einzelkomponenten angeht. Die regulatorischen Fähigkeiten der Pflanzen treten häufig bei Tagesdosierungen von ca. 10g Pflanzenmaterial wesentlich deutlicher hervor als bei den in China üblichen 100 oder 200g.

Bezogen auf westliche Krankheitsbilder ist die Palette der Krankheiten, die durch die chinesische Arzneitherapie beeinflußt werden können, außerordentlich groß. So können eigentlich alle chronischen Entwicklungen zu einem Teil darauf zurückgeführt werden, daß der Organismus immanente Korrekturversuche nicht hat erfolgreich gestalten können. Durch eine Verbesserung der Funktionslage läßt sich dann auf den Krankheitsverlauf gezielt einwirken. Die chinesische Arzneitherapie kann hier in vielen Fällen westliche, "schulmedizinische" Therapien ergänzen, da der therapeutische Anspruch der Funktionskorrektur nicht mit dem westlichen Indikationsanspruch konkurriert. Oftmals ist die Verwendung westlicher Arzneimittel jedoch entbehrlich, wenn der Organismus wieder in seinen Ordnungsfunktionen gestärkt wird.

Als besondere Schwerpunkte für die chinesische Arzneitherapie ergeben sich somit z. B. chronische (rezidivierente) Infektionskrankheiten wie Sinusitiden, Laryngitiden, Bronchitiden, Cystitiden etc., viele durch Immunstörungen bedingte Hautkrankheiten (z. B. Neurodermitis, Psoriasis, Ekzeme), pervertierte, d. h. "autoimmun" gewordene Immunstörungen (Arthritiden, Myositiden etc.), Reizzustände des Immunsystems (Wetterfühligkeit, Infektanfälligkeit, Allergien), daneben natürlich auch viele psychosomatische Störungen (Schlaf-, Appetenz-, psychische Störungen), bei denen das innere Gleichgewicht eines Menschen gestört ist, ohne daß ein realer organischer Befund gefaßt werden kann.

Aufgrund dieser Basis ist es erwähnenswert, daß gerade die Erforschung neuer oder noch ungeklärter Krankheitsverläufe ein Feld für die chinesische Medizin sein könnte. Denn auch Krankheiten wie Multiple Sklerose, AIDS, maligne Erkrankungen haben in ihrem Anfangsstadium somatisch nicht faßbare Funktionsstörungen, die nach teilweise jahre- oder jahrzehntelangen Latenzphasen in das Stadium der somatischen Zerstörung münden. Die Fähigkeit zur aktuellen Situationsanalyse und zur situationsgerechten therapeutischen Intervention könnte zu einem «Dialog mit der Krankheit» führen, der über die präzise Beschreibung eines Einzelfalles zum Verständnis eines gesamten Krankheitsbildes führen könnte.

(Gesellschaft für die Dokumentation von Erfahrungsmaterial der Chinesischen Arzneitherapie, D-8090 Reitmehring, Bahnhofstraße 58, Tel. 08071-2436, Fax 08071-40762)

Nach den Ausführungen über die chinesische Arzneitherapie im Rahmen der traditionellen chinesischen Medizin erscheint es sinnvoll und angemessen, für diese Behandlungsform den Status einer «besonderen Therapierichtung» anzustreben. Dies setzt voraus, daß - unter den genannten Kautelen und mit all der gebotenen Vorsicht - Behandlungserfahrungen gemacht werden können und über ihre Ergebnisse ein wissenschaftlicher Dialog geführt wird, und daß die klinische Bedeutung dieses Behandlungsansatzes hierzulande erarbeitet wird. Es bleibt zu wünschen, daß sich die chinesische Arzneitherapie eigenständig wird weiterentwickeln können, nicht als eine schlechte Kopie des chinesischen Originals, sondern in dem Potential, das in ihrer Medizintheorie und ihrem Pflanzenmaterial steckt.

Homöosiniatrie - eine Einführung in die komplementäre Anwendung von Homöopathie u. Akupunktur

H. Ebert (Vachendorf)

Seit Jahren habe ich in meiner Akupunkturpraxis immer wieder homöopathische Mittel gleichzeitig mit Akupunktur zusammen angewandt. Erst die Erkenntnis, daß bei dieser Synopsis von Homöopathie und Akupunktur eine Ähnlichkeit, ja Übereinstimmung zwischen AMB und Disharmoniemuster besteht, hat mich dazu veranlaßt, über das hinaus, was wir seit Weihe und de la Fuye als Homöosiniatrie, bezogen auf Akupunkturpunkte, kennen, die Komplementarität von AMB und Disharmoniemuster zu überprüfen und therapeutisch sinnvoll zu berücksichtigen.

Voraussetzung ist natürlich die Identifikation der krankhaften Disharmonie mit einem homöopathischen Arzneimittelbild, dessen Kenntnis ich als bekannt voraussetze. Das Disharmoniemuster entspricht, sowohl im Bezug auf das Krankheitsbild als auch auf die Diagnose nach den Prinzipien der TCM, einer bestimmten energetischen Situation von Yang und Ying im Funktionskreis. Alle diese Gesichtspunkte sind der Ausdruck der gestörten Harmonie. Daher wird bei jedem Patienten das Ermitteln von Symptomen und Merkmalen zur vordringlichen Aufgabe für jeden, der chinesische Medizin treibt: Art und Weise der Bewegung, Wärme- und Kältegefühle, Schmerzen, Gesichtsfarbe, Stimmung, Emotionen, Zungendiagnose, Pulsqualität, Verschlimmerungsmodalitäten, Lebensbedingungen und das alles bezogen auf die YANG- und YIN-Theorie und den Zustand des QI. Jeder Faktor wird zu einem Teil des Ganzen und der Patient wird aufgrund seiner ganzen individuellen Situation von Faktoren, Symptomen und Zeichen behandelt, aber niemals aufgrund einer einzelnen Ursache. Das Ziel ist die Reharmoninisierung, die sich nie auf eine einzelne Beschwerde beschränken sollte, sondern immer den ganzen Menschen betrifft. Wenn auch gegenüber dem AMB durch die Festlegung auf ein bestimmtes Disharmoniemuster gewisse Feinheiten verloren gehen können, so werden doch durch die integrale Erfassung des Patienten in der Akupunktur weit umfassendere Regulationen in Gang gesetzt, als dem gröberen Disharmoniemuster zugetraut wird. Medizin ist letztlich mehr als eine Naturwissenschaft. Sie ist eine Heilkunst und sollte es auch angesichts des inhomogenen, offenen Systems, das der Mensch darstellt, bleiben. Die Traditionelle Chinesische Medizin trägt mit ihrer anderen Denkweise dieser Forderung Rechnung.

Ich werde Ihnen anhand von SEPIA darstellen, wie ich vom homöopathischen Symptombild zum Disharmonie-Muster komme. Man muß immer die auffallensten Symptome zum Ausgangspunkt differential-therapeutischer Erwägungen hinsichtlich des in Frage kommenden Disharmoniemusters machen und versuchen, den roten Faden zu finden. Beim

SEPIA-Bild steht im Vordergrund die emotionale Problematik. So ist die Depression Folge des stagnierenden LEBER-QI, entstanden durch Frustration, unterdrückten Ärger oder Groll und Überforderung über eine lange Zeit. Dieses bei weitem häufigste Disharmoniemuster führt zu einem Auftreibungsgefühl im Oberbauch, Beklemmung in der Brust, Depression, Globusgefühl, Behinderung der Blutverteilung und Periodenstörungen, Seufzen und Schluckauf. Auch auf den Funktionskreis des Magens hat es Auswirkungen, indem es das MAGEN-QI durch Übergriff in seiner deszendierenden Tendenz behindert. Die Konsequenz ist, daß es zu Übelkeit, Erbrechen, epigastrischen Schmerzen, Appetitlosigkeit und Aufstoßen kommt. Darmgeräusche sind Folge der Stagnation des LEBER-QI und Diarrhöe ist die Folge der Behinderung der Transportfunktion und der transformatorischen Kraft des Funktionskreises der Milz. Alle diese Symptome finden sich jedenfalls im Sepia-Bild. Auch die Obstipation kann auf das STAGNIERENDE LEBER-QI und außerdem auf Hitze in den Eingeweiden zurückgeführt werden. Andererseits kann auch ein allgemeiner QI-MANGEL oder QI-MANGEL des MILZ-PANKREAS zu einem QI-MANGEL im Dickdarm und dadurch zu der für Sepia typischen atonischen Obstipation führen.

Kennzeichnend für die Ptose des Sepia-Bildes ist YANG- und QI-MANGEL des MILZ-PANKREAS mit SINKENDEM QI. Dazu führen emotionale Traumata, unzweckmäßige Lebensweise über längere Zeit, zuviel grübelndes Denken oder übermäßige geistige Arbeit, Schwäche und chronische Störungen. Lethargie, Leere und Senkungsgefühl im Unterbauch und Magen, Enteroptose, Prolaps vom Rektum und Uterus, Urin- und Stuhlinkontinenz sind typisch für das Sepia- Bild. Der kongestive Kopfschmerz ist bezeichnend für ein AUFSTEI-GENDES LEBER-YANG, dem oft ein LEBER-YIN MANGEL und/oder ein NIEREN-YIN MANGEL zugrunde liegt. Das Wasser ist defizient und unfähig, das Holz zu ernähren und zu "überschwemmen". Es wird zu trocken und verursacht aufsteigendes LEBER-YANG. Die Symptomatik entspricht im weitesten Umfang auch den für Sepia typischen klimakterischen Beschwerden, die sich auch mit einem NIEREN-YIN-MANGEL entwik-keln können. Hier bestätigt sich das Konzept der TCM, daß sich nämlich die medizinische Theorie niemals vom Körper trennt. So schließt sie in ihre Definition des Somas ein, was man im Westen als Psychologie" bezeichnen würde. Das bestimmt auch den Zusammenhang körperlicher Symptome und Erscheinungen mit seelisch/geistigen Symptomen, die ineinander greifen, sodaß Seelisches über körperliche Einwirkung und Körperliches auch über die Berücksichtigung seelischer Ausdrucksformen erfaßt werden kann. Das ist das Neue, das die Chinesische Heilkunst der Westlichen Medizin bietet.

Ganzheitsmedizin ohne System oder nach dem System der traditionellen chinesischen Medizin

G. König (Wien)

Ganzheit in der Medizin wird hier (Akademie) als das GESAMTE WISSEN definiert, als alle schon anerkannten Heilverfahren und fast alle nicht anerkannten; alle pharmakologischen, internen, chirurgischen, psychiologischen, geistigen u. a. Heilverfahren, von Diätik bis hin zur Organtransplantation: Wer wollte nicht hoffen, ihm würde mit allem je gefundenen Wissen und Techniken geholfen werden? Ein wünschenswertes, richtiges Ziel!

Aber wie soll dies - wenigstens teilweise - praktisch Wirklichkeit werden ? Niemand kann die GANZE Ganzheit (Alles) - wissen.

Kein Spezialist kennt auch nur sein eigenes Fachgebiet mehr " ganz "; daher die Überspezialisierung; daher weitestgehend Verlust der Ganzheit.

Jedoch immer mehr Wissen zu überschauen, wird immer notwendiger, gleichzeitig immer schwerer realisierbar. Ein solcher Widerspruch, Aporie oder Scherensituation, mußte schon öfter überwunden werden.

Das Unüberschaubare läßt sich in einem System ordnen. Viele, viele chem. Verbindungen sind auf 100 Atome zurückzuführen, diese nach Atomgewicht zu ordnen.

Viele **verschiedene** Ursachen führen nur zu wenigen, verschiedenen Reaktionen.

Viele virale, bakt. , abakt. , u. a. Ursachen führen nur zu wenigen Arten von Entzündungen: z. B. seröse, eitrige, hämorrhagische. 1000 Streßarten geben nur wenige, verschiedene Streß-Reaktionen.

100.000 Allergene rufen nur wenige, verschiedene allergische Reaktionen hervor.

Kurz, ein System ist nützlich, es ordnet sonst Unüberschaubares. Es ist sicher besser, als wenn jeder nach seinem eigenen System arbeitet.

Aber welches System ?

Ein neues erfinden, oder ein altes (schon bewährtes) adaptieren ?

Ein neues System muß generationenlang erprobt werden, eine Einigung wäre bitter nötig, (aber 3 Ärzte haben leider 5 verschiedene Meinungen!)

Das System der trad. chin. Medizin ist seit langem bewährt, zum Teil überprüft und anerkannt, in allen Ländern der Welt mehr oder weniger bekannt.

Die moderne Medizin hat zur Zeit KEIN System, wenn wir von quantifizieren: "alles messen wollen " absehen (siehe Porkert u. v. a.).

406

Das traditionelle chinesische System ordnet aber anders !

Anstelle von ca. 250. 000 Syndromen wie in der modernen Medizin gibt es nur die "Norm" Relativ wenige Abweichungen von der Norm: das ist die chin. Diagnose. Das Zurückführen zur Norm: das ist die chin. Therapie.

Nach dem Nobelpreisträger v. Eigen hat " das Leben fast unzählig viele Variationen, aber nur wenige Spielregeln ! " Tatsächlich gibt es - chinesisch gesehen - nur wenige Norm-Abweichungen; daher nur wenige Regeln.

Bei Materie, bzw. Substrat: entweder zuwenig oder zuviel an Blut, Flüssigkeit, Gewicht, Fett etc.

Bei Funktion, bzw. Tonus der Gefäße: zu wenig (Hypotonie) oder zuviel (Hypertonie)

Bei Skelett- Muskeln; zu wenig (Schwäche) oder zuviel (Krämpfe, Verspannung)

Bei Tonus der Hohlorgane: Atonie oder Spasmen, Koliken usw. Diese meist unspez. Norm-Abweichungen treten bei

> vielen Krankheiten
> vielen Therapien
> in vielen Fachgebieten

auf, weitgehend unabhängig von **spezifischen** Ätiologien und stören das Allgemeinbefinden, die Lebensqualität.

Sie sind meist unspezifisch, sind schnell und ohne Apparate erkennbar (Puls, Zungen- usw. Diagnose)

Selbstverständlich ist die moderne Diagnose zu sichern, um dann zu entscheiden

ob eine moderne spez. Therapie

ob eine komplementäre Therapie

oder eine Kombination beider für den Patienten am besten ist.

Doch eine spezifische Ätiologie und Therapie ist oft nicht möglich; z. B. für die

häufigsten, die banalen viralen Infektionen
für die **teuersten**, den rheumatische Formenkreis
am **längsten** dauernden, die vegetativen u. psychosomatischen Störungen,
zu Tode führenden, die Gefäßkrankheiten (Hirn- u. Herzschlag)

Die meist übliche sympotmatische Dauertherapie hat viele Nebenwirkungen und ist teuer. Die körpereigene Regulation wiederherzustellen ist besser, billiger und wird immer mehr vom Patienten gewünscht; dadurch können sie für Monate und Jahre gebessert werden.

Das chin. Medizin-System gilt weit mehr als für Akupunktur, als für physikalische Medizin, für Massage u. a. aber auch für Diät, Pharmaka u. a. . Fast alles ist nach immer den selben Regeln als Abweichung von der Norm zu diagnostizieren und wäre zur Norm zurückzuführen.

30 % der japanischen Praktiker rezeptieren nach alt chin. System (aber industriell gefertigt).

"QI" als Lebenskraft gedeutet und "QI GONG", heute als "Wissenschaft vom Leben" übersetzt, folgt den gleichen Regeln.

Die richtige Reizstärke ist das wichtigste der chin. Medizin. Denn zu schwacher Reiz nützt nichts und zu starker Reiz schadet, verschlimmert. Wer in China Akupunktur studierte, sah bei seinen Lehrern zwar manchmal KEINEN Erfolg, aber nie eine Verschlechterung. Das bestätigt das älteste Buch China's: "Nur der schadet, der die Regeln der Akupunktur nicht weiß oder nicht anwendet."

Wer denkt da nicht an das Problem, die vielen Therapien der zahlreichen Fachärzte zu koordinieren, an die " unspezifischen Heilverfahren " die wieder sehr gefragt sind.

Das gemeinsame und verbindende aller Spezialfächer und Heilverfahren ist immer noch der Patient mit seinen physischen und psychischen Befinden. Die meist unspezifischen Reaktionen des Patienten auf **verschiedenste** Einwirkungen - als körperlich - seelisch - geistige Ganzheit - kann die chinesische Medizin als Abweichung zur Norm erfassen.

Dieses System ist kybernetisch, holistisch-ganzheitlich und als Basis einer praktikablen Ganzheits-Medizin geeignet. Verschiedenes ist so zu ordnen und überschaubar zu machen, durch wenige Fachwörter verständlich.

Dieses System ist ergänzungs- und anpassungsbedürftig, aber auch schon bewährt, lehr- und lernbar. Es ist sicher besser als irgend welche individuell ad hoc erfundene Systeme oder als gar kein System.

Literaturhinweis:

Pietschmann. H.: Das Ende des naturwissenschaftlichen Zeitalters. Zsolnay Verlag, Wien 1980

Lorenz, K.: Die Rückseite des Spiegels. Deutscher Taschenbuchverlag, München 1980

Pauli: (Siehe Pietschmann)

Riedl, R.: Biologie der Erkenntnis. Parey Verlag, Berlin 1980

Needham, J.: Wissenschaftlicher Universalismus. Suhrkamp Verlag, Frankfurt 1977

Seitelberger, F.: (Persönliche Mitteilung)

Ricker, G.: Riese, J.: Akute äußere Prozesse. Maudrich Verlag, Wien 1968

Auerswald/König: Ist Akupunktur Naturwissenschaft? (Band I: Zur Theorie, Band II: Zur Praxis) Maudrich Verlag, Wien 1983

König, G.: Zur Anerkennung der Akupunktur in Österreich. Österr. Ärztezeitung 18 (29-32), 1987

König. G.: Stand der Akupunktur in Japan. Österr. Ärztezeitung, 1986

König/Wancura: Praxis und Theorie der neuen chinesischen Akupunktur. (Band I 1978. Band III 1986) Maudrich Verlag, Wien

Wancura, I.: Innere Krankheiten. Band II, Maudrich Verlag, Wien 1986

Bergsmann O.: Muskelmeridiane. Haug Verlag, Heidelberg

König/Wancura: Neue chinesische Akupunktur. Maudrich Verlag, Wien 1975

Fritsch, A.: (Vortrag am 16. 10. 1987/Dialog für Ganzheitsmedizin)

Han, Jisheng: Neurochemie der Akupunktur-Analgesie. In Auerswald/König, (S. 8)

Han, Jisheng: The Neurochemical Basis of Pain Relief by Acupuncture. 1973-1987, Beijing Medical University

Systematization of traditional chinese medicine knowledge for teaching doctors

M. Rudenko (Taganrog)

The present work considers the following several aims:

First:

The optimum systematization of the chinese constitutional medicine knowledge. With the help of the given structure practically any person can understand the gist of the problem even without deep knowledge in the field of the traditional chinese diagnosis.

Second:

Educational propaganda of the method. Visual aids and simplicity of the material give us a possibility to effectively use it for teaching acupuncture both in theory and in practice . Simplicity and actuality of the correct diagnosing under the present approach allows to attract attention of the wide audience of both specialists and ordinary people . It helps to advance the average level of knowledge of population .

Third:

Computerization of the chinese constitutional diagnosis knowledge. Works of the outstanding doctors of medicine G.KOENIG and.I. WANCURA of Austria form the basis of these three noble ideas. The principle of work with an instructional sheet.

On the left there are tables-instructions. They contain questions which facilitate diagnosing. These questions should be used on examining every patient. The upper part shows the relationship of the interior and exterior BIAO-LI . The figure also shows zones of the subjective sensation of the environmental influence on the body surface . Marked are the relations of these zones with ZANG organs and meridians . Also marked are the relations of FU organs with meridians . All these relations help to determine which meridian is effected.

Then with the help of the tables on the left and with reference to the causes of illness we can determine the type of a patient and a disease - XU or SHI. The relationships on the instruction sheet help to diagnose completely. With their help it's possible to clarify the correctness of determining the effected meridian. To do this it's necessary to investigate the corresponding relations in the patient: opener- GUAN, function of the organ, interior factor NEI SU, exterior factor WEI SU, aroma, etc.

When one is sure of the diagnose, it is necessary to use the rules of acupuncture and select the points. Both the rules and the points positioning are shown on the sheet. Note that the sheet shows the methods of finding points used in China. Shown are only the main points used in practice. It increases the effectiveness of their finding and gives a better therapeutical effectiveness.

The instructional sheet shows the structure of the "miraculous" meridians. With the help of this structure it's possible to determine the possibility of their use.

The sheet also shows a lot of additional information which facilitates the work with a patient.

The Chinese medicine is a science which is difficult to learn for Europeans. That's why the present placard is arranged on the associative perception of the acupuncture knowledge. It greatly helps a physician in his practice.

At present a computer expert system on the basis of the above material is being worked out. It will help to increase the effectiveness of diagnosing and treatment even more.

Also we are working on the instructional sheet based on the works of Dr. H.Tenk dedicated to children's point massage.

Untersuchungen zur Objektivierung der chinesischen Pulsdiagnose

M. Moser, E. Kneffel, L. Yü, D. Rafolt, G. Jernej , E. Gallasch und K. Ansperger
(Graz)

Vor 2000 Jahren entstand in China eine medizinische Schule, die aus den Pulsqualitäten am Handgelenk des Patienten nicht nur Kreislaufparameter wie Herzfrequenz, Blutdruck und Ahnliches herauslas, sondern die Pulsuntersuchung in den Mittelpunkt ihrer gesamten Diagnostik stellte. Aus der Härte oder Weiche, Fülle oder Leere der Pulse an je 3 Taststellen an den Handgelenken wurden Störungen der menschlichen Energiekreisläufe bestimmt, als die die Meridiane der chinesischen Akupunktur betrachtet wurden. Auch therapeutische Hilfen für die Tonisierung oder Sedierung von den Taststellen zugeordneten Meridianen wurden aus den ertasteten Pulsen gewonnen.

Die chinesische Pulslehre wurde im Gegensatz zur Akupunktur in Europa kaum aufgegriffen und auch nicht weiterentwickelt. Nachdem die physikalischen Grundlagen der Entstehung der Pulswelle eingehend untersucht worden waren (z. B. Lit. 1), wurde dem Puls in der europäischen Medizin diagnostische Bedeutung nur im kardiovaskulären Bereich zugebilligt. Die Sensorik der Pulsmessung wurde aus diesem Grund auch kaum weiterentwickelt, sodaß die heute erhältlichen elektromechanischen Pulssensoren größenmäßig die Gefäße bei weitem übertreffen, deren Pulsation sie, möglichst ohne Störung, messen sollten.

Erst in den letzten Jahren sind einige Arbeiten erschienen, die die traditionelle chinesische Pulsanalyse einer eingehenderen Betrachtung unterziehen (2,3,4).

In der vorliegenden Arbeit wurde versucht:
Sensoren zu entwickeln, die möglichst störungsfrei die gleichzeitige Messung der Pulse an den Taststellen der chinesischen Medizin erlauben.
Pulsmessungen bei verschiedenen Versuchspersonen am Handgelenk durchzuführen und Gemeinsamkeiten oder Unterschiede festzustellen.

Das Pulsaufzeichnungsgerät

Im Lauf von zwei Jahren wurden zunächst Referenzmessungen mit verschiedenen Sensoren durchgeführt. Aus diesen wurden piezoresistive Minidrucksensoren als bestgeeignet ausgewählt und ein spezielles Verfahren zur Koppelung des Sensors an die Haut entwickelt, das dem tastenden Finger des Arztes am nächsten kommen soll. Dies wird durch ein kleines Hütchen bewerkstelligt, das auf den Sensor aufgeklebt und mit einer Latexmembrane überzogen und mit Flüssigkeit gefüllt ist.

Zur Messung legt die Versuchsperson die Hand in je eine Holzschiene, an der je drei Sensoren verstellbar befestigt sind. Der Anpreßdruck der Sensoren und die Pulswellen können dann an den 6 Taststellen gleichzeitig gemessen werden. Atmung, Pulse und ein zusätzlich gemessener Blutdruck (Finapress, Fa. Omeda) werden von einem Datenspeichersystem aufgezeichnet und stehen für weitere Auswertungen zur Verfügung.

Ergebnisse der Messungen

Nach der Messung von bislang etwa 25 Versuchspersonen und etwa 200 Aufzeichnungen können folgende Ergebnisse berichtet werden:

1. Die Höhe der Pulswelle ist wie erwartet abhängig vom Anpreßdruck. Die stärkste Amplitude tritt bei einem Anpreßdruck auf, der etwa dem mittleren Blutdruck entspricht.

2. An den 6 Taststellen lassen sich bei ein und derselben Person (siehe Abb. 1) teils ähnliche, bei manchen Versuchspersonen aber auch unterschiedliche Pulsformen beobachten. Dieses Phänomen ist erstaunlich, da es mit dem physikalischen Zustandekommen der Pulswelle durch Herzschlag, Wellenleitung in den Arterien und Reflexion in der Peripherie nur schwer erklärbar ist. Da der Puls nicht im Gefäß gemessen wird, ist allerdings ein Einfluß lokaler Gewebseigenschaften (Fettgewebe u. A.) denkbar.

3. Pulse einer Versuchsperson, an verschiedenen Tagen an derselben Stelle in Ruhe gemessen, weisen eine schöne Formkonstanz auf. Schon bei Erschrecken der Versuchsperson ändern sich jedoch die Pulse an einzelnen Taststellen beträchtlich!

4. Pulse verschiedener Versuchspersonen, an derselben Taststelle gemessen, sind ganz verschieden.

Die beiden letzteren Befunde sprechen sehr deutlich dafür, daß der Puls ähnlich den Linien der Hand oder einer Handschrift für einen Menschen charakteristisch ist aber durch Faktoren wie Affekte und wahrscheinlich auch durch Krankheit modifiziert wird.

Obwohl die genauen Zusammenhänge noch ausführliche Untersuchungen erfordern, soll versucht werden, das Zustandekommen dieser individuellen Pulsform zu erklären: Die Pulswelle durchläuft nach Verlassen des Herzens die Aorta, danach die größeren Arterien des Ober- und Unterarms. Beim Erreichen der peripheren Gefäße kommt es zu einer Reflexion der Wellenfront, bei der die Pulswelle umgekehrt wird und wieder in Richtung Herz zurückläuft. Zu diesem Zeitpunkt ist der hintere Teil der Pulswelle noch im Arteriensystem unterwegs, sodaß der reflektierte Anteil mit dem nachkommenden Anteil interferiert, wodurch die Form des Pulses beeinußt wird. Durch die hohe Laufgeschwindigkeit des Druckpulses und seiner Reflexionen wird das Gefäßsystem also mehrmals vom Puls durchlaufen, ehe die Pulswelle verebbt. Die Wechselwirkung des Pulses mit dem gesamten Gefäßsystem ist als Information durchaus in der Form der Pulswelle enthalten. Auf diesem Weg ist eine Art holografische Abbildung des Durchblutungszustandes aller Organe denkbar. Da die Form und Ausbildung und Durchblutung des Gefäßsystems individuellen Variationen unterliegt, ist auch das Zustandekommen der unterschiedlichen Pulsformen erklärbar. Allerdings sind die Faktoren, die die Pulswelle beeinflussen, äußerst zahlreich, was die Interpretation von Veränderungen schwierig macht (Abb 2).

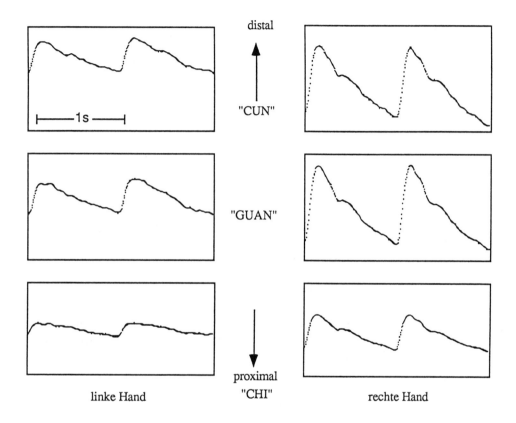

distal

↑

"CUN"

├─── 1s ───┤

"GUAN"

↓

proximal
"CHI"

linke Hand   rechte Hand

Abb. 1:   *An sechs Punkten der linken und rechten Radialarterie gleichzeitig und bei*
           gleichem Anpreßdruck gemessene Pulse. (weibliche Versuchsperson, Blutdruck
           90/52, Pulsfrequenz 76, Körpertemperatur 36.9C, Uhrzeit 13.00,Datum 13. 08.
           1990)

| Arterienelastizität
Schlagfrequenz des Herzens
Kontraktionskraft des Herzen
Schlagvolumen
peripherer Widerstand
Reflexionen der Pulswelle
im Gefäßsystem
Kardiopulmonäre Faktoren
vegetativer Tonus
Blutviskosität
Hämatokrit
Aggregationsneigung des Blutes | → PULS → | Amplitude
Frequenz
Verlauf des Kurvenanstieges
Form der Gipfel
Verlauf der absteigenden
Kurvenabschnitte
Verhältnis der Gipfel zueinander
Stärke der Incissur
Ausprägung von Schultern im
absteigenden Teil der Kurve
dritte Erhebungen
Ausprägung der Dikrotie
Verzitterungen |

Abb. 2: Faktoren, die die Form der Pulswelle beeinflußen

Zur chinesischen Pulsdiagnose muß noch bemerkt werden, daß die Pulstastung nicht nur mit mittlerem Anpreßdruck durchgeführt wird, sondern vor allem auch den kaum spürbaren Puls bei ganz leichtem und ganz festem Anpreßdruck zu erfassen versucht. Eine solche Vorgangsweise verändert nach Untersuchungen von Xue und Fung (1989,1990) die Strömungsverhältnisse im gesamten Kreislaufsystem. Damit könnte also der Kreislauf unter verschiedenen Strömungsbedingungen "betrachtet" werden.

Auch die sinnesphysiologischen Voraussetzung für eine Wahrnehmung der in der Pulswelle enthaltenen Informationen sind gegeben: Die Fingerspitzen der menschlichen Hand enthalten einige hundert mechanische Rezeptoren, die einen Bereich von 0 bis 800 Hz sehr empfindlich aufnehmen können.

Warum allerdings die Information so lokalisiert auslesbar sein soll, wie die Pulsdiagnose dies in Form der Taststellen angibt, ist nicht ganz klar.

Derzeit läuft eine Versuchsserie, die den Einfluß der Tageszeit auf die Pulswellen untersucht. Die bisherigen Ergebnisse ermutigen dazu, die Pulsmessungen auch an Patienten weiterzuführen, bei denen krankheitsspezifische Veränderungen der Pulwelle auftreten müßten.

Literatur

1. E. Wetterer und T. Kenner: Grundlagen der Dynamik des Arterienpulses. Springer Verlag 1968

2. C. Xian-nong und L. Zhi-cheng : A New Method of Detecting Regional Pulse Informations Concerning Traditional Chinese Medicine Sphygmology; Chinese Journal of Biomedical Engineering. Vol 3, No 3. 170-175, 1984

3. Dai, K. Xue, H. Dou, R. und Y.C. Fung : On the Detection of Messages Carried in Arterial Pulse Waves; Transactions of the ASME. Vol 109. 268-273, 1985

414

4. Moser,M. Wagner,H. Gallasch,E. und T.Kenner : Frequency Analysis of Pulses and Mechanical Microvibrations Recorded from the Human Wrist; Journal of Interdisciplinary Cycle Research, Vol 16 (4). 297-298. 1985

5. Fung Y.C.: Biomechanics: Motion, Flow, Stress and Growth: Pulse Wave as Message Carrier for Noninvasive Diagnosis, 192- 193, Springer Verlag, 1990

6. Xue,H. und Y.C. Fung : Persistence of Asymmetry in Nonaxisymmetric Entry Flow in a Circular Cylindrical Tube and Its Relevance to Arterial Pulse Wave Diagnosis. J. Biomech. Eng.. Vol. 111, 37-41. 1989

Heilung durch Erleben der Akupunkturmeridiane
mittels taoistischer Übungen

G. Klauser (Völs/Bozen)

Im berühmten Nei Ching steht folgendes über Werden des Menschen, die Entstehung, die Ursache und die Heilung von Krankheiten. "Jeglicher Theorie und Behandlung liegen die zwölf Meridiane zugrunde. Der Meridian entscheidet über Leben und Tod. Über den Meridian können die 'Hundert Leiden' behandelt werden."

Der Taoismus ist das wunderbarste und zugleich unerschöpflichste Geschenk der alten weisen Chinesen an uns. Er wird im Westen tagtäglich bekannter. Zumeist findet er Verbreitung in Form von Chi Gong, Tai Chi, I Ging, Kung Fu, Akupunktur, sexuellen Praktiken und Meditation. Der ursprünglich geheime Charakter und die damit verbundene 'Verschlüsselung bedingen orts- und familiengeheime Variationen. Allen gemeinsam ist eine energetische Grundstruktur, die sehr oft nicht zum Tragen kommt, nämlich der kleine Energiekreislauf.

Sehen wir uns dieses Symbol an. Wir haben zwei Farben, zwei Pole, aber keine Statik und auch kein Gegeneinander, sondern ein Miteinander, ja einen Tanz um ein und denselben Mittelpunkt: Eine gewaltlose Ergänzung und ein Einbeziehen aller Gegensätze, der Vielfalt und der Leere, das ist das Ziel in der chinesischen Philosophie und Medizin.

Wo ist dieses Yin und Yang? Wir sehen hier wiederum zwei Pole. In einem Haus bewegen wir uns über vorgefertigte Gegebenheiten wie Türen, Treppen usw. Ebenso strömt das Yin durch bestimmte Kanäle nach oben zum Yang und das Yang durch andere Strukturen nach unten zum Yin. Die wichtigste Hauptstraße ist das sogenannte Meer des Yin und des Yang, das Konzeptions- und das Lenkergefäß, kurz kleiner Kreislauf genannt. Die direkteste Verbindung zwischen oben und unten, die inneren aufsteigenden Kanäle, können jetzt nur angedeutet werden.

Warum mußte Moses zwei Tage mit erhoben Händen beten? Und brachte dann von oben die Gesetze Gottes in die Niederungen zum Volk? Die Handhaltungen der Priester, die Mudras, allgemein die Niederwerfungsrituale in vielen Religionen, zeigen uns das unbewußte Zuhilfenehmen dieser inneren Strukturen, die im Taoismus bewußt benützt werden. Die Energie steigt von der Erde, der Materie, der Statik, dem Wasserprinzip auf zum Himmel, dem Geist, der Dynamik, dem Feuerprinzip. Dazwischen steht der Mensch als Vermittler, nicht nur als Ver- oder Übermittler, sondern auch als Transformator und Katalysator der Energien.

Goethe, der Esoteriker, wird mir verzeihen, wenn ich in seinem Gedicht nur ein Wort verändere:

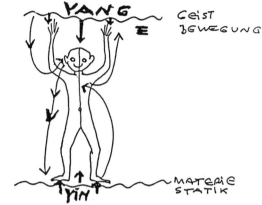

Des Menschen (Seele) Energie
gleicht dem Wasser.
Vom Himmel kommt es,
zum Himmel steigt es
und wieder nieder
zur Erde muß es
ewig wechselnd.

Hier sehen Sie den kleinen Kreislauf in Seitenansicht. Er berührt bzw. ernährt die wichtigsten Energiezentren, auch Chakras genannt. Zugleich wird uns klar, woher die wichtigsten Energieformen kommen: Erstens die äußeren Energien: Himmels- Energie, Erd- Energie, menschliche Energie. Zweitens die inneren Energien: die eigene im Nabel gelagerte Energie, sexuelle Energie (erregt oder unerregt), Organ-Energie, die durch Emotionen entstanden ist. Wir sahen jetzt die Strukturen, nach denen wir - um es wiederum mit Goethe zu sagen - angetreten sind und denen wir nicht entfliehen können.

Wie kann ich in dieses System eingreifen?

Mittels uralter, bewährter Methoden:

1. der Atem, der angehalten, gepreßt, und gelenkt wird und dadurch zusätzliche Energie schafft.

2. die Visualisierung. Sie arbeitet mit der Kraft der Gedanken, wie z. B. mit einem Lächeln, das wir in den Augen entstehen lassen. Die Augen sind ein relativ schnelles Erfolgsorgan des vegetativen Nervensystems; auf diesem Weg ist es leichter möglich, in eine parasympathische Phase zu kommen.

3. Haltung der Wirbelsäule, Augenstellung (Blick nach rechts, links oben), Zungenstellung, Hand- und Fußstellung. Eine vereinfachte Form der Visualisierungstechnik finden wir beim Autogenen Training, Hatha Yoga und in moderner Form beim amerikanischen Krebstherapeuten O. C. Simonton.

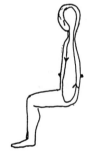

Nun zur Technik. Wir atmen schluckweise ein, lenken zugleich unsere Gedanken entlang des Konzeptionsgefäßes, verschließen das Tor des Lebens und des Todes am Perineum-Damm, anschließend atmen wir über das Lenkergefäß und seine Stationen zum Kopf. Dort kreist die Energie und ausatmend berührt sie das dritte Auge an der Stirne und gleitet an die an den Gaumen gedrückte Zunge wieder vorne zum Nabel herab. Der Nabel ist als Eintrittspforte der ersten Energie, der mütterlichen intrauterinen Energie, als völlig nebenwirkungsfreier Speicherort geeignet, während Kopf- oder andere Zentren sofort ihre spezifischen Stauungssymptome anmelden. Durch diese Visualisierung werden Blockaden, Spannungen und Krankheiten im Bahnbereich des LG und des KG bemerkt. Abhängig von der Qualität unserer Energie und auch von der Quantität werden Erkrankungen normalisiert. Die Erkrankung ist ja die sichtbare Störung einer inneren energetischen Dysbalance. Nach ca. 6 Übungsmonaten beginnt normalerweise der Selbstheilungsprozeß. Die Patienten können das in Gruppenkursen erlernen. In der Praxis wird die Akupunktursitzung - nur bei den in Meditation Erfahrenen - durch kurze, spezifische Anleitungen ergänzt. Zusätzlich werden durch die Nadeln individuelle Wegweiser für den Gedankenfluß gesetzt. Wenn nötig, greife ich zu einem Hilfsmittel: Ich steche den Punkt 101 im Ohr, stimuliere damit den Ramus auricularis Nervi Vagi in der Concha. In der darauffolgenden vagalen Entspannungsphase ist eine Visualisierung leichter und erfolgversprechender. Wie wirkt das alles? Die Atmung an sich zeitigt durch ihren sympathisch-parasympathischen Ausgleich schon eine Wirkung im vegetativen Bereich, dazu kommt noch der Effekt der Visualisierung, und die Reizung der rechten oder linken Hirnrinde, abhängig von dem benützten Nasenloch bei der Atmung bzw. von der Augenstellung.

Der Taoist ist ein großer Realist. Alles was möglich und vorgegeben ist wird in das System integriert und benützt. Die sexuelle Energie, erregt oder unerregt, und die Emotionen werden nicht verdrängt, sondern als enorme Energiequelle mit speziellen Techniken gepflegt und in den kleinen Kreislauf eingebracht. Die negativen Emotionen wie Wut, Haß usw. werden mit der Lehre der fünf Elemente neutralisiert, die positiven mit demselben System verstärkt. Der Kleine Kreislauf fungiert wie ein Sicherheitsventil, deshalb treten bei den Übungen nie sogenannte Kundalinisymptome auf.

Die Indikationen für taoistische Übungen sind im engeren Sinn dieselben wie die der Akupunktur nach Bischko, nämlich alle reversiblen Krankheiten. Im weiteren Sinne aber können wir den Taoismus als Begleittherapie für jede Krankheit bzw. auch für Gesundheit ansehen. Sogar bei Krebspatienten ist er - natürlich mit anderen Therapien - indiziert. Simonton beweist das zur Genüge, während spektakuläre Chi Gong-Berichte aus China vielleicht von der westlichen Wissenschaft angezweifelt werden könnten.

Natürlich haben wir es - wie mit jeder Therapie - mit drei Faktoren zu tun: 1. Zeitpunkt des Eingreifens bzw. Stadium und Art der Krankheit. 2. Compliance des Patienten. 3. Persönlichkeit des Therapeuten.

Die Wahrnehmung der Störungen im Körper und in den Meridianen und die Auflösung durch den Energiefluß folgen den durch das Neurolinguistische Programmieren bekannten Reaktionen über die fünf Sinne. Wir sehen auch hier die Dominanz des Kinesthetischen: 50% spüren etwas in Form von Wärmesensationen, Prickeln, gefolgt vom 40% Visuellen, Wahrnehmung, Farben, Wirbeln, Licht, und 10% Töne und Düfte. Minimal sind die Geschmacksempfindungen.

Die Tonsur der Priester, das Herzensgebet der Mönche am Athos, das Hara des Zen, das sind alles Stationen des Kleinen Kreislaufs, die in verschiedenen Gruppen bevorzugt behandelt werden. Im Taoismus dagegen werden alle Chakren des Kleinen Kreislaufs einbezogen, energetisiert und durch bewußtes Hinatmen und Drehen des Atems belebt.

418

Im Verein mit diesen Übungen treten alle mir bekannten esoterischen Möglichkeiten auf wie z. B. Astralreisen, Heilungen. Aura-Sehen, Diagnosen, Visionen jeder Art, besonders von im Schamanentum beheimateten Tieren, die den diversen Organen, Erd- Weltallrichtungen und Planeten zugeordnet werden.

Erleben des inneren Gebärens, wie A. Silesius es beschreibt, alchimistische Prozesse, die von den Rosenkreuzern und G. Meyrink beschrieben wurden, wie zum Beispiel Quecksilberverdampfungen im Körper, die Feuer-Wasser-Taufe von Jesus u. a. Zusätzlich werden sämtliche chinesischen philosophischen Strukturen im Körper erlebt. Das sogenannte Pakuasymbol, das Achteck der I Ging-Formen, zieht sich als Netz über unseren Nabel, die Blüte, die Perle, der Drachen und das Yin-Yang-Symbol wird für Bruchteile von Sekunden. in Atemintervallen - erlebt. Das Chaos gewinnt leuchtende Ordnung im Yin-Yang-System und verliert sie wieder durch den dauernden Übergang (Panta rhei) von einer Struktur in die andere. Die Lehre des Hermes Trismegistos "wie oben so unten, wie außen so innen... " und wie Yin so Yang wird eine Einheit in uns.

Die Zeit ist zu kurz, um auch nur annähernd auf die Effizienz und die Vielfalt des Systems einzugehen, ich darf abschließend nur sagen, daß der Taoist wie der Rosenkreuzer hüben wie drüben zu Hause ist, in der Leere wie in der Fülle, im Geistigen wie im Körperlichen. Über die erstrebte Einheit der Gegensätze hinaus trägt er noch eine Ahnung von dem in sich, von dem Laotse sagt:

"Es gibt ein Ding, das ist unterschiedslos vollendet. Bevor der Himmel und die Erde waren, ist es schon da, so still, so einsam. Man kann es nennen die Mutter der Welt. Ich bezeichne es als Sinn".

Literatur:

Mantak Chia: Tao Yoga.

Dr. Zöller Josefine: Das Tao der Selbstheilung

Dr. Chang Stefan: Das Handbuch ganzheitlicher Selbstheilung

Goethe, A. Silesius, G. Meyrink u. a. m.

Forumsdiskussion

Wertigkeit verschiedener Akupunkturmethoden in Praxis und Theorie

A. Meng (Wien), G. König (Wien), J. Gleditsch (München)

Die Ausbildung zum Arzt ist im Westen einheitlich, jedoch in China existieren sehr unterschiedliche Ausbildungssysteme, einerseits die traditionelle chinesische Medizin (TCM) und andererseits die moderne, westlich orientierte Medizin. Die Kollegen, welche im Westen Akupunktur durchführen, haben durch ihre einheitliche medizinische Ausbildung eine gemeinsame Basis, die naturwissen-schaftlich orientierte Medizin. Wenn ein "westlich" ausgebildeter Kollege in der Praxis die Akupunktur handhabt, so kann er theoretisch 2 Schwerpunkte befolgen. Er kann mehr Gewicht auf die traditionelle chinesische Medizin, sowohl in der Differentialdiagnose als auch im therapeutischen Konzept legen, andererseits kann er eine Differentialdiagnose rein nach modernen medizinischen Gesichtspunkten erstellen und die Therapie nach einem Konzept der modernen Medizin entsprechend verordnen.

Ein mehr nach der chinesischen Medizin orientierter Kollege sollte wenigstens die Grundsätze der TCM gut beherrschen und anwenden können, das sind

1. die Lehre von den Meridianen
2. die Lehre von den Organen und
3. die sogenannten Modalitäten.

Zu den Modalitäten rechnen wir die Zuordnung zu den bioklimatischen und äußeren Faktoren, ebenso die Zuordnung der emotionellen Faktoren und die psychosomatische Zuordnung der Symptome sowie die Bedeutung der Diät, der Belastung u. s. w.

Für Kollegen mit moderner, westlich orientierter Ausbildung sind die Physiologie und die Pathophysiologie von besonderer Bedeutung. Die Akupunktur wird als eine Reflextherapie verstanden. Kollegen, die den Zugang zur Akupunktur über eine westliche medizinische Ausbildung erlangt haben, bekommen in der Praxis rascher Vertrauen zur Akupunktur, da sich auch die Erfolgserlebnisse prompter einstellen. Dies ist auch ein Prinzip der Schule von Bischko, welches wir in unserer Akupunkturgesellschaft seit den Fünfzigerjahren befolgen. Nachteilig für diese mehr westlich medizinisch orientierte Akupunkturmethode ist, daß sie in der Differentialdiagnose und in der Strategie oft ungenau ist, ungenau im Sinne der TCM-Differentialdiagnose, da hier recht viele Ausdrücke und Arbeitshypothesen, wie Yin, Yang, die Körpersäfte, die 8 Prinzipien und die 5 Elemente-Lehre sowie die Ausdrücke wie Tsi und Tonisierung, Sedierung nicht immer verständlich und umfassend in die Sprache der modernen Medizin übersetzt werden können. Eine spezielle Problematik ergibt sich dabei in der Pharmakotherapie der TCM, da hier eine ganz präzise Differentialdiagnose im Sinne der TCM erforderlich ist. In vereinfachter Form, (d. h. nach modern-medizinischen Diagnosen) bedeutet dies, daß die Pharmaka nur rein symptomatisch eingesetzt werden können, nicht aber wie in der chinesischen Medizin verlangt, individuell und je nach Reaktionstyp und Reaktionslage des betreffenden Patienten. Bisher zeigte die Betrachtung vom theoretischen Ansatz her die unterschiedliche Wertigkeit der Akupunktur-Theorien. Anschließend möchte ich noch 4 Punkte anführen, welche von der praktischen Seite her eine unterschiedliche Wertigkeit der verschiedenen Methoden ergeben.

1. Unterschiedliche Stichtiefe.

Die europäische Akupunkturtradition ist fast 300 Jahre alt und wird von Frankreich über Deutschland und Österreich geprägt. In dieser Schule besteht die Tradition in oberflächlichem Stechen mit Edelmetallnadeln bei Indikationen, die in erster Linie zum vegetativen Formenkreis zählen. Die Effektivität und der Erfolg dieser Stichmethode ist unbestritten. Nach dem Besuch des damaligen Präsidenten von Amerika Nixon 1972 in China, kam mehr und mehr die tiefe Stichmethode zum Tragen, welche in erster Linie bei akuten Zuständen und Lähmungen sowie bei sehr robusten Patienten Anwendung findet. Manche neugegründete Akupunkturschulen sprechen von einer neuen chinesischen Akupunktur. Das ist aber nicht ganz korrekt, denn auch in China wird in erster Linie oberflächlich gestochen (1-2 mm tief) und nur, wie in den oben beschriebenen Fällen, tief. Entscheidend für die Wirkung der Akupunktur ist vor allem die richtige Indikationsstellung und die Wahl der richtigen Reizstärke und Reizart. Bei sehr sensiblen, vegetativ labilen Menschen ist mit einer oberflächlichen Stichart durchaus ein optimaler therapeutischer Reiz zu erreichen (lokales Auftreten von Rötung, Wärmegefühl und Parästhesiegefühl), was ein DEQI-Gefühl auslöst. Mit einer dünnen Stahlnadel kann man durch Tieferstechen ein starkes DEQI-Gefühl, aber auch ein schwaches DEQI-Gefühl auslösen. Die Nadelmanipulation ist hier ausschlaggebend, nicht die Stichtiefe an sich.

2. Die unterschiedlichen Reizparameter

wie Laserstrahl, lokale Wärmeanwendung, Ultraschall oder auch mechanischer Druck wie die TUINA-Massage und Magnetfeldtherapie und noch eine Reihe anderer physikalischer Reize. Interessant ist auch die Möglichkeit der sogenannten endogenen Reizapplikation, das heißt, durch autogenes Training, Atmung und Konzentrationsübungen kann der Patient das Wärmegefühl, welches bei dieser Übung auftritt, zu einem bestimmten Akupunkturpunkt hinleiten, so daß von dort aus der Akupunkturpunkt und damit der Regulationsanstoß im Körper aktiviert wird. Wir sprechen hier von einer Selbst-Akupunktur ohne Nadel. Diese Form der Atem-und Konzentrationsübungen ist im Westen unter dem Namen QIGONG-Übung der Atmung, Übung der Energie, bekannt.

3. Die Anwendung von verschiedenen Akupunkturkonzepten

Das eine ist das segmental lokal reflektorische Konzept, das andere ist nach der Meridianlehre und Arbeitshypothese der TCM orientiert. Für die Akupunktur- Analgesie hat sich die Punktauswahl nach der segmentalen Innervation des zu operierenden Organes bewährt.

Zum Beispiel für die Tonsillektomie oder Zahnbehandlung werden die Punkte DI 4 KS 6 akupunktiert, beide sind dem zervikalen Innervationssegment zugeordnet. Für die Akupunktur-Analgesie wird von manchen Kollegen in China behauptet, daß die Meridiane keine Rolle spielen. Wenn wir uns aber mit der Akupunkturtherapie beschäftigen, zeigt sich, daß die Arbeitshypothese mit der Auswahl der Therapiezonen nach der Meridianzugehörigkeit sehr interessant ist. Zu dieser, dem traditionellen chinesischen Medizinkonzept zugehörigen Punktauswahl, sind auch die speziellen Zonen im Körper wie die Reflexzonen am Ohr, am Schädel, an der Mundschleimhaut etc. wichtig. Wir sagen dazu auch die holistische Medizin oder nach Gleditsch das Mikrosystem. Bei dieser sogenannten Reflexzonentherapie, insbesondere in der Ohrakupunktur, kennen wir dzt. zwei Schulen: Die eine ist die französische Ohrakupunktur, mit dem Namen Nogir verbunden. Hier geht es um die neuroanatomische und neurophysiologische Einteilung der Ohrmuschel. Die chinesische Ohrreflexzonentherapie teilt hingegen die Ohrzonen nach der Regel der TCM ein. P. Nogier hat am Anfang der Fünzigerjahre die Systematik der Ohrreflexzonen beschrieben, er selbst ist seit vielen Jahren bestens vertraut mit der chinesischen Akupunktur (Körperakupunktur). China hat Mitte der Fünzigerjahre die Arbeit von P. Nogier aus der deutschen Zeitschrift für Akupunktur ins chinesische übersetzt und die Ohrreflexzonensystematik im Sinne der TCM modifiziert und für die Akupunkturanalgesie erstmals 1958 eingesetzt. Heute sprechen wir auch von einer chinesischen Ohrakupunktur. Die chinesische Ohrreflexzonenakupunktur hat große Erfahrung in der Therapie und viele wissenschaftliche Grundlagen erarbeitet.

4. Die Kombination der Akupunktur mit anderen therapeutischen Verfahren wie medikamentöse Therapie, Physikotherapie, Psychotherapie etc.

Hier geht es um eine Überlegung der Therapiehierachie (Stufenplan). In der Praxis ist es wichtig zu überlegen, ob man in einem konkreten Fall mit der Akupunkturtherapie beginnen oder zuerst die übliche Therapie z. B. physikalische oder eine medikamentöse Therapie versuchen soll. Ferner ist zu überlegen, wann man eine Kombinationstherapie macht und wann eine Akupunkturtherapie geradezu kontraindiziert ist. Die Frage der Therapiehierachie ist etwas, das mich persönlich interessiert. Wie können wir die Vielfalt der Therapieangebote koordinieren, damit wir eine optimale Behandlung für unsere Patienten empfehlen können. Die medizinische Versorgung in China ist ganz anders, sehr billig, die Akupunktur üblich. Die chinesische Massage ist bei uns teuer. Dagegen verfügen wir über die medikamentöse Therapie, die dort schwer zu bekommen ist und sehr begehrt wird, sowie Rehabilitationseinrichtungen in optimaler Ausstattung. Wir dürfen die Therapieempfehlung aus einem anderen soziomedizinischen Land nicht direkt und ohne Reflexion übernehmen.

G. KÖNIG:

Jeder hält seine Methode für die bessere, schon die alten Griechen haben gesagt, daß 3 Ärzte 5 Meinungen haben und seither ist alles schlimmer geworden. Was ist der Hauptunterschied: Im Großen und Ganzen sind die Unterschiede nicht so groß:

1. Der Zugang zur Diagnose: Soll man die Diagnose nach der chinesischen Medizin durchführen oder nach der modernen. Dies wird oft gefragt. Wenn man es aber näher betrachtet, ist es nicht so unterschiedlich. Nehmen wir ein simples Beispiel wie die

Migräne. Bis heute wissen wir nicht genau, was die Migräne ist. Migräne nur mit Schmerztabletten zu behandeln oder mit einem Akupunkturrezept, das ist unbefriedigend. Die moderne Medizin macht auch Unterschiede, ob die Migräne mehr cervikal oder hormonell bedingt ist, ob sie mit der Verdauung im Zusammenhang steht u. s. f. Dafür gibt es mehr als 10 Aspekte, die man beachten soll. Die chinesische Medizin hat versucht, für jeden Migränetyp eine adäquate Diagnose und Therapie zu finden. Es ist auch klar wenn ich eine Antibiotikatherapie einleite, ist es nicht notwendig, eine psychiatrische Diagnose zu machen. Wenn ich einen chirurgischen Eingriff plane, so gehe ich anders vor als wenn ich eine psychiatrische Behandlung brauche. Eine Hormonbehandlung braucht eine hormonelle Diagnose. Jede Therapie braucht ihre eigene Diagnose. Für die Akupunktur und andere Teile der chinesischen Medizin - ausgeschlossen die Kräutermedizin, welche ich auch nicht anwende - gehe ich von der chinesischen Diagnose aus. Dies ist auch keine Hexerei.

Die Meridiandiagnose ist zehnmal einfacher als die Segmentphysiologie. Schon in einem gemeinsamen Werk mit Prof. W. Auerswald haben wir auf die Gemeinsamkeiten der traditionellen chinesischen Medizin mit der modernen Medizin hingewiesen. Die Bedeutung der Headschen Zone war in der europäischen Medizin lange Zeit unbeachtet geblieben. Auch von der Segmentphysiologie in der chinesischen Medizin sind viele Aspekte nur mit einer anderen Ausdruckform vorhanden. Wir kennen im Körper 6 Doppelmeridiane. Dies ist einfacher als 22 Dermatome und 29 Myotome, vasoaktive Zonen etc. Ich halte dies für leichter erlernbar, wir kommen letztlich zu der selben Beurteilung. Das ist ein großer Unterschied.

2. Die Stichtiefe, da sehe ich keine Probleme. Es gibt sensiblere und weniger sensible Patienten. Das unterschiedliche Reagieren der Patienten ist das entscheidende. Einem schwachen Menschen kann man nur einen schwachen Reiz geben. Personen, die eine akute Symptomatik haben, wie einen akuten Hexenschuß, können wir mit Sedieren behandeln. Einen kleinen Unterschied bezüglich Metall Gold und Metall Silber für die Akupunkturnadeln gibt es schon, insbesondere in der Ohrakupunktur, aber der Unterschied ist gering. Allgemein werden Stahlnadeln verwendet. Bei Erkrankungen wie akutem Hexenschuß ist tieferes Stechen notwendig, bei vegetativ labilen Patienten ist ein oberflächiges Stechen günstig. Das DEQI Gefühl kann beim tieferen Stechen fast von jedem Punkt ausgelöst werden, ein Gefühl der Wärme, das Anschwellen, welches sich längs eines Meridians ausbreitet. Beim oberflächigen Stechen ist dieses DEQI Gefühl nur schwer auszulösen. Die Unterschiede sind trotzdem gering. Die Wärmeanwendung wirkt beim Patienten mit einer Erkältungskrankheit, wo er auf lokale Wärmezufuhr angenehm reagiert. Wenn ein Patient eine Hypertonie hat, ist natürlich eine Wärmezufuhr nicht günstig.

3. Zur Ohrakupunktur: Vor 18 Jahren habe ich ein Buch geschrieben. Die Ohrakupunktur ist so alt wie die Menschheit. Weder die Chinesen noch die Franzosen haben die Ohrakupunktur erfunden, sondern die Ägypter haben nach der Überlieferung schon die Ohrakupunktur verwendet. Damals wurde schon die Fossa triangularis, der Ischiaspunkt erwähnt. Prof. Kindler aus der HNO-Klinik in Heidelberg hat 2 Arbeiten über die Ohrakupunktur geschrieben. Die Ohrakupunktur gibt es bei den Eskimos und bei den Osterinseln im stillen Ozean. Die Systematisierung der Ohrreflexzonen wurde von N. Nogier erstmals beschrieben, er ist von dem Ischiaspunkt in der Fossa triangularis ausgegangen. Er hat diese Beobachtung bei einer Patientin, einer Zigeunerin, gemacht,

bei der er die Zone an der Ohrmuschel entsprechend dem heutigen Ischiaspunkt für Ischiasschmerzen verwendet hat.

Die Unterschiede bezüglich chinesischer und französischer Ohrreflexzonen sind gering, in 80 % herrscht hier Übereinstimmung. Die Bezeichnungen der Punkte sind etwas anders. Ob wir an den Ohrreflexzonen die Nummern verwenden oder die Bezeichnung der Zone nach anatomischen topographischen Begriffen ist letztlich für die Praxis bedeutungslos. Die Mundakupunktur hat Dr. Gleditsch erfunden, nicht die Chinesen. Sie sehen, es ist auch möglich, daß eine Reflexzone von einem Europäer erfunden wird. Die Kombination der Ohrakupunktur und der Körperakupunktur ist besonders günstig. Sie wird auch von den Chinesen propagiert.

4. Der Unterschied zwischen der chinesischen und der europäischen Akupunktur besteht vor allem bei der Differentialdiagnostik z. B. die 8 Prinzipien, kalt oder warm, werde ich bei einem Patienten, der eine Kältesymptomatik hat, nicht mit Kälte behandeln. Ein guter physikalischer Arzt macht diese Differentialdiagnose schon lange, weil er auch auf die unterschiedliche Reaktionsweise der Patienten eingehen muß.

5. Das QI-GONG ist ein Kapitel für sich. Es gibt 3000 QI-GONG Arten. 170 werden heute noch gemacht. Es gibt sehr einfache und sehr komplizierte. Man kann mittels QI-GONG den Meridianverlauf selber fühlen. Ein Teil der QI-GONG Phänomene ist mit der Akupunktur sehr eng verwandt. Die Frage, was älter ist, QI-GONG oder die Akupunktur, kann nicht mit Sicherheit beantwortet werden. Beide stammen aus der finstersten Steinzeit. In einer sehr alten Akupunkturtafel wurden die Meridianverläufe ohne Punkte angegeben und dabei noch die typischen Körperhaltungen die heute bei QI-GONG üblich sind, abgebildet. Die QI-GONG Leute in China sagen, wir haben im Rahmen des QI-GONG das Meridianphänomen erfunden und später haben die Akupunkturärzte dies übernommen. Die Akupunkteure sagen hingegen, wir haben zuerst mit der Steinnadel akupressiert, später dann mit der Nadel aus Metall die Punkte gestochen und dabei das Meridianphänomen erfunden. Eine sichere schriftliche Bestätigung dieser oder der anderen Vermutung gibt es nicht, da über dieses Thema nur Märchen und Gedichte existieren. Bei den QI-GONG- Übungen gibt es einfache Formen, die ungefährlich sind, es gibt auch solche Formen, bei denen man genau aufpassen muß, besonders dann, wenn der Betreffende in eine andere Bewußtseinslage kommt. Die Chinesen haben solche Übungen, da sie sehr billig sind, auch via Fernsehen an das Volk weitergeleitet. Dann sind Zustände vorgekommen, die Zwischenfälle verursachten. QI-GONG ist wie die Hypnose, sie muß unter Anleitung erlernt werden und so unter Kontrolle gebracht werden.

6. Die chinesischen Fachausdrücke werden von M. Porkert ins Lateinische übersetzt. In unseren Büchern haben wir nur 3 Ausdrücke, nämlich YIN/YANG und QI nicht übersetzt. Sonst sind alle Begriffe mit deutschen Ausdrücken versehen. So z. B. SHEN Niere. Der Begriff SHEN aus der traditionellen chinesischen Medizin ist aber nicht identisch mit unseren anatomisch-physiologischen Begriff Niere. Der genaue Terminus technikus ist der Ausdruck Niere mit SHEN womit wir eine Verwechslung vermeiden.

Heute haben die beiden österreichischen Akupunkturgesellschaften die gleichen Ausbildungsrichtungen und Prüfungsordnungen, ein Diplom der Ärztekammer nach einer Prüfung ist vorgesehen. Auch mit der deutschen Akupunkturgesellschaft bestehen nur wenige Unterschiede bezüglich Ausbildung und Lehrplan.

Dr. J. GLEDITSCH:

Mich freut als Deutscher, daß in Österreich die Akupunktur bereits durch den obersten Sanitätsrat als wissenschaftliche Heilmethode anerkannt ist, ich bin auch sehr glücklich über die Einladung durch die Wiener internationale Akademie für Ganzheitmedizin, an diesem Kongreß mitzuwirken. Mich freut auch die große Übereinstimmung der beiden Akupunkturgesellschaften bezüglich Ausbildung und Lehrplan. Die Akupunkturgesellschaft von Dr. König ist seit 15 Jahren eng mit unserer Gesellschaft verbunden und ich selbst bin über die ICMART mit anderen europäischen Akupunkturgesellschaften in engstem Kontakt, so auch mit dem Gründungsmitglied der ICMART, der österreichischen Gesellschaft für Akupunktur (Präsident Prim. Dr. Nissel). Diese fruchtbare und freundschaftliche Kooperation der europäischen ärztlichen Akupunkturgesellschaften ist beispielgebend auch für Kontakte mit anderen Akupunkturgesellschaften in anderen Kontinenten. Sehr wichtig für mich war die gute Zusammenarbeit beider österreichischen Gesellschaften. Das Buch von Dr. König und Prof. Auerswald " Die Akupunktur - eine Naturwissenschaft" sowie die besonders verdienstvolle Arbeit des Ludwig Boltzmann-Institutes für Akupunktur (Prof. Bischko) haben viel Positives für die Akupunktur gebracht, wobei Ausdrücke, welche die Schulmediziner nicht gerne hören, vermieden und durch Ausdrücke, die allgemein verständlich sind, ersetzt wurden. Die Akupunktur wurde so dargestellt, daß sie auch Schulmediziner leicht verstehen und in ihr Therapiekonzept einbauen können. Einen ähnlichen Weg versuche ich auch in Deutschland einzuschlagen, um auch dort die Anerkennung der Akupunktur zu erreichen. Ferner ist interessant, daß die deutsche und die österreichischen Gesellschaften für Akupunktur die traditionelle chinesische Medizin bejahen. Nur durch tieferes Eindringen in die traditionelle chinesische Medizin ist es wirklich möglich, die Akupunktur in der Praxis optimal einzusetzen.

Hier möchte ich auf die verdienstvolle Arbeit des anwesenden Kollegen Dr. Becker aus der ehemaligen DDR, des Präsidenten der ostdeutschen Akupunkturgesellschaft, hinweisen, der die Kombination Akupunktur, Neuraltherapie und manuelle Medizin angeboten hat. Diese fand auch Anerkennung in der Ärzteschaft. Diese 3 Methoden wurden sowohl in der Theorie als auch in der Praxis als ein Block in den Kursen gelehrt, so daß die Kollegen sie als Regulationstherapie in der Praxis anwenden können. Die Akupunktur ist von den 3 genannten Therapieformen die älteste, die ostdeutsche Akupunkturgesellschaft hat den Namen Gesellschaft für Akupunktur und Neuraltherapie. Ein guter Akupunkturtherapeut kann heute ohne Wissen der Störfelder und ohne Wissen der manuellen Medizin keine optimale Akupunktur in der Praxis betreiben. Die traditionelle chinesische Medizin gibt in diesem Zusammenhang den weiten Bogen für diese drei Therapierichtungen. Sie gibt uns die Möglichkeit, die Akupunktur, die Massage (Thuina-Therapie) und Diätetik als Einheit zu verstehen. In Deutschland gibt es die Bemühung der Ärzte für Naturheilverfahren, die verschiedenen Naturheilmethoden als Einheit zu betrachten. Diese Medizin ist letztlich eine Ordnungsmedizin, eine Regulationsmedizin, die auf ganz alten hippokratischen Säulen steht. Die traditionelle chinesische Medizin hat die selben Säulen wie die hippokratische Medizin. Diese Gemeinsamkeiten erlauben die Begegnung beider Medizinformen. Das chinesische Denken, 1. das Polaritätsprinzip und 2. das ganzheitliche Denken hat in der modernen westlichen Medizin gefehlt. Die Ganzheitsmedizin ist ein besonderes Anliegen dieser Tagung, die das somatische und das psychische in die Überlegungen einschließt. Viel psychisches ist in dem Gesamtsystem der Akupunktur verschlüsselt enthalten. Man kann mit der Akupunktur keine Psychotherapie betreiben oder gar Psychosen oder Neurosen behandeln. Wir bekommen aber durch die chinesische Medizinphilosophie, die 5-Elementenlehre, eine besondere Betrachtung der verschiedenen psychischen und körperlichen Aspekte als eine einzige Einheit. Diese ganzheitliche Betrachtung Organ, Psyche, Umwelt, die in der 5-Elementenlehre vorkommt, ist auch für mich als HNO-Arzt, der das Nebenhöhlensystem nicht als ein isoliertes Gebilde, sondern als einen Teil des Organismus ansieht, sehr wichtig.

Die ganzheitliche Betrachtung der Nasennebenhöhlen mit den Lungen, dem Darmsystem, dem Immunsystem und mit den bioklimatischen Faktoren erst erlaubt mir, eine Behandlung einzusetzen, z. B. die Akupunktur, aber durchaus auch eine andere Therapieform wie Diätetik.

Für mich ist die traditionelle Medizin von großer Bedeutung, weil sie das ganzheitliche Denken und Denken in Polaritäten wieder in die westliche Medizin eingebracht hat. Wir haben ein oberes und ein unteres immunologisches Lymphsystem, bestehend aus mit Bronchus und Luftwegen assoziiertem und darmassoziiertem Immunsystem. Dieses System kennen wir seit einigen Jahren in der westlichen Medizin. Heute kann ich in der Praxis ohne dieses Wissen über die Zusammenhänge dieser beiden Lymphsysteme (in chinesisch Lunge und Dickdarm) nicht arbeiten. Die Akupunktur ist nicht allein das Stechen mit Nadeln. Wahrscheinlich werden wir in 10 bis 20 Jahren gar keine Nadeln mehr brauchen, sondern mit Farbtönen, Laser etc. arbeiten. Das Gesamtbild des Organismus wird uns transparent. Dieser ganzheitliche Zugang ist ein Geschenk der TCM und das sollen wir in die Ganzheitmedizin hineinbringen.

H. Klima: Wurde die Akupunktur wirklich in die Schule aufgenommen ? Wie kann man in der Schulmedizin die Reiztherapie und das holistische Wirken verstehen, ist es nicht so, daß wir im Westen eine neue Denkweise brauchen für das polare Prinzip der TCM, nämlich ein nicht-lineares System mit Rückkoppelung?

A. Meng: Die Akzeptanz der Akupunktur ist heute in der Schulmedizin sehr groß. Es ist richtig, daß wir in der Schulmedizin andere Denkweisen wie das nicht-lineare System mit Rückkoppelung, wie es die TCM hat, brauchen.

G. König: In den meisten Abteilungen wird die Akupunktur gerne akzeptiert. Es muß sie nicht der Abteilungsleiter selber praktizieren. Prof. Kotz von der Orthopädischen Univ. Klinik Wien sagt, daß jeder Orthopäde seiner Klinik etwas von der Akupunktur wissen soll. Voraussetzung ist heute mehr die persönliche Bereitschaft, die Akupunktur anzuwenden. Schon 1972 waren die Dekane der Medizinischen Fakultät, zuerst Prof. Auerswald und dann Prof. Seidelberger der Akupunktur gegenüber aufgeschlossen. In Österreich ist die Bereitschaft zur Anwendung der Akupunktur sehr groß. Die Krankenversicherungen wollen uns "aufzwingen", die Akupunktur als Kassenleistung zu übernehmen. In Oberösterreich ist es bereits gelungen, die Akupunktur als Kassenleistung zu führen, zunächst für einige Indikationen. Die Kosten für eine Akupunkturbehandlung soll nicht durch generelle Beitragserhöhung finanziert werden. Der Wunsch der Patienten nach Akupunktur, Homöopathie etc. ist sehr groß. Dadurch stehen auch die Arzte unter Druck, sich mit diesen Methoden auseinanderzusetzen.

J. Gleditsch: Wie soll die Schulmedizin das verkraften ? Die Schulmedizin muß erst geistig vorbereitet sein. Ich bin seit 8 Jahren Konsiliarfacharzt in einer Schmerzambulanz an der Universitätsklinik München. Wie ich die erste Akupunktur machte, haben die Kollegen mich fast hinausgeschmissen. Denn das, was ich machte, konnten sie nicht begreifen. Da aber der persönliche Kontakt sehr gut war, durfte ich weiter dort wirken.

Nach und nach wurden die Kollegen durch die positiven Erfolge gezwungen, über diese Heilungsphänomene nachzudenken. Sie begannen zuerst genau zu beobachten, dann auch ähnliches nachzuvollziehen. Es gibt somit 2 Wege, etwas Neues einzuführen. Der eine ist über die geistige Öffnung, der 2. ist durch das Erleben in der Praxis. Junge Kollegen erleben in den Kursen erstmals das Nadelgefühl (DEQI). Sie erleben erstmals, was ein Mikrosystem ist. Wir sind erstaunt, wie viele solche Mikrosysteme (Ohrreflexzonen, Schädelreflexzonen, Mundreflexzonen etc.) es gibt. Diese Mikrosysteme haben einen großen Vorteil gegenüber der Körperakupunktur. Die Körperakupunktur ist die klassische, die echte energetische Akupunktur. Die Akupunktur der Mikrosysteme führt ganz schnell zum Erfolg, wir können Sekundenphänomene auslösen. Mit einer einzigen Nadel am Ohr, am Mund ist es schon möglich, therapeutisch effektiv zu sein. Dieser rasche Akupunkturerfolg ist aber nicht stabil. Er muß später durch eine Körperakupunktur stabilisiert werden.

Das Erleben der sofortigen Veränderung des Körperzustandes bezüglich Schmerzen, Bewegungsumfang führt auch zu einer positiven Veränderung der Einstellung vom Patienten und Beobachter. Sie fragen und denken über diese Behandlungsmethode nach. Die Kinesiologie wuchs aus der Akupunktur. Wenn wir in der Praxis einen Punkt ganz genau treffen, die sogenannte Very Pointmethode, führt dies zu Veränderungen sowohl im psychischen als auch im somatischen Befinden des Patienten. Der Patient verlangt bei der nächsten Sitzung wieder nach dieser. Er bestätigt auch dem Therapeuten die richtige Auffindung dieser Punkte.

Ein Medizinstudent: In der Universität sollten Naturheilverfahren im Lehrplan aufgenommen werden.

A. Meng: Eine Ausbildung zu den einzelnen Naturheilverfahren ist erst nach dem Medizinstudium sinnvoll. Im Studium sollte es aber Einführungsvorträge über diese Themen geben. In den Universitäten Österreichs gibt es seit Jahren solche Lehrveranstaltungen für Akupunktur, Homöopathie etc.

Ein Medizinstudent: Durch Informationsvorträge im Medizinstudium hat der zukünftige Arzt die Möglichkeit, sich schon früher zu entscheiden, welche Fachrichtung er später einmal einschlagen will.

G. König: Informieren können sich die Studenten in den Vorlesungen, nur sind diese spärlich besucht. Auch in den Hauptvorlesungen kommen bei über 3000 Studenten in Wien z. B. nur 17 zu einer Vorlesung. Ein 2. Problem ist in Österreich, daß der frisch promovierte Dr. med. jahrelang auf einen Ausbildungsplatz warten muß. In diesem Zeitraum ist eine Beschäftigung mit den Naturheilverfahren sinnvoll.

Ein Kollege: Wie ist die Ausbildungsmöglichkeit für die TCM- Phytotherapie ?

J. Gleditsch: Wir haben im Westen eine eigene Phytotherapie. Die TCM-Phytotherapeutika sind im Westen sehr schwer zu bekommen. Auch eine solide Ausbildung darüber ist im Westen kaum möglich. Das Bedürfnis nach Phytotherapie ist auch nicht so groß wie für die Akupunktur. Denn die Akupunktur füllt eine echte Lücke in der modernen Medizin. In Deutschland wird ab 1993 an den Universitäten Akupunktur neben anderen Naturheilverfahren Prüfungsstoff. Das ist die einzige Möglichkeit unserer wohlgesinnten Minister, etwas für die Akupunktur und die Naturheilverfahren zu tun, denn es zwingt die Universität, die

Akupunktur und andere Heilverfahren auch in den Lehrplan aufzunehmen. Sonst ist die Universität autark. In der Universität München gibt es seit 13 Jahren Vorlesungen über die Akupunktur. Der Student kann nach Beendigung seines Studiums Ausbildungskurse unserer Gesellschaft besuchen. Die Akupunkturvorlesungen der Universität werden als Basisausbildung von unserer Gesellschaft anerkannt, was eine Geldersparnis für die weitere Ausbildung bedeutet. Ich möchte Kollegen Meng Recht geben, daß ein Engagement der Studenten für die Naturheilverfahren auch gefährlich ist, weil sie dann womöglich die ganze Schulmedizin nur noch als Mist betrachten und nur mehr Akupunktur und Naturheilverfahren betreiben wollen. Der Kollege muß auf dem Boden der Realität bleiben, erst dann ist eine ernsthafte Auseinandersetzung mit der Schulmedizin möglich.

A. Meng: In China geht ein Patient mit akuten Beschwerden (z. B. fieberhafte Erkrankungen), wenn möglich, in ein modernes Spital. Bei chronischen therapieresisten Fällen sucht er die TCM auf. Die Akupunktur, welche wir im Westen lernen, ist eine stark vereinfachte Version. Optimal kann man die TCM und die Akupunktur nur dann erlernen, wenn man bereit ist, die chinesische Sprache, insbesondere Altchinesisch, zuerst zu lernen.

H. Becke: Es ist vermessen zu sagen, daß die TCM (z. B. die Akupunktur) der Schulmedizin (z. B. der Infiltrationstherapie) überlegen ist. Das Wort Schulmedizin ist zu vermeiden, denn wir alle kommen ja aus der selben Schule. Es gibt nur eine Lehrmedizin. Sie ist das Einmaleins für uns alle. Es ist gefährlich, wenn ich nicht imstande bin, eine akute Erkrankung (Magenperforation, Appendicitis etc.) zu erkennen oder nicht imstande bin, einen Befund zu lesen, eine Migräne exakt zu diagnostizieren. Monomanisch vorzugehen, könnte gefährliche gerichtliche Konsequenzen haben. In unserer Gesellschaft erlauben wir nur, wenn ein Kollege die Facharztausbildung (Linear-kausales Denken) abgeschlossen hat, den Besuch unserer Kurse (funktionell synthetisches Denken). Das gleichzeitige Erlernen beider Denksysteme ist unseres Erachtens nicht möglich.

G. König: Ich kann dem Kollegen Becke nur voll zustimmen, immer zuerst die moderne Diagnostik, dann die TCM-Diagnostik.

Ein Kollege: Wir müssen beide Heilverfahren, die alternative und die schulmedizinische beherrschen.

J. Gleditsch: Das komplementäre ist wichtig, wie das Yin und Yang. Ich kann nicht nur als Yang leben, auch nicht nur Yin Wir müssen versuchen, beides zu verbinden.

E. Kitzinger: Wann soll man dem Medizinstudenten Akupunktur und andere Reflextherapieausbildungen anbieten ? Er soll schon im Studium die Grundzüge dieser Heilverfahren kennen.

H. Becke: Der Student soll die Grundzüge der Akupunktur als Propädeutik kennenlernen, aber die Ausbildung mit Zertifikat erst wenn er "das Handwerk" erlernt hat.

H. Klima: Das analytische und das synthetische Denken kann man nicht trennen. Man kann nicht zuerst das eine, dann das andere machen, schon in der Volksschule soll man dem Schüler beide Denksysteme beibringen.

A. Meng: Es ist ein großer Fortschritt, daß die TCM heute in einer derartigen Form neben der Schulmedizin diskutiert wird. Das ist der Beginn einer Integration von unterschiedlichen Medizinsystemen und Denkungsweisen.

J. Gleditsch: Ich bin zum zweiten Male hier in Wien beim Wiener Dialog über die Ganzheitmedizin, es geht hier nicht nur um neue Heilmethoden sondern, auch um eine Bewußtseinsbildung. Die Information an die Jugend ist wichtig. Die Akupunktur ist eine ideale Ergänzung der modernen Medizin.

G. König: Der Student soll selber wählen, welcher Ausbildungsmodus ihm lieber ist.

A. Meng: Vielen Dank für die Beiträge.

Allgemeine Aspekte

Ordnungstherapie als Grundlage ganzheitlicher Medizin

S. Das (Berlin)

Die WHO hat im November 1986 in Ottawa/Kanada eine **Charta zur Gesundheitsförderung** verabschiedet. Sie fordert, wissenschaftlich fundierte und zugleich dem Laien universell zugängliche Methoden zum Schutz und zur Förderung der Gesundheit zu erarbeiten.

Sehr viele Beschwerdezustände und Krankheiten, besonders chronische, sind heute verursacht durch falsche Lebensweise und entstehen durch zu viel Essen, Genußmittel, Arzneimittel, Stress, Freizeit, Bewegungsmangel, Verweichlichung.

Gesundheit läßt sich nicht in einem Krankenhausbett erliegen, auch nicht auf Rezept verordnen. Gesundheit ist keine natürliche Ordnung, sondern eine humane Leistung. Sie ist nicht von selbst da, sondern muß täglich neu errungen werden. In der Ottawa-Charta steht: "Menschen können ihr Gesundheitspotential nur dann weitestgehend entfalten, wenn sie auf die Fakten, die ihre Gesundheit beeinflussen, auch selbst Einfluß nehmen können. Gesundheit wird im Alltag der Menschen erzeugt und gelebt, dort, wo sie lernen, arbeiten, spielen und lieben."

Gesundheit ist die Frucht rechter Lebensweise, rechter Lebensordnung. Die ärztliche Bemühung darum heißt **Ordnungstherapie**. Ordnungstherapie heißt Leben ordnen, heißt, das Leben des Menschen, der als Patient unseren Rat sucht, so zu ordnen, wie es ihm selber und seiner Natur entspricht und seiner Gesundung und Gesundheit förderlich ist. Ordnungstherapie ist ganzheitliche Therapie, ist Grundlage aller Therapie, ist Therapie höchster Wertigkeit.

Grundsätze und Regeln der Lebensordnung und gesundheitsfördernden Lebensführung sind bereits vor über 2000 Jahren in den **6 Ordnungskategorien der hippokratischen Medizin** niedergelegt worden. Sie sind uraltes Erfahrungsgut und Fundament der europäischen Medizin. Sie sind heute notwendige Ergänzung zur naturwissenschaftlich-technischen Medizin.

Aus der antiken Medizin ist ein **System der Heilkunde** überliefert, das uns als Modell helfen kann, zu einer neuen Synthese in der Medizin zu finden. Theorie und Praxis der Medizin ruhen auf je drei Säulen. Ihr Fundament sind

HYGIENE und DIÄTETIK, das ist die LEHRE und PRAXIS der LEBENSORDNUNG, der gesundheitsfördernden Lebensführung. Die **Theorie** der Medizin hat sich zu beschäftigen mit der **Physiologie**, der Lehre vom Gesunden, mit der **Pathologie**, der Lehre vom Leiden und Sterben, beides auf der Grundlage der HYGIENE. Dabei ist der antike Begriff der Hygiene viel weiter gefaßt als der heutige und bedeutet die Lehre von der Lebensordnung

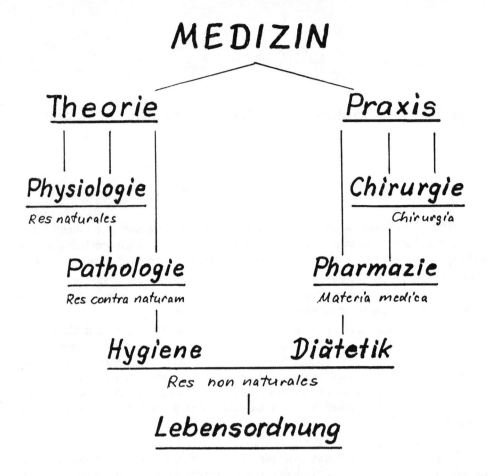

MEDIZIN

Theorie   Praxis

Physiologie   Chirurgie

Res naturales   *Chirurgia*

Pathologie   Pharmazie

Res contra naturam   *Materia medica*

Hygiene   Diätetik

Res non naturales

Lebensordnung

1. Licht - Luft - Wasser - Wärme - Kälte
2. Speise und Trank
3. Bewegung und Ruhe, Arbeit und Freizeit
4. Schlafen und Wachen
5. Ausscheidungen und Absonderungen
6. Gemütsbewegungen

System der Heilkunde

Abb. 1

und gesundheitsfördernden Lebensführung. Die **Praxis** der Medizin besteht aus der **Chirurgie**, das sind die Heiltechniken (Schneiden, Brennen, Stechen, Nähen, Massage, Aderlassen, physikalische Therapie, Entfernen von Fremdkörpern etc.) und der **Pharmazie**, das sind die Heilmittel im engeren Sinne. Beides ruht auf der DIÄTETIK, das ist die Beratung und Hinführung zu Lebensordnung und rechter Lebensweise im umfassenden Sinne. Wir verwenden das Wort "Diät" in sehr verengtem Sinn und verstehen darunter nur noch eine Schonkost.

Grundsätze und Regeln der Lebensordnung sind gegeben in den sog. "Sechs nicht-natürlichen Dingen" (Res non naturales):

1. Der geordnete Umgang mit Licht, Luft, Wasser, Erde, Wärme, Kälte;

2. der maßvolle Gebrauch von Speise und Trank;

3. der Rhythmus von Bewegung und Ruhe sowie Arbeit und Freizeit;

4. der Wechsel von Schlafen und Wachen;

5. der Ausgleich durch Ausscheidungen und Absonderungen;

6. die Beherrschung der Gemütsbewegungen.

"Nicht-natürlich" heißen diese Dinge deswegen, weil der sinnvolle Umgang mit diesen elementaren Grundbedürfnissen menschlichen Lebens nicht selbstverständlich und von Natur aus richtig ist, denn "sie sind beides", schreibt der Medizinhistoriker **Schipperges**, "die Quellen ständiger Gesundheit und die Mühle der Selbstzerstörung. "

Die antike Lehre von der Lebensordnung hat nicht nur für den einzelnen Geltung, sondern auch für das soziale und sittliche Leben. Sie hat normativen Charakter. Sie war das **Fundament der Heilkunde** über mehr als 2 Jahrtausende hinweg bis zur Mitte des 19. Jahrhunderts. Auf diesem Fundament wurde in den letzten 100 Jahren das grandiose Bauwerk der naturwissenschaftlich-technischen Medizin errichtet mit allen Spezialfächern und nahezu unüberschaubarem Detailwissen. Dabei ging das rechte Maß verloren. Hypertrophierendes Wachstum von Pharmazie und Heiltechniken hat zu Deformierungen geführt, die die Medizin heute unbezahlbar machen. Die Maßlosigkeit dieser Therapiebereiche kommt einer Entartung gleich am Organismus Heilkunde. Hier ist ein radikaler Eingriff vonnöten und eine Rückbesinnung auf die Heilkräfte der Natur.

Es soll der Versuch gemacht werden, diese zeitlosen Gesetze vom gesunden Leben auf zeitgemäße Weise neu zu interpretieren. Sie geben hautnahe praktische Anweisungen für den Alltag und gelten für Arzt und Patient gleichermaßen.

1. Der geordnete Umgang mit Licht, Luft, Wasser, Erde, Wärme, Kälte

fördert die Gesundheit und erhält unsere physischen Lebensgrundlagen. Es ist uns allen klar, daß die Verseuchung von Luft, Wasser, Boden, die Zerstörung des ökologischen Gleichgewichts etc. der Ausdruck schwerster Unordnung im Umgang mit diesen Lebensgrundlagen ist. Hier sehen wir, wie aktuell die antike Lebensordnungslehre ist! Wir haben mit unserem hybriden possessiven Lebensstil die Ordnung der Natur so schwer gestört, daß Flora und Fauna mit Krankheit bis zum Tode reagieren. Daraus sind **kollektive Gesundheitsbelastungen** entstanden. Der einzelne kann sie mittels eigener Einsicht zwar nicht abstellen, aber er kann das kollektive Umweltrisiko vermindern durch Konsumeinschränkungen,

Verzicht auf hohen Bequemlichkeitsstandard, Anwendung bereits vorhandener Vermeidungstechnologien etc.

Individuelle Schadfaktoren entstehen z. B. durch

* übermäßige Sonnenbestrahlungen, welche Alterungsveränderungen der Haut verstärken und beschleunigen, das Hautkrebsrisiko erhöhen und den Erholungswert der Freizeit mindern durch Irritationen des Vegetativums.

* Die Luft, die wir atmen und nicht einmal 3 Minuten entbehren können, wird nicht nur durch Autoabgase und rauchende Schornsteine verpestet, sondern auch durch rauchende Mitmenschen, selbst solche, die über Umweltschutz reden! Rauchen ist individueller und kollektiver Risikofaktor.

* In den Umgang mit Licht und Luft ist auch der mit Licht- und Schallwellen einzubeziehen: vielstündiges tägliches Fernsehen, Radiohören, Musikbeschallungen in Dauerberieselungen oder Überlautstärken sind eine Reizüberflutung für Sinne, Sensorium und Vegetativum, führen zu Nervosität, Abstumpfung der Sinnesorgane und schließlich bis zur Gemütsverödung.

Der **geordnete** Umgang mit Licht, Luft, Wasser, Erde, Wärme, Kälte wirkt gesundheitsfördernd. Denn es sind dies ja die naturgegebenen physiologischen Umweltreize, an die der Mensch sich in seiner stammesgeschichtlichen Entwicklung reaktiv angepaßt hat. Wir leben generell als Sitzmenschen in Innenräumen zwischen Auto - Aufzug - Schreibtisch - Fernehen - Bett, entbehren dabei den regelmäßigen Einfluß physiologisch notwendiger Umweltreize. Von den **klassischen Naturheilverfahren** werden sie als natürliche Heilmittel eingesetzt, in methodischer Anwendung in den Therapieformen der Helio-, Hydro-, Klima-, Bewegungstherapie etc.

2. Der maßvolle Gebrauch von Speise und Trank

Die Ordnung der Ernährung ist **die** unverzichtbare Grundlage für Widerstandskraft und Leistungsfähigkeit, Gesundheit und Gesundung. Kein Umweltfaktor wirkt so direkt, so tief und intensiv in das innere Milieu und in jede Zelle hinein wie die Nahrung. Wir leben mit unserer Physis von dem, was wir gegessen haben und was unsere Verdauungsorgane uns daraus zubereitet haben. Das ist so wahr wie es offensichtlich und einfach ist und deswegen bleibt es oft völlig unbeachtet. Denn auf ihre Fragen, ob sie ihre chronischen Krankheiten ernährungsmäßig beeinflussen könnten, erhalten doch die meisten unserer Stoffwechsel-, Rheuma- und Krebskranken heute immer noch - vor allem bei Entlassung aus klinischer Behandlung - die Antwort: Nein, Sie können alles essen wie bisher, nehmen Sie nur Ihre Medikamente regelmäßig ein!

Wir essen **zu viel, zu fett, zu süß** und **zu eiweißreich**, sind **quantitativ überernährt**. **Qualitativ** jedoch ist die Nahrung häufig **unterwertig**, denn industrielle Bearbeitung vieler Lebensmittel vermindert naturgegebene Gehalte essentieller Nahrungsbestandteile, die als Vital- und Steuerungsstoffe unerläßlich sind. Reichliche Zufuhr naturbelassener lebendiger Nahrungsintegrale, wie Vollgetreide und Frischkost, verhindert Fehlernährung.

In jüngster Zeit hat der Biochemiker **Fritz Popp** nachgewiesen, daß jede Zelle Licht ausstrahlt. Durch Bestimmung der jeweiligen Strahlungsstärke und verschiedenerStrahlungscharakteristika können Informationen über den **Grad der Lebendigkeit** gewonnen werden. **Popp** hat diese **Biophotonenstrahlung** auch an naturbelassenen Lebensmitteln festgestellt, an technisch verarbeiteten Nahrungsmitteln war sie jedoch nicht nachweisbar.

Was **Bircher-Benner** und **Kollath** schon beobachtet hatten, findet nun naturwissenschaftlich exakte Bestätigung. Bedenkenswert ist das Wort des **Hippokrates**: "Eure Nahrungsmittel sollen eure Heilmittel und eure Heilmittel sollen eure Nahrungsmittel sein."

3. Der Rhythmus von Bewegung und Ruhe, Arbeit und Freizeit

Menschliches Leben ist in die Polaritäten und Rhythmen der Natur eingebunden: Tag und Nacht, Sommer und Winter, Bewegung und Ruhe, Anspannung und Entspannung etc. Dabei sind - entsprechend dem chinesischen Yin-Yang - die Polaritäten bei aller Gegensätzlichkeit immer miteinander verbunden zu sehen. Rhythmik ist das Urprinzip aller Lebensvorgänge. Rhythmus wirkt funktionsordnend. Krankheiten beginnen mit Rhythmusstörungen. Nicht nur Herz und Atmung, auch Verdauungs- und Stoffwechselsystem, Vegetativum und Endokrinium unterliegen ordnender Rhythmik.

Lebensführung ordnen heißt rhythmisieren, wo Rhythmusstörungen vorliegen. Dem Manager mit hektischem Lebensstil und Überbetonung von Spannung, Arbeit und Leistung ist die Notwendigkeit von Entspannung, Freizeit und Hobby zu vermitteln. Wo Aktivitätsverluste eingetreten sind, sei es aus körperlichen oder seelischen Gründen, ist situations- und reaktionsgerecht zu mobilisieren. Vor allem ist der sitzenden Lebensweise entgegenzuwirken, denn der heutige Mensch ist ein Schreibtischtäter, ein Autofahrer, ein kreislaufgestörter und nervenlabiler Stubenhocker, der an sportlichen Veranstaltungen meist nur über das Fernsehen teilnimmt.

Bei einseitig-krankmachendem Lebensstil - sei es durch Stress und Arbeitsüberlastung oder Bewegungsmangel mit Stubenhockersyndrom - ist **ordnender Ausgleich durch Betonung der vernachlässigten Qualität** grundlegend und vorrangig gegenüber spezifischer Arzneitherapie.

Wir haben heute viel mehr **Freizeit** zur Verfügung als früher, die Wochenarbeitszeit wird immer kürzer, immer mehr Menschen leben immer länger und hören immer früher mit der Arbeit auf. Der sog. Ruhestand macht heute schon mehr als ein Drittel unseres Erwachsenenlebens aus. Wie gehen wir mit diesen gewonnen Freiräumen um? Eine ganze Industrie lebt davon, den Menschen die Langeweile zu vertreiben, vom Spielautomaten bis zur Weltreise. Die Angebote der Vergnügungs-, Freizeit- und Touristikindustrie werden wie Nahrungs- und Genußmittel oft im Übermaß konsumiert. Es fehlt auch hier, wie bei Stress- und Arbeitsüberlastung, die **Fähigkeit** zum Maßhalten, sich selber Grenzen setzen zu können. Das Recht auf Freiheit und Freizeit ist eine Grundforderung, die die Würde des Menschen konstituiert. Die Fähigkeit aber, mit Freiheit und Freizeit nutzbringend und sinnerfüllend umgehen zu können, muß erst noch entwickelt werden. Eine **Kultur der Freizeit** birgt große Chancen für Prävention und Rehabilitation.

4. Der Wechsel von Schlafen und Wachen

Viele Menschen schlafen, wenn sie wach sein sollten; das betrifft nicht nur alte Cerebralsklerotiker mit verändertem Tag-und Nachtrhythmus ihrer Gehirndurchblutung, sondern alle, die mit minderem Bewußtseinsgrad und wenig geistiger Präsenz leben bzw. gelebt werden.

Viele andere sind wach, wenn sie schlafen wollen: das ist die große Zahl der Schlafgestörten. Der Schlaf läßt sich nicht einschalten, wenn der Fernseher ausgeschaltet wird. Schlafgestört sind die Überaktiven und die von negativen Gedanken und Gefühlen In-Besitz-genommenen. Schlaf ist die Gegengabe für die Fähigkeit zur Hingabe, ein Geschenk an den, der loslassen kann - seine Sorgen, seine Probleme, seine Tages- und Lebensbelastungen. Schlaf wird gefördert durch: körperliche Ermüdung, seelische Ruhe, nervliche Entspannung und kann wieder eingeübt werden durch rhythmikordnende Lebensführung und Entpannungs-übungen, z. B. Autogenes Training.

5. Der Ausgleich durch Ausscheidungen und Absonderungen

Darm, Lunge, Haut und **Nieren** sind die Organsysteme, die natürlicherweise nicht mehr Benötigtes, Abfall- und Giftstoffe aus dem Körper zu entfernen haben. Was sie nicht nach außen schaffen können, bleibt im Körper zurück und beeinträchtigt wichtige Lebensvorgänge, vor allem den **Stoffwechsel** und das **Abwehrsystem**. Unzählige Fremd- und Schadstoffe aus Chemie und Technik verschmutzen heute nicht nur die **Um**welt, sie dringen mit Luft, Wasser, Nahrung und Getränken auch in unsere Körper-**In**welt ein. Diesen zusätzlichen Belastungen sind unsere körpereigenen Entsorgungssysteme häufig nicht mehr gewachsen. Ihre Selbstreinigungs- und Entgiftungsfähigkeiten lassen sich jedoch unterstützen und aktivieren. Hierzu stehen uns aus den **klassischen Naturheilverfahren** altbewährte Methoden zur Verfügung.

Was andernorts * ausführlich dargestellt wurde, kann hier nur kurz skizziert werden.

Das Verdauungssystem, Ver- und **Ent**sorgungsanlage zugleich, ist ein Außenweltskanal von 7-9 m Länge mit einer Schleimhautoberfläche von 300 qm (!), wenn alle Darmzotten auseinandergefaltet werden. Dieser riesigen inneren Kontakfläche zur Außenwelt obliegt Kontrolle, Steuerung, Schleusen- und Filterfunktion für alles, was in die Körper-Inwelt gelangt. Durch die Präsenz von ca. 80 % des gesamten lymphatischen Gewebes im sog. darmassoziierten Immunsystem hat der Darm die Schlüsselfunktion im gesamten Immunsystem. Die ansteigende Fremdstoffexposition und Zunahme von Allergien, vor allem Nahrungsmittel- und Arzneimittelallergien, von Autoimmunkrankheiten und Abwehr-schwächen läßt hier an Zusammenhänge denken.

Bei Aktivierung der Entsorgungsleistung des Darmes dienen zunächst Schonphasen mittels Heilfasten, Fastendiäten oder Mayr-Kur - zur Ruhigstellung, Reinigung und Regeneration des Darmes. Die Auswahl optimaler Ernährung nach Kriterien der Vollwertigkeit und Bekömmlichkeit, die Anwesenheit einer biologisch intakten Darmflora und die Sorge für geregelten Stuhlgang ohne Abführmittel sind Grundlagen einer Darmpflege als Basistherapie.

Das **Atmungssystem** hat gleichfalls polare Aufgaben: Versorgung mit O_2 und Entsorgung von CO_2 finden bei jedem Atemzug statt. Gleichfalls werden mit ca. 1,5 l Wasser pro Tag andere Abfallstoffe abgeatmet. Die Umwelt/Inwelt-Kontaktfläche beträgt ca. 100 qm. Ver- und Entsorgungsleistungen der Lunge sind vermindert bei Mundatmung, flacher, frequenter Atmung, Hochatmung, bei sitzender Lebensweise, Zwerchfellhochstand, sowie spastischen und obstruktiven Atemwegserkrankungen. Um die Atemfunktion zu verbessern, genügt es nicht, gelegentlich ein paar Atemübungen zu machen. Es müssen die Ursachen der Fehlatmung beseitigt werden. Gute Atmung ist abhängig von unbehinderter Nasenatmung, von Körperhaltung und Körperbewegung, vom Zustand des Bauchraumes und nervlich-seelischer Ausgeglichenheit.

* Das, Sigrid "Ohne Inweltentgiftung keine ganzheitliche Therapie" Sonntag-Verlag, München 1989 "Entgiften und entschlacken" Trias-Verlag, Stuttgart 1990

Größenverhältnisse
der
Inwelt / Umwelt - Kontaktflächen

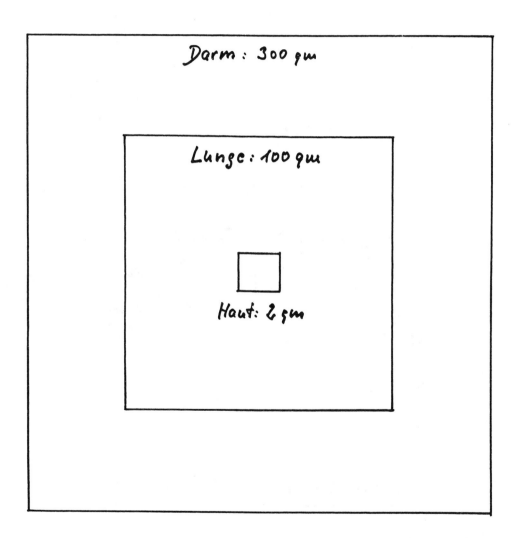

Darm: 300 qm

Lunge: 100 qm

Haut: 2 qm

Abb. 2

GESUNDHEIT und LEBENSWELT

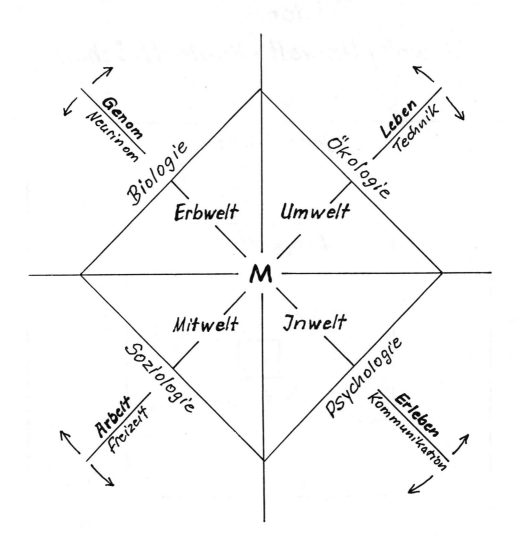

System der Lebensordnung

Abb. 3

Die funktionstüchtige **Haut** mit ihren 2 qm Kontaktfläche scheidet unaufhörlich durch die Millionen ihrer Schweiß-, Duft- und Talgdrüsen viele Abfallstoffe aus. Wenn die wechselnden Funktionsreize aus der Umwelt fehlen - Licht, Luft, Wärme, Kälte, Wasser, mechanische Reize - wird die Haut kalt, trocken, schlaff, untätig. Die Haut kann aktiviert werden durch dosierte Luft-, Licht- und Sonnenbäder, Trockenbürstungen, Kneippsche Hydrotherapie und mehr Körperbewegung in atmungsaktiver Kleidung. Die Entgiftungsleistung läßt sich steigern durch Schwitzmaßnahmen, z. B. temperaturansteigende Bäder mit anschließender Schwitzpackung und Sauna.

Durch das Klärwerk **Niere** fließt täglich 300 mal die gesamte Blutmenge, damit aus 1500 l Blut die harnpflichtigen Stoffe hinausfiltriert und in 1,5-2l Harn ausgeschieden werden könnnen. Der Harn ist eines der wichtigsten Vehikel zur Ausscheidung von Abfall- und Giftstoffen, ausschließlich zuständig für die N-haltigen Abbauprodukte purinhaltiger Nahrungsbestandteile, vor allem Fleisch. Auch Salze, Darmfäulnisprodukte, Giftstoffe aus Krankheitsprodukten, Chemikalien und Schwermetalle wie Hg, Pb und Cd verlassen den Körper mit dem Harn. Die Niere ist dankbar für Verzicht auf Fleisch und Purinbildner, wenigstens periodisch, um den Harnsäureanfall herabzusetzen, für Verzicht auf Alkohol, der die Harnsäureausscheidung hemmt, für reichliche Flüssigkeitszufuhr - nicht unter 1,5-2 l pro Tag - und für die Ausschaltung vermeidbarer Schadwirkungen, z. B. nierenbelastender Pharmaka.

6. Die Beherrschung der Gemütsbewegungen

Auch seelisch sind sind wir einem ständigen Fremd- und Schadstoffzustrom ausgesetzt: negativen Umwelteinflüssen von Menschen und Medien, Kränkungen, Enttäuschungen, Ängsten, Depressionen u. a. Im Stress des Alltags werden viele Erlebnisse und Erleidnisse unverarbeitet in die Abraumhalden des Unbewußten abgeschoben. Doch Beherrschung der Gemütsbewegungen heißt nicht Verdrängung, sondern Bemeisterung des Gefühlschaos und Kontrolle über die Seelenkräfte. Das ist nur möglich aus dem geistigen Vermögen wacherer Bewußtheit und dem Bewußtsein innerer Freiheit zu Selbstbestimmung und Verantwortung. Die geistige Dimension gibt dem Menschen seine Würde. Sie sollte in jeder Therapie angesprochen werden, um den Patienten zur Mitarbeit zu motivieren und zu aktivieren. Aussprachen, Autogenes Training, Eutonie, Meditation geben Hilfen zu seelischer Stabilisierung.

Hinführung zu gesundheitsfördernder Lebensführung, zu Lebensordnung, ist Grundlage ganzheitlicher Medizin. Hier helfen uns heute die modernen Erkenntnisse

der Biologie   – Lehre von der Erbwelt, der Konstitution und Disposition,
Ökologie   – Lehre von der Umwelt, der natürlichen und technischen,
Psychologie   – Lehre von der Inwelt, den Emotionen, der Erlebnisverarbeitung,
Soziologie   – Lehre von der Mitwelt, der Arbeitswelt, der Freizeitgestaltung

Von der Bio-Medizin zur Info-Medizin

ein Beitrag von seiten fundamentaler Methodologie

G. J. van Lamoen (Leusden)

'Wer heilt, hat Recht' gilt im grunde nur für Patienten. Ein Paradigma-Wechsel in der **wissenschaftlichen Medizin** benötigt zwei **Anreger:**

- eine neue erklärende Strategie oder fundamentale Methodologie und, was wahrscheinlich noch schwieriger ist, - einen sozio-kulturellen Wechsel. Max Planck drückte es in negativer Weise aus: "Eine neue wissenschaftliche Wahrheit gewinnt nicht durch Überzeugen, sondern durch die Auslöschung der Gegenseite und das Heranwachsen einer neuen Generation, der diese neue Wahrheit bekannt ist".

Eine wissenschaftlich medizinisches Modell hat drei Komponenten;

1. die erklärende Strategie (fundamentelle Methodologie)
2. bio-physikalisches Grundlagenwissen und
3. angewandtes medizinisches Wissen (z. B. Pathophysiologie)

Heutzutage sind die neuen Modelle und Forschungsergebnisse der Physik und Biologie äusserst wichtig für einen Paradigma-Wechsel in der Medizin - doch noch wichtiger ist die gründliche Ausarbeitung von Punkt 1 - der grundlegende Weg, auf welche Weise wir die Welt wahrnehmen. Diese Beitrag konzentriert sich auf den fundamentalen 1. Bereich.

Was bedeutet nun dieser 1. Bereich ? Legen wir unsere Gedanken zugrunde, so implizieren unsere Wahrnehmungen und Erfahrungen Annahmen darüber, wie die Welt ist.

Im Bereich der Wissenschaftsphilosophie sprach Thomas Kuhn von dem (bekannten) Paradigma. In der Psychologie kennen wir den Begriff "mindset". In der fundamentalen Methodologie sprechen wir von "Denkmodellen".

Zum Beispiel - beim 'Sehen' versorgen unsere Augen das Gehirn mit Informationen der Wahrnehmung der äusseren Welt. Doch bevor diese Informationen zu einer bedeutenden Erfahrung führen, müssen sie zunächst vom Gehirn gedeutet und geordnet werden, wozu ein Weltbild vorhanden sein muss. Ohne einen vorhandenen Bezugsrahmen bleibt blosse visuelle Information bedeutungslos.

Nun entstehen wahrscheinlich die meisten Probleme dann, wenn wir eines der grundlegendsten Modelle übersehen: das **Selbst-Bild.** Das Bild wie wir uns selbst sehen und die Beziehung dieses Selbst zu allem andern. Dieses Modell bedingt jeden Gedanken, jede Wahrnehmung und jedes Tun.

Und wie wir alle wissen, ist das meist verbreitetste Selbst-Bild das, in dem wir das individuelle Selbst **getrennt** und unterschieden vom Rest der Welt sehen. In einfacher Sprache: eine Subjekt-Objekt Spaltung. Von dieser Selbst-Sicht ist unsere westlich-wissenschaftliche Welt so durchdrungen, daß nur wenige sich je bewusst machen, daß es nur eine Gedankenvorstellung ist, oder bemerken, wie sie ihre Erfahrung oder Gedanken beeinflusst.

Nicht vergessen dürfen wir dabei, daß diese Vorstellung selbst bei den, weit-sichtigen' holistisch denkenden Therapeuten noch höchst effektiv ist.

Dieses Selbst-Bild steht in enger Beziehung zu unserem sozio-kulturellen Hintergrund. Und hier begeben wir uns in den Bereich der sogenannten **kulturellen Codes.**

Aus phänomenologischer Sicht können wir unsere Welt in **fünf kulturelle Hauptcodes** einteilen:

1. den chinesisch-japanischen Code
2. den indisch-tibetanischen Code
3. den schamanischen Code
4. den jüdisch-christlichen Code und
5. den westlich-wissenschaftlichen Code

Nun könnten wir tagelang über diese Hauptcodes sprechen, doch wichtig ist in diesem Moment, daß wir uns klar darüber werden, daß jeder dieser kulturellen Codes seine eigenen spezifischen Arten der Medizin hervorgebracht hat.

Zum Beispiel ging aus dem chinesisch-japanischen Code die Akupunktur hervor, die in der westlich-wissenschaftlichen Welt (in der Biomedizin) als alternativ galt (gilt?).

In anderen Worten ausgedrückt, die westlich-wissenschaftliche Biomedizin besitzt nicht die (höchste) Wahrheit; im chinesisch-japanischen Code ist die Akupunktur vollkommen gültig - sie ist die Wahrheit. Eine andere wichtige Schlussfolgerung dieses Modells ist die fundamentale Idee, daß man, um ein ausgezeichneter Akupunkteur zu werden, den chinesischen kulturellen Code tiefgehend studieren muß.

Sehen wir uns die Situation des westlich-wissenschaftlichen Codes und speziell der Biomedizin in der letzten Zeit an, so erkennen wir zwei Entwicklungen:

* Einerseits **das Versagen der Alternativen, eine Lösung zu finden.** Es wird immer deutlicher, daß die Alternativen (allein) nicht die Macht besitzen, ein neues und einheitliches Modell in der Medizin aufzustellen. In anderen Worten: Die Kontroverse (orthodoxe oder Schul- versus alternative Medizin) ist nicht dadurch zu lösen, daß man die Formen der alternativen Medizin herausstellt.
* Andrerseits zeichnet sich mit Sicherheit eine Tendenz des Wachstums einer sogenannten **Integralen Gesundheitsfürsorge** ab.

Integral leitet sich vom lateinischen 'integer' ab, was bedeutet, ein Ganzes zu formen. Alternative oder holistische Gesundheitsfürsorge ist daher nicht länger eine passende Bezeichnung, da sie zu sehr das "Entweder - Oder" in den Vordergrund stellt.

Was wir benötigen, ist ein **"Sowohl - Als-Auch"**, sowohl die orthodoxe (Bio-) Medizin als auch die alternative Medizin.

Eine integrale Gesundheitsfürsorge beinhaltet die **optimale** Kombination beider Richtungen. Was wir benötigen, ist eine **neue Einheit**, in der beide Seiten, die alte und die neue, die orthodoxe und die alternative, die holistische und die spezialisierte zusammengehen.

Diese neue Einheit kann ein Synonym sein für integrale Gesundheitsfürsorge.

Von der fundamentalen Methodologie können wir lernen, daß letztere wahrscheinlich die beste Wahl von allen ist, denn, studieren wir die Regeln des Übergangs, erkennen wir, daß jede wirkliche (erfolgreiche) **Umwandlung** zwei Aspekte besitzt:

das Progressive (die Erschaffung des Neuen) und das **Konservative** (das Bewahren des Alten). Aus diesem Grund sprach der Methodologe Paul Watzlawick von zwei Formen des Wandels: Ein Wandel innerhalb einer bestehenden Struktur oder Vorstellung - was kein allzu grosser Wandel ist (mit den Worten Watzlawicks ausgedrückt, bringt er eine Steigerung des Vorhandenen). Und ein Wandel, der die Struktur als solche verändert - ein Wandel auf einer höheren System-(geistigen) Ebene, der wirklich etwas Neues bringt.

Demnach ist nicht die orthodoxe oder alternative Medizin besser, sondern wir benötigen eine neue Einheit (eine wirklich integrale Gesundheitsfürsorge), mit der wir Zukünftigem, mit Respekt vor der Vergangenheit, entsprechen können.

Unter Berücksichtigung all dessen können wir festhalten, daß der Paradigma-Wechsel, der eine wirkliche integrale Gesundheitsfürsorge hervorbringt, eines **Meta-Codes** bzw. einer **Meta-Sprache** bedarf.

Ein Meta-Code beinhaltet Übereinkünfte auf einer höheren Ebene, und in Bezug auf die Methodologie können wir nur so einen fundamentalen Wechsel erreichen.

Gleichseitig beschert uns ein Meta-Code eine gemeinsame Sprache (wie jeder Code; nebenbei bemerkt, ist eine schöne Definition des Begriffs Code die folgende: das, was vordem bekannt ist aus einer Botschaft) und eine Vereinfachung komplexer Fakten.

Im westlich-wissenschaftlichen Code gibt es **7 Modelle,** die den **Wandel in der Medizin** stützen. Aus Zeitgründen möchte ich sie nur nennen:

- Systemdenken und Regelkreisdenken (einschliesslich des pluri-kausalen Denkens statt des monokausalen Denkens)

* die Quantenmechanik, und die Akzeptanz des in der Physik normalen Doppelaspekts der Materie als Teilchen und Welle
* das Grundsystem Pischingers
* die dissipativen Strukturen Prigogines
* Morphogenese nach Sheldrake
* das holografische Modell
* das deterministische Chaos (Fraktaltheorie von Mandelbrot, Feigenbaum etc.)

In den letzten 10 Jahren führte das **deterministische Chaos** zu einer stillen Revolution in der Physik und Biologie. Als eine Wissenschaft der globalen Natur von Systemen gibt es Aufschluß über das **universale Verhalten** der **Komplexität**. Wissenschaftler stiessen auf die erstaunliche Tatsache, daß Chaos, Formlosigkeit, Unregelmässigkeit eine Ordnung halten, Muster beinhalten. Wie ein Biologe sagte: Leben saugt Ordnung aus einem Meer von Unordnung.

Die Chaos-Theorie schuf neue Werkzeuge, um Unregelmässigkeit als einen Formgebungsfaktor des Lebens zu analysieren. Chaos brachte schon eine neue Art der Physiologie ins Leben, gestützt auf die Idee, daß die Werkzeuge der Mathematik Wissenschaftlern helfen könnten, global-komplexe Systeme unabhängig von lokalen Einzelfaktoren zu sehen.

442

Wissenschaftler erkannten zunehmend den Körper als einen Ort der Bewegung und Strahlung - und sie entwickelten Methoden zur Analyse dieser Phänomene.

Und ohne Zweifel wird die Chaos-Theorie ein wichtiges neues Licht auf die Naturheilverfahren werfen.

Doch als Methodologe habe ich zwei Anmerkungen zu machen. Als erstes: eine Betonung des Begriffs Chaos bringt Verwirrung. In der Literatur zeichnet sich eine Tendenz ab zu glauben, daß chaotische Nahrung allein zu Ordnung führen kann.

Zur Erschaffung neuer Strukturen halten wir die Information für das den Wandel Bringende - nicht Chaos.

Und Zweitens sind die obengenannten 7 Modelle allein nicht in der Lage, uns die geliebte integrale Gesundheitsfürsorge zu bringen - wir benötigen einen **Meta-Code**. Um irgend eine Form der Übereinkunft zu errreichen, müssen wir eine gemeinsame Sprache sprechen.

Wir schlagen hier einen Meta-Code vor, der zwei Fundamente besitzt, zwei grundlegende Kategorien: **Information (I)** und **Energie(E)**.

Das beinhaltet, daß in allen Wissenschaftsbereichen Information und Energie existent sind - und alle fundamentalen Relationen im Kosmos sind Information-Energie-Relationen. Es zeigt sich immer deutlicher, daß durch die Verwendung dieser zwei Begriffe viele traditionelle Probleme eine bessere Lösung erhalten können. Die gleiche I-E Polarität finden wir in Theorie und Praxis, in Ideal und Realität, Subjekt und Objekt, Psyche und Soma, Sensorik und Motorik usw. - als solch grundlegende Polaritäten, die wir nun in eine **universelle Beziehung** bringen.

Diverse Probleme wie kybernetisches Gleichgewicht, DNA, Senso-motorisches System und auch z. B. schöpferischer Ausdruck stellen sich als Probleme der Informationsverarbeitung heraus. Und gerade diese Informationsverarbeitung bringt die Polarität I und E zu einer Synthese.

Von größter Wichtigkeit ist es daher, die Begriffe Information und Energie zu definieren. Welches sind die Unterschiede, und wo sind Übereinstimmungen ?

Kurz nach dem 2. Weltkrieg entstand die Informations-Theorie dank der berühmten Arbeiten von Shannon und Weaver. Saillant Detail (interessantes Faktum): in diesen frühen Tagen sprachen sie von der "mathematischen Theorie der **Kommunikation**", aber berühmt wurden sie durch die Quantifikation der Information, so daß der Begriff Informations-Theorie steckenblieb. Shannon bezog Information auf Unvorhersagbarkeit. In einfachen Worten: Wer liefert die meiste Information in dieser Botschaft ? Er/sie, der/die das höchst Unvorhersagbare mitteilt. Sonst wären es keine neuen Informationen. Doch Hardware bestimte die Form der Theorie. Da Information in binären An-/Aus-Schaltern gespeichert war, bezeichnet als Bits, wurden Bits das grundlegende Maß der Information.

Bis heute hat die Informations-Theorie einigen Fortschritt gebracht, doch wie wir alle wissen, bedeutet Quantifikation der Information nicht, daß Information als solche einen quantitativen Charakter hat. In der Biologie und heutzutage sogar in der Chaos-Theorie wissen wir, daß in der Evolution - in Systemen mit höherer Komplexität - es immer schwieriger wird, Energie (z. B. im menschlichen Körper) und Information (z. B. in der Sprache) zu quantifizieren.

Der französische Methodologe A. Moles bewies, daß in der intra-humanen Kommunikation eine optimale Information vonnöten ist, nicht ein Maximum an Information. Und optimale Information ist nicht vollständig quantifizierbar.

Wahrscheinlich kommt die beste - das heisst die bis jetzt am besten einzusetzende - allumfassende Definition von Information von Gregory Bateson: jeder Unterschied, der einen Unterschied macht.

Nun gibt es einige erstaunliche Übereinstimmungen und Unterschiede zwischen Information und Energie.

Ein grundsätzliches Gesetz in der Physik sagt uns, daß Energie nie verloren geht - das **Energieerhaltungsgesetz**. Charakteristisch ist das Phänomen, daß Energie mittels eines Mediums von einer Quelle zu einer anderen wandern kann, in einer Weise, daß in A der Energiebetrag abnimmt, während er in B zunimmt. Nebenbei: seit Einstein wissen wir, daß wir Materie als "gefrorene (erstarrte) Energie" bezeichnen können.

Charakteristisch für Information ist, daß sie von einer Quelle zur anderen gesandt werden kann, in einer Weise, daß sie an der Empfangsstelle zunimmt, ohne an der Senderstelle abzunehmen - das **Informationserhaltungsgesetz**.

Auf diese Weise haben wir zwei Hauptgebiete der Umwandlung oder Translation. Eine im Bereich der Energie und eine im Bereich der Information. Bei der Umwandlung von Energie geht immer etwas nützliche Energie aufgrund des Wärmeanstiegs verloren. Dies ist das bekannte Prinzip der **Entropie**. Nun ist es erstaunlich festzustellen, daß in der Welt der Information eine Parallele existiert. Hier findet der gleiche Verlauf von Degradierung statt - aber hier wird Entropie als Lärm bezeichnet.

Diese Erkenntnisse haben Wissenschaftler in einige Verwirrung versetzt: in der Informations-Theorie benutzen wir das Entropie-Prinzip - und sogar mit der gleichen Formel wie in der Physik.

Ein Teil der Schwierigkeiten entsteht dadurch, dass, wenn Entropie auf den physischen Zustand eines physischen Systems angewandt wird, es ein Maß der Unordnung dieses Systems ist. Und Unordnung ist nicht vollkommen objektiv feststellbar. Der menschliche Beobachter kann nicht vollkommen ausgeschlossen werden, da die Vorstellung von Ordnung untrennbar mit dem Bewusstsein verbunden ist. Aus diesem Grund stellt der französische Physiker Olivier Costa de Beauregard fest, daß Entropie zur gleichen Zeit subjektiv und objektiv ist.

Nach dem Methodologen John Pierce ist Entropie das Maß von **Ungewißheit** oder Wahl. In der Physik und in der Informations-Theorie gibt es Ungewissheit in Systemen hinsichtlich des nächsten Stadiums. Ein nächstes Stadium ist nicht mit Sicherheit vom vorhergehenden zu deduzieren. Daher können wir schlussfolgern: die Erhaltungsgesetze sagen etwas aus über die allgemeine Situation eines System, aber aufgrund der Entropie oder des Lärms ist es nicht möglich, jedes Stadium oder jede Phase dieses Systems im vorhinein zu beschreiben.

Diese Parallele zwischen den Systemen der Mechanik (E-Welt) und der Information (I-Welt) bergen enorme Möglichkeiten.

Wie sieht nun die Beziehung zwischen Information und Energie aus ?

444

Wie wir bereits gesehen haben, gibt es zwei grundlegende Übereinstimmungen zwischen I und E: Beide wurzeln in einem Erhaltungsgesetz. Was bedeutet, daß insgesamt (letztendlich) keine Energie und keine Information verlorengeht. Und für beide, I und E, gilt das Entropie-Prinzip.

Jedoch mit einem **klaren Unterschied**: bei der Weitergabe von Energie wird **Energie verbraucht**, verschwendet. Bei der Weitergabe von Information verliert der Sender diese **Information nicht.** Dieser wichtige Unterschied verdeutlicht, daß Energie im Verhältnis zur Information zweitrangig ist. **Energie (Materie) ist der Träger der Information.**

Und die I -E Polarität wird durch ein kybernetisches Prinzip (das heisst positives Feedback) aufrechterhalten.

In der Physik kennen wir keine Information, die nicht in Beziehung steht zu (oder gebunden ist an) einem physischen Substrat. Doch ist dies kein Beweis dafür, daß Information verlorengeht, wenn das physische Substrat verschwindet. Zu behaupten, daß Information verlorengeht, wenn das physische Substrat verschwindet, ist eine sogenannte Tautologie, da der Informationsaspekt via physisches Substrat geprüft wird.

Das Informationserhaltungsgesetz wird stark gestützt durch die morphogenetische Resonanz von Rupert Sheldrake und das holografische Modell - und damit sind viele Probleme leichter lösbar.

Unter Berücksichtigung dieser Gegebenheiten wollen wir einen kleinen Ausflug in die Praxis machen. Der russische Physiologe Filatow, Pionier der Cornea-Transplantation, entdeckte, daß bei Eintritt des Todes die Cornea Extra-Energie speichert. Es erklärt die Tatsache, daß nach dem Tode Fingernägel und Haare weiterwachsen.

Nun können wir feststellen, daß im Falle einer Krankheit besonders schwache oder **leidende Zellen** zu **Informationsträgern** werden. Aufgrund dessen wird Krankheit in erster Linie zu einem Informations- Weitergabe- oder **Informations-Verarbeitungs-Problem.**

Aus dieser Sicht könnte eine Diagnose wie folgt lauten: Ein Kranker ist jemand, der nicht in der Lage ist, seine Erfahrungen vollständig zu verarbeiten. Er schafft für sich selbst - unbewusst - ein neues Wahrnehmungsorgan - gegebenenfalls das kranke Organ -, um die zusätzlichen (oder das Überangebot an) Informationen zu kompensieren. Durch die Heilung des kranken Organs allein ist das Problem der Informationsverarbeitung noch nicht gelöst. Es wurde lediglich eine Kompensation auf der Energie-Ebene erreicht. In vielen Fällen weicht die Krankheit auf andere Körperteile aus. Eine Lösung kann dann nur dadurch erreicht werden, daß auf der Informations-Ebene geholfen wird. Es gibt hier viele Möglichkeiten, doch eine effektive Methode ist die einer Entspannungs-Technik, die Ähnlichkeit mit alten Yogaformen zeigt. Wichtig ist hierbei, daß in erster Linie nicht versucht wird, das kranke Organ zu heilen. Sondern man muß den erkrankten Teil des Körpers sozusagen 'beruhigen'. Man ist bereit, die durch das Organ akkumulierte Information in die Psyche zu integrieren. In den meisten Fällen verschwindet dann die Krankheit.

Diese Denkweise bietet auch eine schöne Definition und Erklärung des **Störfeld- Problems** an. Nach Kellner finden wir auf klinischer Ebene eine sub-chronische Entzündung des Interstitiums - dies ist das materielle Substrat oder der E(nergie)-Aspekt. Doch daneben haben wir das Störfeld als Quelle chronischer irritativer Impulse, den kybernetischen und somit den I(nformations)-Aspekt. Ausserdem birgt dies etwas Wichtiges: ohne eine Therapie, die eine Kur unter dem Informations-Aspekt einschliesst, ist das Störfeld reif zu rezidivieren.

Hinsichtlich der Beziehung zwischen I und E möchte ich nun eine Schlussbemerkung anfügen. In der Quantenmechanik existiert die seit langem akzeptierte **Komplementärbeziehung** zwischen Masse (Materie) und Energie (Heisenberg usw.). In Erweiterung dieser Erkenntnisse ist es höchstwahrscheinlich, I und E als eine Komplementärbeziehung anzusehen. Als solche bilden I und E auf einer höheren Systemebene eine Einheit.

Nun stellt sich die Frage: Gibt es in einem der kulturellen Codes Parallelen zu diesen Erkenntnissen ? Die Antwort ist ja, denn es gibt mehrere synonyme Vorstellungen. Im indisch-tibetanischen Code finden wir die Vorstellung des **Prana**. Bei gründlicher Suche stossen wir in den Heiligen Büchern Indiens auf eine Definition, die Prana als **Sonnenenergie plus Gedankenkraft** beschreibt. Auf der Grundlage dieser Vorstellung ist das gesamte Yoga-System aufgebaut; durch die Atmung wird versucht, kosmische Energie in spirituelle Energie umzuwandeln.

Wenn wir also von einer einheitlichen Form von Information-Energie sprechen, finden wir in anderen kulturellen Codes schöne Antworten. Nebenbei, der japanische Forscher H. Motoyama fand während 30 jähriger Forschung heraus, daß die Vorstellung des Chi oder Ki (aus dem chinesisch-japanischen Code) parallel zu der des Prana ist.

Zusammenfassend können wir dann das Störfeld als den E-Aspekt einer Blockade von Prana (I-Aspekt) sehen.

Ich hoffe, daß ich Ihnen einige Einblicke geben konnte in die interessante Rolle, die die Methodologie beim Aufbau einer neuen und integralen Gesundheitsfürsorge spielt - zusammen können wir es erreichen. Ich danke Ihnen.

Literatur

Bateson, G.: Mind and Nature. Dutton, U. S. A., 1979.

Bergsmann, Q., Bergsmann, R., Kellner, M.: Grundsystem und Regulationsstörungen. Haug Verlag, 1984.

Campbell, J.: Grammatical Man. Simon&Schuster, U. S. A., 1982.

Foss, L., Rothenberg, K.: The Second Medical Revolution. New Science Library, Boston, 1987.

Gleick, J.: Chaos, making a new science. Penguin Books, New York 1988.

Jantsch, E.: Design for Evolution. Int. Library of Systems Theory, New York, 1975.

Kuhn, T.: The Structure of Scientific Revolution. University of Chicago Press, 1970.

Lamers, H.: Neuraaltherapie en het BBRS. Ankh-Hermes, Deventer, 1988.

van Lamoen, G. J.: in: Epyone; Informatiegeneeskunde. Sliedrecht, nr. 4-12, 1991.

van Lamoen, G. J.: Paranormale geneeswijzen. Ankh-Hermes, Deventer, 1988.

van Lamoen, G. J.: in: Prana; de invloed van geest op lichaam. nr. 49, 1987.

van Lamoen, G. J.: in: Arts en Alternatief; Neuraaltherapie. nr. 4-4, 1990.

van Lamoen, G. J.: in: Prana; Sjamanisme. nr. 37, 1984.

van Lamoen, G. J.: in: Prana; de informatiemaatschappij en de culturele revolutie. nr. 41, 1985.

Mandelbrot, B.: The Fractal Geometry of Nature. Freeman, New York, 1977.

Motoyama, H.: Science and the Revolution of Consciousness. Autum Press, U. S. A., 1978.

Pischinger, A.: Das System der Grundregulation. Haug Verlag, 1989.

Popp, F. A.: Neue Horizonte in der Medizin. Haug Verlag, 1987.

van Praag, H.: Informatie en energie. de Haan, Bussum, 1970.

Watzlawick, P., Weakland, J., Fisch, R.: Change. Palo Alto, 1974.

"Ganzheitsmedizin als neuer gesellschaftspolitischer Aspekt zum Lebenswandel"

L.Kalnoky (Graz)

Der 2. Wiener Dialog wird hoffentlich ein weiterer Schritt sein, um die Ganzheitsmedizin in die gegenwärtige Schulmedizin als ergänzenden Aspekt zu integrieren.

Diese komplementäre Ergänzung -"undefiniert"empfinden das immer mehr Menschen - entspricht mehr der komplexen Wirklichkeit unseres Lebens.

Ganzheitsmedizin ist nicht nur - so verstehe ich es - eine Frage der Diagnose und Therapie auf naturwissenschaftliche Parameter ausgerichtet - zumindest nicht naturwissenschaftlich im herkömmlichen abgegrenzten Sinn - sondern Ganzheitsmedizin beinhaltet auch eine Lebensphilosophie. Diese sollte immer mehr auch der Allgemeinheit bekannt und bewußt gemacht werden und somit die Lebensweise verändern.

In der Ganzheitsmedizin wird nicht wie bisher die Krankheit bzw. deren Symptome primär betrachtet, sondern vor allem auch der Mensch hinterfragt. Ein Dialog, der auf beiden Seiten oft neu ist. Ein neuer Zugang zu den Mechanismen der Krankheitsprozesse fordert zum "Weiter"denken auf.

Im Gegensatz zur Krankheit ist die Gesundheit ein lebendiger, dynamischer Prozeß, **der fähig ist** - das Gleichgewicht - also die Balance - trotz Lebensdynamik **zu halten.** Krankheit ist ein Verlust der **Ausgleichsfähigkeit.**

Die Gesundheit - dieser Gleichgewichtszustand, vergleichbar einem Balanceakt hat drei wesentliche Herausforderer:

       1. eine persönlich-individuelle Komponente
       2. eine soziale-gesellschaftliche und
       3. eine ökologische Komponente.

Nur ein integriertes komplexes Angebot an Förderung und Ausgleich im Imunhaushalt (psychisch und physisch) kann eine qualitative Verbesserung der Gesundheitsversorgung erreichen.

Im besten Fall können sich die 3 Komponenten untereinander regulieren - eine Art eigene Regeneration - also stützen und fördern, aber auch behindern und gefährden, wie am Beispiel "Streß" - er wird leicht zum Handicap im gesundheitlichen Balanceakt - wenn die Fähigkeit fehlt, auf die Irritation der Umwelt nicht mit der notwendigen Ausgleichsfähigkeit zu reagieren.

Wo aber - außer im Management-Kursen - wird diese Fähigkeit gelehrt und gefördert die Mechanismen des Stresses zu kennen und auch abzubauen ?

Es gibt Schlagworte und teure Angebote - aber keine allgemeinen Konzepte - geschweige Programme für Schulen oder den ländlichen Raum. Gerade jetzt wird erneut das Schularzt-untersuchungsprogramm diskutiert - dort sollte die Ganzheitsmedizin einen Platz finden, es wäre schade um jahrelange Wiener Dialoge - wenn sie elitär blieben.

Welche Chance hat gegenwärtig ein Medizinstudent Beobachtungen statt Diagnosen zu erlernen ? Eben nicht nur am Krankenbett, wie das im Turnus geschieht, sondern beim Gesunden ? Subtile Parameter wie z.B. Lebensgewohnheiten, Neigungen, Ängste und Zwänge liegen ja im Vorfeld der Diagnose, sind aber wichtige Lebensdaten für jede Krankengeschichte. (Rückkoppelungseffekte)

Ich möchte mit einigen Details aus dem steirischen Modell "Die Gesunde Gemeinde" zeigen, wie wichtig die Begegnung Arzt - Mensch auch ohne Krankheit ist, nicht zuletzt um "wissenschaftliche" also meßbare Parameter nicht einseitig zu interpretieren.

In den "Gesunden Gemeinden" sind die Menschen "noch nicht" gesünder als in den anderen Gemeinden, es hat sich aber auf **Gemeindeebene** ein neues Verantwortungs (Zuständig-keits) - Bewußtsein etabliert, d.h. die in der Gemeinde politisch verantwortlichen Menschen, an der Spitze der Bürgermeister, fühlen sich für den Bereich Gesundheit mitverantwortlich.

Um das Thema Gesundheit den Menschen greifbarer zu machen, haben in den vergangenen zwei Jahren in der Steiermark über 60 Jungärzte, d.h. auf den Turnus wartende Ärzte in den "Gesunden Gemeinden" ca. 20% der Bevölkerung aufgesucht. Inzwischen sind es über 22.000 solcher Besuche, bei denen anhand eines Fragebogens mit ca. 120 Fragen sowohl die Lebensgewohnheiten, wie auch gesundheitliche Daten erfaßt werden. Dieser Frageboge-gen ist der Einstieg für ein Gespräch, Voraussetzung einer Partnerschaft Arzt/Proband. Diese neue Art der Gesundheitsförderung - miteinbezogen sind die niedergelassenen Ärzte haben die beste Voraussetzung die Ganzheitsmedizin auch praktikabel zu machen.

Komplexe Kenntnisse,nicht nur meßbare Daten ergeben die Möglichkeit einer umfassen-deren Interpretation.

So ist zum Beispiel Übergewicht, falls der genetische Faktor als überwiegend angenommen wird (Studie Hannover) viel zu determiniert betrachtet und somit falsch - eine Studie an 1.000 steirischen Schulkindern (Volksschule - Berufsschule) zeigt auch andere Zusammen-hänge.

Kinder, die sich zu dick fühlten und die Eltern meinten, das Gewicht sei o.k., waren

Kinder von Angestellten   zu 40 % übergewichtig
Kinder von Arbeitern   zu 30 % übergewichtig
Kinder von Landwirten   zu 10 % übergewichtig
Kinder von Eltern mit selbständigen Berufen zu 3 % übergewichtig

"Genetisch" interpretiert hieße das: genetisch übergewichtig veranlagte Menschen werden meist Angestellte und erbgut-bedingte Schlanke werden selbständig. Gerade in der Gesund-heitsförderung können durch eindimensionale Interpretationen falsche Risikogruppen an-gesprochen werden.

Ganzheitsmedizin - eine große Aufgabe - muß den Glauben an die Wirkung des "**Kleinen**" fördern - dazu gehört Kenntnis über die Materie, Vertrauen zwischen den Menschen, besonders Arzt/Proband und Glauben an die eigene Lebenskraft.

Ein innerlich-seelisches Gleichgewicht relativiert oft Krankheiten - der Ausspruch einer alten Dame veranschaulicht das:

"Wissen Sie", sagte sie einem Jungarzt "meine Schwester ist schon 89 und ich bin 87. Wir zwei wetteifern, wer länger lebt, keine will zuerst sterben und so limitieren wir uns gegenseitig hinauf, außerdem lebe ich gern", sagte sie trotz Parkinsonscher Krankheit, "solange ich in meinem Garten arbeiten kann, macht es mir Spaß, zu leben." Unbewußt hat diese Frau - ein gutes Prinzip der Lebens-Gesundheitsbalance befolgt. - Diese "komplementäre" Gesundheitsförderung widerspricht nicht der naturwissenschaftlichen Erkenntnis - so verstanden ist die Ganzheitsmedizin ein qualitativer Fortschritt.

Mögliche Ursachen allergisch bedingter Erkrankungen

R. Treusch (Beilngries)

Allergische Erkrankungen nehmen immer mehr zu und drohen unsere Krankenversicherungssysteme aus den Angeln zu heben. Die Forschung weiß zwar immer mehr Details, kennt aber keine Ursachen. Wenn nun 'fast' jeder erkranken kann, so ist es doch denkbar, daß 'jeder' mit den Ursachen in Berührung kommt. Es ist anerkanntes Wissen, daß bei einer allergischen Erkrankung ein Allergen die Haut oder Schleimhaut durchdringt und darunter mit immunkompetenten Zellen in Kontakt tritt. Diese entscheiden, ob es sich um einen bekannten oder unbekannten, also fremden Stoff handelt. Je nach Art und Menge kann es dabei zu einer überschießenden, also allergischen Reaktion kommen. Warum dies nun beim einen zu dieser 'Allergie' kommt, beim anderen nicht, ist immer noch unklar. Vielleicht hilft es nun weiter, wenn wir uns nicht mit den zig tausend verschiedenen Allergenen, sondern mit dem Ort dieses Kontaktes befassen. Vielleicht finden wir dort die Ursache. Aus verschiedenen Fachgebieten habe ich nun Untersuchungsergebnisse zusammengetragen, die eine Störung im Mucosablock vermuten lassen.

Untersuchungsergebnisse:

Beginnen wir mit dem einfachsten: F. X. Mayr fand bei fast allen seiner kranken Patienten entzündliche Veränderungen im Darm. Klangen diese unter seiner Therapie ab, besserten sich die Krankheiten, auch Allergien.

Verschiedene Autoren berichten von gesteigerter Löslichkeit des Zellverbandes und Desquamation, erhöhtem Sulcusblutungsindex und drastischen Veränderungen in Epithelzellen unter Anwendung von Detergentien im Mund. Hohe Konzentrationen derselben können auch bakterizid wirken. Diese Tenside sind nun in fast jeder Zahnpasta und an jedem Geschirrteil, das aus der Spülmaschine kommt. So kommt auch schon der nicht mehr voll gestillte Säugling damit in Kontakt. Über Wirkungen auf die Darmschleimhaut gibt es keine Untersuchungen.

Ebenso sind in fast jeder Zahnpasta und jedem Mundwasser Desinfektionsmittel enthalten. Was sie verschluckt im Darm anrichten, ist bisher nicht untersucht, ebenso nicht das Verhalten verschiedener Fluorverbindungen, die ebenfalls hoch bakterizid sind. Chlorhexidin, ein in letzter Zeit vielpropagiertes Mittel, haftet so fest an der Glycoproteinschicht auf Zahn und Schleimhaut, daß es 24 Stunden lang im Speichel nachweisbar ist. Es wird kaum resorbiert und über den Darm ausgeschieden, muß also auch im Darm wirken und dort die Flora stören.

451

Wir wissen, daß unter der so bereits vorgeschädigten Darmschleimhaut 80% unseres Lymphsystems liegen. Neueste Untersuchungen haben nun erstaunlicherweise gezeigt, daß sich gerade in der Schleimhaut des Gastrointestinaltrakts hohe Dosen von Quecksilber (und vielleicht auch anderer Metalle) aus Amalgamfüllungen speichern. Hier an der Grenzfläche zwischen innen und außen herrscht eine hohe Stoffwechsel- und Enzymaktivität. Die Kummulation von Quecksilber hier ist sehr bedenklich, vor allem, da Hg ein potentes Allergen ist. Bei der Resorption und Speicherung im Körper treten die verschiedenen Metalle und Spurenelemente in Wechselwirkung und verdrängen sich zum Teil auch gegenseitig.

So können die Schwermetalle auf Grund ihrer Affinität zu Schwefel alle -SH Gruppen blockieren.

Bei Zinkmangel, und den haben wir ja in Mitteleuropa, können die zweiwertigen toxischen Schwermetalle das Zink in den Metalloenzymen ersetzen (Perger).

Bei einem Überangebot von Hg wird auch die Entgiftungsfunktion der Glutathionperoxydase überfordert, so daß diese dann für ihre eigentliche Aufgabe als wichtigster Radikalenfänger nicht mehr zur Verfügung steht (Schrauzer).

$HgCl_2$ induziert IgE und IgG Bildung (Gleichmann).

Schlußfolgerung:

Versuchen wir diese nachgewiesenen Veränderungen auf die Darmschleimhaut (den Mucosablock) zu focusieren, so ist es durchaus denkbar, daß es unter der veränderten oder blockierten Enzymaktivität bei einer gleichzeitig erhöhten Aufnahme allergener Substanzen zu pathologischen und/oder überschießenden Reaktionen, also zur Allergie kommt. "Das Immunsystem kann seinen von der Natur vorgesehenen Auftrag nur dann richtig erfüllen, wenn ihm alle notwendigen Aminosäuren, Vitamine und Spurenelemente im physiologisch korrekten Konzentrationsbereich zur Verfügung stehen und die biochemischen Stoffwechselreaktionen nicht durch unphysiologisch hohe Konzentrationen an Toxinen irgendwelcher Art gestört werden" (Kieffer).

Professor Uhlenbruck sagte einmal:

"Gesundheit ist die Summe aller Krankheiten, die man nicht hat".

In diesem Sinne möchte ich Sie aufrufen, für ihre Gesundheit zu sorgen, indem sie die geschilderten jatrogenen Reaktionen in ihrem Körper nicht zulassen.

LIFECARE - Primäre Prävention von Zivilisationskrankheiten auf ökologischer Basis

M. Vogel (Lugano)

Das Wort "Lifecare" ist eine Neubildung, die man mit "Lebens-Fürsorge" übersetzen könnte. Es steht in sprachlicher Analogie zum englischen Wort "Healthcare". Dieser Begriff ist allerdings, wie das entsprechende deutsche "Gesundheitswesen", inzwischen stark im Sinn der "Krankheitspflege" verdreht worden. LIFECARE will dagegen die naturgerechte Pflege der Gesundheit ansprechen und darüber hinaus die Liebe zum Leben und zu allem Lebendigen ausdrücken. Im übergeordneten ökologischen Sinne steht eine solche Sicherung der eigenen Gesundheit in Entsprechung zu einem behutsamen Umgang mit der Natur. Diese Lebenshaltung ist die Grundlage für die Harmonie des Menschen mit seiner eigenen Existenz, wie auch für jene mit seiner natürlichen und sozialen Umwelt.

Die konkrete Absicht von LIFECARE ASSOCIATION als Institution ist es, Mittel und Methoden bereitzustellen, wodurch das Individuum die geistigen, und vor allem die physiologischen Voraussetzungen wiederfindet, die zur Gewinnung und Erhaltung echter Lebensfreude notwendig sind. Darunter fallen insbesondere neue, ganzheitlich orientierte Ernährungsmethoden, die die natürlichen Abwehrkräfte und Regenerationsprozesse fördern und der Verhütung von degenerativen Krankheiten dienen.

Selbstverständlich kann es dabei nicht darum gehen, einen oberflächlichen "Lustgewinn" zu propagieren und Krankheit und Tod (die ja auch zum naturgegebenen Lebenszyklus gehören) zu ignorieren. Entscheidend ist vielmehr, daß dem Einzelnen Möglichkeiten geboten werden, seine **Lebens-Chancen zu verbessern** und das durch entsprechende Massnahmen möglichst vieler Einzelner auch das Risiko einer gesundheitlichen Benachteiligung künftiger Generationen verringert wird.

In diesem Sinn will LIFECARE ASSOCIATION der Öffentlichkeit einen Dienst anbieten, den heute weder der Umweltschutz, noch das Gesundheitswesen, noch die Ärzte zu leisten in der Lage sind: Denn der Umweltschutz hat nicht das Individuum als solches im Visier, das Gesundheitswesen kümmert sich im Allgemeinen nur um die Krankheit, und erst dann, wenn sie bereits ausgebrochen ist, und die Ärzteschaft ist verständlicherweise aus Überlastung kaum in der Lage, sich um vorbeugenden Gesundheitsschutz zu kümmern. Der Grundgedanke von LIFECARE ASSOCIATION ist, den bestehenden Institutionen ergänzend beizustehen, wobei die Zusammenarbeit mit allen am Gesundheitswesen direkt Interessierten, mit Behörden, Versicherungen und Unternehmungen sowie mit der Ärzteschaft angestrebt wird.

Viele Auswüchse der modernen technologischen Zivilisation gleichen in der Tat krebsartigen Geschwüren, die sich in grosser Geschwindigkeit über den Erdball verbreiten. Ihre eigentliche Dynamik beziehen sie meist aus dem Abbau und der rapiden Zersetzung von natürlichen Öko-Systemen, die sich während Tausenden und Millionen von Jahren aufgebaut haben und einen zwar immer wieder durch Natur-Katastrophen gefährdeten, aber im Ganzen doch stabilen Gleichgewichtszustand erreicht hatten.

Das Geheimnis des Gleichgewichts, der Stabilität und des natürlichen Regenerationsvermögens der Natur liegt in der innigen Verwobenheit alles Lebendigen: Aufbau und Abbau der organischen Substanz sind durch endlos sich wiederholende Kreisläufe miteinander verbunden; und innerhalb dieser Kreisläufe herrschen vielfältigste Beziehungsketten und Entsprechungen, die scheinbar getrennte Naturerscheinungen zu einem sinnvollen Ganzen verbinden.

Auch der Mensch, obwohl er sich heute vielfach daraus herausgehoben fühlt, ist organischer Bestandteil der Natur: Er steht der Umwelt nicht als unbeteiligter Zuschauer gegenüber, und seine Handlungen bleiben nicht ohne Rückwirkungen auf ihn. Dies haben frühere, von der Natur noch sehr viel abhängigere, sogenannt "primitive" Kulturen intuitiv verstanden, indem sie die Naturkräfte vergöttlichten, ihnen mit Ehrfurcht entgegen traten und sich mit den Gesetzen der Schöpfung in Einklang zu bringen suchten.

Der gewaltige Hebelarm der Technik hat den modernen Menschen bis zu einem gewissen Maß unabhängig werden lassen von den Mächten der Natur - oder hat ihm dies vorgetäuscht, bis die gegenwärtigen Umweltprobleme ihm das Gegenteil bewiesen haben.

Angesichts der gegenwärtigen Situation beginnen sich auch die Wissenschaften auf neue Aufgaben und Ziele zu besinnen: Man hat eingesehen, daß der herkömmliche Ansatz der Technik viel zu sektoriell, d. h. auf einseitige Ziele bezogen ist; daß er also durch ein ganzheitlicheres Denken ersetzt werden muß, wo Ursache und Wirkung nicht nur auf mechanistische Weise, sondern in größeren, untereinander vernetzten Zusammenhängen betrachtet werden. Leben ist auf die Dauer nicht gegen, sondern nur mit der Natur möglich.

Solche Erkenntnisse, die sich während der letzten 10-20 Jahre auf dem Feld der Umwelt-Wissenschaften durchgesetzt haben, sind leider auf dem Gebiet des Gesundheitswesens noch zu wenig durchgedrungen. Bei vielen Menschen beobachtet man eine Tendenz, den Zustand des eigenen Körpers und der eigenen Seele von jenem der "Umwelt" abzusondern, als ob "Innen" und "Außen" nicht durch vielfältigste Kanäle miteinander verbunden wären.

Auch das moderne Gesundheitswesen ist vielfach noch von jenem alten mechanistischen Denken geprägt, das Krankheiten losgelöst von ihren größeren Zusammenhängen bekämpfen will und im Allgemeinen erst "im Schadenfall", dann aber mit massiver Ladung und oft viel zu sektoriell eingreift. Die spektakulären Erfolge, die mit solchen Methoden im Einzelnen und bei Notfällen erzielt werden, sind seit langem anerkannt. Sie dürfen aber nicht davon ablenken, daß ihnen die ganzheitliche Grundlage fehlt, die das Entstehen vieler Krankheiten bereits von Anfang an verhindern könnte.

Die naturgerechte Verhütung von Krankheiten ist heute eine notwendige Ergänzung zur Verhütung von Umweltschäden. Beide sind nicht voneinander zu trennen, weshalb man auch von der **Notwendigkeit eines ökologischen Gesundheitsschutzes** sprechen kann. Dieser ist schon deshalb dringend, weil gleichzeitig mit der zunehmenden Vergiftung der Natur eine Degeneration des menschlichen Erbguts stattfinden kann, die irreparabel ist und auch durch die ausgeklügeltsten Bemühungen der pharmazeutischen Forschung nicht mehr rückgängig zu machen sein wird.

Unser Wohlbefinden beruht auf einer harmonischen Wechselbeziehung zwischen Mensch und Natur, zwischen Körper, Seele und Geist, sowie zwischen Individuum und Gesellschaft. Dabei sind es zwei Brücken, eine geistige und eine stoffliche, die zwischen "Innen" und "Aussen", also zwischen Mensch und "Umwelt" vermitteln: Einerseits die gedankliche Einstellung, die den Umgang des Einzelnen mit Natur und Gesellschaft prägt, und andererseits die Luft-, Wasser- und Nahrungsaufnahme, durch welche die Grundstoffe der Natur im menschlichen Körper umgesetzt werden.

Denn jeder Mensch ist nicht nur, was er denkt und was er tut, sondern er ist auch, was er ißt. In diesem Sinne leiten sich Krankheiten sehr oft von gestörten Verhältnissen im Stoffwechsel-Haushalt des Organismus her, wie sie auch durch Störungen des "seelischen Haushaltes" ausgelöst werden können. Diese Erkenntnis macht die Notwendigkeit einer ganzheitlichen Lebens- und Gesundheitsphilosophie deutlich, in welcher die richtige Nahrung eine nicht zu vernachlässigende Rolle spielt.

Es ist heute eine nicht mehr zu leugnende Tatsache, daß **falsche Ernährung eine Hauptursache vieler Zivilisationserkrankungen** und Degenerationserscheinungen ist. Die konventionelle medizinische Versorgung ist mit diesem Problem jedoch überfordert, denn sie konnte bisher nur nachträglich, und unter hohen sozialen Kosten, Schäden zu reparieren versuchen, die durch richtiges individuelles Verhalten und entsprechende gesellschaftliche Leitbilder weitgehend zu verhüten wären.

Der Begriff der Prävention, der durch den Ausdruck "Vorbeugung" populär geworden ist, wird meist verstanden als Früh-Erkennung von Krankheitssymptomen. Jedoch sind drei Stufen der Prävention zu unterscheiden:

Tertiäre Prävention meint, bei einem bereits fortgeschrittenen Verlauf der Krankheit einer weiteren Komplizierung des Krankheitszustandes vorzubeugen.

Sekundäre Prävention meint Früh-Erkennung und -Behandlung von bereits in Erscheinung getretenen Symptomen (z. B. kleine lokale Tumore).

Primäre Prävention, also die eigentliche vorbeugende Stärkung der Gesundheit, umfasst Bemühungen zur Verhütung eines die Krankheit vorbereitenden "Milieus".

Milieu ist das französische Wort für "Umfeld", jedoch nicht nur ausserhalb unseres Körpers (Milieu extérieur, bzw. Umwelt), sondern auch im Inneren unseres Organismus (Milieu intérieur, bzw. Inwelt). Zur deutlicheren Unterscheidung des inneren vom äusseren Umfeld sieht LIFECARE ASSOCIATION die Verwendung des Begriffes "Terrain" vor. (In der Literatur werden die Begriffe "Milieu" und "Terrain" oft austauschbar verwendet)

Bei allen Lifecare-Aktivitäten, und vor allem bei der Institution des "Lifecare-Fitness-Checkups" geht es immer und ausschliesslich um die primäre Prävention, die beim Krebsgeschehen, im Gegensatz etwa zur sekundären und tertiären Prävention bisher noch kaum in grösserem Masstab betrieben worden ist. Die primäre Prävention im Sinne ökologischer Verhütung stellt ein Neuland dar, obwohl sie an der Basis aller Präventions-Bemühungen stehen sollte.

LIFECARE-ASSOCIATION will ihr Gedankengut nicht vom Katheder lehren, sondern als soziale Tat verwirklichen und verbreiten. Die Verhütung degenerativer Krankheiten ist dabei als gemeinnütziger Beitrag zur ökologischen Regeneration und zur Verbesserung der gesundheitlichen Wohlfahrt zu verstehen. Deshalb wurde als erstes das sogenannte Zürcher Lernmodell "Ökologische Krebsverhütung" und die Methodik der damit zu verknüpfenden Langzeitstudie erarbeitet.

Dieses Modell beruht im wesentlichen auf dem LIFECARE-FITNESS-CHECKUP, der sich aus vier Komponenten zusammensetzt:

a) Der "LIFECARE-FRAGEBOGEN" nach Prof. de Winter

Dieser die Lebens- und Eßgewohnheiten der befragten Personen erhebende Fragebogen soll das Problembewußtsein und die Neugierde auf den eigenen Gesundheitszustand wecken. Die von LIFECARE ASSOCIATION neu erarbeitete Fassung beruht auf dem erfolgreich erprobten Vorbild von Prof. Jan de Winter und seiner Krebsverhütungsberatungsstelle in Brighton. Er kann entweder am Lifecare- Checkpoint unterbreitet oder "blind" versandt werden, einem ausgewählten Zielpublikum (z. B. Belegschaft einer Firma, einer Behörde oder eines Instituts) abgegeben werden, oder von bereits auf anderen Wegen sensibilisierten Individuen direkt angefordert und ausgefüllt werden. Die Auswertung oder die persönliche Besprechung des beantworteten Fragebogens am "Lifecare-Checkpoint" gestattet die Beurteilung, ob von Lebensführung oder Ernährung her ein grundsätzliches Gesundheitsrisiko besteht. Und es wird dem Befragten empfohlen, sich dem nachfolgenden Test zu unterziehen.

b) Der "LIFECARE-LEBENSALTERTEST" nach Prof. Vincent

Es ist eine bekannte Tatsache, dass es keinen abrupten Übergang zwischen "absoluter Gesundheit" und "absoluter Krankheit" gibt. In einem scheinbar gesunden Körper kann sich aber langsam, und für konventionelle Erfassungsmethoden noch unsichtbar, eine Krankheit anbahnen, indem durch entsprechende Stoffwechselprobleme eine der Krankheit förderliche Veranlagung, ein sogenanntes "Terrain", entsteht. Dank bahnbrechender bio-elektronischer Forschungen ist es gelungen, dieses "Terrain" schon vor dem tatsächlichen Ausbruch degenerativer Krankheiten zu erkunden, d. h. zu einem Zeitpunkt, wo die Bereitschaft zur Krankheit durch entsprechende Umstellung der Lebensgewohnheiten noch rückgängig zu machen ist.

Ein relativ einfaches und in der Praxis bereits gut erprobtes Instrument zu dieser Erhebung des "Terrains" ist der "Lifecare-Lebensaltertest" mit Hilfe des nach dem gleichnamigen Forscher benannten "Vincent-Gerätes": Anhand von Messwerten aus Blut, Urin und Speichel bestimmt es den grundlegenden Gesundheitszustand und die vorhandenen körpereigenen Abwehrkräfte der Testpersonen. Diese werden anhand eines sogenannten Bio-Elektronigramms dargestellt, das auch Anfälligkeiten auf spezifische Krankheitstypen identifiziert (z. B. Tuberkel, Viren oder Krebs). Der grundlegende Gesundheitszustand wird in einer biologischen Altersangabe zusammengefaßt, die idealerweise mit dem tatsächlichen Lebensalter zusammenfallen oder darunter liegen sollte. Liegt sie über dem tatsächlichen Alter, werden die Testpersonen leicht zugänglich für geeignete Umstellung von Ernährung und Lebensführung. Die Verbesserung der Gesundheit ist außer im Wohlbefinden im wiederholten "Lifecare-Lebensaltertest" meßbar.

c) Das "LIFECARE-UMSTELLPROGRAMM" nach Dr. med. C. Kousmine

Dies nach erprobten Vorbildern von Dr. med. C. Kousmine und weiteren Ärzten und Ernährungsexperten zusammengestellte Lifecare-Umstellprogramm ermöglicht es, den organischen Abnützungsprozeß schrittweise wieder rückgängig zu machen und durch die Wirkung lebensspendender Frischkost ein geschädigtes "Terrain" zu regenerieren. Die erreichten Fortschritte zeigen sich im "Lifecare-Lebensaltertest". Das "Lifecare- Umstellprogramm" ist in unserem Buch "Wohlbefinden durch Lifecare - Lifecare, Verbessern der Lebenschancen" vollständig und ausführlich aufgezeichnet.

d) Individuelle Gesundheitsberatung

Die drei obigen Komponenten sind eng aufeinander abgestimmt und werden durch eine vierte ergänzt, die in der individuellen Gesundheitsberatung besteht.

Der "LIFECARE-FITNESS-CHECKUP" will keineswegs in Konkurrenz mit der Tätigkeit der Ärzte treten, sondern eine neue Art der Zusammenarbeit begründen. Die verfeinerten Diagnostik-Möglichkeiten der Bio-Elektronik zur Früh-Erkennung sich verbreitender Krankheiten via Lifecare-Checkpoint wird vielen Ärzten willkommen sein, weshalb auch der Aufbau eines Lifecare-Ärztekreises geplant ist. "Feindbilder", wie man sie oft zwischen der sogenannten "Schulmedizin" und sogenannten "Naturheilmethoden" konstruiert, sind fehl am Platz, wo es um eine ganzheitliche "Lebens-Fürsorge" geht.

In der Tat ist schon heute absehbar, welche gewaltige Kostenexplosion zur Wiederherstellung der Gesundheit auf die Gesellschaft zukommt, wenn nicht schnellstens mit Verhütung von zukünftigen Schäden auf breiter Basis begonnen wird: Parallell zu den Störungen im ökologischen Gefüge unseres Planeten tritt heute eine zunehmende Schwächung des menschlichen Immunsystemes in Erscheinung, und damit auch eine Häufung degenerativer Krankheiten, die sich zu einer Lawine ungeahnten Ausmasses auswachsen kann. Mit nachträglicher Reparatur eingetretener Schäden ist dieser Lawine nicht mehr Herr zu werden: Die primäre Prävention muß zur Basis der medizinischen Versorgung und der individuellen Lebenshaltung werden, um dem Erkrankungsberg gleichsam den Boden zu entziehen.

Viele aufgeschlossene Behörden, Ärzte, Versicherungsgesellschaften und Unternehmen haben diese Notwendigkeit bereits erkannt. Es fehlt ihnen jedoch die Möglichkeit, dem erstrebten Ziel im Alleingang näher zu kommen. Dazu bedarf es der Macht des Zusammenschlusses aller Beteiligter, und nicht zuletzt der eigentlich betroffenen Individuen, die nicht zu Dauer-Patienten werden wollen. Hier setzt die Strategie von LIFECARE ASSOCIATION ein: Als supranationale, gemeinnützige und an keine Interessen gebundene Gesellschaft kann sie durch geeignete Aufklärung der Öffentlichkeit entscheidende Impulse für den Umschwung geben.

Nachdem bereits zwei Lifecare-Checkpoints eröffnet worden sind (einer in Villach bei Dr. med. Sieghard Wilhelmer und einer in Kempraten/Jona, in der Nähe von Zürich, bei Dr. med. Roman Lietha) ist für die nächste Zukunft der Aufbau eines weiteren Lifecare-Ärztekreises geplant, vorerst in der Schweiz, Österreich und Deutschland. Interessenten sind gebeten, sich mit der Zentralstelle von Lifecare Association in Zürich (Langmauerstasse 103, CH-8006 Zürich) in Verbindung zu setzten.

Polypragmasie - Management durch den Hausarzt

Ch. Adensamer (Wien)

In dem Wort Polypragmasie steckt des griechische Wort pragma- Tat. Man könnte es auch mit Vielgeschäftigkeit übersetzen. In der Medizin bezeichnet es laut Brockhaus das unnötige Anwenden von vielerlei Arzneimitteln und Behandlungsverfahren für eine Krankheit.

In meinem Referat geht es mir jedoch vor allem um das sinnvolle Zusammenspiel aller therapeutischen Maßnahmen und Interventionen. Der Begriff Management, der sowohl mit kluger Handlungsweise oder Taktik übersetzt werden kann und bei uns aus der Wirtschaft als Unternehmensführung in den Sprachgebrauch gekommen ist, beschreibt genau die Aufgabe des Hausarztes in unserem Gesundheitssystem. Sinnvollerweise sollte der Hausarzt auch praktischer Arzt sein, denn er ist der breitest qualifizierte und hat den größten Überblick über soziale, familiäre und berufliche Zusammenhänge. Weiters ist er in der Langzeitbetreuung seiner Patienten und Längsschnittbeobachtung von Krankheiten besonders erfahren. Die Einteilung der Ärzte in zwei Klassen, nämlich Fachärzte und praktische Ärzte, scheint heutzutage nicht mehr zeitgemäß zu sein, da der Hausarzt, um die gestiegenen Erwartungen der Gesellschaft zu erfüllen, den menschlichen Ausgleich zur Technisierung der Medizin setzt. Er dient der Kommunikation und Vernetzung im Gesundheitswesen zum Wohle der Patienten. Er erbringt Leistungen, die einer spezifischen Qualifikation entsprechen und im Umfang einer Facharztausbildung und - Qualifikation nicht nachstehen. Umgekehrt gibt es allerdings auch viele Fachärzte, die auch die Qualifikation zu einem Hausarzt haben, einigen von ihnen fehlt jedoch manchmal die Bereitschaft, auch ins Haus zu gehen. Warum der Facharzt als höher qualifiziert gilt und oft auch besser honoriert wird - zumindest in den Tarifen der Privatversicherungen - ist mir unverständlich. Ich möchte aber hier nicht auf die standespolitischen Gründe eingehen, die unser veraltetes Gesundheitssystem konservieren.

Sehr wohl jedoch muß ich den Kontext darstellen, in dem wir Ärzte handeln und der Patient behandelt wird. Der Staat mit seinem Gesundheits- und Sozialministerium ist durch Arzneizulassung, Ausbildungsordnung, Gesetze und Verordnungen indirekt an der Behandlung beteiligt, und der finanzielle Rahmen wird indirekt bestimmt. Die Gemeinden und Länder haben Verantwortung im Gesundheitsbereich zu tragen und beeinflussen die Behandlung für den Patienten unsichtbar. Jedenfalls sind sie meistens als Spitalserhalter zuständig, und tragen hier sichtbar große Verantwortung.

Erwähnenswert ist vor allem auch der Oberste Sanitätsrat, der genau festlegt, was Stand des Wissens in der Medizin ist. Danach kann sich wiederum die Sozialversicherung in Honorierungsfragen richten. Nicht zu vergessen sind die Universitäten, die den Erfolg von Behandlungen wissenschaftlich prüfen und nicht nur aus-, sondern auch weiterbilden.

So sehr die Verantwortung für seine Gesundheit zunächst der Einzelne hat, so ist doch der Hausarzt für seine **Patienten** verantwortlich. In einem höheren Maß für den **ganzen Menschen** als der Facharzt, der vorwiegend für die Richtigkeit der Diagnose und die Behandlung der **Krankheit** gerade steht. Die Integration der fachlich richtigen Therapien in ein ganzheitliches Behandlungskonzept ist manchmal schwieriger als der Weg zur klinischen Diagnose und Indikation.

Das größte Problem ist die sogenannte "Patientenkarriere", wobei der Patient, meist ohne "Begleitung" des Hausarztes einen Spezialisten nach dem anderen aufsucht, und jeder seine Therapie empfiehlt, wobei schließlich der Patient sich von dem Überangebot das ihm richtig erscheinende heraussucht, letztlich also den entscheidenden Schritt selber tut; nämlich die **Auswahl** der **passenden** Behandlung.

An diesem Punkt angelangt ergibt sich die Frage: Nach welchen systematischen Gesichtspunkten wählen denn wir Ärzte die richtige Behandlung aus? Jeder von uns beantwortet die Frage selbst durch sein Tun. Manche haben auch ein theoretisches Konzept.

Ich habe für meine Arbeit die theoretische Begründung in einer Arbeit von Prof. Dr. C. -F. Claussen gefunden und möchte dieses Konzept der holistischen Medizin zum Ausgangspunkt der medizinischen Seite meines Themas machen. Es ergibt sich daraus ein ganzheitliches Behandlungskonzept nach Art eines gegliederten kybernetischen Netzwerkes. Es würde den Rahmen meines Referates hier sprengen, wollte ich Ihnen ein vollständiges Bild meiner Betrachtungsweise vermitteln. Mir geht es aber vor allem um einen Grundkonsens, der erkenntnistheoretisch, auf Erfahrung aufbauend, von allen für die Gesundheit arbeitenden Menschen sinnvoll erscheinen kann.

Am Anfang steht die Selbsthilfe und der **Motivationsgrad** des Patienten. Zunächst gilt es bei **jeder** Therapie, diese zu stärken. Dann schöpfe ich die Möglichkeiten der **Ernährung** und **Diät** aus. Jetzt stelle ich die Frage nach der Art der Störung und wähle unter den Möglichkeiten der **Regulation, Substitution, Suppression**, oder Operation aus. Die Möglichkeiten der Regulation sind zahlreich: PHYSIOTHERAPIE, AKUPUNKTUR, NEURALTHERAPIE sind immer miteinander und mit anderen Behandlungsklassen sinnvoll kombinierbar. Bei der HOMÖOPATHIE, der ELEKTROAKUPUNKTUR und der HOMOTOXIKOLOGIE erscheint lediglich die Substitutionstherapie eine sinnvolle Ergänzung zu sein. Allerdings schließt eine allopathische Behandlung eine homöopathische nicht aus.

Entsprechend dem anfangs erwähntem Konzept ist es leider nicht immer möglich, den medizinisch und ökonomisch sinnvollsten Weg zu gehen, und es wird eine symptomorientierte suppressive Therapie anzuwenden sein. Das gilt vor allem bei Allergien, Infekten, und rheumatischen Erkrankungen. Während bei chronisch degenerativen Erkrankungen und Malignomen alle Therapieformen eingesetzt werden müssen.

Beispiel:Krebstherapie nach Seeger.

Sinnlos ist es sicherlich, wenn ein zunächst harmloser Infekt mit Antipyretika behandelt wird und nicht mit einer Regulationsbehandlung. Schon die Physikotherapie in Form von Kneippschen Anwendungen kann ausreichen, um die körpereigene Abwehrkraft genügend zu mobilisieren - zusätzlich ein *Mite-Phytopharmakon* oder eine *homöopathische Arznei*, nach Möglichkeit ein Einzelmittel - bringt rasche Besserung, die allerdings aufmerksam beobachtet werden muß, um einen **gefährlichen Verlauf (Braun)** rechtzeitig zu erkennen und darauf entsprechend reagieren zu können. Aber vertrauen wir mehr der **"Vis medicatrix naturae" (Mees)** und lassen wir dem Organismus mehr Zeit zur Abwehr der Krankheit. Widerstehen wir dem Wunsch des Patienten auf rasche Symptombeseitigung und stellen wir unsere Angst vor Komplikationen nicht über das Vertrauen in die Regulationsfähigkeit des Organismus. Seien wir uns jederzeit bewußt, daß Therapie jedenfalls ein Eingriff in die **Ökologie des Menschen** ist.

Ich habe versucht, Ihnen eine Übersicht über den Kontext, in dem holistische Therapieformen angesiedelt sind, zu geben, weiß aber, daß dabei mehr Fragen auftauchen als Antworten gegeben werden.

Der hohe Anspruch an den Allgemeinmediziner und Hausarzt, sich auch bei komplementären Behandlungsmethoden auszukennen, sie zumindest einordnen zu können, besteht schon lange nicht mehr nur bei exotischen Patienten, sondern ist gesellschaftliches Anliegen geworden. Ein Beweis dafür ist die Gründung der Akademie für Ganzheitsmedizin, die laut Herrn Professor Dr. Stacher, auf eine Idee meines ersten medizinischen Lehrers, Herrn Professor Dr. Dorcsi zurückgeht. Ihm, dem ich als 18 - jähriger schon bei seinen Volkshochschulkursen in Homöopathie zuhören durfte, verdanke ich meinen Zugang zur Medizin. Mit ihm verbindet mich mehr als Dankbarkeit.

Aktiv und gesund mit Kneipp.

Die fünf Säulen der Ganzheitstherapie

R. Gieler

(Wien) In den letzten Jahren nimmt das Gesundheitsbewußtsein in der österreichischen Bevölkerung immer mehr zu und immer mehr Menschen bekennen sich zu naturgemäßen Lebens- und Heilweisen.

Die Lehre von Sebastian Kneipp kommt diesen Bestrebungen sehr entgegen. Sebastian Kneipp - der Wasserdoktor von Wörishofen, ein Außenseiter der Medizin - hat schon vor 100 Jahren darauf hingewiesen, wie wichtig die Vorbeugung gegen Krankheiten und Immunisierung für die Gesundheit des Menschen ist. Er schrieb zwei wichtige Bücher

"So sollt ihr leben" und
"Meine Wasserkur."

Jeder, der an einer gesunden Lebensweise interessiert ist, sollte diese Bücher, die es heute in zeitgemäßer Bearbeitung gibt, studieren.

Neben der Heilkraft des Wassers, erkannte er die Bedeutung der milden Pflanzenarzneien, die Wichtigkeit einer naturgemäßen Ernährung und der körperlichen Tätigkeit. Durch das Erkennen der leib-seelischen Zusammenhänge ist Kneipp ein Vorläufer der modernen Psychosomatik geworden. Er erkannte als Priester, daß viele körperliche Leiden ihre Ursachen im seelischen Bereich des Menschen haben.

Die Ganzheitstherapie von Sebastian Kneipp hat in den letzten Jahren einen großen Aufschwung genommen und ist heute wissenschaftlich bewiesen und anerkannt. Das dürfte in erster Linie daran liegen, daß die Prinzipien der Kneipp'schen Lehre eine aktive Mitarbeit des Menschen verlangen.

Die fünf wichtigsten Prinzipien der Kneipplehre sind

* Hydrotherapie
* Phytotherapie
* Vollwertkost
* Bewegungs- und Atmungstherapie
* Ordnungstherapie.

Erst das Zusammenwirken dieser Behandlungsprinzipien gewährleistet, bei entsprechender Indikation, einen Erfolg der Kneipptherapie.

Die fünf Säulen der Kneipplehre - zu Hause oder in einer Kneipp-Kuranstalt angewendet - erfassen Körper und Seele im Sinne einer Ganzheitsbehandlung.

Hydrotherapie

Die Kneipp'schen Wasseranwendungen mit kaltem, warmem und heißem Wasser, zeichnen sich durch ihre außerordentliche Variabilität aus. Die Skala reicht von kleinsten, kaum belastenden Reizen, wie Waschungen, Fußwickel oder Fußbäder bis zu anstrengenden Güssen und Massagebädern.

Die thermischen Reize werden von den Sensoren der Haut registriert. Dabei ist zu berücksichtigen, daß Warm und Kalt getrennt aufgenommen werden. Durch die große Auswahl der Anwendungen ist die Möglichkeit gegeben, sich individuell dem jeweiligen Funktionszustand des Kreislaufes und der Reaktionsfähigkeit des Organismus anzupassen und ein dosiertes, langsam ansteigendes Training durchzuführen. Die warmen Maßnahmen, in erster Linie Bäder, werden meistens mit Zusatz von Kräuterextrakten, wie Heublumen, Melisse, Rosmarin usw., angewendet.

Phytotherapie

Wasser und Pflanzen sind die ältesten Arzneimittel. Die Kneipp'sche Phytotherapie arbeitet mit milden Heilkräutern, sogenannten Mite-Phytotherapeutika, ohne schädliche Nebenwirkung. Die Phytotherapeutika kommen innerlich in Form von Tees, Säften, Pulvern, Extrakten, Sirupen, Tinkturen, Elixieren und Kapseln zur Anwendung. Äußerlich dienen Heilkräuter für Bäder, Umschläge, Wickel. Sehr beliebt sind Kräutersäcke und Kräutersalben. Die Kneipp'sche Phytotherapie unterstützt und ergänzt wesentlich die Hydrotherapie.

Vollwertkost

Als vollwertig ist eine Kost zu bezeichnen, die den menschlichen Organismus mit allen essentiellen Stoffen versorgt, die der Körper unbedingt für die Lebensvorgänge benötigt, die er aber selbst nicht erzeugen kann. Im Vordergrund der Vollwertkost stehen Getreide, Gemüse, Obst und Milchprodukte. Kneipp'sche Vollwerternährung orientiert sich an den fundamentalen Erkenntnissen moderner Ernährungsforschung und ist weder einseitig, noch vom Fanatismus geprägt.

Bewegungs- und Atmungstherapie

Gesunde Bewegung unterstützt Herz, Kreislauf und Atmung. Mit einem ständigen Training des Bewegungs- und Stützapparates erzielt man eine sekundäre Wirkung auf innere Organe. Im Vordergrund der Kneipp'schen Bewegungstherapie stehen Gymnastik, Wandern, langsames Laufen, Schwimmen und Schilanglauf. Das praktische körperliche Training ist mit einer Atemschule zu koppeln. Atmung ist ein wichtiges Universalheilmittel der Ganzheitstherapie.

Ordnungstherapie

Die Ordnungstherapie reicht in alle Winkel des menschlichen Seins, beginnend mit der ordnungsgemäßen Einstellung des Körpers auf seine Umgebung, den zeitlichen Rhythmen allen Lebens bis in den weltanschaulichen Bereich der Kommunikation und Lebensbewältigung. Zu einer positiven Einstellung zum Leben gehört auch eine verantwortungsbewußte Einstellung zur Umwelt.

Die Kneipp'sche Ganzheitstherapie ist eine individuell angepaßte Regulationstherapie mit klassischen, natürlichen Heilreizen. Wer nach den fünf Säulen der Kneipp-Philosophie lebt, erschließt sich einen Weg zu Gesundheit, Lebensfreude und Aktivität.

Heilanzeigen für die Kneipptherapie bei kurmässiger Anwendung:

Abhärtung =   Verbesserung der Immunlage zur Abwehr von Infekten

Atemwegserkrankungen: chronisches bronchitisches Syndrom
chronisches Lungenemphysem
Infektanfälligkeit
Asthma bronchiale (mit Vorbehalt)

Erkrankungen des Magen-Darm-Traktes:

Schleimhautentzündungen
Reizdarm, Funktionsstörungen
Leber-Galle-Funktionsstörungen
Geschwürsbildungen (ergänzend)

Frauenkrankheiten: Menstruationsstörungen
klimakterische Beschwerden

Krampfadernsyndrom

Nachbehandlung   nach schweren Erkrankungen und Operationen zur Verkürzung der Rekonvaleszenz

Nachbehandlung   nach Unfällen zur Rehabilitation
nach zentralen und peripheren Lähmungen
nach Herzinfarkt zur Rehabilitation

Rheumatische Krankheiten: chronische Gelenksveränderungen
chronische Wirbelsäulenerkrankungen und Fehlhaltungen
Weichteilrheumatismus (Muskel, Sehnen, Schleimbeutel)
Neuralgische Beschwerden
Akute Gelenksveränderungen (als unterstützende Therapie)

Zivilisationskrankheiten (im Gefolge der bekannten Risikofaktoren)

Allgemeine Vorbeugung gegen vorzeitige Gefäßabnützung
Allgemeine Vorbeugung gegen frühzeitige Leistungsminderung
Vegetative Fehlsteuerungen, insbesondere circulatorische Störungen (Kaltfuß, Einschlafen der Arme etc.)
Schlafstörungen
Blutdruckabweichungen (sowohl Niederdruck als auch Hochdruck)
Durchblutungsstörungen der Beine und Arme
Sauerstoffdefizit im Herzmuskel = coronare Herzkrankheit (Angina pectoris)
Herzrhythmusstörungen
Durchblutungsstörungen des Gehirns einschließlich Migräne und Meniere'scher Krankheit (Schwindel, Kopfschmerz)

Wie im Text erwähnt ist der Einsatzbereich bei akuten, subakuten und chronischen Krankheitsbildem als Heimanwendung, eventuell in Kombination mit allopathischer Therapie, wesentlich weiter zu ziehen. Eine Zusammenarbeit mit dem Hausarzt ist zweckmäßig.

Die Analogie Krebs - Wucher-Zins

O. Ausserer (Bozen)

Vor dem Hintergrund der aktuellen Kontroverse von ganzheitlicher Heilung und wirtschaftlichem Profitdenken werden die Entsprechungen zwischen Wucher, Krebs und Zins besonders deutlich. Die grundsätzliche Übereinstimmung von Krebs, Zins und Wucher besteht einerseits in einem Zusatz, welcher in Abgetrenntheit vom Ganzen agiert, andererseits im galoppierenden und scheinbar nicht zu bremsenden Wachstum desselben.

Die Analogie

Analogien drücken nicht Zusammenhänge kausaler Art aus, vielmehr meint Analogie Entsprechung, Übereinstimmung, funktionale Verbundenheit. Dementsprechend suchen wir nicht nach Kausalverknüpfungen zwischen Wucher, Krebs und Zins, sondern nach dem dahinterstehenden vereinenden Prinzip. Ein solches Prinzip ist über die Etymologie erahnbar. Zins bedeutet 'das Geborene', Wucher soviel wie 'Zuwachs', - 'Nachkommen'. Der lateinische Begriff 'usura' kann sowohl Zins als auch Wucher bedeuten. Krebs stellt als Geschehen einen **Wucher**ungsprozeß dar. Krebs geht auf 'cancer' und dieses wieder auf 'kankatas' zurück, was soviel wie Panzer bedeutet. Ein Panzer schützt, gleichzeitig aber isoliert er und trennt. Auch Geburt ist Trennung, ist Schaffung einer vollkommen neuen Existenz (von, exsisto': hervor-, heraustreten), gleichzeitig aber Schutz für das Überleben der Spezies.

Zins ist ein Synonym von Interessen (engl.: interest; ital.: interessi), was soviel wie 'erhöhte Anteilnahme' aber auch 'persönlicher Vorteil' bedeuten kann. 'Interessen' wäre ein ehrlicheres Wort für 'Zinsen', was Wunder, daß es -in dieser Bedeutung- fast vollkommen aus der deutschen Sprache verschwunden ist. Interesse geht auf 'Inter esse' zurück und bedeutete soviel wie 'mit dabei sein'. Mit am Tisch sein bzw. sitzen wurde als 'para situs' bezeichnet, daraus wieder entstand der, Parasit'. Mitesser sind Schmarotzer, was soviel wie 'auf Kosten anderer leben' heißt. Einer der bekanntesten Schmarotzer innerhalb der Flora ist die Mistel, eine **wucher**nde Pflanze, die sich von den Energien des Wirtebaumes ernährt. Sie ist Geborenes, ist ein Zu-wachs im eigentlichen Sinne des Wortes. Auch die Krebsgeschwulst, der Tumor, ist so gesehen ein Zuwachs. Interessanterweise (aus homöopathisch/ anthroposophischer Sicht: logischerweise) ist die Mistel -viscum album- ein Basistherapeutikum bei Krebs, eben weil sie ein Analogon oder eben ein 'simile' zum Krebsgeschehen darstellt. Die Mistel bedient sich ihrer eigenen Zuwächse (=Beeren) um sich selbst zu vermehren. Vögel fressen die Mistelbeeren und setzen den darin enthaltenen Samen im Kot

465

auf anderen Bäumen ab, schaffen so bei einem neuen Wirt ein neues Wirt-schaftsland. Der Wucher kann von neuem beginnen.

Im Naturkreislauf hat die Mistel ihren sinnvollen und nützlichen Platz, genauso wie auch jedes 'Un-kraut' oder jeder 'Schädling'. Eine Handvoll (Handvoll von 'mani-u-pulus » Manipulation) aber kann dem Prinzip, Mistel' über das Denken Methode sowie System und somit 'Zukunft' geben. Zum Nutzen kann über Denken und Planung das Aus-nutzen hinzukommen. Mist (Kot) garantiert das Überleben der **Mist**el. Mist nützt und dient dem Überleben. Der Mistel stinkt der Mist mit Sicherheit nicht; vielleicht hält sie sich da an das von den Alten Römern immer wieder zitierte "non olet". Geld scheint überhaupt einiges mit Gestank und/oder Kot zu tun zu haben, denkt man nur an Begriffe wie 'stink-reich', 'Geld wie Mist', 'Scheiß-Geld' oder das eben genannte 'non olet'. In der Psychoanalyse wird das Horten der analen Phase zugeordnet, die Trilogie Geld-Kot-Gold ist da bestens bekannt.

Mist kann Dünger sein. Bei Erhöhung der Stückzahl des gehaltenen Vieh's, bei Massenhal-tung also, wird der Mist zum Problem und zur enormen Umweltbelastung. Was ehemals dem Nutzen diente, wird durch aus-nutzen entartet und pervertiert.

Der Begriff 'Geld' geht auf 'pecunia' zurück. Pecunia stammt von 'pecus' das Vieh. Nicht uninteressant ist, daß die indische Rupie von 'rupa' (Sanskrit) abstammt und ebenfalls Vieh bedeutet. Vieh stellte in der Geschichte die erste Form des Eigentums dar und nicht etwa der Boden und die Produkte des Ackerbaus. Viehzüchter scheinen -historisch gesehen die ersten Ausbeuter und Aus-nutzer gewesen zu sein. Noch heute haftet den Viehhändlern -nicht notwendig berechtigterweise- dieser uralte Nimbus an.

Wucherzins war für lange Zeit das Ausnutzermittel schlechthin. Überhaupt aber wirken Zinsen in einem Wirtschaftssystem genauso wie Krebs in Organismen: als für lange Zeit unsichtbare und verborgene Zerstörungsmechanismen. Das Geborene richtet sich früher oder später -immer aber plötzlich und abrupt- gegen seinen Wirt. Das heimtückische dabei ist, daß sich die Dynamik von Zins, Krebs und Wucher wie Dynamit für allzulange Zeit vollkommen harm-los zeigt (Harm = Kränkung, Kummer, Qual), bis durch einen total unerwarteten Schock, der wie ein Blitz aus heiterem Himmel zu kommen scheint, das Problemgeschehen manifest und sichtbar wird. Ob es sich hierbei um einen Börsenkrach, um Inflation oder um die Entdeckung eines Tumors, großangelegte Bodenspekulationen, Kriege oder einen Konflikterlebnisschock (nach. G. HAMER) handelt bleibt einerlei. Wichtig ist immer die Früherkennung, echte Prophylaxe und somit Bewußtheit - nicht nur innerhalb der Medizin, sondern auf allen anderen Ebenen des Lebens, insbesondere in unserem Wirtschaftssystem. Prävention bedeutet rechtzeitig das 'für' zu finden, mit ihm das 'gegen' zu ersetzen, sich also der Natur zu beugen, ehe diese uns beugt; so ist echte Vorbeugung zu verstehen. Schaffen wir es nicht, uns von diesem Konzept des 'gegen' (z. B.: Kampf **gegen** den Krebs) zu befreien, so werden wir von lauter Gegnern, Feinden, Anti's, Iatrogenität, Schädlingen, Unkräutern, Wucherungen und Kriegen umzingelt sein.

Analogien sind nicht Kausalverknüpfungen, so mag sein, daß bestimmte Gedankensprünge als zu gewagt oder unlogisch erscheinen. Gehen Sie bitte einmal über die Ratio hinweg und lassen Sie einfach wirken !

Forumsdiskussion

Ganzheitsmedizinischer Ansatz zur primären Prävention
Ergebnisse eines Pilotprojektes für Gesundheitsförderung im ländlichen Raum

G. Wögerbauer (Irnfritz)

Ich begrüße Sie zu dieser ersten Forumsdiskussion und will mich zuerst persönlich vorstellen. Mein Name ist Georg Wögerbauer, ich bin praktischer Arzt im Waldviertel, allerdings arbeite ich ohne Kassenverträge, und das ganz bewußt, weil ich mir eine für mich zufriedenstellende allgemeinärztliche Tätigkeit im bestehenden Kassensystem nicht vorstellen kann. Ich bin seit mehreren Jahren auf dem Gebiet der Gesundheitsförderung engagiert, habe vor eineinhalb Jahren im Waldviertel ein Pilotprojekt für Gesundheitsförderung initiiert, und durch ein Jahr begleitet. Meinen Vortrag will ich in zwei Abschnitte gliedern:

1 Bericht über das Gesundheitsförderungsprojekt

2 Allgemeine Überlegungen zur primären Prävention, zur Aufgabe von Allgemeinmedizinern im Bereich der Gesundheitsförderung

Danach hoffe ich, genug Material für eine Diskussion geliefert zu haben, und freue mich schon auf einen Informationsaustausch mit Ihnen.

zu 1) Die primary health care Konzepte der WHO, wie sie nach Alma Ata definiert wurden, aber auch meine persönlichen Erfahrungen als Turnusarzt in einem ländlichen Schwerpunktkrankenhaus, bildeten für mich die Grundlage für die Erstellung eines Konzeptes für ein Gesundheitsförderungsprojekt in einer 800 Einwohner zählenden Gemeinde im Waldviertel. Die Motivation dazu ergab sich vor allem durch das Kennenlernen einer vorwiegend symptom-orientierten, rein curativ ausgerichteten Schulmedizin, wie sie in unseren Spitälern betrieben wird.

Ich habe mir für dieses Projekt folgende Ziele gesetzt:

1 Erhebung der regionalen Gesundheitssituation
  der Einstellung zur Gesundheit
  der Gesundheitsbedürfnisse

2 Animation der Bevölkerung zur aktiven Auseinandersetzung mit Gesundheit und Krankheit

3 Erarbeiten von gesundheitsförderlichen Initiativen und Maßnahmen in der Region, gemeinsam mit der Bevölkerung, in Kooperation mit lokalen Organisationen

4 Präsentation des erhobenen Gesundheitsförderungsprogrammes der Gemeinde und der sich daraus ergebenden Schritte.

5 Meine Funktion in diesem Projekt habe ich als Initiator verstanden, meine Mitarbeit von Anfang an mit 9 Monaten begrenzt. Ziel war, daß nach meinem Ausscheiden die Initiative selbständig weiterarbeitet. Heute bin ich stolz, sagen zu können, daß seit fast einem Jahr die Arbeitsgruppe selbständig weiterarbeitet.

6 Keine Konkurrenz, sondern produktive Zusammenarbeit mit dem Gemeindearzt, der auch von Anfang an dieses Projekt unterstützt hat.

Der erste Schritt zur Realisierung war die Kontaktnahme mit dem Gemeindearzt, sowie mit Gemeindebewohnern, die an der Gesundheitsthematik interessiert waren. Ich habe in erster Linie Kontakt mit den Multiplikatoren dieser Gemeinde gesucht, vom Volksschuldirektor, der eine wichtige Position hat, über Bildungswerkleiter, Jugendleiter, Seniorenbundobmann - all diese Leute wurden von mir mindestens einmal kontaktiert. Durch Gespräche mit diesen Leuten konnte ich mir ein erstes Bild über das Gesundheitsbewußtsein, und auch die Bildungsinfrastruktur dieser kleinen Gemeinde machen. Es ist bald eine Arbeitsgruppe entstanden, die nach meiner Beurteilung die Schlüsselrolle in diesem Projekt hatte. Erst durch die Motiviertheit dieser Gemeindebewohner und durch deren Engagement war es mir möglich, das Konzept wirklich umzusetzen, und an die Gemeindevertretung, sowie an andere wichtige Multiplikatoren der Gemeinde heranzukommen. Ich bin also nicht als fremder Experte quasi in diese Gemeinde eingebrochen, mit schlauen Ideen und Konzepten, sondern habe erst durch intensive Zusammenarbeit und durch Austausch mit der regelmäßig versammelten Arbeitsgruppe die einzelnen Schwerpunkte erarbeitet und auch gemeinsam mit der Arbeitsgruppe umgesetzt.- **offenes Konzept**-

Die Arbeitsgruppe bestand aus 8-10 ständigen Mitarbeitern, es gab ca alle 4 Wochen ein Treffen. Zwei Krankenschwestern, ein Elektriker, eine Physikotherapeutin, eine HS- zwei VS-Lehrerinnen, ein Mechaniker, ein Arbeiter, eine Landwirtin und ich als Arzt bildeten eine durchaus interdisziplinär zusammengesetzte Gruppe. Voraussetzung für ein kontinuierliches gesundheitsförderliches Arbeiten waren regelmäßige Treffen im Abstand von maximal vier Wochen.

Entsprechend meiner Zielsetzung, war nun auch die erste öffentliche Aktion in der Gemeinde nicht ein isolierter Vortrag von mir, sondern von Anfang an unkonventionell und von der Arbeitsgruppe organisiert. Zwei Mitarbeiter führten Interviews im gesamten Gemeindegebiet durch - Fragen über Gesundheitszustand, und was dafür getan wird - diese Interviews wurden dann zur Eröffnung per Video der Bevölkerung präsentiert. Durch verschiedene methodische Tricks konnte die Arbeitsgruppe bereits an diesem ersten Abend wichtige Informationen über strukturelle und individuelle Ursachen von Krankheit in der Region ermitteln. Dieser Eröffnungsabend bildete auch gleich eine wichtige Grundlage für das weitere Programm.

Vorsorgeuntersuchungen bildeten einen weiteren wichtigen Schwerpunkt in diesem Projekt. Ich habe die üblichen, Ihnen sicher bekannten Fragebögen der Vorsorgeuntersuchung um eine Sozialanmnese ergänzt, was zwar zur Folge hatte, daß ich für jede Vorsorgeuntersuchung ca. 1 1/2 Std. benötigte,aber dafür ungleich mehr an Informationen erhielt - wichtige Grundlagen für weitere Schritte im Projekt. Ich denke auch, daß es vor allem diese Erweiterung um eine Sozialanmnese war, welche die Menschen so sehr motivierte, diese Untersuchungen in Anspruch zu nehmen. Denn selten hat ein Arzt die Zeit, mit seinen Patienten folgende Fragen in Ruhe zu besprechen.: Welchen Beruf üben Sie aus, haben Sie erlernt? Warum üben Sie den erlernten Beruf nicht aus? Da war schon gleich zu Beginn - ich habe in einer sehr bäuerlichen Bevölkerung gearbeitet - bei vielen Frauen die Antwort

468

zu hören, daß sie keinen Beruf ausüben. Wenn ich weiter gefragt habe, wieviele Kinder sie haben, dann sagten sie 3 oder 4. Was macht der Mann? Na, der ist Nebenerwerbslandwirt. Dann war die logische nächste Frage: Wieviele Tiere haben sie im Stall zu betreuen. Dann hat halt die Frau zu den vier Kindern noch 20 Milchkühe zu betreuen gehabt und oft genug waren dann noch die Eltern oder Schwiegereltern "im Ausnahm" zu pflegen. Ich hatte so durch diese erste Frage oft schon eine Zwei- bis dreifach - Belastung bei vielen der untersuchten Bäuerinnen erhoben - eine wichtige Information für mich, aber auch für die Frauen, denen ich in vielen Fällen klarmachen konnte, daß sie nicht keinen Beruf hatten, sondern zumindest einer beruflichen Zweifachbelastung ausgesetzt waren. **Untersuchung als Intervention.**

Wieviel Zeit pro Tag haben Sie für sich ganz alleine? Was tun Sie , um sich zu entspannen? Da kam stereotyp die Antwort: Na ja, beim Bügeln oder beim Nähen oder usw. Dann habe ich gesagt nein, mir gehts darum, wieviel Zeit gönnen Sie sich ausschließlich für sich, um sich selbst gut zu sein, wo Sie das machen, was Sie für sich tun wollen. Und da bin ich auf teils dramatische Ergebnisse gekommen, 1/2 Std, gar nichts, 2 Std. pro Woche.

Ich hoffe, Sie haben sich heute hier nicht einen hochwissenschaftlichen Vortrag mit vielen epidemiologischen Fakten erwartet. Denn mir ist es wichtig, an Hand von diesen ganz konkreten Fragen z. B. aufzuzeigen, wie ich zu den tatsächlichen Ursachen von Krankheit gekommen bin, die ich dann in guter Zusammenarbeit mit dem Gemeindearzt viel grundlegender - eben primär präventiv, behandeln konnte.

Sind Sie mit Ihrem Arbeitsplatz zufrieden? Wenn Sie krank sind, wer hört Ihnen dann zu? Mit wem können Sie sprechen, wenn Sie persönliche Probleme haben? Besonders bei dieser Frage ist mir aufgefallen, daß die Männer viel häufiger angeben, daß die Frauen ihnen wohl zuhören, wenn sie Probleme haben, umgekehrt aber die Frauen sagten häufiger, daß ihnen bei ihren Problemen niemand zuhöre. Es wird Sie nicht wundern zu hören, daß besonders unter jenen, die mir zur Antwort gaben, sie brauchten erst gar niemanden, um über ihre Probleme zu sprechen, eine auffällige Häufung an Gastritikern und Ulcuspatienten zu finden war.

Durch diese Sozialanamnese, aus der ich jetzt ein paar Beispiele gebracht habe, ist mir sehr schnell **ein vertrautes Gespräch gelungen, was für mich eine wichtige Voraussetzung war und ist, um eine befriedigende körperliche Durchuntersuchung anzuschließen.** Wenn es mir notwendig schien, habe ich oft während des Gespräches, aber auch während der Untersuchung verschiedene Entspannungs- und Haltungübungen eingebaut, manchmal, um Angst oder Verspannungen zu lösen, oder um **die Patienten auf den Zusammenhang von innerer und körperlicher Verspannung aufmerksam zu machen** aber auch manchmal, um selbst kurz eine Phase der Entspannung zu haben, oder durch körperliche Übungen bestimmte Emotionen zu bahnen.

Ernährung, Bewegung, Umwelt- und Arbeitsplatzbelastungen waren ebenfalls wichtige Schwerpunkte in meiner erweiterten Anamnese.

Der österreichweit verwendete blaue Anamnesebogen bei Vorsorgeuntersuchungen erscheint mir sehr oberflächlich und veranlaßt den Patienten niemals zu einer wirklich aktiven Auseinandersetzuug mit seiner Gesundheit und seinen Gesundheitszeichen. Vielmehr wird dadurch das eher Mechanistische unserer modernen "body check" Medizin dem Patienten weitergegeben, indem durch "nicht haben" von Symptomen schon Gesundheit definiert ist. **Mit primärer Prävention hat das in Österreich praktizierte Vorsorgeuntersuchungssystem jedenfalls nichts zu tun.**

Durch die erwähnten Vorsorgeuntersuchungen, aber auch durch verschiedene Veranstaltungen in verschiedenen Gruppen der Gemeinde konnte ich gemeinsam mit der Arbeitsgruppe folgende Schwerpunkte erarbeiten:

Bewegungsmangel
Fehlernährung
Kommunikationsdefizit
Arbeitsplatzpropleme -vor allem in der Landwirtschaft
Fehlendes Gespräch in der Familie,
schlechte Schulverbindungen für die Kinder
wenig Hilfestellung bei Mehrfachbelastung der Frauen

Demzufolge wurden dann folgende Initiativen während des Projektjahres gesetzt:

Kreuzschmerzen stellten ein Hauptproblem der Bevölkerung dar., sowohl bei Männern als auch bei Frauen, allerdings mit sehr unterschiedlichen Ursachen. "Umgang mit dem Kreuz" war dann auch der Titel für einen **Kurs für Wirbelsäulengymnastik und Haltungsturnen.** Unser Vorteil, wir hatten eine Physikotherapeutin in dieser Gemeinde, das heißt, wir mußten nicht auf fremde Experten zurückgreifen. Diese Kurse laufen seither ohne Unterbrechung, werden von den Arbeitsgruppen organisiert, und ich glaube, derzeit findet der 5. Kurs in dieser kleinen Gemeinde statt. Viele Patienten haben mir seither ihre Beobachtung mitgeteilt, daß sie so einen Kurs, der in ihren täglichen Arbeitsablauf eingebaut ist, einem Kuraufenthalt vorziehen und auch für effektiver halten. "Wenn i den ganzen Tog net am Traktor sitz, dann hob i a ka Kreizweh!" **Sinnvoller und wohl auch günstiger scheint mir hier eine Arbeit mit dem Patienten an und in seiner Alltagssituation. Was macht mir Kreuzweh? Was sitzt mir am "Gnack"? Was lade ich mir alles auf? Wie kann ich mich richtig bewegen lernen?**

Ein anderer Punkt war die Ernährung: genauso wie in den Zeiten bevor es einen Traktor gab. Viel zuviel an tierischen Fetten, und häufig auch die Hauptmahlzeit am Abend! Viele Schlafstörungen und auch gastrointestinale Erkrankungen, konnten durch diätetische Maßnahmen im Zuge der Vorsorge gebessert werden, aber auch durch **Vorträge (Gemeindearzt) über richtige Ernährung.** Zwei Mitarbeiter der Gruppe nahmen Kontakt mit einem Gastwirt in der Gemeinde auf, und bald wurde das **"Gesunde Gasthaus "** vom Bürgermeister feierlich eröffnet. Zusätzlich zur Hausmannskost wurde ein vom Gemeindearzt empfohlenes Vollwertmenü, und darüber hinaus Salate und Fruchtsäfte angeboten.

Sie werden bemerken, daß ich in diesem Projekt immer wieder mit dem Gemeindearzt zusammengearbeitet habe, auch bei der Besprechung der **mehr ais 200 durchgeführten Vorsorgeuntersuchungen.** Voraussetzung, daß ich dieses Projekt überhaupt machen konnte, war dieser sehr kooperative Gemeindearzt, der auch ein Allgemeinmediziner ist und daher für dieses Projekt viel Verständnis hatte. Er hat, und das war ganz wichtig, mich nicht in Konkurrenz zu sich gesehen, sondern im Gegenteil, diese Intervention in seiner Gemeinde im Sinne der Gesundheitsförderung war, wie er betonte, für seine ärztliche Arbeit eine Bereicherung. Ich habe bei den Vorsorgeuntersuchungen keine Therapie im Sinne von kurativ gemacht, sondern **ausschließlich Gespräch, diätetische Beratung und viel Bewegungarbeit.** Sämtliche kurative Eingriffe hat dann der Gemeindearzt gemacht. Wir haben das ganz klar getrennt.

Interessant war auch das **Kindergartenprojekt.** Den Kontakt hat wieder eine Gemeindebewohnerin und Mitarbeiterin der Arbeitsgruppe hergestellt. Sie ist Krankenschwester, und gemeinsam mit ihr und der Kindergartentante habe ich mit den Kindern gearbeitet. Ein Schwerpunkt war, einmal zu erfahren-abgesehen von der ohnehin schon überall mehr oder weniger gut praktizierten Zahnprophylaxe - **wie denn das Körperbewußtsein, das Spielen mit dem Körper von Kindern aufgenommen und gelebt wird.**

Und da gab es für mich auch einige sehr erschreckende Ergebnisse, daß eigentlich gewisse Tabus schon sehr früh gesetzt werden, im Sinne von Berührung. Da gab es **bei manchen Kindern effektiv Berührungsängste beim Spielen untereinander,** was auch mit den laufenden Beobachtungen der Tante übereinstimmte. **Berührung allerdings, die Fähigkeit zu berühren, und auch, sich berühren zu lassen, erachte ich als eine der wichtigsten Voraussetzungen für den Erhalt von Gesundheit.** Nach mehreren Stunden konnten wir auch beobachten, wie sehr die Kinder motiviert waren, sich an Berührungsspielen zu beteiligen. Bewegung braucht nicht immer im Sinne eines Aggressionsventils, oder, um Leistung zu messen, angeboten werden. Sie werden sich vielleicht wundern, oder denken, der hat ja wirklich viel Zeit, wenn er mit Kindergarten-Kindern Berührungsübungen macht. Aber ich glaube, und habe es in vielen Vorsorgeuntersuchungen erfahren - daß fehlende Berührung ein ganz wesentlich krankmachender Faktor in unserer Gesellschaft ist. **Es ist ein ganz großer erzieherischer Fehler, daß diese Berührung und die Fähigkeit zu Berührtheit und sich berühren zu lassen, den Kindern schon relativ früh ausgetrieben wird.** Es sind eher rigide Strukturen, die in Kindergärten und Schulen erhalten werden.

Ich bin sehr bald daraufgekommen, daß besonders die Bäuerinnen immens unter der Mehrfachbelastung leiden, es aber offensichtlich zum Berufsbild der Bäuerin gehört, ständig zu arbeiten, sich keine Feizeit gönnen zu dürfen:

Senkungsbeschwerden, Kreuzweh, Schlafstörungen, Übergewicht und Depression.... das alles hängt für mich sehr zusammen mit einer gewissen **Isoliertheit.** Ich erinnere mich an ein Zitat einer Bäuerin, die unter Depressionen und starkem Übergewicht litt, und die ich vorsichtig zu mehr Bewegung motivierte: **"Wissens Herr Doktor, manchmal, wenn mich niemand sieht, hinter unserem Hof im Garten, wenn die Nachbarn net daham sind, geh i dort spazieren und des tuat ma wahnsinnig guat, aber wissens, für a Bäurin ghört si net, daß' spazieren geht."** Einmal mehr für mich die Erfahrung einer immensen Angst vor den Vorurteilen der Umgebung, und eine große Hemmung, den eigenen Impulsen nachzugeben, was natürlich sehr mit der Geschichte dieser Menschen, natürlich auch mit deren religiöser Erziehung zu tun hat. Die Arbeitsgruppe hat versucht, diese Isoliertheit mancher Frauen zu durchbrechen, und so wurden **Tanzabende für Frauen** angeboten. Unter der Anleitung einer Tanzpädagogin sind die Frauen sehr schnell von den rein traditionellen Tänzen in Bewegungstänze gekommen, wo für die Einzelne viel Möglichkeit für Ausdruck war. Dies wieder als Beispiel, wie wir in diesem kleinen Projekt versucht haben, durch strukturelle Maßnahmen - eben Arbeit mit Frauen - bestimmten Beschwerden vorzubeugen, auch Risikogruppen entgegenzukommen.

Das ganze Projekt wurde begleitet von einer sozialwissenschaftlichen Supervision. Mein Problem in diesem Projekt war, daß ich immer wieder zu sehr "gepusht" habe, durch die Supervision wurde ich immer wieder dazu animiert, mich persönlich mehr zurückzunehmen.

Der zweite wissenschaftliche Teil an dieser Arbeit war eine epidemiologische Begleitstudie zur Auswertung aller von mir im Zuge der Vorsorgeuntersuchungen erhobenen Daten. Von den 800 Einwohnern hatte ich mehr als 25 % zur Vorsorgeuntersuchung. Wenn Sie vergleichen, daß österreichweit die Beteiligung bei 2-3 % liegt, so hat sich diese Gemeindebevölkerung innerhalb von fünf Monaten doch sehr gut motivieren lassen. Die Daten werden derzeit ausgewertet und sind Grundlage einer hoffentlich bald erscheinenden Publikation.

Das Hauptproblem in diesem Projekt war für mich die Finanzierung. Wo immer ich angekommen bin, ob bei Land, Bund ob bei der Krankenkasse, größtes Verständnis, größte Bereitschaft für diesen idealistischen Ansatz. Allein die Sorge um die Finanzierung dieses Projektes hat für mich mehr als 30% meiner Arbeitszeit geraubt. Da ich dieses Projekt im Rahmen meines Zivildienstes absolvierte, und alle Mitarbeiter der Gemeinde ehrenamtlich waren, waren die Kosten für das ganze Projektjahr mit 240 000,- extrem niedrig.- etwa der Kostenrahmen von 5 Gefäßoperationen! **Bund schiebt auf Land und Land auf Bund - es ist wirklich zermürbend und nervenaufreibend, mit den bürokratischen Instanzen in Österreich um die Förderung eines kleinen Projektes zu kämpfen. Die Infrastruktur für die Unterstützung solcher Projekte im Gesundheitsbereich ist sehr schlecht, wenn überhaupt vorhanden.**

Somit bin ich mit der Vorstellung diese Projektes fertig und will nun zum Abschluß noch folgendes erwähnen:

Ein ganzheitsmedizinischer Ansatz in unserem Gesundheitssystem kann nur ein interdisziplinärer sein. Das fordert Bereitschaft von uns Ärzten zur Zusammenarbeit auf breiter Ebene. Es wäre das Projekt in der Form, wie es abgelaufen ist, nicht möglich gewesen, wenn nicht regelmäßig Treffen mit der Arbeitsgruppe stattgefunden hätten, wo von einem Mechaniker , über Krankenschwester, Elektriker, Physikotherapeutin eine ganz gute Gruppe da war, alles Menschen, die zum Thema Gesundheit ihre eigene Meinung haben, die in dieser Region wohnen und die dadurch wesentlich mehr Informationen mir voraus haben für krankmachende Faktoren in ihrem Umfeld.

Primäre Prävention heißt, von der Reflexmedizin zu einer Lebensstil - Medizin zu kommen. Reflex- medizin im Sinne von hier Symptom - hier Therapie! (oft keine Behandlung mehr) **Lebensstil Medizin im Sinne, wie ich es mit den Säulen der Gesundheit zu erklären versuche: Ernährung, Bewegung, Kommunikation, Berührung und Geborgenheit, Arbeitsplatz und Umwelt als wesentliche Schwerpunkte in der ärztlichen Auseinandersetzung mit einem Patienten.** Motivation zu mehr Eigenverantwortung des Patienten. Immer wieder ist folgendes zu hören: "Ja, jetzt gehe ich weg, und Sie geben mir nichts mit, kein Pulver, jetzt habens 1 Std. mit mir gesprochen und was soll ich jetzt machen?" Meine Antwort: "Genau, jetzt sind sie dran; Gesundheit ist nicht konsumierbar. Ich bin zwar ihr Arzt, aber heilen kann ich sie nicht. Das muß von ihnen ausgehen. Ich kann nur Hilfestellung geben und sie motivieren, tun und leben danach, daß sie zufrieden sind, das ist ihre Aufgabe."

Körper- und Gesundheitsbewußtsein, statt Krankheitsbewußtsein, also genau umgekehrt. Ich versuche die Menschen zu motivieren, in den Körper hineinzuhorchen. Und damit sollten wir so früh wie möglich beginnen.

Als Arzt muß ich mich auch mit den strukturellen Ursachen von Krankheit auseinandersetzen. Ich mußte mich nicht erst einmal dem Vorwurf aussetzen, das Projekt wäre ja nicht schlecht, aber der Doktor ist politisch. Aber in dem Sinne stehe ich dazu, daß ich politisch bin, und fühle mich als Arzt auch in der Gemeinde, wo ich jetzt arbeite, verpflichtet, auf

472

strukturelle Ursachen von Krankheit - Pendlerproblematik, Arbeitsplatzproblematik, fehlende Freizeitinfrastruktur etc. hinzuweisen.**Die größten Systemerhalter im bestehenden und zurecht viel kritisierten Gesundheitssystem sind immer noch die Ärzte. Daher muß auch von uns (aber nicht von uns alleine!) die Veränderung ausgehen, was uns Ärzte auch immer politisch sein läßt.**

Erlauben Sie mir, mit einem Zitat von Hippokrates zu schließen:

"Wer sich mit der Medizin wirklich auseinandersetzt, muß die Wirkung der Jahreszeiten und ihrer Unterschiede beachten. Der Einfluß des Wassers auf die Gesundheit ist nicht zu vernachlässigen. Wenn ein Arzt in ein ihm bis dahin unbekanntes Gebiet kommt, sollte er dessen Gegebenheiten und dessen Lage berücksichtigen und prüfen, ob der Boden warm und trocken oder dick mit fruchtbarer Erde bedeckt und gut bewässert ist. Schließlich ist die Lebensweise der Einwohner zu untersuchen. Trinken und essen sie viel, sind sie daher leicht ermüdbar, oder lieben sie die Arbeit und körperliche Bewegung, Essen mit Bedacht und trinken selten. Ein Arzt, der hierüber Bescheid weiß, weiß auch, welche Epidemien im Sommer und im Winter zu erwarten sind, und welche besonderen Nachteile ein Mensch zu erwarten hat, der seine Lebensweise ändert. Ein Arzt, der dies tut, wird den medizinischen Beruf erfolgreich ausüben."

In der anschließenden Diskussion gab es einige konkrete Anfragen zum Projekt, sowie über die Aktion Gesundes Gasthaus. Es wurde kritisch bemerkt, daß seitens der Sozialversicherungsträger kein Interesse zur Unterstützung solch primär präventiver Projekte besteht. Weiters wurde angefragt, ob in der gleichen Population nach zwei Jahren eine Kontrollstudie gemacht wird, was ich in meiner Antwort von der weiteren Finanzierungsgeschichte des Projektes abhängig machte. Weiters wurde ich befragt über meine Erfahrungen in der Gesundheitsförderung mit älteren Menschen.Es gab auch noch einen Erfahrungsaustausch mit einem Vertreter des Österreichischen Kneipp-Verbandes.

Probleme der Integration anerkannter und noch nicht anerkannter Methoden der Naturheilkunde in die Medizinerausbildung am Beispiel des "Münchener Modells"

D. Melchart (München)

Viele chronische Erkrankungen und degenerative Krankheitsprozesse sind kausal nicht zu therapieren. In dieser Situation wendet sich das Interesse wieder den alten Therapiekonzepten zu. Ein Hindernis für eine stärkere Integration traditioneller Verfahren in die Hochschulmedizin ist der fehlende Wirk- und Wirksamkeitsnachweis vieler dieser Methoden. Trotz oft langen Erprobungszeitraumes, gilt der Wirkungs- und Wirksamkeitsnachweis vieler z.B. pflanzlicher Präparate und der Homöopathika nach den naturwissenschaftlichen Kriterien der Schulmedizin als nicht erbracht.

Eine der Hauptaufgaben des "Münchener Modells" ist es, bei den Wissenschaftlern der verschiedenen Fachrichtungen das Interesse und die Einsicht in die Notwendigkeit einer verstärkten Forschung auf diesem Gebiet zu wecken. Darüber hinaus erscheint es dringend geboten, verbindliche Ausbildungskriterien für Naturheilverfahren für Studenten und Ärzte zu erarbeiten und eine Modellausbildung zu schaffen. Nach Abschluß des ersten Studienjahres "Modellstudiengang Naturheilverfahren" ziehen die Initiatoren eine Zwischenbilanz.

Definition, Ziel und Zweck des Modellversuchs

"Münchener Modell" ist die Kurzbezeichnung eines Projektversuches zur "Integration von Naturheilverfahren in Forschung und Lehre" an der Ludwig-Mamilians-Universität München. Dieser Modellversuch wurde im Jahre 1988 vom Fachbereichsrat der Medizinischen Fakultät sowie der Hochschulleitung bewilligt und vom Bayerischen Staatsministerium für Wissenschaft und Kunst seit 1989 sonderfinanziert. Das Projekt dient der Förderung von Wissenschaft und Forschung sowie dem öffentlichen Gesundheitswesen.

Es fördert die wissenschaftliche Forschung, Lehre und Ausübung von Naturheilverfahren durch interdisziplinäre Zusammenarbeit von Forschungsinstituten, wissenschaftliche Tagungen, Vorlesungen, Kurse und Publikationen.

Ziel ist die Errichtung selbständiger Einrichtungen für Lehre und Forschung der Naturheilverfahren an der Ludwig-Maximilians-Universität München.

Schwerpunkt der Projektarbeit ist der Aufbau und die Durchführung eines Modellstudienganges sowie die Etablierung definierter Forschungsschwerpunkte.

Faktenlage

Wenn man sich mit dem Forschungs- und Lehrgegenstand "Naturheilverfahren" befaßt, so muß zunächst festgestellt werden, daß das Thema Naturheilverfahren innerhalb der Ärzteschaft nach wie vor heftig umstritten ist. Es bestehen z.T. auf beiden Seiten verhärtete Vorurteile und eine mangelnde Bereitschaft, in offener und fairer Auseinandersetzung Argumente miteinander auszutragen.

Die Ausübung naturheilkundlicher Verfahren ist bisher weder durch einheitliche, systematische Aus- und Fortbildungsinhalte noch durch überprüfbare Aus- und Fortbildungsordnungen geregelt. Es gibt derzeit in Deutschland ca. 15.000 Ärzte mit der Zusatzbezeichnung "Naturheilverfahren" und weitere 15.000 Ärzte, die in der Weiterbildung zur Erlangung dieser Zusatzbezeichnung stehen. Eine Allensbacher Repräsentativbefragung aus dem Jahre 1984 zeigt, daß 71 % der Bevölkerung für die Ausbildung von Medizinstudenten in biologischen Heilverfahren plädiert.

Begründung für die Einrichtung des "Münchener Modells"

Die o.g. Faktenlage zwingt auch die Hochschulen zunehmend in die Verantwortung, sich mit dem Gebiet der Naturheilverfahren aus folgenden Gründen auseinanderzusetzen:

*   Es erscheint dringend indiziert, die immer wieder geforderten wissenschaftlichen Grundlagen für Naturheilverfahren zu erarbeiten.
*   Die steigende Zahl von Ärzten, die Naturheilverfahren ausüben sowie die vermehrte Abwanderung zu nicht-ärztlichen Heilberufen zwingt zu klaren Ausbildungskriterien und Prüfungsordnungen zum Schutz der Patientenschaft, der Ärzte und der Methoden selbst.
*   In Anbetracht der zunehmenden nebenwirkungsreichen Therapeutika erscheint es nicht nur wissenschaftlich berechtigt, sondern auch ärztlich notwendig, Diagnose- und Therapiemethoden aus dem Bereich empirischer Medizin auf ihre Wertigkeit hin zu überprüfen.
*   Die Kostenträger unseres Gesundheitssystems benötigen kompetente Prüfstellen für Wertigkeit und Wirtschaftlichkeit von Naturheilverfahren.
*   Die große Nachfrage seitens der Patienten nach Methoden aus dem Bereich der Naturheilkunde zwingt zu Sicherstellung der ambulanten sowie stationären Versorgungsqualität der Bevölkerung.

Zur Geschichte des "Münchener Modells"

Das erste Lehrangebot in puncto Naturheilverfahren datiert auf das Jahr 1977 zurück. Von der "Fachschaftsvertretung Medizin München" wurde mit Unterstützung der Medizinischen Fakultät sowie unter der Schirmherrschaft des Instituts für Anästhesiologie der Universität München eine Akupunktur- Ringvorlesung eingerichtet.

1982 stellte eine Studenteninitiative Antrag auf Errichtung eines Instituts für Erfahrungsmedizin. Es wurden in den folgenden Jahren diskursive Ringvorlesungen etabliert und im Jahre 1984 ein Arbeitskreis zur Förderung von Lehre und Forschung der Erfahrungsmedizin an der LMU-München gegründet. Dieser Arbeitskreis erweiterte das Lehrangebot und organisierte diverse wissenschaftliche Veranstaltungen. Im Jahre 1989 konnte offiziell der Modellstudiengang "Naturheilverfahren: Grundlagen, Möglichkeiten und Grenzen" durchgeführt und 1990 eine Medizinisch-Pharmazeutische Forschungsstelle im Institut für Pharmazeutische Biologie etabliert werden.

Aufbau des Modellstudienganges

Der im Rahmen des Projektes "Münchener Modell" eingerichtete Modellstudiengang hat primär zum Ziel, formal- und realwissenschaftliche Grundlagen und methodenbezogene Kenntnisse über Naturheilverfahren zu vermitteln (Abb. 1). Die Präsentation der Lehrinhalte berücksichtigt eine Differenzierung der wissenschaftlich begründeten, empirisch gesicherten und spekulativen Anteile des Lehrangebotes. Die Miteinbeziehung ärztlich empirischer Praxis in das Studium steht - wo immer möglich - im Vordergrund der didaktischen Strategie.

Projektorganisation

Der Modellstudiengang hat eine Dauer von zwei Semestern und die Studentenaufnahme erfolgt im jährlichen Turnus. Als Zielgruppe sind die Studenten des zweiten klinischen Studienabschnittes vorgesehen. Die geplante Anzahl von 40 mußte aufgrund der hohen Nachfrage auf 120 immatrikulierte Studenten angehoben werden. Das Unterrichtsvolumen beträgt 4 - 5 Unterrichtseinheiten pro Woche. Daneben werden monatlich ca. 2 Selbsterfahrungsseminare und Praxiskurse für Kleingruppen mit ca. 20 Studenten und 5 Unterrichtseinheiten ausgerichtet.

Darüber hinaus finden 2 Kolloquien pro Semester statt (Tabelle 1). Um die vielfältigen Organisationsaufgaben erfüllen zu können, wurden notwendige Organisationseinrichtungen wie Unterrichtkommission, Projektleitung, Koordinationsbüro und Wissenschaftlicher Beirat geschaffen. Sie stehen untereinander in engem Kontakt (Abb. 2).

Zu den Inhalten des Modellstudienganges

Die wissenschaftliche Aufarbeitung und Aufbereitung des inhomogenen Gebiets der "Naturheilverfahren" beginnt zunächst bei der Definition und Terminologie des Begriffs "Naturheilverfahren". Es existieren mehrere Synonyma, die die terminologische Unreife dieses Forschungsgebietes widerspiegeln sollen (Tabelle 2). Der Begriff "Naturheilverfahren" stammt von dem Arzt Dr. med. Lorenz Gleich (1798 - 1865) dessen Definition lautet: "Heilen ohne Arzneistoffe und Blutentziehung, mit Kälte und Wärme, Trinken von kaltem Wasser, Umschlägen, Diät, frischer Luft usw.".

Häufig wird das zum Einsatz kommende Verfahren oder Mittel als Kriterium herangezogen, ob es sich um ein "echtes" (Hentschel, 1987) oder "klassisches" Naturheilverfahren handelt oder nicht. Hierfür ist die Verwendung auschließlich genuiner Naturfaktoren (Rothschuh, 1965) gefordert. Die als Naturheilmittel zum Einsatz kommenden genuinen Naturfaktoren rekrutieren sich aus pflanzlichen und mineralischen Heilmitteln, speziell naturbelassenen Ernährungsformen, Erde, Licht, Luft, Wasser und umwelbedingte klimatische Faktoren.

Im Gegensatz hierzu stehen die Naturheilverfahren die sich mehr anwendungsorientiert oder technologisch definieren lassen. Es handelt sich meist um Methoden und Techniken, die der "Natur nachempfunden" sind (Bühring, 1990).

Diese naturistische Sichtweise steht im Gegensatz zu der naturwissenschaftlich orientierten "Physikalischen Medizin". Die Physikalische Medizin sieht ihren wissenschaftlichen Gegenstand in den funktionell-physiologischen, thermischen und biomechanischen Prinzipien.

476

Aufgrund ihrer universitären Entwicklung und ihrem naturwissenschaftlichen Bezugssystem als heute eigenständiges medizinisches Fachgebiet, distanziert sie sich von der naturistischen Sichtweise (Senn, 1990). Sie teilt nicht den primär philosophischen Ansatz, daß der "genuine Naturfaktor" per se eine sinnvolle therapeutische Nutzung für den Menschen darstellt. Vielmehr geht es der Physikalischen Medizin - wie der Terminus technicus bereits verdeutlicht - um den therapeutischen Einsatz physikalischer wirksamer Größen wie Strahlung, Licht, Wärme, Kälte, Druck, Zug oder Torsion.

Darüber hinaus rekrutiert sich eine dritte Gruppe von unterschiedlichen Naturheilverfahren, die als "besondere Therapierichtungen" zusammengefaßt werden können. Hier stehen "bioenergetische" oder "bioinformative" Prinzipien im Vordergrund der Betrachtung. Trotz der unterschiedlichen wissenschaftlichen Bezugssysteme (Naturismus, Naturwissenschaft, Bioenergetik) findet sich eine gemeinsame Basis bei der Frage, welche Rolle der menschliche Organismus beim Zustandekommen der Therapieeffekte einnimmt. Alle Maßnahmen der natürlichen Therapie zielen auf eine "aktive Beteiligung und Nutzung der natürlichen Fähigkeiten des Organismus zu Regulation und Anpassung, zu Regeneration und Abwehr" (Amelung und Hildebrandt, 1985).

Somit muß die Nutzung und Aktivierung der organismischen Autonomie zum Zwecke der Heilung in den Vordergrund der Bergiffsbetrachtung gestellt werden. Dies wurde bereits im Jahre 1911 von Franz Kleinschroth in der Veröffentlichung "Wissenschaftliche Begründung der Naturheilkunde" betont. Die wissenschaftliche Beweisführung des "hygiogenetischen Wirkprinzips" einzelner Naturheilverfahren sollte als Anerkennungskriterium von den definierten Heilverfahren gefordert werden. Daneben ist eine ausreichende empirische Datensicherung sowie ein ganzheitsorientiertes Denkmodell der jeweils zugrunde liegenden Systemtheorie des Verfahrens zu fordern. Bislang haben Naturheilverfahren per se keinen Anspruch auf Ganzheitsorientierung.

Folgende Definition wird für den Begriff Naturheilverfahren vorgeschlagen: "Naturheilverfahren zielen auf eine aktive Beteiligung und Nutzung natürlicher Fähigkeiten des menschlichen Organismus zur Autoregulation. Die diagnostisch-therapeutischen Maßnahmen folgen dem "Reiz-Reaktions- Prinzip" (RRP)".

Nach Meinung des Autors sollte der Begriff "Naturheilverfahren" allmählich gänzlich verlassen und der Begriff "Autoregulative Medizin" Verwendung finden. Das Curriculum wurde in mehreren wissenschaftlichen Veranstaltungen vorbereitet und in verschiedene Themenblöcke gegliedert. Neben der Philosophie, Anthropologie und Propädeutik ärztlichen Denkens und Handelns ganzheitsorientierter Medizin, stellt die Aufarbeitung "formalwissenschaftlicher und realwissenschaftlicher Aspekte" der Naturheilkunde einen wesentlichen Schwerpunkt der curricularen Ausarbeitung dar. Die Vermittlung "methodenübergreifender diagnostischer und therapeutischer Strategien" der Naturheilkunde ist ein weiteres Ziel des Basiskollegs.

Am Beispiel der propädeutischen Modelle "Prävention" und "chronischer Schmerzpatient" wird der zeitgemäße Einsatz verschiedener Naturheilverfahren praxisnah dargelegt. Die methodenorientierte Darstellung einzelner Naturheilverfahren und ihre praxisbezogene Einübung erfolgt in den Bereichen *Phytotherapie, Homöopathie, Akupunktur, diagnostisch-therapeutische Lokalanästhesie (Neuraltherapie) und Manuelle Medizin, Ernährungstherapie und Vollwerternährung* sowie - in Zusammenarbeit mit dem Lehrstuhl für Physikalische Medizin - im Bereich *Hydrotherapie und Klimatherapie.*

Darüber hinaus wird gemeinsam mit dem Lehrstuhl für Geschichte der Medizin das Gebiet " *Traditionelle Chinesische Medizin (TCM)* " als Wahlfach angeboten. Praxisorientierte Vermittlung erfolgt - neben Patientendemonstrationen im Hörsaal - in 5 angeschlossenen Lehrpraxen und in 4 weiteren kooperierenden Klinikeinrichtungen.

Die Erfahrungen der Projektphase "Modellstudiengang", zeigen bereits heute, daß nur durch den Erwerb fachübergreifender Grundkenntnisse in der Naturheilkunde (Autoregulative Medizin) eine differenzierte Indikationenkompetenz vermittelt und eine Nutzen-Risiko-Abwägung für den tätigen Arzt möglich wird. Auch die Fähigkeit zur gemeinsamen Kooperation innerhalb der verschiedenen Fachrichtungen in der Naturheilkunde sowie ihre Zusammenarbeit mit den klassischen klinischen Fächern der Hochschulmedizin stellt eine wichtige Erfordernis dar. Diese Lernziele werden aber nur in einem "Postgraduierten-Studiengang" realisierbar sein.

Forschungsaktivitäten des Projektes

Für die wissenschaftliche Begleitung des Modellstudienganges sind 2 Arbeitsbereiche in das Arbeitsprogramm aufgenommen worden:
* didaktischer Arbeitsbereich
* forschungsfördernder Arbeitsbereich.

Die didaktische Begleitung umfaßt neben der Literaturerhebung eine systematische Befragung der Studenten und Lehrenden. Diese Befragungsaktionen sollen eine systematische Rückmeldung des Ausbildungserfolges aller Beteiligter ermöglichen. Es sind darüber hinaus Einblicke in die Motivation und in den Kenntnisstand der Studenten sowie Informationen über Gliederung, Ordnung und Übersichtlichkeit der Lehrveranstaltungen zu gewinnen. Die Auswertung der Befragungsergebnisse liegt zum Zeitpunkt der Berichterstattung noch nicht vor und soll deshalb gesondert publiziert werden. Der forschungsfördernde Arbeitsbereich gibt Hilfestellung bei der Ausarbeitung und Beantragung wissenschaftlicher Förderanträge für diverse Forschungsprojekte.

Forschungsschwerpunkte: immunmodulatorische Studien zu echinaceahaltigen Arzneimitteln; Versuch einer literarischen Zusammenstellung, Differenzierung und Bewertung von "Effekten kleinster Dosen und infinitesimaler Verdünnungen"; "Ernährung und Bewegung - ein ganzheitlich orientiertes Forschungsförderkonzept" und Erarbeitung von Studiendesigns zur Evaluierung klinischer Methoden der Traditionellen Chinesischen Medizin (Erste Klinik für Traditionelle Chinesische Medizin, Kötzting).

Schlußbemerkung

Das Konzept des Modellstudienganges Naturheilverfahren ist neu, kann aber auf Vorleistungen zurückgreifen, die z.T. vom "Arbeitskreis zur Förderung von Forschung und Lehre der Erfahrungsmedizin München e.V.", in mehrjähriger Vorarbeit erbracht wurden. Der aktuelle Erfolg der laufenden Projektphase zeigt, daß das Studienangebot von den Studenten akzeptiert und in einem hohen Maße nachverlangt wird. Es ist jedoch unumgänglich, daß auch Vertreter der herrschenden Lehrmeinungen sich mit der inhaltlichen Thematik auseinandersetzen und in Form von Dialogen und Diskussionen Stellung beziehen. Damit wird auch eine vorurteilsfreie Auseinandersetzung im Bereich der Forschungsinhalte möglich. Forschung und Lehre können nicht von Heute auf Morgen entstehen. Dies setzt eine

Tradition und ein Klima des Vertrauens voraus, das sich nur allmählich entwickelt. Das Fehlen traditioneller Infrastrukturen hat zur Folge, daß in nächster Zeit kein akademischer Mittelbau existiert, der sich durch Habilitationen wissenschaftlich höher qualifizieren wird. So lange keine systematische Erforschung autoregulativer Systeme und ihrer therapeutischen Beeinflussung durch das "Reiz-Reaktions-Prinzip" rational erfolgt, wird das Prädikat "anerkannt" oder "nicht-anerkannt" eine standespolitische und gesellschaftspolitische Willkür darstellen.

Aufgaben des Modellstudienganges

Vermittlung formal- und realwissenschaftlicher Grundlagen
und methodenbezogener Kenntnisse
über

Naturheilverfahren

Differenzierung ihrer Inhalte

- wissenschaftlich begründet -
- empirisch gesichert -
- spekulativ -

Miteinbeziehen ärztlich-empirischer Praxis in das Studium

Abb. 1: Aufbau des Modellstudienganges

Der Modellstudiengang

Dauer :   Zweisemestrig (im jährlichen Turnus)

Zielgruppe: Studenten des zweiten klinischen Studienabschnittes

Teilnehmerzahl: 120 eingeschriebene Studenten

Unterrichtsvolumen: 4 UE pro Woche im 1. Semester
5 UE pro Woche im 2. Semester
zusätzlich einmal pro Monat 1
Blockpraktikum à 5 UE
1-2 Selbsterfahrungsseminare und
Kurse pro Monat mit 5 UE im Gesamtstudium
2 Kolloquien pro Semester

Tabelle 1: Durchführung des Modellstudienganges

"Synonyma"

* Naturheilkunde/ -verfahren - Naturgemäße Heilverfahren
* Erfahrungsmedizin - Erfahrungsheilkunde
* Biologische Medizin - Komplementäre Medizin
* Außenseitermethoden
* Alternative Medizin - Ganzheitsmedizin
* Nicht etablierte Medizin

Tabelle 2: Synonyma zur Bezeichnung Naturheilverfahren

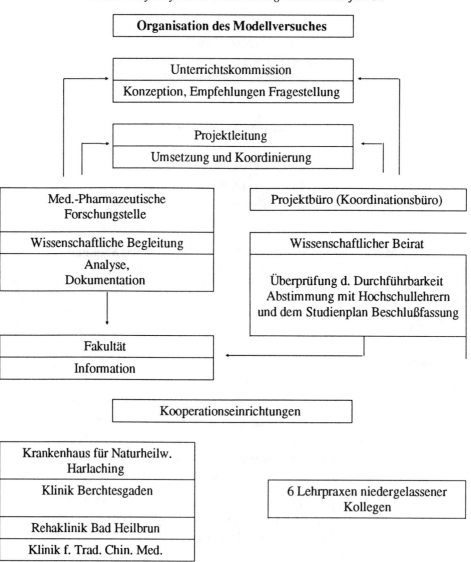

Abb. 2: Organisation des Modellversuchs

Varia

Ganzheitsmedizinisches Behandlungskonzept chronischer Krankheiten am Beispiel der Neurodermitis

W. Surböck (Mariazell)

Jeder ehrliche Therapeut kennt die Tatsache, daß ein und dieselbe Therapie bei einem Patienten zum Erfolg, bei einem anderen zum Mißerfolg führen kann, obwohl für beide die gleiche Diagnose gestellt wurde.

Der Grund ist, daß ein Therapieschema, welches auf Basis einer "klass. Diagnose" erstellt wird zu unpersönlich ist. Es gilt für jeden gleich und berücksichtigt weder Funktion noch Zustand der betroffenen Person.

Um ein ganzheitsmed. Behandlungskonzept (= eine "individualisierte Therapie) zu erstellen, ist es notwendig die therapeutischen Maßnahmen auf die Funktion und den aktuellen Zustand des betroffenen Patienten abzustimmen.

Dazu bedarf es aber einer "**individualisierten Diagnose**". Sie ist der Kern und die Voraussetzung für ein optimales (ganzheitsmed.) Behandlungskonzept.

Eine individualisierte Diagnose wird erstellt, indem die "klass. Diagnose" durch **regelphysiologische Daten** ergänzt wird. Dies setzt voraus, daß man die Begriffe GESUNDHEIT und KRANKHEIT unter biokybernetischen Gesichtspunkten definiert.

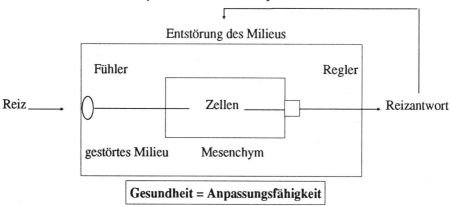

GESUNDHEIT ist die Fähigkeit, sich an alle einwirkenden Reize so anzupassen, daß ein Gleichgewichtszustand zwischen Störung (Reiz) und Entstörung (Reizantwort) des "Zelle-Milieu-Systems" aufrechterhalten werden kann.

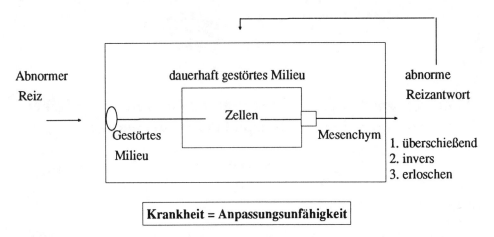

Krankheit = Anpassungsunfähigkeit

KRANKHEIT ist die Unfähigkeit sich an einwirkende Reize anzupassen.

Es entsteht durch abnorme Reize auf der einen Seite und einer abnormen Reizantwort (1. überschießend, 2. invers, 3. zu schwach - erloschen) auf der anderen Seite, ein **dauerhaft gestörtes Zelle-Milieu-System.**

Jede dieser Regulationsvarianten definiert ein bestimmtes Krankheitsstadium:

1. STAD. ÜBERREGULATION:

Der Körper versucht abnorme Reize durch Mobilisation von mehr Energie doch noch zu beantworten = Streßreaktion - Abwehrvorgänge auf Hochtouren

2. STAD. FEHLREGULATION:

Die Überforderung mit Reizen hat die, zur Adaptation notwendigen Mittel verbraucht. Die Zellen sind nicht degeneriert. Die Zellfunktion ist aber der sonstigen Funktion entgegengesetzt (invers).

3. STAD. BLOCKADERERULAT:

Die Zellfunktion der betroffenen Zellen ist erloschen oder stark eingeschränkt. Auf Grund der fehlenden Zellfunktion kann ein Reiz auch nicht beantwortet werden.

Ziel jeder Behandlung muß es sein, in den Regelkreis - (1. abnormer Reiz - 2. abnorme Reizantwort = Symptom - 3. dauerhaft gestörtes Z-M-System = Befunde) so einzugreifen, daß es den eigenen Regelvorgängen ermöglicht wird eine Entstörung des Milieus herbeizuführen.

Um in ein kybernetisches System sinnvoll einzugreifen darf man sich nur bestimmter **therapeutischer Grundprinzipien** bedienen:

1. REIZKARENZ : Vermeiden path. Einflüsse

2. SUBSTITUTION : Ersetzen was fehlt

3. ELIMINATION : Ausscheiden bzw. entfernen was behindert

4. STIMULATION : Mit adäquaten Reizen konditionieren

Die Bestimmung des REGULATIONSSTADIUMS definiert die **Reihenfolge und Art der Therapie**

Die Beurteilung der ENERGETISCHEN GESAMTLAGE bestimmt die **Dosierung der Therapiemaßnahmen**

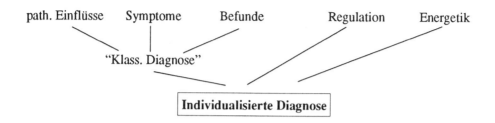

	Krankheitsstadium		Energetische Gesamtlage	
Überregulation	Fehlregulation	Blockadereg.	Überschuß	Defizit
1. Vermeiden path. Einflüsse	1. Vermeiden path. Einflüsse	1. Vermeiden path. Einflüsse		
	gleichzeitig	gleichzeitig		
	2. Substitution	2. Substitution		
		gleichzeitig bis Normwerte erreicht z. T.: Dauersubst.	kurze Therapieinterv. - starke Reize	lange therap. interv: - schwache Reize
		3. Elimination		
		bis sich Blockaden lösen		
2. Stimulation	3. Stimulation	4. Stimulation		

Beispiel - Neurodermitis

1. **Anamnese** (path. Einflüsse), **Symptome** und **Befunde** bestimmen die Diagnose **Neurodermitis**

2. Die Bestimmung der **Regulation** definiert das **Krankheitsstadium**

3. Die Beurteilung der **energetischen Gesamtlage** ermittelt die **Dosierung**

Behandlung der Neurodermitis im Stadium der Überregulation

I. Vermeiden path. Einflüsse - Reizkarenz

1. Nahrungsmittel: (nach Test) erst nach Abheilen stufenweises Einführen der zuerst unverträglichen Nahrungsmittel

2. Inhalationsallergene: wenn möglich

3. Kontaktallergene: wenn möglich auch keine Salbenanwendungen - ev. nach Test

4. Psychogene Belastungen

5. Sonstige in der Anamnese eruierte Faktoren (z.B.: Wohntoxine, geopath.Störzonen usw.)

II.Stimulation - erst bei normaler Regulation !! nie bei Hyperregulation

1. Stimulation der Verdauungsenzymaktivität (Organpräp.: Parotis, Gland. submand., Tunica muc. ventric. Tunica muc. intest. tenue, Pankreas meist in D8 als Tropfen vor den Mahlzeiten)

2. Stimulation mit den "wahren" Antigenen"

   a. AHIT oder

   b. Gegensensibilisierung n. Prof. Theurer

   c. Bioresonanz - Eigenbluttropfen (potenziertes, hämolysiertes Eigenblut - postprandiale Blutabn.)

3. Bioresonanztherapie: Stimulation mit der invertierten Schwingung des Allergens bzw. sonstiger path. Einflüsse

Behandlung der Neurodermitis im Stadium der Fehlregulation

I. Vermeiden path. Einflüsse - Reizkarenz - wie oben

II.Substitution - gleichzeitig

1. Mineralstoffe und Spurenelemente (Spektralanalyse im Vollblut od. Haaranalyse) Mg-K-Fe-Zn-Cu-Se-Mn.

2. Vitamine

3. Darmsanierung - nach Stuhlbefund -+Substitut. und Milieuveränderung

4. Ionisierter Sauerstoff O_2^+ oder O_2^-

5. Farbtherapie: Farblichtbestrahlung nach Test

6. Bachblütentherapie

III. Stimulation - erst nach Erreichen von Normalwerten und Tendenz zur Normregulation

Behandlung der Neurodermitis im Stadium der Blockade bzw. stark eingeschränkten Regulation

I. Vermeiden path. Einflüsse - Reizkarenz

II.Substitution - gleichzeitig - wie oben

7. Thymuspräp., wenn T-Lymph. bzw. T-Helfer Zellen unter der Norm

III. Elimination - gleichzeitig - bis Lösungstendenz der Blockaden

1. Darmeinläufe mit warmem Wasser ohne Zusätze
2. Hochdosierte Enzymtherapie - bei path. zirkulierenden Immunkompl.
3. Schwermetallelimination (Amalgamentfernung mit Begleittherapie zur Ausscheidung aus dem Mesenchym)
4. Herdsanierung

IV. Stimulation - wie oben

4. Stimulation der Phagozytoseaktivität (z. B.: Krallendorn, Alfa - Alfa ..)
5. Stimulation der Hypophysen- und NNR-Aktivität (z. B. Phyto Hypophysan - Phytocortal)

Aus der Praxis der Misteltherapie solider Tumoren

G.Salzer und J.Hellan (Wien)

Gemeinsam konnten wir (Salzer seit 1954) an über 5.000 Fällen mit der Misteltherapie Erfahrungen sammeln, und davon 3.300 Kranke seit 1973 am Ludwig Boltzmann Institut für klinische Onkologie betreuen.

Über dieses Krankengut wurden zwischen 1969 und 1990 24 Arbeiten, darunter 15 statistische, veröffentlicht. Darüber soll kurz berichtet werden.

1. MAMMACARCINOM: Adjuvante Therapiestudie (Österr.Ärztezeitung 24/1969)

   1968 wurden alle an der I.Chirurgischen Abteilung in Lainz zwischen 1958 und 1963 mit ISCADOR nachbehandelten Segmentresektionen (161) mit allen an der gleichen Stelle von 1951 bis 1957 operierten 167 Fällen von Mammacarcinomen (alle "Rotter" + Nachbestrahlung) verglichen. Es zeigte sich, daß die beiden Kollektive bezüglich Stadienverteilung gut übereinstimmen und nach vollendetem 5. postoperativen Jahr noch 65% der ISCADOR-Patienten und 55% der "Kontroll-Gruppe" am Leben waren. Diese Auswertung würde man heute als Phase II-Studie bezeichnen, die im ersten bis dritten postoperativen Jahr statistisch signifikante Ergebnisse brachte. Allerdings könnte eingewendet werden, daß in der Studie zwei neue mit zwei alten Therapiearten verglichen werden und man nicht wissen kann, welche der beiden Behandlungen mehr zu der längeren Lebenserwartung beiträgt.

2. Onkologische Behandlung von Lebermetastasen nach colorectalen Tumoren. - Retrospektive Therapiestudie (Erfahrungsheilkunde 2/1990)

   Die im Sommer 1989 erfolgte Auswertung der 118 einschlägigen Fälle bezüglich Überlebenszeit ergab:

   keine onkologische Therapie: 18 Fälle, Median und mittlere Überlebenszeit - 4 Monate

   5-FU-Monotherapie: 14 Fälle, Median und mittlere Überlebenszeit - 15 Monate

   Mistel-Monotherapie: 50 Fälle, Median 10 Monate, mittlere Überlebenszeit 16 Monate,

   Mistel- + Chemotherapie: 33 Fälle, Median und mittlere Überlebenszeit 20 Monate, also das fünffache der nicht behandelten Patientengruppe

   Noch deutlicher zeigt sich der Unterschied, wenn man die Ergebnisse folgendermaßen aufschlüsselt:

Im Sommer 1989 lebende Patienten			
	Anzahl von Fällen	%	Dauer
keine Therapie	0	18	—	—
Chemo-Therapie	1	14	7 %	18 Monate
Mistel	4	50	8 %	78, 54, 30, 10 Monate
Mistel+Chemo	13	33	39 %	61, 54, 49, 37, 20, 18, 17, 17, 15, 12, 10, 9, 8 Monate

Aber auch von den 20 im Sommer 1989 Verstorbenen überlebten 15 zwischen 54 und 12 Monaten und nur 5 starben im ersten Jahr nach der Entdeckung der Lebermetastasen. Diese 15% sind als Nichtansprecher einzustufen.

Diese Erfahrung, daß die unbehandelte "Kontrollgruppe" die schlechteste und die Kombinationstherapie Mistel + Chemo und/oder Strahlenbehandlung die beste Lebenserwartung hat, bestätigt sich in allen unseren statistischen Arbeiten. Dazu kommt noch, daß die auf die Mistelbehandlung ansprechenden Patienten sich meist sehr rasch erholen und oft längere Zeit beschwerdefrei leben können. In der Regel tritt der endgültige Zusammenbruch erst kurz vor dem Tode ein.

Zur Illustration drei charakteristische Einzelfälle:

1   Kleines zentrales Bronchuscarcinom (B.Nr.3938), 70jähriger Mann. Starker Raucher. 1980 Röntgen: kleiner zentraler Tumor rechter Oberlappen 28.1.1981 Bronchoskopie + PE. Histobefund: nicht verhornendes Plattenzellcarcinom. Interne K.I. gegen Operation oder Bestrahlung. Daher Beginn mit ISCADOR im Februar 1981. Verlauf: Rasches Verschwinden des Hustens, Normalisierung von Appetit und Aktivität. Ab 1982 subjektiv gesund. Röntgen-Kontrolle: Lunge o.B. Februar 1991: Dem Alter entsprechend (81 Jahre) - 10 Jahre nach Feststellen des Tumors - unter a l l e i n i g e r Iscador-Therapie gesund und leistungsfähig.

2   Metastasierendes Brochunscarcinom. Adjuvante Iscador-Therapie nach Exstirpation einer Hirnmetastase. (B.Nr.66) 65jähriger Mann. Starker Raucher, chronische Bronchitis. Sommer 1977 Pneumonie Röntgen: peripherer Tumor im rechten Unterlappen. 27.7.1977 Lobektomie. Keine onkologische Nachbehandlung November 1978: Wortfindungsstörungen, Ataxie. EEG: Raumforderung links temporo-parietal 11.12.1978: Exstirpation der Hirnmetastase Beginn mit Iscador-Behandlung, die über ausdrücklichen Wunsch des Patienten im Mai 1986 abgebrochen wird.

Wieder Kontrollen alle drei Monate. Der seit der Operation trotz ständiger Ermahnung weiterrauchende Patient ist völlig beschwerdefrei. Röntgen-Kontrolle November 1990: Zentraler Tumor linker Oberlappen (Zweitcarcinom) K.I. gegen Operation oder Strahlen (79 Jahre). Neuerliche Mistelbehandlung vom Patienten abgelehnt.

Beurteilung: Wie bei jeder adjuvanten Behandlung ist auch bei unserem Patienten als Einzelfall der schlüssige Beweis nicht möglich, ob die lange tumorfreie Zeit (12 Jahre) "propter" oder vielleicht nur "post hoc" bedingt ist. Dagegen mußten wir im Laufe der

Jahre öfter die Erfahrung machen, daß nach Beendigung einer längeren Mistelbehandlung später wieder eine Metastase oder ein neuer Primärtumor auftrat. Wir sind daher dazu übergegangen, auch nach rezidivfreiem Ablauf des 5.-6. Jahres die Therapie mit ein bis zwei Sicherungskuren im Jahr weiterzuführen. Dies hat unser Patient leider strikt abgelehnt. Dagegen ist der Großteil der Kranken meist leicht für dieses Vorgehen zu motivieren. Man hört ja bei den Patientengesprächen immer wieder die spontane Äußerung, daß sie sich im Anschluß an die Behandlung besonders wohl fühlen. Außerdem haben wir die Erfahrung gemacht, daß während einer langdauernden Mistelbehandlung echte grippale Infekte ausserordentlich selten sind, auch bei Patienten, die früher oft an Grippe erkrankt waren. Deshalb geben wir die jährlichen Sicherungskuren möglichst vor der Grippezeit.

3 Palliativ operiertes Sigmacarcinom (B.Nr. 154). 53jährige Frau. 14. 1. 1977 Sigmaresektion. Histobefund: Adenocarcinom.

Im Mesosigma verstreute Tumorzellverbände, die bis an den Resektionsrand reichen.

Iscador-Behandlung ab März 1977 bis heute. Seit 1988 eine Sicherungskur.

Resumé: Die Patientin heute (14 Jahre nach der Operation) subjektiv und objektiv völlig gesund.

Solche und ähnliche Krankheitsverläufe könnten beliebig vermehrt werden. Wegen Raummangel mußten wir uns auf diese Beispiele beschränken, an denen einige Charakteristika der Mistelbehandlung gezeigt werden konnten.

Zusammenfassung:

An Hand von zwei Statistiken und drei Einzelfällen werden einige Charakteristika der Mistelbehandlung solider Tumoren besprochen. Es konnte gezeigt werden, daß die Mistel wohl kein Wundermittel ist, daß ihr aber aus ärztlicher und klinischer Sicht eine - manchmal erstaunliche - Wirksamkeit nicht abgesprochen werden kann.

Erhöhung der antitumoralen Wirkung eines klinisch angewandten Mistelextraktes (Iscador^R) durch Lektinoptimierung

T. Hajto, K. Hostanska, M. Fornalski, A. Kirsch, (Arlesheim)

Zusammenfassung

Das im Mistelextrakt (Iscador^R) vorhandene Beta-galaktosidspezifische Lektin ist fähig, zahlreiche Mechanismen der natürlichen Abwehr zu stimulieren. In der Vermittlung dieser Effekte spielt die Lektin-induzierte vermehrte Sekretion von Tumornekrosefaktor-alpha, Interleukin-1 und Interleukin-6 eine bedeutende Rolle. In einer ersten klinischen Studie zeigte die Berücksichtigung des immunmodulatorisch aktiven (zuckerbindenden) Lektingehalts eine bedeutend erhöhte antitumorale Wirkung.

Einleitung

Bei kürzlich durchgeführten Untersuchungen am Tumormodell durch Optimierung der immunmodulatorischen Effekte konnte die antitumorale Aktivität der Misteltherapie erheblich erhöht werden (unveröffentlichte Angaben). Für die klinisch optimale Anwendung war es deshalb wichtig nachzuweisen, daß bei den fermentierten Mistelextrakten (Iscador R) dem Beta-galaktosidspezifischen Lektin (ML) eine immunmodulatorische Wirkung zukommt, bei deren Vermittlung die Lektin-induzierte vermehrte Sekretion von Tumornekrosefaktor-alpha, Interleukin-1 und Interleukin-6 eine bedeutende Rolle spielt. Die Erhöhung dieser Zytokinsekretionen ist von der Bindung des Lektins an zelluläre Glykokonjugate abhängig (1 - 2).

Intravenöse Injektion von gereinigtem ML steigert die zytotoxische Aktivität der natürlichen Killer (NK) -Zellen und erhöht die Anzahl der großen granularen Lymphozyten (LGL) im peripheren Blut von Kaninchen (3). Ähnliche dosisabhängige immunmodulatorische Wirkungen wurden auch bei Tumorpatienten nach der Injektion des in bezug auf den aktiven (zuckerbindenden) Lektingehalt standardisierten Extrakts beobachtet (2). Die größte immunmodulierende Dosierung dieser durch Iscador angewandten Lektinaktivität wurde für Patienten im Bereich von 1 ng/kg gefunden. Das optimale Dosierungsschema des in Mistelextrakten (Iscador^R) applizierten biologisch aktiven Lektins muß eine "Systemermüdung" berücksichtigen. Dementsprechend sollten sowohl der optimalen Dosis als auch den 2 suboptimalen Dosierungen ein Abstand von 72 Stunden vorausgehen (2).

Material und Methoden

Von Mai 1989 bis Februar 1990 wurden 16 Tumorpatienten in eine klinische Studie aufgenommen, die alle mit dem in Tab. 1 aufgeführten optimalen Iscador-Dosierungsschema behandelt wurden. Alle ausgewählten Patienten litten an einer histologisch definierten, fortgeschrittenen soliden Malignomerkrankung mit TNM-Stadium III und IV. Mit Ausnahme eines Patienten, der nach 3 Monaten an einem Ileus verstarb, wurde der Krankheitsverlauf während eines Zeitraums von mindestens 5 Monaten nach Beginn der Therapie ausgewertet. Es wurden mindestens 8 Kontrolluntersuchungen wöchentlich mit zweidimensionalen Messungen von auswertbaren Tumormanifestationen durchgeführt. Eine Besserung über mindestens 8 Wochen wurde als Remission definiert.

Tage der Woche:	1	2	3	4	5	6	7
Lektinaktivität (ng/kg)							
Durchschnitt:	0,76	0,76	—	—	1,04	—	—
± (SE):	(± 0,02)				(± 0,02)		

Tab. 1: Dosierungsschema des biologisch aktiven Lektins im Iscador

Ergebnisse und Diskussion

Wie aus Tab. 2 hervorgeht, wurden bei den ausschließlich mit Iscador behandelten 12 Patienten (Gruppe A) eine komplette, drei partielle (mindestens 50 % Tumorreduktion) und drei minimale Remissionen (unter 50%) beobachtet. 4 Patienten (Gruppe B) erhielten zusätzlich im weiteren Verlauf Chemotherapie, Radiotherapie oder Hormone. Sie wurden nicht aus der Studie ausgeschlossen, sondern weiterverfolgt und als Fallstudien ausgewertet. Diese 4 Patienten hatten eine Remission. Eine Beurteilung der toxischen Nebenwirkungen entsprechend der WHO-Kriterien bestätigte, daß eine optimale Misteldosierung zu keiner kumulativen Toxizität führte. Der Lebensqualitätsindex aller Patienten verbesserte sich, wie aus dem regelmäßigen Auswerten der Fragebögen hervorgeht. Während der Studie wurde im Serum von 31 % der Patienten ein Anstieg des Lektinantikörpers festgestellt, es gab jedoch keine Korrelation zwischen dem Antikörpertiter und den klinischen oder immunologischen Reaktionen. Die hinsichtlich der Lektinaktivität standardisierte Iscadortherapie führte hier zu einem hohen Prozentsatz (58 %) echter Tumorrückbildungen, der bisher unter einer Misteltherapie nicht bekannt war. Die beschriebenen antitumoralen Effekte wurden nur mit Mistelpräparaten, die eine mit reinem Lektin vergleichbare Immunmodulation hervorrufen, erreicht.

Literatur

1. Hajto, T., Hostanska, K., Frei, K., Rordorf, C., Gabius, H.J.: Cancer Res. 50 (1990) 3322-3326.

2. Hajto, T., Hostanska, K., Gabius, H.J.: Therapeutikon 4 (1990) 136-145.

3. Hajto, T., Hostanska K., Gabius, H.J.: Cancer Res. 49 (1989) 4803-4808.

Patient Nummer	Tumorarten	Metastasen	Stadium (TMN)	Erfassungs-periode (Mo)	Andere Behandlung	Klinische Reaktion
A 1	Mamma-Ca	LK, Ha	IV	9	—	KR
2	Mamma-Ca	Kn	IV	8	—	TR
3	Schilddrüsen-Ca	Kn, Lu	IV	6	—	TR
4	Sarkom	Pe	IV	8	—	TR
5	Leber-Ca	Mi, Ma	IV	4	—	MR
6	Sarkom	LK	III	5	—	MR
7	Sarkom	Lu	IV	9	—	MR
8	Blasen-Ca	LR	IV	7	—	KV
9	Mal. Melanom	Ha	IV	5	—	KV
10	Mamma-Ca	Ha	IV	5	—	KV
11	Mal. Melanom	Ha	IV	5	—	P
12	Colon-Ca	Le	IV	3	—	P
B 13	Zungen-Ca	LK	III	12	R	KR
14	Prostata-Ca	Kn	IV	12	H	TR
15	Mamma-Ca	Pl	IV	5	C	TR
16	Mamma-Ca	Kn	IV	6	H	MR

Tab. 2.: Klinische Resultate

In der Gruppe A wurde die Mistelbehandlung ohne andere Therapiemodalität appliziert. Klinische Reaktionen: KR, komplette Remission; TR, Teilremission; MR, minimale Remission; KV, keine Veränderung; P, Progression. In der Gruppe B kamen bei vier Patienten nach ihrer Aufnahme in die Studie auch andere Therapieformen zur Anwendung: C, Chemotherapie; R, Radiotherapie; H, Hormontherapie. Abkürzungen für die Metastasen: LK, Lymphknoten; Ha, Haut; Kn, Knochen; Lu, Lunge; Pe, Peritoneum; Mi, Milz;Ma, Magen; LR, Lokalrezidiv; Le, Leber; Pl, Pleura

Immunbiologische Tumortherapie

W. Köstler (Wien)

Die Aufgabenstellung in der Onkologie ist heute klar umrissen:

1. **Tumorprävention,**

2. **Tumordestruktion,**

3. **Recidiv- und Metastasenvermeidung.**

Die Anwendung ausschließlich tumordestruktiver Verfahren hat aber in der Onkologie, betrachtet man vor allem die Therapie epithelialer Tumore, nicht den gewünschten Erfolg gebracht. Auch die Erkenntnisse über während der Therapie auftretende Resistenzbildungen gegen Chemotherapie, Strahlentherapie und Hyperthermie haben nicht dazu geführt, von einer offensichtlich großteils erfolglosen, wissenschaftstheoretisch falschen Konzeption abzulassen.

Das Immunsystem, das Grundsystem, die Psyche, die hormonelle Regulation, sowie alle Interaktionen dieser Systeme werden praktisch nicht in die therapeutische Überlegung miteinbezogen.

Anstatt durch multifaktorielle Ansätze die Regulationsfähigkeit des Körpers zu optimieren und damit eine echte Gesundung herbeizuführen, versucht man durch toxische oder freie Radikale produzierende Therapien den Wettlauf mit der Zeit zu gewinnen. Es hat sich in der Onkologie vielerorts eine Simplifizierung der Therapien im Sinne einer Schematisierung etabliert.

Wechselnde Schemata zytotoxischer Substanzen scheinen die Forschungsgrundlage prospektive randomisierter Studien zu sein. Die Problematik dieser therapeutischen Ansätze liegt darin, daß viele tumordestruktive Maßnahmen nicht wirklich tumorspezifisch wirksam sind, sondern vielmehr ganzheitstoxisch.

Auf das Timing, d.h. auf die Modalität wie einzelne Therapieschritte optimal hintereinander zu setzen wären, um den Patienten vor allzu großer Schwächung seiner eigenen tumorabwehrenden Systeme zu bewahren, wird bei konventionellen Therapiekonzepten nicht wirklich Rücksicht genommen. Die Applikationsintervalle einzelner Schemata sind nicht rational durchschaubar schematisiert. Versucht man weitere Gründe für die schlechten Ergebnisse bei der Therapie epithelialer Tumore zu finden, sieht man mehrere verursachende Faktoren.

Einer davon ist der ZEITFAKTOR: am ehesten ausheilbar sind Tumore, wenn sie so früh als möglich erkannt werden. Dieser Bereich könnte nur durch eine tumorbezogene Vorsor-

492

geuntersuchung (Screening) annähernd abgedeckt werden. Die Willensbildung zur spezifischen Vorsorgeuntersuchung müßte eine politische Wurzel haben, sollte mit öffentlichen Geldern beworben und von Patient und Arzt angenommen werden.

Das Fehlen eines solchen Screenings führt dazu, daß man es in den meisten Tumorerkrankungsfällen, bedingt durch das Auflösungsvermögen bildgebender Verfahren tumorbiologisch gesehen mit Spätdiagnose und Spätstadien zu tun hat, vielleicht schon mit Mikrometastasierung.

Trotzdem glaubt man oft, zu diesem Zeitpunkt der Tumorspätdiagnose zu raschem und hektischen Handeln gezwungen zu sein, obwohl dies bei basalen Kenntnissen der Tumorbiologie kein echtes Rationale hat.

Alle Kräfte des Therapeuten werden ab diesem Zeitpunkt auf die rasche und radikale Tumordestruktion konzentriert, im wahrsten Sinne des Wortes ohne Rücksicht auf Verluste.

Derselbe Organismus, der die Entwicklung eines Tumors zugelassen hat, erfährt oft kurz nach einer operativen Tumorentfernung eine adjuvante Chemo- oder Strahlentherapie in der Hoffnung, damit im ganzen Körper verstreute Tumorzellen doch noch zu erlegen.

Ein eventuell auftretendes Recidiv oder eine auftretende Metastasierung wird in vielen Fällen therapeutisch mit Radikalisierung des Vorgehens und der Steigerung der Dosierungen beantwortet.

Immunbiologische therapeutische Ansätze hingegen lassen den tumordestruktiven Aspekt keineswegs außer Acht, da er unter Umständen sogar immunbiologisch wirksam wird.

Immunbiologisch wirksame Effekte tumordestruktiver Maßnahmen

Chirurgische Tumormassenreduktion:

verbesserte Ansprechrate von Immuntherapie.

Low Dose Chemotherapie:

immunstimulativer Effekt (Helper/Supp. Ratio).

Strahlentherapie:

Recalcifikation von Knochendestruktionen.

Die Tumormassenreduktion durch Chirurgie ermöglicht dem Immunsystem mit kleineren Tumormassen eher fertig zu werden als mit größeren.

Eine low dose Chemotherapie ist immunbiologisch wirksam, indem sie die Suppressorzellen selektiver schädigt als die Helperzellen und damit die Helper-Suppressor-Ratio verbessert. Strahlentherapie von Knochenmetastasen führt zu Recalzifikation von Knochenmetastasen und damit zur verbesserten Beweglichkeit des Patienten.

Chirurgische Eingriffe ermöglichen über die Tumorgewinnung und Herstellung einer Vaccine eine relativ tumorspezifische Immuntherapie.

Neben den histologischen Bestimmungen, der Bestimmung des Malignitätsgrades, der Tumorausbreitung und des Hormonrezeptorstatus ermöglicht die chirurgische Tumorgewinnung die Austestung der Wirksamkeit von Zytostatika in der Zellkultur. Die Kontrolle der Effektivität bestimmer Zytostatika in vitro kann die Tumordestruktion in vivo wesentlich spezifischer und somit effektiver und nebenwirkungsfreier gestalten. Eine onkologische Therapie ist umso erfolgreicher je tumorspezifischer sie geführt wird.

Tumorspezifische Therapie	Tumorunspezif. Therapie
1. Tumorspez. Immuntherapie,	1. Immunmodulation,
2. Zytostatikatestung,	2. Schematisierte Chemotherapie,
3. Rezeptoradäquate Hormonth.,	3. Strahlentherapie, Hyperthermie.

Ein in den Kübel geworfener Tumor stellt den Verlust mehrerer therapeutischer Möglichkeiten dar. Dies zeigt sich im Vergleich tumorspezifischer und tumorunspezifischer Immuntherapien.

Immuntherapie:

Tumorspezif. Immuntherapie: Autologe Vaccination, Monoklonale Antikörper, Gangliosidtherapie.

Tumorunspezif. Immuntherapie: Fiebertherapie, Biolog. Response Modifiers Herdsanierung.

Neben tumordestruktiven Verfahren sollte aber im Rahmen immunbiologischer Massnahmen eine immunbiologische Basistherapie angeboten werden:

Immunbiologische Tumortherapie:

Onkologische Basistherapie	Tumordest. Massnahmen:
Immuntherapie	Chirurgie
Hormontherapie	Chemotherapie
Psychotherapie	Strahlentherapie
Ernährungstherapie	
Supplementierung	

Die onkologische Basistherapie nimmt Rücksicht auf für die Tumorentstehung kausale Faktoren wie auf die Immunlage, die Psyche, die Ernährung, die Hormonregulation und auf die nötigen Supplementierungen.

Sie wird zeitlich durch alle onkologischen Therapieschritte hindurch einzusetzen sein, will man die Therapieergebnisse verbessern, sie wird von ganzheitlichen Überlegungen getragen.

Schon bei dem Verdacht auf eine Tumorkrankheit oder bei Feststellung einer Präkanzerose, sowie präoperativ, intra- und postoperativ sollte die onkologische Basistherapie eingesetzt

494

werden. Sie läuft unter ständigem Monitoring bis zum Auftreten eines Recidives oder von Metastasen, dann erst sollte zur Strahlen- oder Chemotherapie gegriffen werden, vorausgesetzt man konnte primär makroskopisch radikal operieren. Zwischen Chemotherapieapplikationen sollte die Basistherapie interzyklisch und bei Strahlentherapie gleichlaufend neben der Therapie eingesetzt werden.

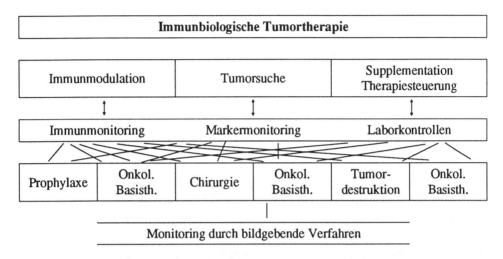

Zusammenfassend kann gesagt werden, daß sich immunbiologische Therapien als effektiver erwiesen haben als ausschließlich tumordestruktive Verfahren. Als ein Beispiel von vielen kann die derzeit angewandte Therapie des Colonkarzinoms angesehen werden, wo Calciumfolinat, das Zytostatikum 5-Fluorouracil und ein Immunmodulator eingesetzt werden und bereits mit dieser Kombination therapeutisch erfolgreicher vorgegangen werden kann, als mit der früher gehandhabten alleinigen Applikation von 5-Fu.

Immunbiologisch therapeutisieren bedeutet also:

den Begriff Zeitfaktor (Timing) zu beachten,
die Applikation einer onkologischen Basistherapie neben konventionellen Therapieverfahren und damit die Durchführung einer onkogenetisch bestimmten ganzheitlichen Tumortherapie.

Stellenwert der Immuntherapie mit Beeinflußung der Lymphozyten und der Phagozyten in der ganzheitsmedizinischen Behandlung chronischer Erkrankungen

P. Schleicher, L. Bannasch (München)

Derzeit leidet jeder fünfte an einer allergischen Erkrankung. Bis zum Jahr 1995 wird jeder zweite mit Allergien und deren Folgen zu kämpfen haben.

Als Folge allergischer Reaktionen erhöhen sich grundsätzlich die entzündlichen Erkrankungen. Die Ursache ist eine Störung des Immunsystems - eine Immunreaktion auf Abwegen.

Zellen, die körperfremde Stoffe erkennen, beurteilen und unschädlich machen, bilden in ihrer Gesamtheit das Immunsystem. Wichtig sind dabei drei Arme unseres zellulären Abwehrstaates.

Dem ersten angehören die Thymozyten (T-Zellen mit ihren Untergruppen, Helfer- und Suppressorzellen) an.

Im zweiten Arm sind die B-Zellen mit der Möglichkeit der Antikörperproduktion angesiedelt. Der dritte und sehr wichtige Teil betrifft die Phagozyten, die Antigene phagozytieren können, sie jedoch auch über Anbindung an Oberflächenrezeptoren den T-Zellen vermitteln und so die Immunkaskade ähnlich wie bei der Gerinnung anregen und die Immunabwehr einleiten.

Ein für die Folgen der chronisch entzündlichen Reaktion wichtiger Mechanismus ist die Verbindung des Antigens mit dem Antikörper, der so zum zirkulierenden Immunkomplex wird. In normaler Konzentration vorhanden, können Phagozyten zirkulierende Immunkomplexe phagozytieren und spalten. Übersteigen bei immunregulatorischer Störung die Immunkomplexe eine gewisse Konzentration, gehen sie nicht in Lösung und können nach Gewebsfixierung durch Aktivierung von Komplement entzündlich Substrat des Körpers zerstören. So wird nach viraler Infektion eine chronische Hepatitis unterhalten, durch Immunkomplexe über Komplementaktivierung die Bronchitis chronifiziert, bei rheumatoiden Erkrankungen über Immunkomplexe die Gelenkfläche zerstört usw.

Erkennung von Schadstoffen

Die Erkennung von Schadstoffen wird durch die Subpopulationen der Lymphozyten eingeleitet. Wichtigste Träger immunologischer Reaktionen sind die T- und die B-Zellen. Sie erkennen über Oberflächenrezeptoren fremde Substanzen. Die Substanz, die genügend

496

erkennbare Merkmale trägt, um eine Immunreaktion auszulösen, wird als Antigen bezeichnet.

Antigene werden ebenfalls von Phagozyten aufgenommen und den T-Zellen präsentiert. Der dadurch ausgelöste Reiz läßt bei aktivierten T-Zellen Lymphokine entstehen. Diese erweitern die Blutgefäße, sorgen für Rötung, Erwärmung und Schwellung. Zusätzlich locken sie über Botenstoffe Freßzellen an den Reaktionsort. Diese wiederum räumen das Schlachtfeld auf, verschlingen das Antigen, neutralisieren oder zerstören es und eliminieren Immunkomplexe. Somit haben Phagozyten eine zentrale Schlüsselposition in der Elimination von entzündlichen Substanzen und der Präsentation von immunologischen Erkennungsmerkmalen der Antigene zur Informationsspeicherung in Memory-Cells.

Im Rahmen einer Doppelblindstudie wurde ein historisch sehr altes Immuntherapeutikum aus Pflanzen in verschiedenen Studien untersucht. Das tibetanische Heilmittel Padma 28 hat seinen Einsatz klinisch bei der Durchblutungsstörung, bei chronischen Entzündungen. So wirkt es besonders gut bei der chronischen Hepatitis, jedoch auch bei rheumatoiden Beschwerden, autoaggressiven Erkrankungen, der chronischen Bronchitis, etc.

Bei den Untersuchungen der Studien wurden neben den Subpopulationen der Lymphozyten spezielle Funktionsparameter der Granulozyten und Makrophagen bewertet. Diese waren: die Phagozytoserate, die Adhärenz und Motilität der Immunzellen. Untersucht wurde im Verfahren des Analog Contrast Enhancements.

Ergebnisse:

Zu keinem Zeitpunkt kam es bei den untersuchten Patienten mit definierter Arteriosklerose oder den aufgeführten chronisch entzündlichen Erkrankungen zu einer Verschlechterung der Subpopulationen der Lymphozyten. Signifikant gesteigert werden konnte die Phagozytoserate, sodaß bei einer normalen Phagozytosequote der Granulozyten und Makrophagen von 1 - 3 Partikel am Ende 5 - 8 Partikel phagozytiert werden konnten. Zusätzlich stieg eindrucksvoll die Adhärenz und Motilität der Phagozyten an.

Zusammenfassung

Unter den gegebenen Erkenntnissen über die bedeutsame Schlüsselrolle der Phagozyten im Körper läßt sich die hervorragende Wirkung von Padma 28 bei chronisch entzündlichen Erkrankungen und der Arteriosklerose erklären. Normalerweise sind Phagozyten verantwortlich für das Cleaning von Viren, Bakterien, Pilzen, des Cholesterins jedoch auch der Immunkomplexe. Chronisch entzündliche Erkrankungen werden durch diese Substrate ausgelöst wie die Hepatitis durch Immunkomplexe aus Viren und deren Antikörper, bei der Glomerulonephritis durch Immunkomplexe z. B. aus tierischem Eiweiß und dem immunologischen Antikörper, bei der Arteriosklerose unter anderem durch Immunkomplexe.

Durch die spezifische Eigenheit von Padma 28 die Phagozytose signifikant zu steigern, kommt es zu einem Cleaning-Effekt im Körper von Viren, Bakterien, Pilzen, Immunkomplexen, Cholesterin und anderem, was zu einer schnelleren, treffsichereren und potenteren Elimination von Antigenen führt.

497

Beeinflussung der Proliferation von Synovialzellen durch ein Antirheumatikum auf pflanzlicher Basis (Phytodolor^R)

J. Neumüller, M. Tohidast-Akrad, R. Eberl
(Ludwig Boltzmann-Institut für Rheumatologie und Balheologie, Wien-Oberlaa)

Zusammenfassung:

Phytodolor^R ist ein alkoholischer Extrakt aus Esche, Zitterpappel und Goldrute mit antirheumatischer Wirksamkeit. Das Präparat ermöglicht auch bei schweren Synovitiden eine Dosis-Reduktion nicht-steroidaler antirheumatischer Medikamente. In dieser Studie wurde der Einfluß von Phytodolor^R auf die Kompartimente des Zellzyklus (G0/1 -, S- und G2 + M- Phasen) rheumatoider und nicht rheumatoider Synovial-Zellkulturen untersucht. Ein antiproliferativer Effekt von Phytodolor^R (Erniedrigung der Prozentsatzes von Zellen in der S-Phase bei gleichzeitiger Erhöhung der Prozentsätze in den übrigen Zellzyklus- Phasen) konnte sowohl bei rheumatoiden als auch bei nicht rheumatoiden Zellkulturen nachgewiesen werden, wobei die nicht rheumatoiden Zellkulturen eine stärkere Proliferationshemmung aufwiesen als die rheumatoiden. Phytodolor^R in wäßriger Lösung wurde in Verdünnungen von 1:100, 1:500, 1:1. 000 und 1:10. 000 dem Kulturmedium zugesetzt, da es in diesem Bereich nicht zytotoxisch war. Der antiproliferative Effekt von Phytodolor^R war konzentrationsabhängig.

Problemstellung:

Viele pflanzliche Arzneimittel sind hinsichtlich ihrer Wirksamkeit chemisch eindeutig identifiziert worden und können daher teilweise rein synthetisch hergestellt werden. Das trifft beispielsweise für Digitalis, Morphin, Colchicin, Chinin und Secalealkaloide zu.

Die moderne Pharmakologie fordert, daß medikamentöse Wirkstoffe chemisch und pharmakologisch definiert sein müssen. Das bedeutet aber, daß der Hersteller von Arzneien deren pharmakologische Wirkung aufgrund chemisch-struktureller Eigenschaften der Inhaltsstoffe nachweisen muß. Die Pharmakologie war allerdings ursprünglich eine empirische und nicht eine streng wissenschaftlichen Disziplin. Viele pflanzliche Arzneimittel, die in Form von Tees, alkoholischen Auszügen, Salben usw. verabreicht werden, lassen sich chemisch nicht so einfach definieren. Es gelingt zwar größtenteils, einzelne Wirkstoffe nachzuweisen, doch läßt sich die Heilwirkung nicht nur auf bestimmte Substanzen reduzieren. Vielmehr scheint es so zu sein, daß mehrere Wirkstoffe im Sinne eines Synergismus therapeutisch wirksam sind.

498

Dies gilt auch für Phytodolor[R], das im Ludwig Boltzmann Institut für Rheumatologie und Balneologie in Wien-Oberlaa hinsichtlich einer antiproliferativen Wirkung auf kultivierte Synovialzellen untersucht wurde. Phytodolor[R] ist ein alkoholischer Auszug aus der Esche (Fraxinus), der Pappel (Populus) und der Goldrute (Solidago), der vor allem Phenylglykoside, Flavonoide, Cumarine und Saponine enthält.

Als hauptsächliche Wirkungen der Phenylglykoside, die von rheumatologischem Interesse sind, können die Hemmung der Cyclooxigenase, der Lipoxigenase und das Abfangen von Sauerstoffradikalen angeführt werden (1).

Flavonoide besitzen die Fähigkeit, Chelate zu bilden. Flavonoid-Kupfer-Chelate inhibieren die Gewebshyaluronidase und bewirken eine Stabilisierung lysosomaler Membranen (2). Einzelne Flavonoide üben eine antibiotische und eine hemmende Wirkung auf die ADP-Kollagen- oder thrombininduzierte Thrombozytenaggregation aus (3).

Unter den Cumarinen sind vor allem die Fraxidine von rheumatologischem Interesse, da sie antiinflammatorisch wirksam sind (4,5).

Ein antiphlogistischer und analgetischer Effekt konnte bei Saponinen nachgewiesen werden (1), die - wie bereits erwähnt - auch in Phytodolor[R] enthalten sind.

Bei der chronischen Polyarthritis läßt sich eine Vermehrung synovialer Randzellen durch eine entzündungsinduzierte Hyperproliferation mit anschließender Fibrose nachweisen (6). Werden Synovialzellen in Zellkultur gehalten, wird die Zellproliferation durch die Vereinzelung der Zellen induziert. Zellkulturen eignen sich daher für die Untersuchung der antiproliferativen Wirkung von Medikamenten. Deshalb wurden Synovialzellkulturen von Kontrollpersonen (Patienten mit Operationen nach Gelenkstraumen) und Patienten mit chronischer Polyarthritis, die einer Synovektomie unterzogen worden waren, zellkinetisch nach Zugabe von Phytodolor[R] untersucht.

Material und Methoden:

Zwei Synovialzellkulturen (von einem, wegen einer exazerbierten chronischen Polyarthritis synovektomierten Patienten und von einem Patienten, der nach einer Kreuzbandläsion operiert worden war) wurden in der 12. Passage für eine zellkinetische Untersuchung vorbereitet. An diesen Kulturen wurden Analysen des Einflusses von Phytodolor[R] auf die Kompartimente des Zellzyklus durchgeführt.

Wie aus Vorversuchen hervorgegangen war, wirkt ein 10 prozentiger Zusatz von Phytodolor[R] zum Kulturmedium toxisch. Ab einer Verdünnung von 1: 100 wird das Präparat von den Zellen gut vertragen. Deshalb wurden folgende Verdünnungen für die zellkinetischen Testansätze verwendet: 1:100, 1:500, 1:1. 000 und 1:10. 000.

Die Methode der Bestimmung der Zellzyklus-Kompartimente wurde in (6) bereits eingehend beschrieben. Die Zellkulturen wurden in Bellco- Mikrokammern mit einer Dichte von 50,000 Zellen / ml inokuliert. Nach 24 Stunden Anwachs- und Adaptationsperiode wurde Phytodolor 48 Stunden den Kulturen in den erwähnten Verdünnungen zugesetzt. Anschließend wurde eine 30-minütige Pulsmarkierung mit Bromdesoxyuridin (BrdU; 20 μM) durchgeführt (BrdU wird in Zellen, die sich im Zellzyklus befinden und DNA synthetisieren, eingebaut). Nach Auswaschen des nicht eingebauten BrdU wurden die Zellen in 70-prozentigem Äthanol dreimal 30 Minuten fixiert. Anschließend wurden folgende Präparationsschritte vorgenommen:

Hydrolyse der ds-DNA mit 2N HCl;

Neutralisation;

Permeabilisierung der Zellmembranen mit Detergens (Tween 20);

Zugabe eines monoklonalen Antikörpers (MAB) gegen BrdU;

Auswaschen des nicht gebundenen MAB;

Markierung des gebundenen MAB mit einem Kaninchen-anti-Maus- Rhodaminkonjugat;

Auswaschen des Konjugates;

Fixierung des gebundenen Antikörpers durch 24-stündige Inkubation in 70 prozentigem Äthanol;

quantitative Feulgen-DNA-Färbung mit Bis-amino-oxadiazol (BAO);

Differenzierung der Färbung;

Auswaschen;

Eindecken in Fluorostab (ein Mittel, das ein Ausbleichen unter UV-Bestrahlung unterdrückt);

Messung mithilfe einer morphometrischen und densitometrischen Bildanalyse und computergestützte Auswertung der Daten.

Die Bildanalyse beinhaltete die Aufnahme des UV-Fluoreszenzbildes der BAO-gefärbten Zellen mit einer TV-Kamera, das Speichern von 7 mikroskopischen Gesichtsfeldern (Objektivvergrößerung 16x), das Selektieren der BrdU-markierten Zellen bei Grünlicht-Fluoreszenzanregung, Bildqualitätsverbesserungen und schließlich die Transformation der Grauwertstufen der einzelnen Zellkerne in deren relative DNA-Konzentration. Diese Zellkinetik-Werte sind aus Vierfachbestimmungen erhoben worden, wobei pro Bestimmung zumeist zwischen 100 und 200 Zellen vermessen wurden.

Ergebnisse und Diskussion:

Erwartungsgemäß konnte bei der rheumatoiden Zellkultur eine höhere Proliferation festgestellt werden als bei der nicht rheumatoiden (Abb.) Das äußert sich in einem erhöhten Anteil von Zellen in der S-Phase.

Ebenso wie bei den nicht rheumatoiden Zellkulturen konnte auch bei den rheumatoiden im Bereich der noch nicht toxischen Konzentrationen eine proliferationshemmende Wirkung festgestellt werden. Die rheumatoiden Synovial-Zellkulturen reagierten allerdings etwas unempfindlicher als die nicht rheumatoiden: erst bei einer Phytodolor[R]-Verdünnung von 1:500 zeigte sich eine Reduktion des S-Phase-Kompartiments um etwa 25 %, bei der Verdünnung von 1: 100 betrug die S-Phase-Prozentverminderung jedoch bereits 74 %. Bei der nicht rheumatoiden Zellkultur ergab sich bereits bei einer Phytodolor[R]-Verdünnung von l: 1.000 eine anteilsmäßige Verminderung der S- Phasezellen um 46 %. Bei dieser Verdünnung konnte bei beiden Kulturen eine Erhöhung der G0/1-Phase um 9 Prozent nachgewiesen werden.

Interessanterweise zeigte sich in der rheumatoiden Zellkultur bei der Phytodolor[R]-Verdünnung von 1: 1,000 noch keine Reduktion der S-, jedoch aber der G2-Phase. Die Abnahme des S-Phasekompartiments ging hingegen eindeutig mit einer Zunahme des G0/1-Kompartiments einher.

500

Behandlung nicht rheumatoider Synovial-Zellkulturen
mit Phytodolor

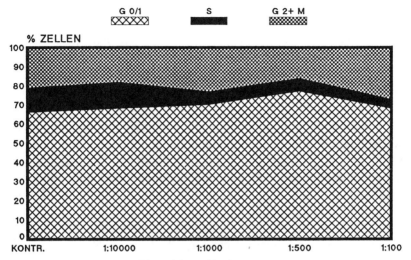

Phytodolor – Verdünnungen

Behandlung rheumatoider Synovial-Zellkulturen
mit Phytodolor

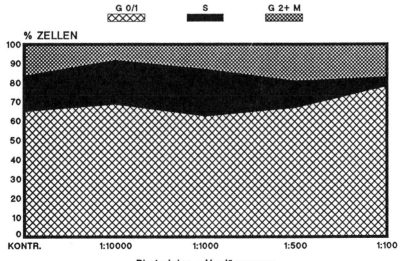

Phytodolor – Verdünnungen

Als Therapieschema wird vom Hersteller eine tägliche orale Gabe von 3x30 Tropfen (in akuten und schweren Fällen von 3x40 Tropfen) Phytodolor^R empfohlen. Umgerechnet auf ein durchschnittliches Körpergewicht von 70 kg würde eine Tagesdosis PhytodolorR eine durchschnittliche Konzentration des Medikaments im Gewebe von 1:500 bis 1:800 ergeben. In diesem Konzentrationsbereich erwies sich Phytodolor^R in der beschriebenen zellkinetischen Studie als proliferationshemmend für Synovialfibroblasten in Zellkultur.

Literatur:

1. Teuscher, E., Borris, H. (Eds.): Pharmakognosie (Teil I und II). Vieweg, Braunschweig 1970

2. Dingle, J. T., Fell, H. B. (Eds.): Lysosomes in Biology and Pathology. Amsterdam North-Holland 1969

3. Courbat, P: Quelques généralités sur les composés flavonoides. In Clinical Pharmacology: Flavonoids and vascular wall. Symposia Angiologica Santoriana. 4th International Symposium, Fribourg-Nyon 1972, pp. 3-29. Basel, München, Paris, London, New York, Sidney: S. Karger 1972

4. Feuer, G.: The metabolism and biological actions of Coumarins. In: Ellis, G. P., West, G. B. (Eds,) Progress in Medicinal Chemistry 10: 85-158, 1974

5. Soren, A.: Histodiagnosis and clinical correlation of rheumatoid and other synovitis. Georg Thieme Publishers, Stuttgart 1978

6. Neumüller, J., Neumark, T., Tohidast-Akrad, M., Scheirer, E., Jantsch, S., Partsch, G. und Eberl, R.: Beeinflussung des Zellzyklus von rheumatoiden und nicht rheumatoiden Synovial-Zellkulturen durch humane Interferone. Akt. Rheumatol. 14: 28-34, 1989

Yoga, ein ganzheitlicher Weg zur Gesundheit

S. Mushawar (Wien)

"Gesundheit ist nicht alles, aber ohne Gesundheit ist alles nichts". Gesundheit als höchstes Gut, als kostbare Grundlage unseres Lebens zu bewahren, zu behüten ist eine wichtige Aufgabe jedes Einzelnen von uns.

So wie man die Einheit nicht teilen kann, so ist der Mensch ein untrennbares Ganzes, das sich auf verschiedenen Ebenen manifestiert, dessen Teile nicht abtrennbar sind. Körper, Geist und Seele sind untrennbar verbunden. Störungen in einer Ebene ziehen Änderungen auf der anderen Ebene mit sich. Die Psyche ist jene weite Ebene, welche den anderen Ebenen übergeordnet ist. Störungen psychischem Bereich bewirken Störungen und Erkrankungen im SOMA des Menschen, (der Großteil aller Erkrankungen ist psycho- somatisch). Vor tausenden Jahren haben in Indien Rishis und Yogis ein System der Selbstmeisterung entwickelt, das sich durch all die Jahrhunderte als Selbsthilfe für den Einzelnen bewährt hat. YOGA ist eine uralte Wissenschaft von Körper, Geist, Bewußtsein und Seele. YOGA entwickelt durch bestimmte Gebote und Regeln und durch bestimmte Übungen (Reinigung, Entspannung, Körperübungen, Konzentration, Meditation) den Menschen in höhere Bewußtseinsebenen, um schließlich eine Vereinigung mit dem Allerhöchsten, Wahren, Göttlichen einzugehen.

Nach der YOGA - Vedantaphilosophie trägt jeder Mensch etwas von der göttlichen Kraft in sich. Sie ist sein eigentliches Selbst (ATMA) das, verdeckt von einem kleinen, trügerischen Ich, allmählich zur Entfaltung gebracht wird. Durch YOGA, durch Selbsterziehung, gelangt man zur Selbstüberwindung. Von dieser zur Selbstbeherrschung. Diese wiederum bringt die spirituelle Selbstentfaltung und man kommt zur Selbstverwirklichung (Erkenntnis des göttlichen Selbst). Damit ist das Einssein, die Ganzheit, das HEILSEIN erreicht.

YOGA ist keine Religion und kann von Menschen aller Konfessionen und in jedem Alter ausgeübt werden.

Hatha - YOGA (HA-Sonne, THA-Mond) beschäftigt sich vor allem mit dem physischen Körper, als Träger des Geistes. Mit dem Körper kontrolliert man auch den Geist. Als erstes gilt es die Entspannung, als Voraussetzung zur Erlangung des inneren Gleichgewichts zu üben. Im System"YOGA IM TÄGLICHEN LEBEN" (Von PARAMHANS SWAMI MAHESHWARANANDA) folgen Anleitungen der Reinigung, der Ernährung, der Lebensweise, der Geisteshaltung, Übungen der Atmung (PRANAYAMA), Körperhaltungen (ASANAS). Übungen der Konzentration und der Meditation vervollständigen den Weg zum Inneren Selbst. Alle Übungen sind so systematisch aufgebaut daß sie von jedermann geübt werden können.

Die ASANAS (Körperhaltungen) wirken auf die Wirbelsäule, auf Bänder und Gelenke und machen sie elastischer und flexibler. Sie wirken auf das vegetative Nervensystem im Sinne einer Harmonisierung. Die Drüsen mit innerer Sekretion werden angeregt, die Verdauung aktiviert, die Muskulatur entspannt, Blockaden gelöst, und besondere Wirkungen ergeben sich auf den gesamten Blutkreislauf, sowie auf einzelne Organe, je nach der Haltung. ASANAS sind psychosomatische Übungen und jede Haltung hat eine bestimmte Wirkung auf Körper, Geist und Seele. Es ist möglich, je nach dem Befinden des Menschen, ein ganz individuelles Übungsprogramm zu erstellen. Mit der schrittweisen Disziplinierung unseres Körpers werden wir auch allmählich unsere Emotionen unter Kontrolle bringen können. YOGA verhilft zu erhöhter Konzentrationsfähigkeit, die geistige Leistung wird gesteigert, es hilft Angstzustände abzubauen, innerliche Ausgeglichenheit wird erreicht. Es erhöht das Selbstvertrauen, es gibt Stärke und Zuversicht sich von allen Gewohnheiten, Gefühlen und Bindungen, durch welche man abhängig und gebunden ist, befreien zu können Man lernt inneres und äußeres Gleichgewicht zu finden, was wiederum einen Effekt auf die gesamte Umwelt hat. Indem man lernt dieser mit Liebe, Geduld, Hilfsbereitschaft und Toleranz zu begegnen ergibt sich daraus der soziale Aspekt des YOGA.

Mit der Meditation "SElF INQUARY" (Selbstanalyse) gelingt es Antwort auf die inneren Fragen zu finden.

Jede Störung ist abhängig von der Psyche und wenn der Verstand, das Bewußtsein sich klärt, ändert sich auch der Zustand im Körperlichen. Denn der Zustand ist vom Verstand abhängig.

YOGA in Verbindung mit AYURVEDA wird seit Jahrtausenden in Indien als ganzheitlicher Weg zur Gesundheit praktiziert. AYURVEDA= (altes, naturheilkundliches System Indiens) Der Körper dient als Instrument für die Seele und für die Entwicklung des kosmischen Bewußtseins.

Um die vier Prinzipien von DHARMA (Pflicht), ASTA (Wohlstand), KARMA (Taten) und MOKSHA (Befreiung) erfüllen zu können ist es nötig, daß der Körper gesund ist.

Ohne Gesundheit ist keine Verwirklichung möglich. Gemäß der Yogalehre wird die Seele von 5 Hüllen = KOSHAS umgeben.

Hülle der Freude, des Intellekts, des Geistes, der Lebenskraft und der Nahrung. Oder auch physischer Körper, Astralkörper und Kausalkörper. Wenn in einem dieser Hüllen eine Störung entsteht, ist die Folge eine Krankheit.

Um die Ursache zu erkennen, sucht man in der Meditation Antwort auf diese Frage.

"YOGA im täglichen Leben" ist ein komplettes System für den modernen Menschen. Es beinhaltet die Prinzipien der Erlangung körperlicher Gesundheit, geistiger Entwicklung, Selbstverwirklichung und auch philosophische und soziale Erziehung.

Mit YOGA lernt der Mensch Eigenverantwortung über sein Schicksal zu übernehmen, alle in ihm schlummernden Kräfte zu mobilisieren um zum HEILSEIN zu gelangen.

Mit YOGA hat der Mensch die Chance sein Lebensziel, die Selbstverwirklichung, zu erreichen mit Hilfe eines gesunden Körpers und eines klaren Geistes.

Mind Machines

-Eine neue Technologie der aktiven Stimulation aus medizinischer Sicht

R. Kapellner (Wien)

MIND MACHINES sind ein Sammelbegriff für eine erst wenige Jahre junge Gruppe von Geräten und Techniken, welche ursprünglich aus den USA kamen und in Europa wesentliche Weiterentwicklungen erfahren haben. Vermittels einer aktiven Stimulation zentralnervöser und autonomer Erregungsprozesse wird eine Beeinflussung und Veränderung von mentalen, psychischen und in der Folge auch physischen Prozessen erreicht. Dazu werden entweder Stromimpulse oder komplexe Licht- und Ton-Muster zur Stimulation verwendet (Audiovisuelle Stimulation als MIND MACHINES im engeren Sinn).

Obwohl MIND MACHINES ursprünglich vorwiegend für den privaten Gebrauch konzipiert wurden, hat sich in den letzten beiden Jahren eine Fülle von medizinischen Einsatzmöglichkeiten gezeigt. Es geht nun in diesem Referat darum, diesen vorwiegend medizinischen Anwendungsbereich von MIND MACHINES und erste Konsequenzen darzustellen.

Die mit MIND MACHINES erreichten Veränderungen lassen sich in drei große Wirk-Bereiche zusammenfassen:

I. Bereich Körper:

Allgemeine Anwendung:
> Entspannung, Streßreduktion, Balance, Regeneration, vegetativer Ausgleich, innere und äußere Ruhe und Gelassenheit, Tiefenentspannung,

Medizinische Anwendung:
> gezieltes Bewegen in der Dimension "Entspannung-Aktivierung", Gehirndurchblutung, Aktivierung verschiedener Gehirnareale, Hemisphärensynchronisation, Ausschüttung bzw Reduzierung von Neurotransmittern (Endorphine, Katecholamine), Beeinflussung vegetativer Funktionen (Herzrate, Muskeltonus, periphere Durchblutung, etc), Schlaganfallrehabilitation, Drogentherapie

2. Bereich Seele:

Allgemeine Anwendung:
> "Innere Aufmerksamkeit", Visualisation, Kreativität, Innere Bilder, erleichterter Zugriff zu unterbewußten Prozessen und Konflikten, Trance-Induktion

Medizinische Anwendung:

> Therapie von psychischen Erkrankungen (z. B. Depressionen), psychotherapeutische Hilfestellung (z. B. in der Psychoonkologie), in der Vor- und Nachbehandlung von chirurgischen Eingriffen, Zahnbehandlung, etc, psychosomatische Erkrankungen (z.B. chronische Schmerzzustände ohne unmittelbar erkennbare Ursache), Schlafstörungen (z. B. in der Drogentherapie)

3. Bereich Geist:

Allgemeine Anwendung:

> Bewußtseinsveränderung, Erreichen von Nicht-Alltäglichen Bewußtseinszuständen mit den damit verbundenen außergewöhnlichen Fähigkeiten und Möglichkeiten (mentale Prozeßsteuerung, Selbstheilung, meditative Zustände)

Medizinische Anwendung:

> bevorzugt in der Drogenrehabilitation als Ersatz für das drogeninduzierte High-Erlebnis, Herbeiführen von mentalen Zuständen, welche für Heilungsprozesse Voraussetzung sind (z. B. Immunreaktionen)

Da MIND MACHINES an der Verbindung von Gehirn und Bewußtsein ansetzen, ist ein interdisziplinäres Vorgehen zur Erforschung der Wirkungsmechanismen erforderlich. Dazu wurde im Institut FOCUS Wien 1989/90 ein Forschungsprojekt geschaffen, welches schulmedizinisches und neurowissenschaftliches Herangehen ebenso praktiziert wie eine komplementärmedizinische Betrachtungsweise, in der Überzeugung, daß eine befruchtende Verbindung beider Sichtweisen möglich ist.

Zentrale Aufgabenstellung dieses Projektes besteht darin, die einzelnen Parameter der Licht- und Tonprogramme auf ihre Wirkung zu untersuchen, um in der Folge differenzierte Licht- und Tonprogramme mit klar umrissenen Anwendungen (Indikationsstellungen) zu entwickeln.

Innerhalb dieses Projektes sind verschiedene in- und ausländische Universitäten, Boltzmann-Institute, sowie private Forschungsinstitute beteiligt. (Das Projekt wird vom Bundesministerium für Wissenschaft und Forschung sowie vom Forschungsförderungsfonds der gewerblichen Wirtschaft gefördert.)

Die ersten bisherigen Ergebnisse zeigen, daß die großen Hoffnungen, welche in diese neue Technologie gesetzt werden, durchaus berechtigt sind. Auf eine Problematik mit großen Konsequenzen sei hier noch hingewiesen: Bereits bei den ersten Diplomarbeiten zu diesem Thema traten große Varianzen im subjektiven Erleben der Probanden und Patienten auf. Beim Versuch, diese Streuungen und Abweichungen zu erklären, haben alle bisherigen psychologischen und schulmedizinischen Erklärungsmodelle nahezu versagt. Erst ein Modell, welches unterschiedliche Bewußtseinszustände und damit verbundene unterschiedliche psychische und physiologische Prozesse postuliert, erwies sich als zielführend, diese Varianzen zu erklären (vergl. dazu A. Dittrich, Zürich, 1985).

Dieses "Bewußtseins-Zustands-Modell" geht von kulturunabhängigen menschlichen Strukturen aus, welche beim Wechsel vom sogenannten "alltäglichen" in "außergewöhnliche" Bewußtseinszustände zum Tragen kommen. Es muß angenommen werden, daß wir Menschen zu einer Vielfalt von verschiedensten Bewußtseinszuständen fähig sind, welche je

506

nach Beschaffenheit für verschiedenste Fähigkeiten und Prozesse optimal, und für andere wiederum weniger geeignet sind.

Durch gezielte Stimulation (wie etwa der audiovisuellen Stimulation von MIND MACHI-NES) besteht nun die Möglichkeit, diese "anderen" Bewußtseinszustände aufzusuchen, um die damit verbundenen Fähigkeiten und Qualitäten freizusetzen. Befunde aus der Neuro-psychologie (Univ. Wien), Biomedizin-Technik (Univ. Gießen), aber auch der Kirlian-Fotografie bestätigen diesen Ansatz.

Die Konsequenzen dieser bisherigen Forschungsdaten sind allerdings weitreichender, als sie am ersten Blick scheinen. Denn sie behaupten nichts Geringeres, als daß für jeden physischen Zustand eine dazugehörige mentale "Topografie" besteht, welche eine für den physischen Prozess notwendige Voraussetzung darstellt. Medizinisches Heilungsgeschehen und Therapieverläufe sollten optimalerweise stets mit den korrespondierenden mentalen Prozessen verbunden werden, um das volle menschliche Potential auszuschöpfen.

MIND MACHINES in der Hand des Arztes können demzufolge ein einfach anwendbares Instrument sein, die mentale Grundlage für psychische und physische Heilung zu gestalten.

Der Schmerz im biologischen Geschehen beim Menschen, einem homoiothermen Organismus.

W. Maurer (Parsberg)

Homoiotherme Organismen, zu denen vor allem der menschliche Organismus gehört (2), sind eingebunden in ein biologisches System, dessen Funktionsabläufe einer Regelkreisordnung unterliegen, teils mit rhythmischen Verlaufsformen, denen wiederum Eigenschaften einer Konstanz für Klinik und Diagnostik zuzuordnen sind. Soweit die Physiologie. Abweichungen hiervon sind pathophysiologisch, unterliegen teils der Wahrnehmung und Registrierung, sind als Parameter aufzufassen, wovon u. a. im Sinne eines unangenehmen Erlebens das Syndrom Schmerz in Erscheinung tritt.

Für die "Ordnung" selbst liegt ein dissipatives System, Klima/Stacher (3), zugrunde, das wiederum korreliert mit objektiv meßbaren Geschehnissen und andererseits anderweitig registrierbaren sensitiven Erlebnissen unterliegt. Eine besondere Form des Letzteren ist der "Schmerz".

Der Schmerz ist das häufigste, jedem geläufige Symptom einer Krankheit oder erlittenen Schädigung. Die Schmerzwahrnehmung wird als subjektives Erlebnis registriert und hat quantitativ wie auch qualitativ die unterschiedlichsten Begriffe, wodurch eine klinische Bewertung äußerst schwierig ist, wenn nicht gar unmöglich gemacht wird. Der Schmerz wird so nicht meßbar (1), es sei denn, er verschwindet - vorher noch in der Wahrnehmung empfunden - irgendwie gänzlich und geht auf einen Nullwert zurück. Letzteres stellt damit die einzige verwendbare mathematische Größenordnung dar, obwohl unter Umständen pathomorphologische Substrate vorliegen, die, so unwahrscheinlich es klingen mag, sehr oft keine Schmerzsensationen in der Registrierung für den Betroffenen, den Erkrankten oder Geschädigten erkennen lassen, gleichwohl spezifische Schmerzrezeptoren (1, 9) bis jetzt in allen Geweben nachgewiesen worden sind. Dieselben sind zwar Schadensmelder, doch schon allein ihr Vorhandensein erhebt die Frage, wann und wie kommt es zur emotionellen Verarbeitung?

Sind hier zusätzlich auslösende Faktoren bestimmend, wie Reizung z. B. ein mechanisches Geschehen, thermische Einflüsse im Sinne der Wärme oder Kälte oder auch invisibler, unsichtbarer Art, die introvertiert (5), allein nach innen gewendet, also abgeschlossen von Umweltereignissen als Entstehungsursache in Frage kommen? Der Schmerz ist damit ein Warnsignal und zwingt z. B. bei Traumata im chirurgischen und orthopädischen Bereich zur notwendigen Ruhigstellung, eine Erkenntnis, die für das Soma empirisch gewonnen wurde und auf den jetzigen neurophysiologischen Konzeptanschauungen mitbasiert, vereinfacht auf folgende Formel gebracht: Spezieller Schmerzrezeptor - Schadensmelder - Registrat des Schmerzes im limbischen System und der nachfolgenden Lokalisation in der Hirnrinde, dem Cortex , dem als integrierte Leistung von Cortex und Kleinhirn die Einleitung gezielter Abwehrreaktionen also folgen müßte.

Auch für das am Soma registrierte, aber "psychisch" bedingte und dem Körper zugeordnete Schmerzerlebnis gilt heute noch jenes neurophysiologische Muster im Ablauf und in der Registrierung, selbst bei nicht klar erkennbaren Kausalzusammenhängen.

Immer wieder entsteht bei Schmerz das Verlangen nach Stoffen, die äußerst oft mit verschiedenartigsten Wirkmechanismen aus dem Arzneimittelbereich eine Eindämmung oder das Aufheben der Schmerzsensation erreichen sollen.

Die Zielsetzung ist klar, doch der Erfolg ist nicht immer gegeben. Eine absolute Wertung unserer bisherigen Erkenntnisse im neurophysiologischen Bereich, zum Teil im Experiment gewonnen, erscheint deshalb notwendig zu sein. Klinische Beobachtungen (4) sprechen dafür. Sie bedingen eine Umkehr, vielleicht ein umkehrbares Denken oder auch ergänzendes Gedankengut.

Es ist zu akzeptieren, daß die jeweiligen Abläufe - Causa, Registrat - auf neurophysiologischer Basis zusätzlichen Regelungen unterliegen, abgestimmt aber nicht allein auf das Symptom Schmerz (5), sondern auch auf alle anderen biologischen Vorgänge im menschlichen Organismus, die in der Empfindung und Wahrnehmung zwar als physiologische Geschehnisse laufen, also einer Akzeptanz im betroffenen Organ, in einer gegenseitigen Abstimmung zueinander, unterliegen, also ohne Krankempfindung im Sinne einer Diskoordination bei dem Betroffenen sind, aber trotzdem mit pathohistologischen Substraten behaftet sein können.

Als Parameter hat die "Klinische Medizin" deshalb "Normwerte" geschaffen, aber auch sie unterliegen einer Streubreite, die, wenn Grenzwerte vorliegen, zur Kenntnis zu nehmen sind, um nicht bei Unachtsamkeit oder auch Fehlinterpretation in ein vielleicht gerade unkontrollierbares Pathomorphologisches abzusinken. Gedacht sei in diesem Zusammenhang an die cancerösen, neoplastischen Prozesse, da wir heute genau wissen, daß für eine Krebsdiagnostik mit wenigen Ausnahmen keine Früherkennung mikroskopischer Zellverbände möglich ist und die Diagnose erst im sichtbaren Stadium einsetzt (6). Das hier ausgelegte Gedankengut hat meines Erachtens nicht nur Gültigkeit für eine biologisch ausgerichtete Zahn-, Mund- und Kieferheilkunde, sondern ist auch bindend für den gesamten Bereich der Medizin. Forschung und Erfahrung müßten aufeinander abgestimmt sein, Forschung als der dominante Faktor einer exakten Wissenschaft unter Beachtung der Naturgesetze, Erfahrung aber, um das erhaltene Registrat zu sammeln und auszubauen, ohne eine Publikationsüberforderung zu stellen. Es möge nicht sein, daß Wissenschaftler noch in alte Fallen tappen, vielmehr ist die Rückbesinnung auf eine originäre Forschungsarbeit mehr als bisher vonnöten (8).

Literatur

1 Hackethal, E.: Stark wirksame Analgetika. DAZ-Fortbildung Pharmakologie 2. 121,42 (1981).

2 Hensel, H.: Temperatur und Leben. Springer-Verlag Berlin. Göttingen, Heidelberg 1955.

3 Klima u. Stacher bei Wiener Internationalen Akademie für Ganzheitsmedizin, Sonderinformation April 1989.

4 Maurer, W.: Therapiewoche 34, 26A (1984) 131. G. Braun Verlag, Karlsruhe.

5 Maurer, W.:Therapiewoche 39, Sonderheft Juni (1989) 180. G. Braun Verlag, Karlsruhe.

6 Nagel u. Tröhler: In: Jungi, Senn: Krebs und Alternativmedizin II. Springer-Verlag, Heidelberg, Berlin 1990.

7 Pschyrembel: Klinisches Wörterbuch. 252. Aufl. Walter de Gruyter Verlag, Berlin, New York 1975.

8 Richter, H.J.: Vorsicht Falle! Therapiewoche 31/32 (1990). G. Braun Verlag, Karlsruhe.

9 Zimmermann, M.: Schmerz, Konzepte und ärztliches Handeln. Springer Verlag, Berlin, Heidelberg, New York, Tokio 1984.

Autorenverzeichnis

Dr. Ch. Adensamer
Rotenberggasse 20, A-1130 Wien

Prof. Dr. G. Alth
Sonderabteilung f. Strahlentherapie/KH-Lainz
Wolkersbergenstrasse 1, A-1130 Wien

Dr. K. Ansperger
Inst. f. strukt. med. Forschung
Harrachgasse 21, A-8010 Graz

Dr. Ch. Atzmüller
Eschenbachgasse 3, A-5020 Salzburg

Dr. O. Ausserer
Via Segantini-Str. 2, I-39100 Bozen

Dr. F. Badelt
Laseygasse 20/7, A-1170 Wien

Dr. J. Bahn
Mehrnbach 70, A-4941

Dr. L. Bannasch
Ismaninger-Strasse 65, DW-8000 München 80

Dr. H. Bardasch
Lambrechtgasse 7/3/5, A-2500 Baden

Dr. E. Bartosch
Gregor Mendelstraße 41, A-1190 Wien

MR Dr. H. Becke
Poliklinik "Prof. Dr. E. Marcusson"
W. Rathenaustrasse 106, DO-1720 Ludwigsfelde/Berlin

Doz. Dr. O. Bergsmann
Auhofstraße 37, A-1130 Wien

Dr. Edith Bermardinger
Inst. f. strukt. med. Forschung
Harrachgasse 21/5, A-8010 Graz

Prof. h. c. C. H. Bick
Bick-Institut-Klinik
Ingbert-Naab-Strasse 6, DW-6783 Dahn

Dr. H. P. Bilek
Berggasse 20, A-1090 Wien

Mag. G. Blasche
LBI z. Erf. phys. Rhythmen Kurzentrum
A-7431 Bad Tatzmannsdorf

Dr. P. B. Bolen
Arbeitskreis f. Emot. Reintegration
Grohestraße 11, A-2345 Brunn/Gebirge

Dr. M. Bottu
ECIM-Präsident
V. Beauduinstraße 143, B-3300 Tienen

Prof. Dr. F. Cramer
Max-Planck-Inst. f. exp. Med. Abt. Chemie
Hermann-Rein-Straße 3, DW-3400 Göttingen

Dr. R. Dahlke
Schornbach 22 Hafnerhof, D-8349 Johanniskirchen

Dr. Sigrid Das
Binger Strasse 64, DW-1000 Berlin 33

Dr. St. Davies
British Soc. f. Nutritional Medicine
PO Box 3AP, London W1A 3AP

Dr. E. Denk
Psych. Univ. Klinik
Währinger Gürtel 18-20, A-1090 Wien

Dr. Judith Deny
Inst. f. biophysikalische Zellforschung
Opelstraße 10, DW-6750 Kaiserslautern

Prof. Dr. R. Eberl
LBI f. Rheumatologie u. Balneologie
Kurbadstraße 10, A-1107 Wien

Dr. H. Ebert
Schmiedgasse 1, DW-8221 Vachendorf

Dr. M. Egger
Hüttelbergstraße 21, A-1140 Wien

Dr. M. Ehrenberger
Walzengasse 29, A-2380 Perchtolsdorf

Dr. P. Endler
Wittenbauerstraße 137, A-8042 Graz

Univ. Lekt. Dr. I. Engler
Leiter d. Ärzteforschung f. Naturheilverf.
Eschenbachgasse 3, A-5020 Salzburg

512

Univ. Prof. Dr. W. Feichtinger
Trauttmansdorffgasse 3a, A-1130 Wien

MR Dr. G. Feucht
Karolinengasse 21/14, A-1040 Wien

Dr. M. Fornalski
Verein f. Krebsforschung
Kirschweg 9, CH-4144 Arlesheim

Dr. F. Friedl
Bahnhofstrasse 58, D-8090 Wasserburg/Reitmehring

Dr. E. Gallasch
Inst. f. strukt. med. Forschung
Harrachgasse 21, A-8010 Graz

Dr. W. Gawlik
Hofzaunweg 11, A-8175 Greiling

Prof. Dr. R. Gieler
Österr. Kneippbund
Am Rosenberg 1/9, A-1130 Wien

Dr. J. Gleditsch
Deutsche Ärzteges. f. Akupunktur
Zweibrückenstraße 1, D-8000 München 2

Prof. Dr. Felicitas Goodmann
Cuyamungue Institute, Route 5
Santa Fe, Box 358-A New Mexico 87501 USA

Dr. Sigrid Grivetz
Inst. f. strukt. med. Forschung
Harrachgasse 21/5, A-8010 Graz

Prim. Prof. Dr. F. O. Gruber
Panikengasse 6-8/1/4-6, A-1160 Wien

Univ. Prof. Dr. V. Gutmann
Inst. f. anorganische Chemie der TU Wien
Getreidemarkt 9, A-1060 Wien

Dr. Karla Hahn
Kalenberger Graben 6, DW-3200 Hildesheim

Doz. Dr. M. Haidvogl
LBI f. Homöopathie
Dürergasse 4, A-8010 Graz

Dr. T. Hajto
Immunologie Labor-Verein f. Krebsforschung
Kirschweg 9, CH-4144 Arlesheim

Prof. Dr. A. Hässig
Wankdorfstrasse 10, CH-3000 Bern 22

Prof. Dr. H. Heine
Anatomisch- u. klin. morph. Zentrum
Dortmunder Landstr. 30, DW-5804 Herdecke

Dr. J. Hellan
Neubaugasse 29/7, A-1070 Wien

Dr. Ch. Herz
A-6330 Kufstein

Dr. P. Heusser
Med. Sekt. am Goetheanum
Postfach 134, CH-4143 Dornach

Prof. Dr. J. Hodler
Wankdorfstrasse 10, CH-3000 Bern 22

Dr. K. Hostanska
Verein f. Krebsforschung
Kirschweg 9, CH-4144 Arlesheim

Dr. M. Huber
Ärzteforschung f. Naturheilverfahren
Eschenbachgasse 3, A-5020 Salzburg

Dr. Joelle A. Jelinek
Webgasse 8/2/3, A-1060 Wien

Prof. Dr. K. Jellinger
LBI f. Klin. Neurobiologie
Wolkersbergenstraße 1, A-1130 Wien

Dr. G. Jernej
Inst. f. strukt. med. Forschung
Harrachgasse 21, A-8010 Graz

Dr. K. H. Jindra
Sonderabteilung f. Strahlentherapie/KH-Lainz
Wolkersbergenstrasse 1, A-1130 Wien

Abg. Dr. Lindi Kalnocky
Steirische Ges. f. Gesundheitsschutz
Radetzkystrasse 20/II, A-8010 Graz

Dr. R. Kapellner
FOCUS Wien
Neubaugasse 44, A-1070 Wien

Dr. R. Karazman
Psych. Univ. Klinik
Währinger Gürtel 18-20, A-1090 Wien

Dr. K. F. Kastner
Spitalgasse 1, A-3804 Allensteig

514

Prof. Dr. Th. Kenner
Physiol. Institut d. Univ. Graz
Harrachgasse 21/V, A-8010 Graz

Prof. A. Keyserling
Heumarkt 7/2, A-1030 Wien

Dr. A. Kirsch
Verein f. Krebsforschung
Kirschweg 9, CH-4144 Arlesheim

DI. Dipl. Phron. W. G. P. Kirsten
Keltenstraße 1a, DW-5471 Nickenich

Dr. Gudrun Klauser
I-39050 Völs/Bozen

Univ. -Ass. Dr. H. Klima
Atominstitut der Österr. Universitäten
Schüttelstraße 115, A-1020 Wien

Dr. E. Kneffel
Inst. f. Strukturelle Med. Forschung
Harrachgasse 21/5, A-8010 Graz

Drs. H. J. M. Knijpenga
Leiter d. Forschungslab. am Goetheanum
Postfach 134, CH-4143 Dornach

Dr. E. Kojer
Friedlgasse 35, A-1190 Wien

Dr. H. Kovac
Inst. f. Strukturelle Med. Forschung
Harrachgasse 21/5, A-8010 Graz

Dr. G. König
Österr. Ges. f. Akupunktur
Schwindgasse 3/9, A-1040 Wien

Dr. W. Köstler
Hetzendorferstraße 100/6/3, A-1120 Wien

Dr. B. Krammer
Ärzteforschung f. Naturheilverfahren
Eschenbachgasse 3, A-5020 Salzburg

Prof. Dr. K. W. Kratky
Inst. f. Exp. Physik
Boltzmanngasse 5, A-1090 Wien

Dr. H. Lamers
Kasteel Aldenghoorstraat 6, NL-6043 XJ Roermond

Dr. G. J. van Lamoen
ECIM
P.O. Box 177, NL-3830 AD Leusden

Dr. J. Lechner
Grünwalderstraße 10a, DW-8000 München 90

Dr. E. Lehner
Inst. f. Strukturelle Med. Forschung
Harrachgasse 21/5, A-8010 Graz

Dr. A. Leitner
Riemerplatz 1, A-3100 St. Pölten

Prof. Dr. Liang Wen-Xi
Wankdorfstrasse 10, CH-3000 Bern 22

Dr. K. Linde
Forschungsstelle Münchener Modell d. Univ
Pettenkoferstraße 8a DW-8000 München 2

Doz. Dr. W. Marktl
Inst. f. med. Physiologie d. Univ. Wien
Schwarzspanierstraße 17, A-1090 Wien

Dr. W. Maurer
Dr. -Boecale-Straße 6, DW-8433 Parsberg/Opf.

Dr. D. Melchart
Inst. f. Anästhesiologie d. Univ.
Betzensteinstrasse 4, DW-8000 München 60

OA Dr. A. Meng
Neurol. Abt. -KH Lainz
Wolkersbergenstr. 1, A-1130 Wien

Prof. DI. Dr. E. J. Menzel
Institut für Immunologie
Borschkegasse 8a, A-1090 Wien

Dr. E. Merkinger
c/o Dr. G. Pohler Bergenstammgasse 8/6, A-1130 Wien

Dr. S. Minnich
Eichhörnchenweg 54, DO-2000 Neubrandenburg

Dr. M. Moser
Inst. f. strukt. Med. Forschung
Harrachgasse 21/5, A-8010 Graz

Dr. Franziska Muhry
Inst. f. Strukturelle Med. Forschung
Harrachgasse 21/5, A-8010 Graz

Dr. Sylvia Mushawar
Herzgasse 99/8/6, A-1100 Wien

Dr. F. Müller
Khekgasse 54, A-1235 Wien

Dr. J. Neumüller
LBI f. Rheumatologie u. Balneologie
Kurbadstraße 10, A-1107 Wien

Prim. Dr. H. Nissel
II. Med. Abt. -Kaiserin-Elisabeth-Spital
Huglgasse 1-3, A-1150 Wien

Dr. S. Novic
Inst. f. Strukturelle Med. Forschung
Harrachgasse 21/5, A-8010 Graz

Dr. B. Panhofer
A-4841, Ungenach 35

ChA i. P. Dr. F. Perger
Kaiserstraße 123/9, A-1070 Wien

O. Univ.-Prof. Dr. H. Pietschmann
Inst. f. theoretische Physik
Boltzmanngasse 5, A-1090 Wien

Dr. P. Pohl
Ärzteforschung f. Naturheilverfahren
Eschenbachgasse 3, A-5020 Salzburg

Dr. Phil. G. Pohler
Bergenstammgasse 8/6, A-1130 Wien

Dr. Waltraud Pongratz
Inst. f. Strukturelle Med. Forschung
Harrachgasse 21/5, A-8010 Graz

Prof. Dr. F. A. Popp
Inst. f. biophysikalische Zellforschung
Opelstraße 10, DW-6750 Kaiserslautern

Prof. Dr. L. Priebe
Mecklenburger Straße 7, DW-3550 Marburg

Dr. D. Rafolt
Inst. f. strukt. med. Forschung
Harrachgasse 21, A-8010 Graz

Prof. DDr. A. Resch
Reschverlag
Postfach 8, A-6010 Innsbruck

Dr. G. Resch
Mariahilferstrasse 74 B, A-1070 Wien

Dr. A. Riedler
Fabrikstraße 9, A-4400 Steyr

MR. Dr. O. Rokitansky
Österr. Ges. f. Ozontherapie
Walfischgasse 14/8,1 A-1010 Wien

Prim. MR. Dr. G. Rothbauer
Bastiengasse 105, A-1180 Wien

Dr. M. Rudenko
Leninstr. 41, kb. 6 347900 Taganrog, USSR

Prof. Dr. G. Salzer
Opernring 6/22, A-1010 Wien

Dr. K. P. Schlebusch
Hufelandstraße 68, DW-4300 Essen 1

Dr. med. P. Schleicher
Ismaninger-Strasse 65, DW-8000 München 80

Dr. H. Schwabl
Austrian Soc. f. Electromagnetic Bioinf.
Schüttelstrasse 115, A-1020 Wien

Dr. H. Siber
Mögelegasse 1, A-1130 Wien

Dr. Ilse Sokal
Hackhofergasse 9a/4/27, A-1190 Wien

Univ. -Prof. Dr. A. Stacher
Wiener Int. Akad. f. Ganzheitsmedizin
Kurbadstrasse 8, A-1107 Wien

Dr. K. Stampfli
Wankdorfstrasse 10, CH-3000 Bern 22

Dr. Elisabeth Studer
Schmerzklinik Kirschgarten
Hirschgäßlein 30, CH-4010 Basel

Dr. W. Surböck
Hauptplatz 10, A-8630 Mariazell

MR Dr. K. Taubert
Eichhörnchenweg 54, DO-2000 Neubrandenburg

Dr. M. Tohidast-Akrad
LBI f. Rheumatologie u. Balneologie
Kurbadstraße 10, A-1107 Wien

Dr. E. Töth
Lambrechtgasse 7/3/5, A-2500 Baden

Dr. R. Treusch
Eichstätter Str. 18, DW-8432 Beilngries

Dr. F. Varga
LB-Forschgst. f. exp. Osteologie/HKH
Heinrich Collin Str. 30, A-1140 Wien

518

Prim. Dr. M. Vogel
Clinica Hippokrates
I-Lugano

Dr. H. Wagner
Inst. f. Pharm. Biologie d. Univ.
Pettenkoferstraße 8a, DW-8000 München 2

Dr. G. Wögerbauer
A-3753 Etzelsreith 15

Dr. L. Yü
Inst. f. strukt. med. Forschung
Harrachgasse 21, A-8010 Graz

Mag. Dr. A. Zohmann
Gebro Broschek GesmbH
Enterpfarr 8a, A-6391 Fieberbrunn

Beim Kongress haben folgende Firmen ausgestellt:

Firma **APISERUM Vertrieb**
REVITA GOUDOUNEIX GesmbH.
Uferstraße 112, 5026 Salzburg/Aigen

Firma **APOTHEKE ZUM ROTHEN KREBS**
Lichtensteg 4, 1010 Wien

Firma **BEAUTY med, Vertrieb kosm.-med. Geräte und Produkte**
Finsing 89, 6271 Uderns

Firma **BIOSYN Arzneimittel** GesmbH.
Hetzendorfer Straße 100, 1120 Wien

Firma **EMONTA** GesmbH., Arznei- u. Körperpflegemittel
6522 Prutz 36

Firma **FACULTAS, Buchhandlung für Medizin**
Berggasse 2-4, 1090 Wien

Firma **FIAL-Ärztetechnik** GmbH
Dr. F. Pallagasse/Mondg. 16, 9020 Klagenfurt

Firma **GEBRO, Broschek** GesmbH.
6391 Fieberbrunn

Firma **E. KOCH, Biologische Heilmittel**
Herrenstraße 2, 4020 Linz

Firma **MUCOS Emulsion** GmbH.
Leberstr. 96, 1110 Wien

Firma **NOVIPHARM** GesmbH.
Klagenfurterstr. 164, 9210 Pörtschach

Firma **Dr. M. PEITHNER** KG
Richard Straußg. 13, 1230 Wien

Firma **Dipl. Ing. G. SILBERBAUER, Med. u. physik. Elektronik**
Hießgasse 15, 1030 Wien

Firma **SPAGYRA KG**
Oberfeldstraße 1a, 5082 Grödig

Firma **WELEDA-PRÄPARATE, Apel & Co**
Gauermanngasse 2, 1010 Wien.

520

E. Koch
Biologische Heilmittel
A-4010 Linz, Herrenstraße 2, Postfach 43
Tel. 0 73 2/27 54 01, Telex 02 1132

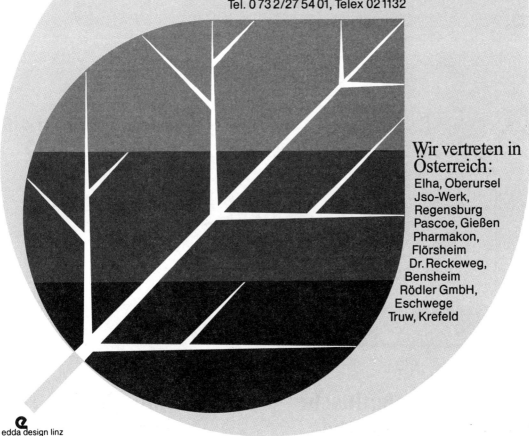

Wir vertreten in
Österreich:
Elha, Oberursel
Jso-Werk,
Regensburg
Pascoe, Gießen
Pharmakon,
Flörsheim
Dr. Reckeweg,
Bensheim
Rödler GmbH,
Eschwege
Truw, Krefeld

Firmenprofil:

NOVIPHARM
Gesellschaft m.b.H.

Gründungsjahr:	1980
Gründer:	Rudolf Weiss, Herta Weiss und Elisabeth Weiss
Standorte:	A-9210 Pörtschach am Wörthersee
	Zweigniederlassung: D-7530 Pforzheim
Gegenstand des Unternehmens:	Erzeugung der Mistelpräparate ISOREL® nach eigenem Verfahren, basierend auf dreißigjährigen Forschungsarbeiten der Gründer im österreichischen Raum. Die Anregungen hierzu gehen zurück auf Dr. Rudolf Steiner, der im Jahre 1920 Ärzten gegenüber aufgrund seiner anthroposophisch-geisteswissenschaftlichen Forschungen erstmals auf die Mistel als Krebstherapeutikum hinwies.
Präparate:	Die einzigen Viscum album-Präparate aus österreichischer Produktion. ISOREL®-A (Viscum album Abietis/Tannenmistel) ISOREL®-M (Viscum album Mali/Apfelbaummistel) ISOREL®-P (Viscum album Pini/Kiefernmistel)
Registrierung:	1983 wurden die ISOREL®-Präparate in Österreich vom Bundesministerium für Gesundheit und Umweltschutz registriert.
Zulassung:	1986 erfolgte die Zulassung in der Deutschen Bundesrepublik nach dem neuen AMG, aus markentechnischen Gründen unter der Bezeichnung VYSOREL®.
Mitarbeiter:	21 Personen

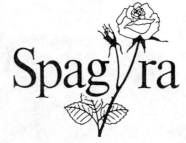

Mehr Lebensqualität für Ihre Tumor-Patienten

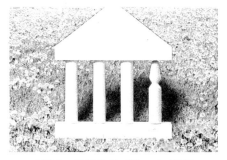

FACTOR AF2
Die vierte Säule in der Onkotherapie

●

Lebensqualität steigern*

●

Leukozyten stabilisieren*

●

Nebenwirkungen reduzieren*

●

Therapieabbrüche vermeiden*

---

* Ergebnis der klinischen Doppelblindstudie „Verbesserung der Lebensqualität von Patienten mit metastasiertem Mammakarzinom unter Chemotherapie mit FACTOR AF2", O. F. LANGE, Köln/Bonn, VI. Wissenschaftliche Tagung der Deutschen Gesellschaft für Senologie, in Zusammenarbeit mit der Österreichischen Gesellschaft für Senologie, München, 06. – 08. Juni 1986.

Zusammensetzung: 1 ml pyrogenfreie Injektionslösung enthält 50 mg biotechnologisch gewonnene chromatographisch einheitliche, molekular standardisierte Polypeptide, Glykopeptide, Glykolipide und Nukleotide (extract. hepatis et lienalis agni) mit einem Molekulargewicht <30.000 Dalton.
Anwendungsgebiete: Zur supportiven Tumortherapie: Verkürzung der rekonvaleszenten Phase in der Onkochirurgie, Verbesserung der Verträglichkeit der Strahlentherapie, Stabilisierung hämatologischer Parameter in der Chemotherapie, biologisches Antiemetikum und Analgetikum, Besserung des Allgemeinzustandes, Immunmodulation und Anregung des RES.
Gegenanzeigen: Überempfindlichkeit gegen Polypeptide
Dosierung: FACTOR AF2 wird über mehrere Tage i.m., i.v., als Zusatz zu Infusionen oder intrapleural in ansteigenden Dosen von 1,0 bis 4,0 ml gegeben, in besonderen Fällen bis 40 ml, sofern vom Arzt nicht anders verordnet.
Supportiv zur Chemotherapie wird FACTOR AF2 mindestens 2 x 10 ml täglich verabreicht. Bei besonders aggressiven Chemotherapieprotokollen sollte die Dosis auf 4 x 10 ml erhöht werden.
Darreichungsformen und Packungsgrößen: 1 Durchstechflasche zu 20 ml AVP: ÖS 1304,–/Anstaltspackungen: 50 Durchstechflaschen zu 20 ml.

biosyn Arzneimittel GmbH

Wiss. Büro	Depositeur:
Hetzendorfer Str. 100/6/3	C. Richter + Co. KG
A-1120 Wien	Feldgasse 18 · A-4600 Wels
Tel. 0222/804 17 65	Tel. 07242/490/231